·国家级一流本科课程教材·

兰州大学教材建设基金资助

U0226797

供高等院校各专业学生健康教育类课程用

性与生殖健康

Sexual and Reproductive Health

主　编　李芝兰　薛红丽

副 主 编　党瑜慧

编　委　（按姓氏拼音排序）
　　　　艾世伟　党瑜慧　李芝兰　刘玲飞
　　　　苏　莉　汪燕妮　薛红丽

编写秘书　党瑜慧（兼）

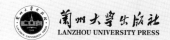

兰州大学出版社
LANZHOU UNIVERSITY PRESS

图书在版编目（ＣＩＰ）数据

性与生殖健康 / 李芝兰，薛红丽主编. -- 兰州 ：
兰州大学出版社，2023.6
ISBN 978-7-311-06488-4

Ⅰ．①性… Ⅱ．①李… ②薛… Ⅲ．①性知识②生殖
医学 Ⅳ．①R167②R339.2

中国国家版本馆CIP数据核字(2023)第097905号

责任编辑　陈红升
封面设计　汪如祥

书　　名　性与生殖健康
作　　者　李芝兰　薛红丽　主编
出版发行　兰州大学出版社　（地址：兰州市天水南路222号　730000）
电　　话　0931-8912613(总编办公室)　0931-8617156(营销中心)
网　　址　http://press.lzu.edu.cn
电子信箱　press@lzu.edu.cn
印　　刷　甘肃发展印刷公司
开　　本　787 mm×1092 mm　1/16
印　　张　21.5(插页2)
字　　数　495千
版　　次　2023年6月第1版
印　　次　2023年6月第1次印刷
书　　号　ISBN 978-7-311-06488-4
定　　价　58.00元

前　言

　　人口发展是关系中华民族伟大复兴的大事，必须着力提高人口整体素质，以人口高质量发展支撑中国式现代化。人口的高质量发展离不开全民健康水平的不断提升。党的二十大报告提出，把保障人民健康放在优先发展的战略位置，完善人民健康促进政策；人民健康至上、健康优先发展，是中国式现代化道路的重要特征，是社会主义现代化强国的重要标志，是实现第二个百年奋斗目标的重要内容。

　　人民群众的获得感、幸福感、安全感都离不开健康。健康就是幸福生活最重要的指标，而健康教育和健康促进事业的发展也是卫生健康领域的重要策略和必然趋势。普及健康知识，提高全民健康素养，是健康促进最根本、最经济、最有效的措施，也是建设健康中国的重要支撑。立足人群结构特点，有针对性地加强健康教育与知识普及，不仅可以更好地满足人民群众日益增长的健康知识需求，亦可以更好地服务于人民群众的学习和发展。

　　生殖与发育健康是人类生存与繁衍的重要基石，也是人类发展的基础与根本。随着社会经济的发展，人类对健康尤其是生殖健康的需求也在不断增加。目前，不仅与妇女有关的妊娠、分娩、避孕等健康问题仍普遍存在，而且不安全性行为、非意愿妊娠、人工流产、不育不孕症以及生殖道感染和性传播疾病，特别是艾滋病在全球范围内的流行等，都使得人类特别是妇女儿童和青少年的生殖健康面临着前所未有的严重威胁。

　　随着人们生活水平的提高，青少年的性成熟年龄明显提前，性观念和性相关知识结构也发生了很大变化，他们面临着更多的生殖健康问题。在我国，受传统观念的影响，性教育常常被人们视为"禁区"；青少年生殖健康教育也缺少专门、系统的教育方法，性科学教育缺乏现成的经验可借鉴。

生殖健康是针对人类生殖功能及其过程中所涉及的所有问题而逐渐发展起来的新型学科。本教材所涉及生殖健康内容涵盖了计划生育、性健康与性传播疾病预防、性心理等多个方面，包括生殖医学、妇女保健、儿童保健、流行病学，以及社会学、心理学、伦理学等许多学科，主要内容有：性与生殖健康概论、性生理基础、怀孕与分娩、优生检查与咨询、避孕节育、青少年性与生殖健康、性心理、性伦理道德、恋爱与婚姻、管理性行为的法律、性侵犯与性自我保护、性传播疾病、生殖系统感染和肿瘤、生殖损伤的表现和预防等。

本书的编写，力求结合当前生殖健康教育实际，注重科学性、系统性、知识性和实用性。随着学生咨询内容的增加，根据他（她）们的需求，我们在2015版教材的基础上适当地对内容进行了修订、补充、完善，期望"在需求牵引下的供给"能更好、更多地满足学生的愿望。本书不仅可作为大中专院校学生健康教育类课程的参考教材，亦可作为大众普及读物，同时，也适合从事妇幼保健、计划生育以及关心下一代健康等有关部门的工作者参阅。由于我们学识水平所限，编审时间又较短，书中难免存在不妥和疏漏之处，诚恳期望同仁和广大读者指正。

主　编
2023年6月

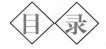

第一章　性与生殖健康概论

人民身心健康（health）是一个国家经济发展和社会进步的根本目标，也是实现经济社会发展的基本条件。国民健康水平是一个国家经济社会发展水平的综合反映指标，这已经成为国际社会的共识，同时，公民的健康权利是社会公平和生存权的重要组成部分。健康作为基本人权，1946年写入了《世界卫生组织宪章》，1966年写入了联合国《经济、社会和文化权利国际公约》，健康权利已成为全球范围内最重要的政治问题和社会问题之一。当前，我国国民经济持续发展，社会建设加快推进，以人为本的施政理念、和谐社会的建设目标，都使人民健康备受关注。提高公民健康素养，已成为当务之急。

随着科技进步和人民生活水平的提高，人们越来越关心自身的健康问题。无论是人类自身的发展、自我价值的实现，还是社会发展的参与，以及社会成果的享有，都必须以自我健康为前提，没有健康的身心，一切无从谈起。健康不仅是个人的财富，也是家庭和社会的财富；健康是人全面发展的基础，关系千家万户的幸福。

人民对身心健康的重视，标志着社会的进步和文明的发展。国富民强是众望所归，而健康奔小康是通往国富民强的必经之路。

生殖与发育健康是人类生存与繁衍的重要基石，也是人类发展的基础与根本。生殖健康是人类健康的核心。性与生殖健康是个体健康不可或缺的重要内容。没有性与生殖健康，就等于丧失了最基本、最基础的健康，也就根本谈不上个体的健康。性与生殖健康不仅关系着当代人的健康，同时也影响着下一代人的健康，这种承接关系足以显示性与生殖健康的重要性。

党中央作出了"实施健康中国战略"的重大决策部署，这充分体现了党和国家对维护人民健康的坚定决心。为积极应对当前突出的健康问题，我们必须关口前移，采取有效干预措施，努力使群众不生病、少生病，提高生活质量，延长健康寿命。这是以较低成本取得较高健康绩效的有效策略，是解决当前健康问题的现实途径，更是落实健康中国战略的重要举措。

第一节　健康概念及影响因素

健康是人类发展的永恒主题，也是每一个人的追求目标。随着人类社会的快速发展，人类的健康问题越来越受到关注。从艾滋病（acquired immunoe deficiency syndrome，AIDS）到肆虐全球的非典型肺炎（severe acute respiratory syndrome，SARS）和新型冠状病毒肺炎（corona virus disease 2019，COVID-19）的爆发，从吸毒的泛滥、自杀率的增加到环境污染的加重，都说明威胁人类健康的因素是复杂的、多样的。促进人类健康的宏伟目标不能单纯依靠生命科学实现，而应由多国、多部门、多学科共同协作才能完成。

一、健康概念

世界卫生组织（World Health Organization，WHO）定义：健康是生理、心理和社会适应的一种动态的完满状态，而不仅仅是没有疾病和虚弱。

WHO 提出了"健康"应具备的十个标志。它们包括：

1.有充沛的精力，能从容不迫地应付日常生活和工作而不感到有精神压力和过分紧张；

2.处事乐观，态度积极，勇于承担责任，不挑剔事物的巨细；

3.善于休息，睡眠良好；

4.应变能力强，能适应外界的各种变化；

5.具有抵抗一般疾病和传染病的能力；

6.体重适中，身材匀称而挺拔（站立时头、肩、臀位置协调）；

7.眼睛明亮，反应敏锐，眼睑不发炎；

8.头发具有光泽且少头屑；

9.牙齿清洁，无牙龈出血，无龋齿；

10.皮肤具有光泽且肌肤富有弹性，走路感到轻松。

（一）健康概念的起源与发展

1948 年，WHO 在其宪章中给健康下的定义促进了健康向三维方向发展，将健康扩展在生理、心理和社会三个方面，而不仅仅是没有疾病。这个定义将人类几千年对疾病、自身和生存环境的认识高度概括起来，具有划时代的意义，是迄今为止应用最普遍、认可度最高的健康概念。1968 年，WHO 进一步明确健康即是"身体精神良好，具有社会幸福感"，更加强调了人的社会属性。1978 年，WHO 在《阿拉木图宣言》中提出"健康是基本人权，达到尽可能的健康是全世界一项重要的社会性指标"。从这一点可以看出，健康是人发展的基本目标。1989 年，WHO 进一步定义了四维健康新概念，即"一个人在身体健康、心理健康、社会适应健康和道德健康四个方面皆健全"。健康不仅涉及人的体能方面，也涉及人的精神方面。将道德修养作为精神健康的内涵，其内容包括：健康者不以损害他人的利益来满足自己的需要，具有辨别真与伪、善与恶、美与丑、荣与辱等是非观念，能按社会行为的规范准则来约束自己及支配自己的思想行为。

（二）健康新标准

WHO 在 1998 年提出了人类新的健康标准。这一标准包括机体和精神健康两部分，具体可用"五快"（机体健康）和"三良好"（精神健康）来衡量。

"五快"是指：

1.吃得快。进餐时，有良好的食欲，不挑剔食物，并能很快吃完一顿饭。

2.便得快。一旦有便意，能很快排泄完大小便，而且感觉良好。

3.睡得快。有睡意，上床后能很快入睡，且睡得好，醒后头脑清醒，精神饱满。

4.说得快。思维敏捷，口齿伶俐。

5.走得快。行走自如，步履轻盈。

"三良好"是指：

1.良好的个性人格。情绪稳定，性格温和；意志坚强，感情丰富；胸怀坦荡，豁达乐观。

2.良好的处世能力。观察问题客观、现实，具有较好的自控能力，能适应复杂的社会环境。

3.良好的人际关系。助人为乐，与人为善，对人际关系充满热情。

二、健康影响因素

健康是机体内在环境与外界环境的整体统一。凡是能够影响机体内外环境改变的因素，都将会对健康产生一定程度的影响。

1974年，加拿大政府发表了《加拿大人民健康的新前景》一文。其中将影响健康的众多因素归为4类：①行为因素和生活方式；②环境因素；③生物遗传因素；④医疗卫生服务因素。文中阐明了环境和个人生活方式的改善是降低死亡率及患病率的最有效途径。随后，加拿大制订了改善生活方式的行动计划，即把卫生工作的侧重点由疾病的治疗转移到疾病的预防。此观点现已得到国际社会的认同。

1.行为因素和生活方式包括嗜好（吸烟、饮酒等）、性行为、营养、风俗习惯、体育锻炼、生活节奏以及心理压力等。

2.环境因素包括自然环境、社会环境和心理环境，即除了生物学因素外，同时有物理、化学、社会、经济、文化等因素。

3.生物遗传因素包括生物、遗传、生理、免疫等。

4.医疗卫生服务因素包括现有卫生保健系统等。

WHO已经明确指出，人的健康和寿命，7%取决于气候影响，8%取决于医疗条件，10%取决于社会因素，15%取决于先天遗传，60%取决于自我保健。显然，每个人的行为生活方式与自身的健康息息相关，养成良好的行为生活方式对保持、维护、促进健康至关重要。

第二节　生殖健康

在国际实践经验的基础上，1994年，联合国在开罗召开的国际人口与发展大会上把生殖健康（reproductive health）写入《国际人口与发展大会行动纲领》（以下简称《行动纲领》），这一做法取得了参会各国的共同认可，赋予了生殖健康概念的政策法律效力，从而把生殖健康的概念从医学领域提升到了社会和经济政策等层面，并从法律、人权方面给予关注。联合国人口基金（United Nations Fund Population Activities, UNF-PA）前执行主任纳菲斯·萨迪克博士认为，生殖健康的概念是20世纪社会历史上的一个里程碑。生殖健康概念的提出，为人口和计划生育方案提供了一个全新的视角：人口方案不仅可以降低出生率，还可以保护和促进人们的生殖健康，促进人的全面发展。

一、生殖健康概念的起源与发展

20世纪初，一些国际妇女运动组织首先提出了生殖健康的问题，但是，真正形成生殖健康这一概念并受到国际社会重视和广泛关注，还是在20世纪80年代后期。时任WHO人类生殖特别规划署主任巴塞拉多首先提出了生殖健康的概念，1988年他建议生殖健康和有关政策及项目应包含以下四个方面：①生育调节；②孕产妇保健；③婴幼儿保健；④控制性传播疾病。1988年，在第七届世界人类生殖会议上，巴塞拉多的继任者法塞拉进一步阐述了生殖健康的概念，首次给出了生殖健康的定义。1994年4月，WHO全球政策理事会正式通过了生殖健康的定义，并将其写入1994年9月在埃及开罗召开的国际人口与发展会议的《行动纲领》中，还为1995年第四次世界妇女大会和一些国际会议所接受，从此，生殖健康概念得到了国际社会的广泛关注和认同。

《行动纲领》提出了生殖健康的概念：生殖健康是指生殖系统及其功能和过程所涉及的一切事宜上身体、精神和社会等方面的健康状态，而不仅仅指没有疾病或不虚弱。生殖健康表示人们能够有满足而且安全的性生活，有生育能力，可以自由决定是否生育、何时生育和生育多少。即男女均有权获知并能实际获取他们所选定的安全、有效、负担得起的计划生育方法，以及他们所选定的不违反法律的调节生育方法，有权获得适当的保健服务，使妇女能够安全地怀孕和生育，给夫妇提供生育健康婴儿的最佳机会。

二、生殖健康的内涵

生殖健康的内涵应包括以下五个方面：

（一）满意安全的性生活

满意安全的性生活有三方面的含义：第一，满意安全的性生活意味着人们可以过正常的性生活，没有生理或心理上的缺陷，在精神、社会适应上处于完好状态；没有生殖器官发育不全、性功能障碍，不存在性变态、性暴力和性骚扰等现象；人们可以享受性生活的乐趣，也为对方带来快乐，同时符合社会道德伦理规范，也不给他人带来损害。第二，满意安全的性生活意味着人们不受性传播疾病的威胁，人们知道应该如何保护自己。第三，满意安全的性生活意味着双方在不想生育时不受意外妊娠的潜在威胁，可以自由地采取有效的避孕节育方法来避免怀孕。

（二）有生育能力

生育能力是指人们具有生育、繁衍后代的能力。主要是指人的生殖系统没有疾病，不受不孕不育的威胁。

（三）自主决定生育的权利

包括决定是否生育、生育子女的数量、生育的时间及间隔，但不包括选择性别的权利。

（四）安全有效的避孕方法

安全有效的避孕方法包括两层含义：第一，育龄夫妇能够掌握避孕方法，了解避孕方法的详细知识，也就是要知情，社会也要通过各种渠道、媒介向他（她）们介绍这方面的知识，包括避孕药具使用方法、有效性、副作用及注意事项等。第二，必须是不违反法律的生育调节方法（生育调节是节育或促进生育的方法），也就是说法律和社会禁止的方法不应当使用；例如，意外怀孕后的流产方法，应当是安全流产，而不能把可能造成严重并发症、危及母亲健康的方法作为常规避孕方法。

（五）享受安全的妊娠分娩服务

一方面向育龄夫妇提供生育健康婴儿的最佳机会，另一方面使她们有权获得适当的保健服务，如能够安全地怀孕和生育。前者主要是向育龄夫妇提供优生优育咨询服务和孕期保健知识，避免近亲结婚、感染、药物、环境等可能对孩子和孕妇的健康造成影响。后者主要是社会向孕产妇提供孕产期卫生保健服务，建立常规孕妇体检制度，及时检测胎儿发育，正确处理妊娠期间发生的疾病及妊娠合并症，做好住院分娩，保证产程及产后安全等。

三、生殖健康的现状

目前，生殖健康在整个健康促进领域受到特别关注，从世界范围来看，生殖健康的问题主要是反映在与妊娠、分娩有关的各种死亡和疾病上，与避孕节育有关的权利和健康问题，以及与性行为有关的疾病等几个方面。

（一）全球生殖健康问题

1.生产和怀孕过程导致的健康问题

孕产妇死亡是威胁妇女生殖健康的主要问题。据WHO报告，目前，全球每天约有800名妇女和6700名婴儿在分娩期间或前后丧生。此外，每天有近5400例死产，其中40%的死产与分娩有关。如果在怀孕和分娩期间以及在出生初期提供安全、体面和高质量的照护，大多数死产以及孕产妇和新生儿的死亡和伤害本是可以避免的。尽管自1990年以来在降低孕产妇和新生儿的死亡和疾病方面取得了进展，但世界远未实现可持续发展目标下的有关具体目标。2015—2030年联合国可持续发展目标（sustainable development goals，SDGs）要求重点减少孕产妇死亡率，到2030年全球平均孕产妇死亡率应低于每10万活产儿70例死亡。若按目前全球生殖健康状况发展下去，将无法实现这项目标，全世界孕产妇死亡人数将比原定数据多出100多万人。

妇女多死于妊娠和分娩期间及分娩后的并发症，占孕产妇死亡原因的75%，主要有妊娠高血压病、子宫破裂、羊水栓塞和大出血等，以及不安全的人工流产。

2.避孕状态

WHO报告，尽管避孕药具的使用有所增加，但全球各区域仍然有很多妇女不能获得现代避孕方法。比如，在撒哈拉以南的非洲地区，四分之一希望推迟或停止生育的妇女未使用任何计划生育方法。2000年至2019年期间，虽然全世界已婚育龄妇女的现代避孕方法普及率提高了将近2.1个百分点，从55.0%增至57.1%，但增长缓慢。2019年，全世界19亿育龄（15～49岁）妇女中有11亿人需要计划生育，其中8.42亿人正在使用避孕方法，还有2.6亿人的避孕需求未得到满足。2019年，全球通过现代方法满足计划生育需求的比例为75.7%，而中非和西非计划生育需求得到满足的还不到一半。

3. 少女妊娠

据2021年WHO报告：（1）发展中国家每年有近1200万名15～19岁少女和至少77.7万名15岁以下的少女分娩；（2）在发展中国家，每年至少有1000万名15～19岁少女意外怀孕；（3）妊娠和分娩期间的并发症是全球15～19岁少女死亡的主要原因；（4）每年15～19岁少女中估计发生560万例流产，其中390万例是不安全的，导致了孕产妇死亡、发病和长期健康问题；（5）未成年母亲（10～19岁）与20～24岁的女性相比，患子痫、产后子宫内膜炎和全身感染的风险更高，而且未成年母亲所生的婴儿面临更高的低出生体重、早产和严重新生儿疾病的风险。

4. 女性生殖器切割

女性生殖器切割包括出于非医疗原因对女性生殖器官带来故意伤害或改变的所有程序。对于女童和妇女来讲，该切割程序没有任何健康效益。女性生殖器切割的程序可能引起严重的出血和泌尿问题，并在今后造成潜在分娩并发症和新生儿死亡。估计全世界有1亿至1.4亿女童和妇女承受着女性生殖器切割带来的后果。女性生殖器切割大部分在婴儿期到15岁期间的某一时间对女童加以实施。在非洲，估计有9250万10岁及10岁以上的女童和妇女被实施了女性生殖器切割。国际上将女性生殖器切割看作是对女童和妇女人权的侵犯，将每年的2月6日设为切割女性生殖器零容忍国际日。

5. 不安全流产

据WHO报告：（1）约十分之三（29%）的妊娠和约十分之六（61%）的意外妊娠以人工流产方式终止。2015至2019年期间，全球平均每年发生7300万例（安全和不安全）人工流产；每1000名15～49岁女性中人工流产数为39例。（2）全球一半以上不安全人工流产发生在亚洲，其中大多数发生在南亚和中亚；在非洲和拉丁美洲，四分之三的人工流产为不安全流产；不安全人工流产的致死风险在非洲最高。（3）每年4.7%～13.2%的孕产妇死亡可归因于不安全人工流产。（4）在发展中国家，每年约有700万妇女因不安全人工流产而住院。（5）每年不安全人工流产所致主要并发症的治疗费用估计达5.53亿美元。

6. 儿童性侵害

WHO规定，"儿童性侵害"是指儿童卷入参加不能够完全理解的性活动，或因不具备相关知识而同意的性活动，或因发育程度限制而无法知情同意的性活动，或破坏法律或社会禁忌的性活动。儿童性侵害问题是世界性难题。从全球范围来看，有学者曾利用Meta分析结果显示：在儿童性别上，女性遭受性侵害的比率为19.7%，男性遭受性侵害的比率为7.9%；不同地域儿童性侵害发生率也有所不同，其中非洲34.4%、亚洲23.9%、欧洲9.2%。大部分的儿童性侵害罪犯熟悉受害者，约有30%是儿童的亲戚，如兄弟、堂兄弟或者叔伯等，60%为其他熟人，如父母的朋友、保姆或邻居，约10%是陌生人。

（二）我国生殖健康问题

1.孕产妇死亡情况

2020年，全国孕产妇死亡率为16.9/10万，与2015年相比，下降幅度为15.9%。孕产妇死亡率远低于全球各国53/10万的中位数水平，也远低于中高收入国家43/10万的中位数水平。妇幼健康核心指标位居全球中高收入国家前列。孕产妇主要死因有产科出血、羊水栓塞、妊娠期高血压疾病、合并心脏病等。

2.人工流产及避孕

我国已婚育龄妇女的避孕普及率达80%以上，包括放置宫内节育器、男女性绝育术在内的长效避孕措施的使用率在90%以上，均居国际较高水平。2017年，我国有统计的人工流产数量为962万，约占全世界5500万人工流产总数的17.4%。近年来，我国人工流产数量大，每年达900多万例。在接受人工流产手术的人群中，25岁以下女性占47.5%，未婚女性占49.7%，流产次数大于两次的占55.9%。这表明低龄、未育者占比大，重复人流比例高。由于避孕措施和避孕知识不足所导致的意外怀孕是我国人工流产的最主要原因。

3.生殖道感染

生殖道沙眼衣原体（chlamydia trachomatis，CT）和奈瑟淋球菌（neserisseria gonorrhoeae，NG）感染是主要的生殖道感染，生殖道感染导致的阴道炎、宫颈炎、盆腔炎、不孕症、早产、流产等在女性中极为常见。有资料显示，生殖道感染排在前3位的是慢性宫颈炎、细菌性阴道病、念珠菌性阴道炎，检出率分别为23.2%、18.9%、16.9%，总检出率为38.7%；1种病原体感染者占22.5%，2种病原体感染者占14.2%，3种及以上病原体感染者占2.1%。我国《孕前和孕期保健指南（2018）》提出，孕前保健必查梅毒、人类免疫缺陷病毒（human immunodeficiency virus，HIV），备查阴道分泌物（常规检查、淋球菌、沙眼衣原体检查）；首次产前检查（妊娠6～13周$^{+6}$），必查梅毒、HIV，备查子宫颈分泌物淋球菌和沙眼衣原体（高危孕妇或有症状）以及细菌性阴道病（bacterial vaginitis，BV）（有症状或早产史）。

4.不安全性行为

不安全性行为是一个社会问题，同时也是生殖健康领域的一个重要问题，与意外妊娠、不安全人工流产和性传播疾病发生率的不断增加都有密切的关系。广州、上海的研究发现，未婚人工流产女青年中，存在最早经历性行为年龄为11岁、避孕措施使用率低，以及多个性伴侣占比大等现象。

5.不孕不育

不孕不育症已受到全世界的广泛关注。据WHO预测，21世纪不孕不育症将成为仅次于肿瘤和心脑血管疾病的第三大疾病。据统计，全世界不孕不育的发病率约占生育期人口的12.5%～15%，我国不孕不育人数已超过4000万。近年来，由于社会环境和生活方式的改变，晚婚晚育者、卵巢功能不全者、年轻化肿瘤患者等都在逐年增多，导致人类生育能力有所下降。2021年《中国女性生殖、孕产妇、新生儿、儿童和青少年健康70周年》报告显示，2007年至2010年间我国不孕不育发病率已从11.9%升到15.5%，2020年已接近18%。不孕不育的原因，男女双方因素各占40%左右，还有20%是男女双方共同因素。

6.儿童性侵害

据北大法宝（中国法律信息总库）司法案例库统计，从2013年伊始截至2019年底，全国范围内，仅法院宣判性侵害儿童的刑事案件已经超过1.5万件，案件发生率呈现逐年上升趋势，这些案件的特征极为明显，即熟人作案多、隐案时间长、性侵害对象低龄化等。性侵害案件的发生不仅损害儿童身心健康甚至会影响其终身幸福，也影响多个家庭的稳定，导致社会信任危机，进而影响和谐社会的构建，所以我国应尽快开展全方位的性教育，预防儿童性侵害。

四、生殖健康教育的迫切性和必要性

由于传统观念的原因，生殖健康教育在我国各年龄段人群中开展较少。目前，我国的绝大部分地区没有向青少年人群提供系统的性教育。虽然很多青少年人群可以从网络或者同伴等渠道获得部分性知识，但是规范、科学、系统性教育的可及性仍然较差。

（一）未婚青少年

有研究报道，青少年发生婚前性行为和非意愿妊娠的比例逐渐增高，超过20%的15岁以上青少年发生过婚前性行为，超过51.2%的青少年在发生首次性行为时未采取避孕措施。在有过性行为的15～24岁未婚女性中，21.3%有过妊娠经历，其中86.0%以人工流产告终；同时，我国青少年对于各项性与生殖健康相关知识的正确知晓率均未超过50%。

（二）围婚期人群

围婚期人群的生殖健康问题值得关注。据文献报道，未婚的人工流产者对生殖健康知识的认知水平较低，知晓率在40.0%～59.0%；32.0%的被调查者支持婚前性行为，15.0%赞同未婚先孕；40.3%首次性交时有避孕措施，10.0%每次性生活都采取避孕措施，33.0%由自己决定是否采取避孕措施；主要避孕方式为使用避孕套的占40.3%，事后紧急避孕的占26.0%。高校学生获得避孕知识主要来源于网络、科普读物和同学朋友；只有21.7%的学校为学生提供避孕药具及咨询以及紧急避孕、人工流产等方面的避孕节育服务；未婚而性活跃的青少年对避孕节育服务的需求远未得到满足。

（三）已婚人群

我国已婚育龄妇女的避孕普及率达80%以上，包括放置宫内节育器、男女性绝育术在内的长效避孕措施的使用率在90%以上，均居于国际较高水平。有资料显示，部分农村、城市已婚人群避孕知识知晓情况较差，有20%～30%的人群无避孕知识；在目前正采取避孕措施的妇女中，只有62.2%做到了避孕节育知情选择。也有研究表明，农村已婚育龄妇女、职业女性对常见的性病及传播途径知晓率较高，但对发病率较高的生殖道感染的主要传播途径及感染症状知晓率不高。

（四）流动人口

流动人口是城市中的特殊人群，受经济因素、社会地位、生活和工作条件、自身知识的限制，他（她）们的生殖健康状况令人担忧。有资料显示，流动青少年比较缺乏性与生殖健康知识，对避孕方法一种都不知晓的占17.6%，知道三种以上避孕方法的仅占34.0%；对感染性传播疾病的症状知晓度低，六成以上青少年不清楚感染性传播疾病的症状，知晓部分性传播疾病症状的青少年中，了解感染性传播疾病三种及以上症状者不足1/3；尽管有98.6%的青少年听说过艾滋病，但对艾滋病知识，尤其是对艾滋病传播途径方面知识的掌握并不乐观，只有48.9%的人能正确回答三种途径，能正确回答两种途径的占24.2%，母婴传播是知晓率最低的传播途径。

第三节　性健康

生殖现象离不开性活动，性是生殖健康的一个十分重要的内容。生殖健康首先是性的健康，性健康在生殖保健中占有十分重要的地位。

一、性健康的概念和内涵

性健康（sexual health）是健康人生不可缺少的重要部分。个体的性健康，不仅对个人生活幸福、家庭和谐、后代健康成长有重要作用，而且对社会和谐和人口发展、人类进步都有重要意义。

关于性健康，WHO在20世纪70年代曾经定义为：性健康是指具有性欲的人在躯体上、感情上、智力上和社会适应能力上均健康的总和，从而使人表现出积极完善的人格，以及美好的人际关系、爱情关系和夫妻关系。

对性健康的内涵，WHO曾经先后进行过不同的解释，特别是20世纪80年代把预防艾滋病和各种性传播疾病的能力列入了性健康的内容。性健康的内涵包括以下4个方面：

1.根据社会道德和个人道德的原则，享受性行为和控制性行为的能力；

2.消除能抑制性反应和损害性关系的恐惧、羞耻、罪恶感等消极的心理因素和虚伪的信仰；

3.没有器质性的障碍，没有各种疾病和妨碍性行为与生殖功能的躯体缺陷；

4.具备预防各种性传播疾病（包括艾滋病）的能力，包括信息交流能力，能够有足够的知识以及获得服务的能力。

由此可见，性健康实际上包括了性生理健康、性心理健康和性社会适应良好等几个方面的内容。

二、性安全问题

性安全是性健康的重要方面，它不仅关系人身体机能的正常健康，也涉及人在性活动中心理状态的完好适应，不存在焦虑、强迫等心理问题。影响性安全的因素主要有性疾病的威胁、非意愿妊娠的担忧以及异常性行为带来的心理压力等，还包括性过程中的不适。

"安全"的性生活意味着人们不受性传播疾病的威胁，人们懂得如何保护自己，比如使用避孕套、避免不洁性生活等；人们应自觉减少性生活中不安全的因素，如多个性伴、无保护的性行为。安全的性生活意味着在双方不想生育的时候不受意外妊娠的潜在威胁，即可以采取行之有效的节育措施来避孕。在男女双方准备受孕的情况下，其性行为对于将来的妊娠来说是安全的，包括没有遗传性疾病或胎盘传播疾病（包括一些性传播疾病）的危险，排除将来导致流产的可能，也应考虑对将来的婴儿负责，如不在醉酒后受孕等。

（一）疾病的威胁

性传播疾病是在性行为过程中由一个人传染给另一个人的由病原微生物引起的疾病，如湿疣和疱疹就是通过病人外生殖器上的病毒传染的。由于性病是通过性接触传染的，所以预防性病最好的方法就是避免和受感染的生殖器、精液和血液直接接触，即安全性交。

（二）意外怀孕

意外怀孕是影响性安全的一个重要因素，它不仅因为人工流产影响妇女的生理和健康，甚至威胁生命，而且由于意外怀孕给当事人造成一系列的精神负担，而影响男女双方正常的生活和心理。在夫妻之间，有时因为担心意外怀孕还会影响正常性生活时的快感。对于未婚青少年，意外怀孕对性安全造成的损害更为严重。曾有报道，有的青少年因意外怀孕迫于父母及周围环境的压力而造成自杀事件，还有的在校大学生因意外怀孕自行堕胎，或者在一些不具备资质的医疗诊所做人工流产造成大出血甚至死亡；也有少数女性因意外怀孕反复多次流产，造成子宫功能性或器质性损害，而产生人流综合征甚至造成终身不能生育。这些都说明意外怀孕对性与生殖健康安全具有不可忽视的影响，也表明提供良好的、可及的、方便的避孕节育服务至关重要。

（三）多性伴问题

安全的性生活应当避免多性伴。多性伴不仅增加性传播疾病的风险，而且与宫颈癌、不孕不育症等疾病有较高的相关性。防止和控制多性伴，首先要做到自己不与多个异性发生性关系，保持性伴单一。在不能肯定性伴侣的性历史的情况下，使用避孕套是最好的办法。

三、性传播疾病

性传播疾病（sexual transmitted diseases，STDs）系指通过性行为引起性器官间传染的疾病或性器官外接触传染的疾病。到目前为止，性传播疾病已增至30多种。

我国规定，梅毒、淋病和艾滋病为乙类法定传染病，这3种性传播疾病再加上非淋菌性尿道炎、尖锐湿疣、生殖器疱疹、软下疳和性病性淋巴肉芽肿等一共8种，被列为重点监测的性传播疾病。

（一）性传播疾病的现状

1.全球流行状况

性传播疾病（以下简称"性病"）已成为一个重要的公共卫生和社会问题，其广泛流行会对当事人造成严重的身体和心理损害，并对下一代健康造成威胁。性病不仅会引起急性症状，如生殖器溃疡和异常分泌物，而且会对人体健康产生长期的不良影响和并发症，如女性的慢性盆腔炎、阴道炎和宫颈癌，男性的附睾炎等，并对胎儿和新生儿也会产生危害。在发展中国家，性病及其并发症是成人寻求医疗的前五位疾病之一；在育龄妇女中，性病（不包括艾滋病）是妇女患病、死亡和健康损害的主要原因，其发生率仅次于产科原因。2020年，WHO估计有3.74亿人新增感染以下4种性传播疾病中的一种：衣原体（1.29亿人）、淋病（8200万人）、梅毒（710万人）和滴虫病（1.56亿人）；估计有5亿多15～49岁的人患有生殖器单纯疱疹病毒感染。据WHO报告，截至2020年底，全世界估计有3770万（3020万～4510万）艾滋病毒感染者，其中三分之二以上（2540万）在非洲区域；仅2020年，就有150万（100万～200万）人感染艾滋病毒，68万（48万～100万）人死于艾滋病毒相关原因。

2.我国流行状况

《2022年中国卫生健康统计年鉴》资料显示，2021年法定报告传染病中，艾滋病发病60154人，发病率4.27/10万，死亡19623人，死亡率1.39/10万。梅毒发病人数为480020人，发病率34.05/10万，死亡30人，死亡率0.00/10万。淋病发病人数为127803人，发病率9.07/10万。

1985年我国发现首例输入艾滋病病例后，截至2021年12月底国家艾滋病综合防治基本信息系统病例报告库中存活HIV/AIDS患者共1147 410人。其中男性约占74.4%，女性约占25.6%；异性性传播者约占64.8%，同性性传播者约占25.9%，注射吸毒者约占5.2%，经血传播者约占2.2%，传播途径为其他/不详者约占1.9%。以上数据说明我国HIV/AIDS传播的主要途径为性传播。

2014年，联合国艾滋病规划署（Joint United Nations Programme on HIV/AIDS，UNAIDS）提出了2030年消灭AIDS的战略目标，并预期在2020年达到三个90%，即全球范围内90%的HIV感染者知晓感染状况，90%已知晓的感染者接受持续抗病毒治疗，90%接受治疗的感染者达到病毒学抑制。在2020年，UNAIDS又在三个90%的基础上提出第四个90%的目标，即90%的HIV感染者和AIDS患者拥有良好的生活质量。显然，AIDS防控道路任重而道远。加强我国性病控制并通过遏制性病来预防HIV经性途径传播已刻不容缓。

四、性健康教育

"性健康是人类的基本人权"已成为人们的共识。因此，性健康教育也就成了医学和社会不可忽视的问题，性健康教育不仅关系到人类自身的身心健康，还关系到后代的生育和发展，关系到整个民族素质的提高。

（一）性健康教育的概念

性健康教育在广义上是指以影响人的"性知识、性观念、性行为"等身心健康发展为直接目的的社会活动，狭义上是指家庭中的年长者或专门机构中的从业人员对未成年人有意识地进行有关性方面的健康教育。性健康教育不只是读一本书，听一次讲座或看一次录像，而是一个涉及家庭、学校和社会的教育系统工程，也是一个随受教育者年龄不断发展的再社会化过程。从人的发展阶段来看，可以将性教育分为：婴幼儿性教育、儿童性教育、少年性教育、青春期性教育、青壮年性教育和中老年性教育；从问题方面出发又可以区分为：婚前性教育、婚后性教育、计划生育教育、离婚性教育、残疾人性教育、单身生活者性教育、问题青年性教育、性违法犯罪者性教育、性行为变态者性教育（行为和心理的矫正和治疗）、性功能障碍者的性教育（咨询和治疗）、某些疾病患者的性教育等。因此，每一个现代人都应该建立健康的性观念，掌握科学的性知识。

（二）性健康教育的原则

从性健康教育的内容来看，性健康教育是多方面的。它既要向受教育者传授生理知识，又要对其进行良好的卫生习惯和保健方法的培养，还要对其灌输符合社会文化的性价值观念和进行遵守法律、法规的道德教育。因此，开展性健康教育必须遵循下列原则：

1.按对象（年龄与性别）适时、适度和适当教育的原则，也就是，要依年龄增长情况，长幼有别地进行教育。

2.正面启发教育为主的原则，即应以正确的人生观和价值观为引领，进行正面的性观念、性行为方式和性道德修养等的启发教育。

3."三理"（性生理、性心理、性伦理）结合的教育原则。

4.家庭、学校、社会同步教育的原则。

5.群体普及教育与个别咨询指导相结合的教育原则。

（三）青少年是性健康教育的主要对象

当前，各国性健康教育的重点是青少年的青春期教育。英语"青春期（puberty）"一词来自拉丁语"puberfas"，其含义是"具有生殖能力"，是指儿童逐渐长大为成年人的一个过渡期，是出现第二性征和生殖器官功能逐渐成熟的一个特定阶段。

WHO将青春期的年龄范围界定为10～20岁，是少男少女从小学生到中学生的成长期。伴随身体迅速发育的是青少年的心理急剧变化，一方面，他们的性器官逐渐发育成熟，女性出现月经，男性出现遗精，性兴奋随之出现，从而萌发对异性的兴趣，性冲动和手淫是青春期容易发生的现象；另一方面，当青春期发生种种生理变化时，由于青少年缺乏对自身身体发育的认识，加之自控能力较差，往往产生迷惑、焦虑、恐惧等心理上的不适反应。从人格成长的角度看，青春期又是一个自我觉醒、自我发展、自我完善的时期。不仅一个人的身体、知识、才干的增长要在青春期打好基础，而且其行为、习惯、性格、兴趣、爱好以及人生观和世界观也在这一时期逐步形成。

因此，对青少年开展青春期性健康教育具有极其重要的意义：第一，有利于青少年的社会化，促进其健康人格的形成；第二，有利于青少年消除性愚昧，促进其正常的性生理及性心理发展；第三，有利于青少年今后建立良好的人际关系，并可为其将来恋爱、择偶、建立幸福的婚姻家庭关系等做好准备。在中国，当前性健康教育的另一个紧迫任务是紧急动员起来，预防和遏制艾滋病和性传播疾病的增长。

第四节　改善生殖健康的国内外实践经验

自1994年国际人口与发展大会提出"2015年人人享有生殖保健服务"的全球目标以来，生殖健康已引起全世界的广泛重视。近年来，全球针对生殖健康的现状和所存在的问题，纷纷采取了行动，国内外的实践经验主要包括以下几个方面。

一、发达国家情况

发达国家的母婴死亡率都已降低到较低水平，生殖健康的重点放在了少女妊娠的预防和更年期、老年期妇女的保健上。

1. 少女妊娠曾是一个较普遍的问题。北欧一些国家在20世纪60年代即开始对青少年性生殖健康进行研究和实践，性教育从小开始，在预防和减少少女妊娠方面已取得成效。美国在尝到"性解放""性自由"的苦果后，20世纪80年代才开始进行"性贞洁"教育，开展预防和减少少女妊娠的工作。由于美国政府和社会各部门的充分重视并采取了许多积极措施，少女妊娠率和生育率从90年代初开始呈现缓慢而持续的下降趋势，1990—1996年从117‰降至97‰。美国疾病预防控制中心公布的研究报告指出，1990年至2010年间，美国青少年生育率下降了44%。解决青少年生育与生殖健康的复杂问题，需要多方面努力，其中就包括推迟初次性行为和继续推广使用高度有效的避孕措施。

2. 在更年期、老年期妇女保健方面，激素替代疗法（hormone replacement therapy，HRT）的使用，使老年低雌激素相关疾病（冠心病、骨质疏松症）的防治都取得了长足的进步。

3. 不少发达国家还针对本国在生殖健康方面的主要问题制定了相应的策略。如日本降低人工流产率，新加坡对妇女大龄生育及地中海贫血的干预，澳大利亚对妇女健康进行纵向研究等，这些措施都使本国主要的生殖健康问题得到了一定程度的改善。

4. 有些发达国家对男子的生殖健康需求及问题等也进行了研究。如苏格兰的研究发现男子精液内精子的数量有降低的趋势，睾丸癌的发病有增高趋势等。

二、发展中国家情况

发展中国家生殖健康的水平与发达国家相差甚大。早婚、早育、不安全流产、缺乏孕期保健及产时照顾，使母婴死亡率仍居高不下。非洲依然是艾滋病流行最严重的地区。某些国家还有一些陋习，如女性生殖器切割，危害着妇女的生殖健康。近年来，不少国家也采取了有力措施，开始制定专门的政策和规划，加强生殖健康工作，如赞比亚政府创建了一项综合性的全国计划来改善生殖健康。印度1997年开展了一项全国性的生殖健康和儿童规划，以对国民提供综合性的优质服务。南非和墨西哥在生殖健康管理方面，政府与非政府组织之间建立了良好的伙伴关系。爱沙尼亚制定了一项适合于青少年的规划，他们借助瑞典和WHO的支持，建立了青少年健康中心。

三、我国的生殖健康已受到全社会高度重视

1. 对避孕节育的免费服务，包括免费提供避孕药具和对计划生育手术费用的减免是国家采取的重要举措之一。例如，2017年免费发放避孕药具已成为基本公共卫生服务项目；2019年免费避孕手术也纳入了基本公共卫生服务，适用范围包括育龄夫妻实施放取宫内节育器、放取皮下埋植剂，男女绝育术和输卵管、输精管吻合术等。免费提供上述基本避孕服务，增加了群众对避孕节育服务的可获得性和满意程度，促进了群众的生殖健康。目前，我国已可自行生产多种宫内节育器、口服避孕药、避孕针、皮下埋植避孕剂、外用避孕药，以及男用、女用避孕套，能充分满足群众的不同需求；全国大多数各级各类医疗机构都能提供避孕节育服务，许多妇幼保健院和综合医院还设有计划生育科等。我国目前已具有较强的生殖健康服务专业队伍。

2. 全国人大1995年颁布了《母婴保健法》，之后又颁布了《母婴保健法实施办法》，明确提出了母婴保健技术服务项目，将"有关生育、节育、不育的其他生殖保健服务"纳入其中。此外，还规定"母婴保健工作以保健为中心，以保障生殖健康为目的，实行保健和临床相结合，面向群体、面向基层和预防为主的方针"。我国不断加强妇女常见病筛查工作，妇女常见病筛查率逐步上升；还将乳腺癌和宫颈癌纳入国家大病救治范围，不断完善救治保障；进一步落实国务院《女职工劳动保护特别规定》，推进用人单位加强对女职工在怀孕、生育、哺乳等特殊生理期的劳动保护等，这些措施的实施使我国的生殖健康现状得到大幅改善。

3. 《中国妇女发展纲要》《中国儿童发展纲要》的颁布和《中国妇幼健康事业发展报告》的公布，使妇幼卫生工作受到了各级政府的重视，孕产妇死亡率和婴儿死亡率进一步下降。我国的妇幼健康核心指标已位于全球中高收入国家前列。

4. 国家制订了有关生殖健康的全国性目标。健康中国行动（2019—2030）的妇幼健康促进行动，提出了明确目标：到2022年和2030年，婴儿死亡率分别控制在7.5‰及以下和5‰及以下；孕产妇死亡率分别下降到18/10万及以下和12/10万及以下等。这些目标的提出，对个人、家庭、社会以及政府等层面都提出了新的要求。

（李芝兰）

参考文献

[1]王滨有.性健康教育学[M].北京:人民卫生出版社,2011.

[2]江剑平.大学生性健康教育[M].2版.北京:科学出版社,2018.

[3]王海俊,陶芳标.妇幼卫生学教程[M].北京:北京大学医学出版社,2021.

[4]国家卫生健康委员会.2022中国卫生健康统计年鉴[M].北京:中国协和医科大学出版

社,2022.

[5]甘秀敏,赵德才,赵燕,等.2003—2021年我国艾滋病抗病毒治疗工作进展情况分析
[J].中国艾滋病性病,2022,28(6):642-646.

[6]方菁.25年来中国妇女健康回眸:成就与挑战[J].人口与健康,2020,(8):18-21.

[7]罗晓敏,郑睿敏,金曦,等.青少年健康与发展的全球和中国视角[J].中国学校卫生,
2019,40(8):1126-1130.

[8]冯元.儿童性侵害发生的社会特征及预防策略[J].社会工作与管理,2021,21(3):
72-77.

[9]易子涵,陈秋月,赵丹,等.小学生防性侵教育现状及其实施策略[J].中国性科学,
2020,29(6):154-157.

[10]赵红洋.国内外艾滋病流行现状及防控研究进展[J].世界最新医学信息文摘,2019,
19(20):72-73.

[11]绳宇,徐晓华,赵亚芳.我国艾滋病流行、防控及关怀现状[J].中国护理管理,2019,19
(12):1761-1765.

[12]陈祥生,姜婷婷.我国性传播疾病的流行与防治[J].皮肤科学通报,2021,38(1):1-7.

第二章　性生理基础

男女两性在解剖、生理和性行为上存在着明显差异，这种差异主要受遗传和性激素的影响。

第一节　男性正常生殖器官及功能

男性生殖系统（male genital system）包括内生殖器和外生殖器两个部分。内生殖器由生殖腺（睾丸）、输精管道（附睾、输精管、射精管和尿道）和附属腺（前列腺、精囊腺和尿道球腺）组成。外生殖器包括阴囊和阴茎。

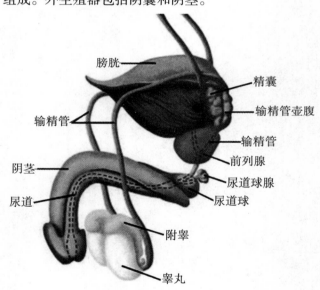

图2.1　男性生殖系统概观

引自：丁文龙,刘学政.系统解剖学[M].9版.北京:人民卫生出版社,2018.

一、内生殖器

（一）睾丸

睾丸（testis）位于阴囊内，左右各一个。一个睾丸里约有300～1000条生精小管，其总长度约为200～300 m。生精小管由两种结构和功能不同的细胞组成，即生精细胞和支持细胞。从青春期开始，生精细胞不断发育成精子，按发育成熟的程度，依次是精原细胞、初级精母细胞、次级精母细胞、精子细胞及精子。支持细胞起到了支持、保护生精细胞的作用，它还吸取体内的营养物质（包括氧气），供给生精细胞，使之发育成精子，同时支持细胞可分泌极少量的雌激素。睾丸间质中的间质细胞主要是合成和分泌雄激素（主要为睾酮）。雄激素在促进精子发生、控制男性输精管道及附属腺的发育、激发男性第二性征及维持性功能等方面起着非常重要的作用。

男性进入青春发育期，睾丸便开始加速发育成熟，产生精子，分泌雄激素，睾丸的结构和功能也随之发生显著的年龄性变化。睾丸是在胎儿发育晚期或出生后从腹腔内降入阴囊的。睾丸的年龄性变化主要表现在生精小管的变化方面，幼年生精小管的管腔窄，管径小。随着年龄增长，在雄激素的调控下，它逐渐增大管腔，扩大管径。从青春期开始，随着整个身体的发育，尤其在垂体发育后所分泌的促性腺激素的激发下，雄激素分泌量迅速增加，加速了生精小管的发育，这时精子的生成开始发生，表现在生活中就可能产生遗精现象。到了青年期，精子的产生和雄激素的分泌量达到了顶峰，生精小管的管壁结构和功能达到完善的程度。度过青年期到了中年，生精小管开始发生衰变，精子的生成量逐渐减少，雄激素分泌量亦呈下降趋势。老年期虽然仍能产生少量的精子，但逐渐归于消失，最后生精小管的管壁几乎仅留一些支持细胞。

（二）附睾

附睾（epididymis）位于睾丸的后上方，紧贴睾丸的上端和后缘，是一条单根的高度螺旋的管道（其长度有4～6 m），外面包绕着结缔组织和血管。附睾从近端至末端分为头、体、尾三部分，末端与迂曲的输精管相连。头部由输出小管蟠曲而成，附睾管蟠曲构成体部和尾部，附睾管的末端急转向上直接延续成为输精管。附睾是贮存精子的器官，此外还能分泌附睾液，参与精液的组成，为精子生长成熟提供营养。附睾管壁上皮分泌物的某些激素、酶、特异物质为精子生长提供营养。

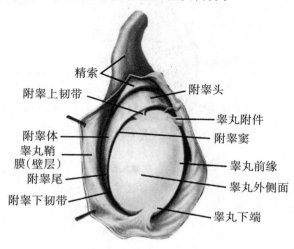

图2.2　睾丸及附睾（右）

引自：丁文龙,刘学政.系统解剖学[M].9版.北京:人民卫生出版社,2018.

附：精子

精子（sperm）形似蝌蚪，可分为头、颈和尾3个部分，长47～64 μm。精子的头部是细胞的含核部位，受精时会进入卵细胞内部与卵细胞核融合。精子的尾可以通过摆动为精子的"游动"提供动力。从精原细胞发育为精子，人类约需（64±4.5）天。精子生成后其本身并不具有运动能力，需要靠生精小管外周肌样细胞的收缩和管腔液的移动运送到附睾，在附睾内进一步发育成熟，并获得运动能力。但是由于附睾液内含有数种抑制精子运动的蛋白，所以只有在射精之后，精子才真正具有自动能力。一般来说，附睾贮存约70%的精子，时间约5～25天，平均12天，比在其他部位的代谢时间都长。储藏在附睾里的精子通过射精或遗精定期向外排出，若长期无机会排出，附睾能把其中一部分吸收掉。

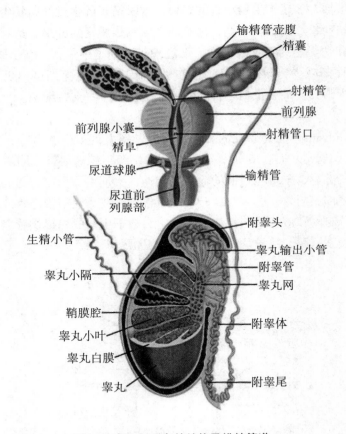

图2.3　睾丸、附睾的结构及排精管道

引自：丁文龙,刘学政.系统解剖学［M］.9版.北京:人民卫生出版社,2018.

（三）输精管、射精管与精囊

输精管，是一对细长的管道，是附睾管的直接延续，长约50 cm，直径约3 mm，管壁较厚，管腔狭窄。输精管根据所在部位可分为睾丸部、精索部、腹股沟管部和盆部，其中精索部是施行输精管结扎术的良好部位。输精管壁由平滑肌构成，肌肉很厚，收缩时能排出精子，承担着运输和储存精子的任务。输精管沿睾丸后缘上升，于阴囊根部穿入盆腔，末端膨大为输精管壶腹，位于膀胱的后面，具有储存精子的作用，然后与精囊腺排泄管会合，两者会合后称为射精管。在射精时，输精管收缩和蠕动，将精子迅速输出。

射精管，长约2 cm，由输精管的末端与精囊的排泄管汇合而成，向前下穿前列腺实质，开口于尿道前列腺部。管壁肌肉较丰富，具有强有力的收缩力，大部分被前列腺所包围。射精管只有在性兴奋达到一定强度（阈值）时才突然开放，我们可以将它理解为一个"开关"，当形成一种"挤出"感时，通过神经反射，引发出射精时的欣快感，从而达到性高潮。

精囊，又称精囊腺，位于膀胱底的后方、输精管壶腹的外侧，是一对长椭圆形的囊状器官，表面凹凸不平，与输精管末端合成射精管。精囊的主要功能是制造和分泌精囊液。精囊液为淡黄色黏稠的液体，有营养及稀释精子的作用，是精液的主要成分，每次射精精液量的50%～80%由精囊液组成。精囊液里有两类重要物质：一类是果糖，是精子的营养物质，能给精子提供运动的能量；另一类是酶类物质，叫凝固因子，其作用是使精液保持一定时间的凝固，有利于精子保持在女性阴道内。精囊腺还可分泌产生Ⅲ型IgG-Fc受体，可以保护精子免受女性免疫反应物的攻击。精囊随睾丸的发育而发育，受雄激素的调控，其大小和分泌功能也会随年龄而发生变化。新生儿的精囊较小，呈棒状；青春期时，精囊迅速增大成囊状；老年时萎缩。

（四）前列腺

前列腺（prostate）是由腺组织和肌肉组织构成的实质性器官，位于膀胱下方，包绕着尿道上端，是男性生殖器官中最大的附属腺体。前列腺分泌一种乳状碱性液体，称为前列腺液，是精液的主要成分，其作用是可以中和射精后精子遇到的酸性液体，从而保证精子的活动能力和受精能力。此外，前列腺还可以分泌具有运送精子、卵子和影响子宫运动等功能的前列腺素。前列腺发生炎症会影响前列腺液的分泌与排泄，不利于精子生存与受精。射精时，前列腺收缩，把前列腺液排到尿道里（先于精囊液射出），组成精液的一部分，约占一次射精量的13%～32%。前列腺的大小、分泌功能和年龄的关系与精囊同步。由于前列腺的中央组织经常受雌激素的影响，故到了老年，在雄激素分泌量下降，而雌激素分泌量相对增加时，前列腺中央的腺组织会增生肥大，严重时会压迫尿道，导致前列腺肥大性排尿困难。

（五）尿道球腺

尿道球腺，为埋藏于尿生殖膈内的一对质地坚韧的球形腺体，导管开口于尿道球部。尿道球腺分泌蛋清样碱性液体，排入尿道球部，参与精液组成，可中和酸性的尿液，有利于精子生存，同时可以润滑尿道。

（六）精索

精索，是一条软索状物，内由腹股沟腹环开始，经腹股沟管斜向内下方出腹股沟皮下环到睾丸后缘，可轻易被触摸到，活动性很大。精索外表面包绕结缔组织鞘，内含输精管、精索内动脉和蔓状静脉丛，以及淋巴管和睾丸交感神经丛。

附：精液

精液（spermatic fluid）由输精管道各部及附属腺，特别是前列腺和精囊的分泌物组成，内含精子。精液呈乳白色，弱碱性（pH值7.2～8.0），适于精子的生存和活动。正常成年男性一次射精约2～5 ml，含精子约3～5亿。

二、外生殖器

（一）阴茎

阴茎（penis）位于会阴的前方，是男性的性交器官，也是排尿和射精的通道，可分为头、体、根三部分。前端膨大为阴茎头，中部为阴茎体，后端为阴茎根。头的尖端有尿道外口。阴茎由两条阴茎海绵体和一条尿道海绵体构成，三条海绵体分别被致密结缔组织（白膜）包绕，外面又共同包有阴茎筋膜和皮肤。海绵体为勃起组织，由许多小梁和腔隙组成，这些腔隙直接沟通血管，当充血时，阴茎则变硬勃起。尿道从下面的海绵体中通过，在海绵体的末端扩大成圆锥形，称龟头。龟头的顶端有尿道开口，尿液和精液都是从此处排出体外。龟头与阴茎柱身连接的环状脊称为冠状沟（阴茎颈）。整个龟头及冠状沟是男子体内对性刺激最敏感的部位。阴茎肌肉的收缩会把精液排出并产生性高潮的快感。阴茎的大小与整个身体的大小之间关系不大，完全功能性勃起的阴茎，其大小、长短、粗细因人而异（长度约13～19cm），但在性交的能力上没有差别，与其性伴侣的愉快感受并没有多大的关系。

阴茎的皮肤薄而柔软，极易活动，富于伸展性。皮肤自阴茎游离向前延伸，形成双层皮肤皱襞，包绕阴茎头，称为阴茎包皮。阴茎勃起时龟头会从包皮下露出来，包皮连接龟头底部成根状系带，是性感觉非常敏感的区域。包皮有很多腺体（包皮腺），分泌脂肪性物质，与龟头、冠状沟的脱落细胞一起形成一种有臭味的干酪样物质，这种物质称包皮垢。包皮垢堆积在冠状沟、龟头部位，需经常清洗，如果包皮过紧，清洗困难，甚至发炎，应做包皮环切手术（circumcision）。

（二）阴囊

阴囊（scrotum）为一个皮肤囊袋，位于阴茎根的后下方，皮肤薄而柔软，表面有色素沉着，具有伸展性，内有丰富的皮脂腺、血管和淋巴。一般情况下男性的阴囊多处于收缩状态，表面出现许多皱襞。当温度增高时，或在老年人以及体弱者，阴囊常伸展，呈松弛状态，皱襞消失。在寒冷的环境下，或在青年人以及强壮者，阴囊缩小，出现皱襞，并与睾丸紧贴。由于阴囊柔软富有韧性，在受到剧烈运动或外力冲击的时候，可以起缓冲作用，进而对睾丸具有保护作用，减少睾丸受损机会。此外，阴囊的温度可以在神经系统的调节下随体外温度的变化而改变，以适于精子生长和发育。睾丸产生精子需要的温度是35.5～36 ℃，比通常体温低1～1.5 ℃，要达到这种"低温"要求，一方面阴囊游离于体腔之外，可以避开体腔内相对较高的温度；另一方面就靠阴囊皮肤调节，冷时收缩（保温），热时舒张（散热）；可见阴囊是一个天然的"调温器"。阴囊与肛门之间的皮肤是男性的性敏感区，性兴奋时阴囊的壁变厚变硬。较低的温度能促进精子的产生，长时间的热水浴、长期穿弹性护身运动裤和紧身牛仔裤、发烧、久坐等均可影响精子的产生，但短时间后可恢复。

（三）男性尿道

男性尿道，兼有排尿和排精功能。其起自膀胱的尿道内口，止于尿道外口，呈乙字形曲折，成年男性尿道长约16～22 cm，管径平均为5～7 mm。尿道全长分为三部分：前列腺部、膜部、海绵体部。临床上把前列腺部和膜部称为后尿道，海绵体部称为前尿道。前列腺部为尿道穿过前列腺的部分，管腔最宽，长约2.5 cm，后壁正中的隆起部分称为精阜，其两侧有细小的射精管口，精阜两侧的尿道黏膜上有许多前列腺排泄管的开口，性高潮时由于射精中枢兴奋，精子及精液泄入后尿道，同时关闭尿道内口，进而触发尿道周围及会阴部肌群节律性地强烈收缩，将精液从尿道口射出体外。膜部管腔狭窄，是三部中最短的一段，长度平均为1.2 cm，此段位置比较固定。海绵体部有尿道球腺开口于此。

第二节　女性正常生殖器官及功能

女性生殖系统包括内生殖器（卵巢、输卵管、子宫、阴道）和外生殖器（阴阜、大阴唇、小阴唇、阴蒂、阴道前庭、前庭球、前庭大腺、处女膜和会阴）。

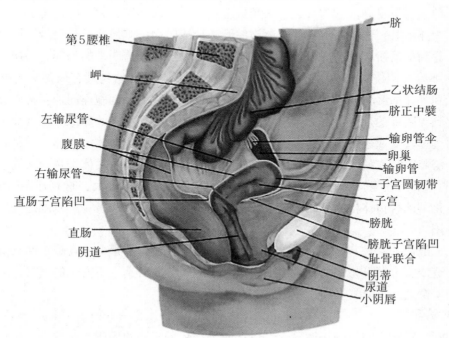

图2.4　女性生殖系统概观

引自：丁文龙,刘学政.系统解剖学[M].9版.北京:人民卫生出版社,2018.

一、内生殖器

（一）卵巢

卵巢（ovary）是一对扁椭圆形的性腺，它们位于盆腔内，子宫的左右两侧，紧贴于盆腔两侧壁，是产生卵子和分泌女性性激素的器官。育龄期女性卵巢大小约 4 cm× 3 cm ×1 cm，重约 5～6 g，灰白色；绝经后卵巢逐渐萎缩变小变硬。卵巢的外周部分称皮质，中央为髓质。皮质较厚，含有不同发育阶段的卵泡以及黄体和退变的闭锁卵泡等。髓质由疏松结缔组织构成，与皮质无明显分界，含有许多血管和淋巴管等。

卵巢主要分泌雌激素和孕激素，对于女性性器官的发育、成熟，保持女性第二性征，如乳房丰满、乳头长大、皮下脂肪积蓄、发音尖细以及使女性维持性欲和生育功能都起着非常重要的作用。

一般情况下，两侧卵巢每月轮流产生一枚成熟的卵细胞，即卵子（ovum）。在女婴出生时两侧卵巢共有 70～200 万个原始卵泡，到青春期后才开始发育，但女性一生中只有 400～500 个卵泡发育成熟，其余的卵泡在发育达到一定程度时即退化。卵泡由卵细胞和其周围较小的卵泡细胞构成。青春期前，卵细胞周围仅有一层卵泡细胞包绕。青春期启动时，卵泡开始发育，卵细胞逐渐长大并开始分裂，而且卵泡细胞也开始分裂增殖。根据发育程度，卵泡可分为初级卵泡、生长卵泡、成熟卵泡和未及时发育而退化形成的闭锁卵泡。初级卵泡仅由一个较大卵细胞及包绕其周围的一层卵泡细胞所构成。两种细胞之间有一层较厚的含糖蛋白的嗜酸性膜，称透明带。生长卵泡是卵泡发育第二个阶段时的卵泡，可见卵泡细胞分裂、增殖成多层，其间有间隙，并最终汇合成一个大的空腔，名为卵泡腔，内含卵泡液。在卵泡腔开始形成时卵细胞通常已长至最大体积。生长卵泡发育到最后阶段即为成熟卵泡。成熟卵泡的卵细胞和透明带的外周有一层呈放射状的卵泡细胞所围绕，称放射冠。人类的卵泡从生长周期开始到发育成熟需要 10～14天，并受到垂体前叶分泌的黄体生成素的调节。成熟卵泡将卵细胞连同透明带和放射冠一起释放到腹膜腔的现象，称为排卵。成熟卵泡排卵后留存下来的卵泡壁及其周围的卵泡膜内层迅速转变成一种新的富有血管的黄色腺样结构，称为黄体。黄体是一种临时存在的内分泌腺，存在的时间取决于卵细胞是否受精。若未受精，黄体发育到两周左右即退化萎缩，这种黄体称为月经黄体；若受精，它则继续发育、增大，直到妊娠第 6 个月才逐渐退化，此种黄体称为妊娠黄体。黄体可分泌孕激素和雌激素，其对维持妊娠发挥着重要作用。

虽然一般认为女性每月只排卵 1 次，但仍可出现额外的排卵，尤其是在性兴奋高潮时，由此造成安全期（指一个月经周期中不太可能怀孕的时期）不安全的因素，因此没有绝对的安全期，采取安全期避孕方式的女性应注意。

（二）输卵管

输卵管，是输送卵子的肌性管道，也是卵子与精子相遇的场所，左右各一，细长而弯曲，内侧与子宫角相连通，外端游离呈伞状，与卵巢接近。根据输卵管的形态由内向外可分为四部分：间质部、峡部、壶腹部和伞部。

输卵管内层富含纤毛细胞，其纤毛摆动有助于运送卵子。

精子从子宫腔进入输卵管后，其运行受输卵管蠕动、输卵管系膜活动的影响及卵巢激素的控制。在排卵期，由于高水平雌激素的影响，输卵管蠕动的方向由近端向远端，推动精子由子宫角向输卵管壶腹部移动；同时，峡部内膜分泌增加，其液体向腹腔方向移动，从而有助于精子的运行。当卵巢排出卵子后，输卵管伞部便"拾捡"卵子，并使之飘浮于输卵管液中。在输卵管壶腹部，由于大量的皱襞有利于精子与卵子在此停留、受精。然后，受精卵在孕激素作用下，又借助于输卵管的蠕动性收缩和纤毛的摆动，向子宫腔运行。此外，在排卵期间，输卵管液中糖原含量迅速增加，从而为精子提供足够的能量。

（三）子宫

子宫（uterus）是壁厚、腔小的孕育胚胎、胎儿和产生月经的肌性器官，其形状、大小、位置和结构随年龄、月经周期、妊娠可发生改变。成人未孕子宫呈倒梨形，重约50 g，长7～8 cm，宽4～5 cm，厚2～3 cm，容量约为5 ml。子宫可分为子宫底、子宫体和子宫颈三部分。子宫上部宽大，称为子宫体。子宫颈的下1/3伸入阴道。子宫内的狭腔称为子宫腔，其上部呈倒三角形，两侧角通向输卵管，其下部呈管状，名为子宫颈管，管的上口称为子宫颈管内口，下口为子宫颈管外口，通向阴道。子宫顶部在输卵管入口以上的隆突部分称为子宫底。子宫位于骨盆内，前为膀胱，后是直肠。子宫周围共有三对韧带（子宫阔韧带、子宫圆韧带、子宫骶骨韧带），将子宫固定于小骨盆内。在正常情况下，子宫体稍向前与阴道几乎成直角相连，这称为子宫前倾。子宫正常位置维持非常重要，位置不正常不仅与某些妇科疾患，如痛经、月经不调有关，而且可能会导致习惯性流产。

子宫壁由内往外有三层：内膜、肌层、外膜。肌层由纵横交错排列的平滑肌所组成，具有很大的伸展性，如妊娠时平滑肌细胞体积增大，以适应妊娠需要。分娩时，子宫平滑肌的节律性收缩成为胎儿娩出的动力。由于它的收缩，还可压迫血管，制止产后出血。

从青春期开始，子宫内膜发生周期性变化。这种周期性变化受卵巢内卵泡的发育及黄体生成后所分泌的孕激素和雌激素的调节。在排卵前产生的雌激素和孕激素的作用下，子宫内膜增厚，血管增生，为胚胎的植入和发育做好准备。卵子若没有受精，雌激素和孕激素的分泌量就会显著减少，子宫内膜组织坏死、脱落，血管破裂、出血，脱落的子宫内膜碎片和血液一道流出，即为月经。一般情况下，子宫内膜脱落过程需要3～5天，当子宫内膜的表面慢慢愈合后，又开始新的增厚、脱落过程，这个过程大约需要28天，这便是月经周期。正常月经周期一般为25～35天；但也因人而异，只要有规律，一般都属于正常月经，规律月经周期的出现是生殖功能成熟的标志。除性成熟以前、妊娠和授乳期外，月经周期一般有规律地周而复始地出现，直至绝经期为止。

在阴道与子宫会合处，子宫突出入阴道形成子宫颈（cervix）。子宫颈管腔细窄呈梭形，子宫颈壁由外向内分为外膜、肌层和黏膜。宫颈上皮是由宫颈阴道部鳞状上皮和宫颈管柱状上皮组成。鳞状上皮与柱状上皮交接部称为鳞-柱状交部或鳞-柱交接，形成移行带。移形带区成熟的化生鳞状上皮对致癌物的刺激相对不敏感。但未成熟的化生鳞状上皮代谢活跃，在一些物质（例如精子、精液组蛋白及人乳头瘤病毒等）的刺激下，可发生细胞分化不良、排列紊乱、细胞核异常、有丝分裂增加，形成宫颈鳞状上皮内瘤变（cervical intraepithelial neoplasia，CIN）。随着 CIN 继续发展，突破上皮下基底膜，浸润间质，则形成宫颈浸润癌（详见第十三章）。

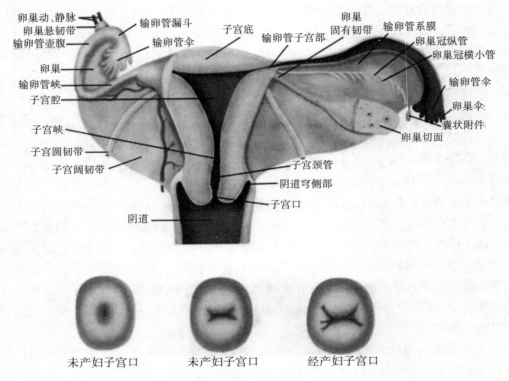

图 2.5 女性内生殖器（冠状面）

引自：丁文龙，刘学政.系统解剖学［M］.9 版.北京：人民卫生出版社，2018.

（四）阴道

阴道（vagina）是连接子宫与外生殖器的肌性管道，位于膀胱后，直肠前，全长大约 8～10 cm，是女性性交的主要器官，也是排出月经和娩出胎儿的通道。阴道腔分为前壁和后壁。前壁较短约 6 cm，后壁较长约 7.5 cm。平时前后壁互相贴靠在一起，呈闭合状态，阴道壁由黏膜、肌层和外膜构成。黏膜上有许多横行皱褶，富有大量弹力纤维。肌层由内环外纵的平滑肌构成，肌层较厚，在阴道前后壁下 1/3 处形成阴道皱褶，皱褶中央形成了与阴道长轴一致的前后皱褶柱，所以阴道有很大的伸展性，在性交时可依照阴茎的大小恰好地贴附着阴茎，以便很好地感受阴茎的刺激。阴道肌层在性交达到高潮时还可产生节律性的收缩，引起性交时的快感。妊娠时阴道肌纤维长度可增加 4～5 倍，故在分娩时可高度扩张，允许胎儿通过。阴道下端较狭窄，阴道上端较宽阔，呈穹隆状环抱子宫颈，称为阴道穹隆，可分为前后左右四个部分，后穹窿最深，男上位性交时精液可储存在此处，形成精液池，由于正常位置的宫颈外口常位于后穹窿处，因此这种解剖关系有利于精子进入宫腔。阴道黏膜层内不含腺体，性兴奋时阴道周围的小血管高度充血，可从血管内渗出较多的液体，使阴道润滑，避免性交时的摩擦而损伤阴道壁。在性兴奋过程中，阴道下 1/3 可发生显著充血，引起阴道口缩窄，从而对阴茎起到"紧握"作用。阴道上 2/3 的神经支配来自自主神经系统，对痛觉和触觉不敏感。阴道下 1/3 则受阴部神经支配，而阴道口神经分布丰富，故对刺激极为敏感。女性 G 点位于阴道下 1/3 的区域，为阴道内最重要的动情区。

二、外生殖器

女性外生殖器指生殖器官的外露部分，又称外阴。包括阴阜、大阴唇、小阴唇、阴蒂、阴道前庭（前庭大腺、前庭球、尿道口、阴道口和处女膜等）。

（一）阴阜

阴阜，为耻骨联合前面隆起的外阴部分，由皮肤及很厚的脂肪层所构成。青春期该部开始生长出呈倒三角形分布的阴毛。该部位有一些神经末梢，当阴阜受到压力的刺激时可以引起性兴奋。两条长有阴毛的纵行皮肤褶，从隆起的部位从两侧延伸向下方，形成外阴的外缘。

（二）大阴唇

大阴唇，为外阴两侧、靠近两股内侧的一对长圆形隆起的皮肤皱襞。前连阴阜，后连会阴，由阴阜起向下向后伸张开来，前面左、右大阴唇联合成为前联合，后面的二端会合成为后联合。大阴唇富含脂肪，其内侧面含有皮脂滤泡和汗腺，而没有阴毛。

（三）小阴唇

小阴唇，是大阴唇内侧的一对黏膜皱襞，表面湿润、色褐、无毛，富含神经末梢和血管，无脂肪，感觉敏锐。小阴唇的左右两侧的上端分叉相互联合，其上方的皮褶称为阴蒂包皮，下方的皮褶称为阴蒂系带。小阴唇的下端在阴道口底下会合，称为阴唇系带。

（四）阴蒂

阴蒂，位于两侧小阴唇之间的顶端，是一长圆形的小器官，末端为一个圆头，内端与一束薄的勃起组织（海绵体组织）相连接。整个阴蒂体都被小阴唇所形成的阴蒂包皮所覆盖。平时应注意清洗包皮垢。阴蒂富含血管和神经，海绵体也可膨大，通常阴蒂的长度不超过 3 cm，其大小有显著的个体差异。阴蒂受性刺激后，勃起增大可达松软时长度的 2 倍甚至更长，是女性全身触觉最敏感的区域；它对性兴奋和性高潮起重要作用。

（五）阴道前庭

阴道前庭，为一菱形区域，前为阴蒂，后为阴唇系带，两侧为小阴唇。阴道口和阴唇系带之间有一前窝，称为舟状窝（又称为阴道前庭窝）。在此区域含有前庭球、前庭大腺、尿道外口、阴道口。

1.前庭球

前庭球系一对海绵体组织，又称球海绵体，有勃起性，位于阴道口两侧，前与阴蒂静脉相联，后接前庭大腺，表面为球海绵体肌所覆盖。

2. 前庭大腺

前庭大腺又称巴氏腺（bartholin gland），位于阴道下端，大阴唇后部，也被球海绵体肌所覆盖，左右各一。性兴奋时分泌黄白色黏液，起润滑阴道口作用，与外生殖器的特殊气味有关。此腺体可受细菌感染，如淋病。

3. 处女膜

阴道口位于尿道外口后方的前庭后部，其周缘覆有一层较薄的黏膜皱襞，称为处女膜（hymen），内含结缔组织、血管及神经末梢，是阴道前庭和阴道的分界标记。处女膜中间有孔，妇女每月的经血即经过此口流出。处女膜孔的大小、形状和膜的厚薄因人而异，通常处女膜开口没有勃起的阴茎外缘大，初次性交时，处女膜会破裂，可能有轻微的疼痛和极少量的出血，分娩时可进一步破损，产后残留数个小隆起状的处女膜痕。此外，有些女性生来就没有处女膜；或处女膜异常脆弱，会在做剧烈运动或意外跌伤时造成破裂；或处女膜异常坚韧，多次性交仍没有破裂；或因手淫造成破裂；所以不能以初次性交时处女膜是否破裂出血，来判断女性的贞洁，而且进行处女膜修补更无必要。极少数女性处女膜中央没有任何开口，称"处女膜闭锁"，会使经血不能流出体外，积聚在阴道里，引起腹痛，这需要做手术把处女膜切开。

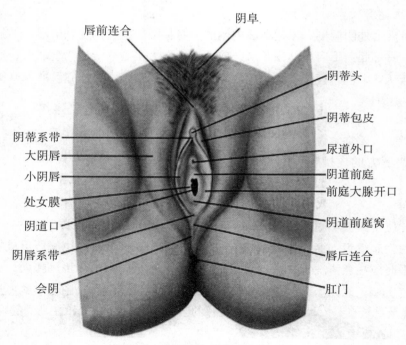

图2.6　女性外生殖器（冠状面）

引自：丁文龙，刘学政. 系统解剖学［M］.9版.北京：人民卫生出版社，2018.

附：乳房

乳房在解剖学上不属于生殖器官范畴，但乳房是女性最重要的第二性征，在分娩后与新生儿哺乳有关，故在此阐述。

乳房是哺乳类动物和人特有的腺体。小儿和男性乳房不发达，女性乳房在青春期后受雌激素的影响开始发育，并随月经周期有周期性变化，在妊娠后期和哺乳期腺组织和脂肪组织增生，有分泌乳汁的功能。

成年女性乳房的境界通常较外观大，其内侧2/3位于胸大肌之前，内侧缘达胸骨旁线，外侧1/3可达腋中线附近，上、下界延伸于第2～7肋之间。乳房的大小、形态、位置和机能与女性的发育、妊娠等因素有关。同一妇女的双侧乳房也不一定完全对称。

乳房的中央部有乳头，乳头表面有15～20个输乳管开口，称输乳孔。乳头周围色深的区域叫乳晕。乳晕表面的许多小隆起，称乳晕腺，可分泌脂状物润滑乳头，妊娠时显著增大。乳头和乳晕的皮肤薄弱，易受损伤而感染。乳房由皮肤、纤维组织、乳腺和脂肪组织构成，乳腺被脂肪组织和致密结缔组织分隔成15～20个乳腺小叶，以乳头为中心呈放射状排列。在乳腺的皮肤和深面的胸肌筋膜之间，连有许多结缔组织纤维束，称乳房悬韧带，对乳房起支持作用，这对维持乳房的外形很重要。女性乳房的淋巴管网非常丰富，淋巴流向与炎症的扩散和癌细胞转移的途径关系密切。

女性自青春期起，乳房开始发育，表现为腺组织和脂肪的显著增生。女性受孕前，乳腺呈静止状态；受孕后，在孕激素的影响下，腺叶及其导管增生；分娩后，在垂体分泌的催乳素的影响下，腺泡开始分泌乳汁；断乳后，腺体又复归静止状态；更年期后，腺体及脂肪组织均萎缩，被其他结缔组织所替代，此时的乳房缺乏弹性，呈下垂状。

乳房的主要功能是哺乳，另外也是女性第二性征、性感受器官和性刺激器官，因此，它在性活动中也起着很重要的作用。乳房，尤其是乳头由于含有丰富的感觉神经末梢，具有性敏感性。在性兴奋时，发生乳房增大、乳头竖起、乳晕膨胀等性反应变化。

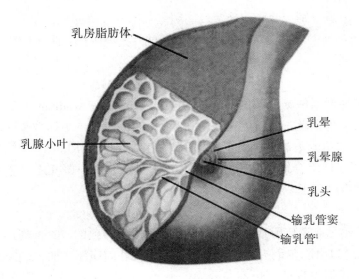

图2.7　成年女性乳房

引自：丁文龙，刘学政.系统解剖学[M].9版.北京：人民卫生出版社，2018.

第三节　生殖器官的先天畸形

一、男性生殖器官的先天畸形

（一）隐睾

系指一侧或双侧睾丸未能按照正常发育过程从腰部腹膜后下降至同侧阴囊内，又称睾丸下降不全，是小儿最常见的男性生殖系统先天性疾病之一。胚胎发育时，睾丸在腹腔内，在胎儿出生前的1～2个月睾丸下降到阴囊，如果睾丸不能下降或下降不全，阴囊内就没有睾丸或只有一侧睾丸。隐睾时因睾丸长期留在腹腔内或腹股沟管里，受体内"高温"的影响，容易造成男性不育。另外，隐睾由于生长环境改变以及发育上的障碍，会使睾丸细胞发生恶变形成恶性肿瘤，隐睾发生恶变的机会大约是正常位置睾丸恶变的30～50倍。

（二）阴茎畸形

1.阴茎缺如

由于胚胎时生殖结节没有发育所致。临床表现是尿道通常开口于会阴肛门或直肠内，往往造成排尿方向改变。在位于相当于阴茎根的部位，皮下可触及细小的索条状物。

2.双阴茎

由于胚胎时发生两个生殖结节各自发育成阴茎。有四种临床体征：①阴茎平分为两部分，有各自的尿道分别与膀胱相连接；②阴茎根部分成两部分；③阴茎龟头分成两部分；④除正常阴茎外，相邻处尚有两个不发育的阴茎残存。双阴茎的排列可有左右并列，也有前后排列。

3.小阴茎

由于体内男性激素缺乏或Klinefelter综合征（Klinefelter syndrome）所致。临床表现是阴茎外观正常，但阴茎长度比同龄正常阴茎平均长度小2.5个标准差以上。如果下丘脑-垂体-睾丸性轴功能正常，仅阴茎小，到青春期能增长。Klinefelter 综合征：又称为XXY综合征，即克氏综合征、先天性睾丸发育不全或原发小睾丸症。患者性染色体为XXY，即比正常男性多了一条X染色体。

4.尿道下裂

由于雄激素不足或遗传因素，造成尿道闭合不全所导致的。这种畸形占男性新生儿的1%～3%。尿道口由阴茎龟头顶端移至阴茎腹面，并向腹侧弯曲，勃起时往往出现疼痛。尿道下裂可根据出现的部位不同分为龟头型、阴茎体型、阴茎阴囊型，前两种可占8‰。

二、女性生殖器官的先天畸形

（一）卵巢发育异常

卵巢发育异常可分为两种类型：一种类型是由染色体的数目不正常所引起，核型为45,X，即缺少一个性染色体，称之为特纳（Turner）综合征，即先天性卵巢发育不全综合征。患者卵巢内的卵泡很少，出生6个月后卵巢内卵泡完全消失，卵巢呈灰白色，细长条索状。由于卵巢无功能，这种人无青春期，生殖管道和外生殖器停止发育，呈婴儿型。另一种类型与基因缺陷有关，卵巢不发育。这种患者体内的原始生殖细胞未形成或形成了未能迁移至生殖嵴，造成不能发育成卵巢。患者有正常的输卵管，但子宫不发育，阴道发育很差，外阴为女性型，临床表现为无月经来潮，没有生育能力。

（二）子宫畸形

1.先天性无子宫

由于中肾旁管的下段在合并之前就停止了发育，故子宫没有形成。病人常伴随阴道发育不全。但卵巢和输卵管发育正常，女性体态亦正常。主要临床表现是青春期后无月经来潮，没有生育能力。

2.幼稚型子宫

由于在青春期早期以前任何时间子宫停止了发育，故子宫很小，可出现各种不同程度的子宫发育不全。这类子宫的宫颈相对较长（正常子宫颈占子宫长轴的1/3）。如果子宫颈与子宫长轴的比例超过2/3，就称为幼稚子宫。患者常伴随有痛经和月经过少等临床症状，也可无月经来潮或不孕。

3.纵隔子宫

由于中肾旁管合并时两管之间的纵隔膜未退化，造成一个子宫两个腔，可以是完全纵隔，也可以是部分纵隔，但子宫外形正常。如果完全纵隔使一侧子宫腔与阴道不通，可致宫腔积血而发生痛经或不孕。

4.双子宫合并双阴道

正常情况下，左右中肾旁管的下段在中线部位合并，发育演化为子宫和宫颈以及阴道穹隆部。如果中肾旁管下段未发生愈合，可观察到两个子宫并各有一条输卵管，且两个子宫与各自的阴道相连，即双子宫双阴道。这种畸形往往出现月经过多，若一侧阴道闭锁，则形成一侧阴道积血，出现腹痛。

（三）阴道畸形

1.先天性无阴道

由于胚胎中肾旁管发育停止或发育不全所致。表现为外阴正常，阴道缺失。常见病人在阴道前庭部有浅凹陷。先天性无阴道常伴有先天性无子宫或仅有始基子宫。患者于青春期后出现原发性闭经，或婚后性交困难。

2.阴道纵隔

由于左右中肾旁管的下段末端融合不全所致。在阴道形成时期，中央纵隔膜没有消失，完全性纵隔始于宫颈，止于阴道外口，将阴道均分为二，形成双阴道。阴道纵隔平时无症状，但在分娩时往往出现难产。

3.阴道横隔

由于阴道板在腔化形成阴道腔时未贯通，生成一横隔膜所致。隔膜一般发生在阴道的中上1/3的交界处，但亦可发生在阴道的任何部位。横隔膜上一般有孔，青春期后可有月经血流出，但常出现外流不畅。如果横隔无孔临床上则表现为原发性闭经，出现周期性腹疼及经血淤积。

4.处女膜闭锁

由于尿生殖窦的窦结节形成的阴道板末端细胞发育停止而退化，造成处女膜闭锁。临床症状是第二性征发育与青春期年龄相符，而无月经来潮，但有周期性的下腹疼痛。由于处女膜无孔经血不能正常排出，可淤积在阴道内。诊断明确后可行手术切开，在功能上无任何障碍。

三、先天性两性畸形

先天性两性畸形是指一个人在胚胎时期获得了致病基因或外界干扰因素影响所致的性器官不易分辨男女性别的一种状态，分为真两性畸形和假两性畸形两种。真两性畸形，病人临床指征是同时具有卵巢和睾丸；假两性畸形又分为男假两性畸形和女假两性畸形。

（一）真两性畸形

真两性畸形称为雌雄同体。患者体内有男女两种性腺，既有睾丸又有卵巢，两种器官一般发育都不正常。临床上一般可见三种表现：①一侧为卵巢，一侧为睾丸，这类患者占40%；②双侧均为卵巢但在卵巢内可见睾丸组织，睾丸内有精子生成，这类患者约占20%；③一侧为卵巢，另一侧出现卵巢与睾丸，这类患者为40%。大部分患者都有子宫，但精子都不能发育成熟。外生殖器一般呈现一种性别，或男或女。青春期都出现乳房发育，约有一半患者有月经来潮，但不一定是排卵性月经。外生殖器为女性者，一般阴蒂肥大，尽管卵巢和睾丸都具备活动能力，但很难见到男女两性外生殖器齐全的真两性人。

（二）假两性畸形

1.男性假两性畸形

有两种类型：①由于患者体内缺乏雄性激素或缺乏男性激素受体所致。这类畸形有家族遗传性，发病率在新生儿约为1:120000。临床表现，患者外生殖器呈现女性外阴。阴道呈盲端，无子宫、输卵管。在青春期出现女性体态，乳房增大。患者一般以无月经来潮而就诊。患者的睾丸往往在腹股沟处，易患恶性肿瘤，一般在第二性征出现后即行睾丸切除术，以防睾丸恶性病变。这类畸形也称睾丸女性化综合征（testicular feminization syndrome，TFS）。②由于患者染色体畸变所致。患者出生时外生殖器不能分辨男女，但常作为男孩抚养，青春期时声音变粗，阴茎出现，但大小不一。同时肌肉发达，并出现女性乳房。

2.女性假两性畸形

其形成有两种原因：①基因突变，胎儿肾上腺网状带合成男性激素过多，使外生殖器似男性，临床表现为阴蒂肥大，似小阴茎，双侧大阴唇融合形似阴囊，子宫、输卵管和阴道发育不全，青春期乳房不增大，体内有卵巢，但无月经来潮，无女性第二性征；出现多毛、痤疮、声嘶等男性化表现。②与孕妇妊娠早期服用具有雄性激素作用的药物有关，比如在胚胎发育的第5～6周，是女性胎儿的生殖管道和外生殖器分化的关键时期，服用过量外源雄性激素可以使女性胎儿生殖器向男性方面发育，造成女性假两性畸形。

第四节　性兴奋与性反应周期

人受到精神上和身体上的性刺激，性器官及其相关身体部位会出现一系列的生理变化，称为性兴奋（sexual excitement）。性兴奋的生理意义是使两性的性器官呈现出便于交接的状态，并为性的结合做好充分准备。

性兴奋的反应（sexual response）是指人体在受到性刺激后，身体上出现可以感觉到与观察到，以及能测量到的变化。这些变化主要表现为机体血管的充血反应和肌肉紧张的反应。

一、男性性兴奋

男性性兴奋的反应主要表现在性欲、阴茎勃起和射精。

（一）性欲

性欲（sexual desire）指在一定条件下向往满足机体性需要的一种本能冲动，是性的刺激与准备状态。即性欲是在性刺激下，对性生活产生了欲望，是人类进入青春期之后常见的生理、心理现象。性欲作为一种本能，是生物在进化过程中形成而由遗传物质固定下来的，对正常性功能的维持和性行为的启动所必需的。性欲又涉及人类复杂的心理活动，与社会环境、文化传统、生活习惯有密切的联系。迄今为止，人类尚未完全了解性欲驱动的本质。

性欲的唤起是一个复杂的心理过程。现代医学认为，在神经内分泌功能健全的情况下，从男子性反应周期的兴奋期开始的性欲驱动，必须具备以下条件：

（1）成熟的性器官。随着性器官的成熟，人体内性激素水平增高，它们是驱动性欲的原动力。

（2）附属性腺分泌物的刺激。前列腺、精囊腺、尿道球腺等分泌的液体，积聚到一定的数量之后，使得这些器官产生一种饱胀欲排的感觉，这也会诱发性欲。

（3）性心理驱动。性成熟的男子，存在对女性的爱慕及对女性性生理的一种探秘的心理活动；男女之间通过恋爱、接触，产生真挚的感情，在此基础上可以成为一种性心理活动，能够激发性欲。

（4）性生活经验。既往性生活体验，尤其是双方身体接触的性刺激经验最易诱发今后的性欲。

总之，人的性欲虽然是一种生理现象，但同时又与心理因素、文化传统等密切相关，并受到社会环境和道德法规的制约。因此，我们对性欲应有正确的认识，既不宜肆意放纵，也不能强行压抑、禁欲。

（二）阴茎勃起

男子对有效性刺激的第一个生理反应是阴茎勃起。当受到刺激发生兴奋时，阴茎可迅速胀大、变硬而勃起。勃起是在神经-内分泌调节下以及血流动力学变化、心理效应等多种因素相互作用下引起的一种生理学现象。阴茎勃起后才能完成性交动作，因此勃起正常是维持男性性功能的重要环节之一。

阴茎勃起机制涉及三个基本特征：

1.在血管活性肠肽的作用下，供应阴茎的海绵体动脉和螺旋动脉血管扩张，海绵体内血流量增加。

2.海绵体局部释放一氧化氮导致海绵体平滑肌松弛，与此同时，交感神经抑制，动脉血液很快进入海绵体。

3.静脉闭塞机制使阴茎海绵体内充满血液，压迫膜下静脉并向外压迫白膜。在压力作用下，膜下静脉血管（位于白膜下方）闭合，血液几乎被滞留在阴茎中。

阴茎勃起时，尿道海绵体不参与。阴茎海绵体充血扩张时尿道海绵体也会充血扩张。尿道海绵体处于充血状态时，其血压也比阴茎海绵体处于充血状态下的血压低，是为了防止关闭尿道。阴茎海绵体充血扩张，在阴茎龟头外面会出现一个软盖，在性行为时能够保护阴茎和女性的外生殖器，起到缓冲作用。

在日常生活中，阴茎维持松弛状态的主要机制是交感神经末梢持续释放去甲肾上腺素，激活α1-肾上腺素能受体，使阴茎平滑肌收缩，抑制血液进入阴茎海绵体。

（三）射精

射精（ejaculation）是男性性生理活动进入高峰的具体表现。在平滑肌蠕动以及最后5～30次强大的外排收缩力作用下精液从尿道排射出来。射精并没有涉及球海绵体横纹肌和坐骨海绵体的阵挛性收缩。在射精过程中，外排收缩力在频率、力度和压力方面都在下降。如果没有横纹肌收缩，精液在外射过程就会变为滴水状，几乎感觉不到快感。射精后，大多数男性无法立即再有另外一次勃起、射精和性高潮，这一时期被称为射精后不应期。随着年龄的增加，不应期从年轻人的几分钟到老年人的几个小时。男性通常在射精时感受到性高潮，事实上，性高潮和射精的机制是不同的。

关于男性射精，应该认同以下问题：

1.射精活动受精神因素的影响

不正常的心理活动，如畏惧性交时疼痛而限制阴茎的摩擦，担心射精过早不能满足女方或担心女方受孕等因素都会干扰大脑皮质的中枢性活动，会产生一种抑制性反射，阻断正常射精活动的神经反射产生，而发生射精障碍。

2.性器官局部的刺激阈值

性刺激必须达到足够的强度才能激发射精动作，因此性交抽动时必须有一定频率及达到一定强度，让性刺激有一个积累过程。如环境拥挤嘈杂，使性交时注意力不集中或担心弄出声响，致使阴茎摩擦的刺激强度不够而影响射精活动。

3.长期自慰者容易发生射精障碍

由于手淫时性器官局部刺激较性交时更为强烈，频繁手淫，性器官就习惯于手淫强烈刺激下才会兴奋，无形中提高了性刺激的"阈值"，若性交时达不到此"阈值"水平，将导致射精障碍。

4.新婚男子会发生早泄现象

新婚阶段，无论是大脑皮质的中枢性活动还是性器官，往往都处于高度性兴奋状态，这样会造成射精中枢也处于极兴奋之中，对性刺激的要求也降低了，即降低了性刺激的"阈值"。另外，新婚夫妇的紧张情绪，性交的配合尚不协调，同时初次以性生活形式接触，这种性刺激既来得突然，又十分强烈，容易激发射精。所以新婚男子发生早泄现象属于生理范围，一般来说，婚后几个月，这种早泄现象自然消失。

5.其他因素

射精程度的好坏、力量的强弱与性兴奋的强度、年龄和性生活频率等因素有关。

（四）男性性兴奋的特点

男性性欲特别强时，会发生一系列的生理变化，包括：

1.呼吸频率加快（呼吸频率可以从12～14次/min增加到40次/min）；

2.心率增加（可增加到180次/min，血压增高，收缩压会增加到180 mmHg）；

3.乳头勃起（50%～60%的男性都会发生）；

4.阴茎内血流量增加，阴茎勃起。

二、女性性兴奋

女性性兴奋反应的主要表现是性欲、阴道反应、阴蒂反应、G点效应和性高潮。

（一）性欲

女性性欲的驱动基本与男性相同，是由于男女双方躯体接触而产生的性欲，或前庭大腺等分泌的液体积聚到一定数量后，产生一种饱胀欲排的刺激，也会产生性欲。但女性性欲的发生有以下特点：

1.需要广泛的性诱导过程

所谓性诱导，即性爱前的前奏曲，是指在正常性生活之前，先有一个准备阶段，包括接吻、拥抱、爱抚、身体接触、性器官刺激和性语言等，使性爱双方在精神上、心理上及生理上有所准备，以激发性欲。对女性来讲，这种性诱导除了躯体性敏感区的刺激外，精神与心理准备尤为重要，且需要一定的时间。

2.需要广泛的性敏感区刺激

人类的性敏感区分为3个区域。

A区，性器官。有丰富的神经末梢分布，性敏感程度最为强烈，在受到抚摸或刺激时易产生性唤起和诱发性欲。

B区，乳房及乳房周围区域。性敏感程度比A区差一些，但乳房作为女性第二性征，是视觉美感受中最突出的部位，也是在触觉的性感受方面极为重要的器官，对乳房和乳头的爱抚和刺激，不仅能有效地激发性欲，也有利于夫妻之间的双向交流，形成美好的心理感受。

C区，唇、舌、脸、颊、颈等部位。性敏感程度比B区差一些。通常对男性A区进行刺激，便可激发性欲。女性则不然，有时需要3个区域都加以广泛的刺激，仓促或过急地直接刺激女性的A区，有时反而会引起不适感觉，会适得其反。在激发女性性欲的因素中，身体的触觉往往强于视觉的作用，特别是身体性敏感区的触摸，性刺激更为强烈。

3.女性性欲与月经周期的联系

女性在月经来潮期间性欲低下，这与月经期间不适宜性生活的心理认识有关，同时月经期间容易情绪波动，可能会出现一系列不适症状，性欲低下也在情理之中。一般认为，月经周期有两个性欲高峰，一个在月经前，一个在月经后不久，这两个高峰期均持续2～3天，女性可表现出主动的、较强烈的、明显的性欲要求。但大多数女性由于感情、体质、情绪、环境及工作压力等因素的影响，性欲的强弱与月经周期之间的关系变得模糊不清。

（二）阴道反应

在性反应周期中，阴道的变化是由兴奋期的湿润、扩张与阴道壁颜色变化开始。进入平台期，阴道外1/3明显充血，使阴道口缩窄而形成高潮平台，阴道内2/3宽度与深度进一步增加。达到性高潮时，阴道外1/3开始出现0.8秒间隙的收缩，反复几次；直到消退期，阴道才从收缩状态松弛，并重新呈现出未受刺激时的合拢状态，阴道壁的颜色恢复正常。

阴道在性反应周期中的主要表现有以下几点：①阴道的湿润：在受到性刺激后10～30秒阴道就开始渗出一种稀薄的黏性液体，是由于性兴奋时，阴道壁的血管充血，导致液体的滤出；阴道的湿润起到润滑作用，有利于性交进行。②阴道内壁充血：尤其是外1/3的充血，使阴道口缩窄，阴道的这一反应被称为"高潮平台"；阴道口缩窄可在性交时对阴茎起到一种"紧握"作用，以加强性交动作的效果，并提高性刺激的强度。③阴道内2/3扩张：它与宫颈和宫体抬高一起有延长阴道宽度与深度的作用，以利于接纳阴茎及使阴道成为精液的储存池。④阴道有节律性地收缩：这是性高潮的表现，通过神经反射，将此种有效性的性反射转换为一种主观反应，让人容易进入性高潮以及理想地达到性满足。

（三）阴蒂反应

阴蒂在胚胎组织的发生上和功能上与男性的阴茎类似，神经支配也基本相同。尤其是阴蒂头有丰富的感觉神经末梢分布，对性刺激非常敏感，是女性最敏感的性器官，在性反应周期中起重要的作用。在性反应周期中，从兴奋期、平台期、高潮期和消退期的过程看，阴蒂的形态有如下变化：随兴奋期阴蒂头肿胀，阴蒂干增粗与增长开始；到平台期阴蒂长度变短，缩于阴蒂包皮之下；直至消退期才重新下降到下悬位置，大小也恢复正常。过去认为，女子性反应周期是否进入高潮，决定于阴蒂接受直接性刺激的程度。事实上在性反应周期的大部分时间里，阴蒂体积缩小，并埋于阴蒂包皮之下，阴茎无法与阴蒂直接接触。但在性交过程中，阴茎插入时对阴道外口具有一种强烈的扩张作用，对小阴唇以及阴蒂包皮两侧有机械牵拉与压迫作用，能将阴蒂牵拉与压向下方。由于性交时，阴茎的不断抽动，这种牵拉与压迫也不断地发生，对阴蒂不断地产生间接性刺激。现代性医学认为，这种阴蒂的间接刺激，能充分发挥阴蒂刺激与增强女子性紧张度，并起到性刺激感受转换器的作用。阴蒂受到此种刺激，可通过躯体和心理途径，让女子处于一种高度性兴奋状态，性紧张度增高。阴蒂不仅成为性兴奋灶的敏感感受器，也可通过一系列复杂的神经传递，将有效的性刺激转化为一种主观的反应，使女子进入性高潮。

（四）G点

G点，位于阴道口到阴道前壁的1/3到1/2处。G点受到刺激后，女性会很快达到性高潮。德国妇产科医生Grafenberg于1944年首先描述了在阴道前壁沿尿道走行的区域有一个性敏感区。1950年他再次强调他的发现，认为那里似乎存在一个类似阴茎海绵体的勃起组织，当受到刺激时可以充分肿胀，尿道开始扩张，在达到性高潮时它可以明显向阴道膨出，高潮之后又恢复原状。由于是他发现的，医学界将这个特殊的区域命名为G点（G-spot）。关于G点尚有不少争论，因为在解剖学上没有确切发现该区域的存在。有研究称刺激女性阴道前壁确实能够提高女性的性兴奋度，但这并不能证明G点是存在的，因为哈尔班筋膜、尿道以及阴蒂等结构都有可能引起性兴奋；因此，还需要进一步地研究，才能得出可靠的结论。

（五）性高潮

通过对阴蒂、阴道、乳头和乳房的刺激，甚至通过性幻想可使女性出现一种类似男性射精时的极度兴奋状态，即性高潮。此时，阴道、会阴及骨盆的肌肉节律性收缩，同时出现一些全身反应。具体地说，性高潮出现时，首先是全身肌肉紧张性升高，接着发生阴道、会阴及骨盆肌肉节律性收缩，同时全身的肌肉又突然放松，以致使全身呈现一种酥软状态。由于全身紧张状态的突然松弛，还会使人在这一瞬间失去平衡感觉，产生一种类似失重的漂浮感。

阴蒂的兴奋与性高潮有密切关系，单独对阴蒂进行机械刺激可以引发性高潮。但阴蒂对性高潮的发生并非不可缺少的因素，实施阴蒂切除的女性有的仍可自然地发生性高潮。

性高潮的神经调节机制尚不清楚，但是它所显示的大脑皮质中枢的实际感受，以及给身体带来的一系列生理反应，可因女性个人心理因素的不同而结果亦异。女性在情绪不佳或对环境感到不安全时，性反应往往可降至为零，即不出现性兴奋或达不到性高潮。据调查，女性一生从未体验过或很少出现性高潮的人并不在少数，其原因绝大多数并不是器质性障碍，而是心理性因素或缺乏性知识所致。

女性性高潮不易出现的另一个原因与性器官的神经分布有关。女性性器官对机械性刺激的敏感度以阴蒂最高，小阴唇次之，然后是阴道前庭和大阴唇，而阴道的感觉神经分布却不丰富（主要在外1/3部分），因此对机械性刺激的感受性也比较迟钝。所以单纯的阴道刺激并不易引起性高潮，只有对外阴部及阴蒂的充分刺激和精神上的欢愉相结合时，才会促使性高潮到来。

三、性反应周期

从性欲开始唤起到性交结束，遵循着一个不同阶段周期性的规律。根据玛斯特斯和约翰逊的研究，性生活的动作过程可以分为四个阶段：兴奋期、平台期、高潮期、消退期。这种划分是人为的，因个体的不同，或者同一个体在不同时间、不同地点、不同身体状况下各个阶段的反应都有很大差距。

（一）男性性反应周期

1.兴奋期

男性进入兴奋期，是以阴茎勃起为特征的，这是阴茎海绵体内血管充血性变化的直接结果，同时还会发生睾丸的提升和增大现象。此时，男性的循环系统和神经系统处于兴奋状态，并出现心跳加速、皮肤温度升高等现象。

2.平台期

在平台期间内，男性阴茎直径增大，龟头颜色加深，睾丸进一步增大，尿道口有少量黏液流出，这种黏液来自前列腺和尿道球腺，有时其中还夹杂活动的精子。神经系统进一步兴奋，心跳速度快且趋于稳定。对于男性来说，平台期的长短因人而异，而且差别很大。如果一个男性性交时没有平台期或平台期很短，阴茎一接触阴道很快射精，就是早泄。

3.高潮期

男性高潮时，性器官开始一系列收缩，使精液汇集于尿道的前列腺部，最终完成射精。在射精过程的第一阶段，当男性觉察到作为射精的压力带来的动态变化时，就会体验到一种精液涌动的高潮快感，尽管精液射出体外还需要好几秒钟，但是实际上射精已经开始。射精过程是由前列腺、精囊腺、会阴部肌肉、阴茎体一起有节律地同时完成的，这时的心跳加速达到顶峰，体验到了强烈的快感。

4.消退期

射精以后，男性立即进入了不应期。在这期间，尽管有时候阴茎完全勃起或还可以部分勃起以继续维持性交，但是再次射精比较困难。由于不能产生完全的性反应，所以称为"不应期"。这种不应期可以持续几分钟或更长的时间。对大多数男性来说，不应期随年龄的增长而延长。如图2.8。

（二）女性性反应周期

1.兴奋期

女性进入兴奋期的特征是阴道出现润滑现象，这是由于阴道壁的血管充血导致液体分泌的结果。阴道内2/3扩张，子宫颈和子宫提升，大阴唇伸展，阴蒂增大，乳头竖起等。相比较而言，男性进入此期较快，女性进入此期较慢。

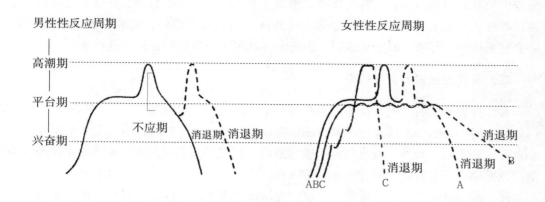

图2.8　男、女性性反应周期曲线图

引自：胡珍，刘嘉．恋爱·婚姻·家庭——大学生性教育教材［M］．2版．北京：科学技术出版社．2016．

2.平台期

在平台期，女性阴道外1/3发生显著的血管充血，大阴唇充分隆起，小阴唇增大，阴蒂提升，这一反应被称为"高潮平台"。阴道的外1/3充血的结果造成阴道口缩窄，从而产生一种紧缩作用。这时，女性的乳房还有增大的现象。对既往有哺乳史的妇女来说，乳房增大不明显；而以前没有哺乳史的妇女，乳房可在原来的基础上增大20%～25%。

3.高潮期

对女性来说，性高潮是以子宫、"高潮平台"（阴道外1/3部分充血）和肛门括约肌的同时规律性收缩为特征的。在性高潮阶段，女性的阴蒂并不勃起。已经做了子宫切除或阴蒂切除的女性仍然能自然地发生性高潮。

4.消退期

女性的高潮时间比男性要长，而且消退的时间也更长。女性随着骨盆充血作用的缓慢消失而恢复到性高潮前。女性具有多次性高潮的潜在能力。在女性的性反应周期中，不存在不应期。如图2.8。

总而言之，无论是从男女性器官的构造上，还是在性行为的生理表现上，两性都显示出了不一样的特征和不一致的反应时间；我们只有进一步了解这些特点才能更好地了解异性，才能促进性生活的和谐与幸福。

第五节　生殖器官自我检查保健

一、男性性器官的自我检查

男性生殖器官是比较脆弱的部位，在日常运动中要特别注意保护。平时要注意经常检查生殖器，例如阴茎勃起有无疼痛、弯曲度有无改变，小便有无血尿或尿道疼痛、尿道口红肿，睾丸有无肿大，轻微揉捏有无疼痛，射精有无疼痛，精液有无颜色的改变，阴囊有无瘙痒、红疹、温度异常等。出现上述状况应及时前往正规医院就诊。

二、女性性器官的自我检查

女性自查外阴的方法，概括起来有三个字，即"望、闻、触"。

望，用一面镜子，放在外阴的下面，前后左右移动镜子照视，借助镜子的帮助，观察自己的外阴部。另外，通过观察阴道分泌物，发现一些阴道及宫颈疾病。正常的白带是白色稀糊状或蛋清样，正常经血呈暗红色。

闻，是用鼻子嗅一下分泌物、经血或外阴部散发出的气味，一般正常的气味是清淡的腥味、汗酸味或无味，如果出现了腥臭味、腐臭味或特殊的气味，就表示可能出现了问题。

触，先洗干净手，用食指和中指两个指头的"指腹"（俗称"指肚"），从阴阜部位开始，从上而下，顺序按触外阴，直至肛门。正常触摸外阴的时候，感觉应是光滑、柔软，即使用力按压，也不会感到疼痛，而且正常情况下也不应当摸到有小的结节或肿块；反之，则可能为异常。

三、乳房的自我检查

乳房自检（breast self-examination，BSE）的最好时间是月经周期结束一周后，那时乳房不再肿胀和疼痛。如果月经周期不规律，应每个月的同一天做乳房自检。具体步骤如下：

1.躺下，将枕头放在右肩下，右臂放到脑后。

2.用左手中间三个指头的指腹来感觉右乳房内是否有肿块。

3.用力按压，感受乳房是否有异常感觉。每个乳房较低部位的硬脊是正常的。

4.在乳房上迂回绕动，上下移动，或者楔形移动（图2.9）。确保每次自我检查时都按照相同的方式做，检查全部乳房区域，记住每个月的感受。

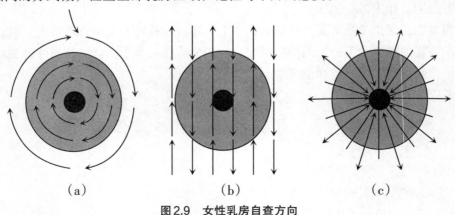

（a）　　　　　　　　（b）　　　　　　　　（c）

图2.9　女性乳房自查方向

引自：李芝兰，薛红丽.性与生殖健康教育[M].兰州：兰州大学出版社，2015.

5.使用右手指的指腹给左侧乳房重复这些检查。

6.如果发现任何变化，立即去医院检查。

7.站立，将一只手臂放到脑后，重复上述检查程序。站立的体位很容易检查乳房的上部和外部（向腋窝处）。约50%乳腺癌发生在乳房的上部和外部。可以在淋浴时做站立体位的乳房自检。当身体湿润并涂上肥皂时，有些乳房变化更容易感觉到。为了更加安全，每个月做完乳房自检后，站在镜子前检查乳房是否有皮肤凹陷，乳头是否有变化，是否有发红或者肿胀等。

四、性生理卫生

（一）男性生理卫生

男性应该每日清洗阴毛、阴茎部位以及尿道口、龟头，每次须把包皮翻开清洗尿垢。平时穿着不要过于紧身，避免阴囊部位温度升高。

（二）女性生理卫生

女生在经期必须注意卫生，保持会阴部的清洁，应少用盆浴以防止感染。注意月经护垫的卫生，购买正规的较为柔软的护垫并勤换。月经期间避免进行性行为，以免将细菌带入阴道引起感染。经期还要特别注意保暖，避免剧烈运动和寒冷刺激，避免冷饮、冷水浴等，避免进食刺激性食物，不饮酒，多饮水，多吃蔬菜和水果。不建议女性由于非医学原因冲洗阴道，因为正常阴道的酸性环境能够抵御病原体入侵，经常冲洗阴道会破坏这种酸性环境，不利于阴道的免疫。

（三）性生理卫生

1.每次性生活前清洁，预防女性泌尿生殖系统感染性疾病。

2.根据男女双方具体情况合理安排性生活时间、频率和时机。女性应注意月经期、妊娠期、哺乳期和绝经期的性生活卫生。

3.有心、肺、肝、肾等重要脏器功能不全或有高血压、动脉硬化等严重疾病者应在医师指导下过性生活。

4.没有生育要求或暂时不希望生育，应采取有效的、适合夫妇双方的避孕措施，避免意外妊娠。

5.有效使用安全套，预防艾滋病、性传播疾病等。

（党瑜慧）

参考文献

[1]丁文龙,刘学政.系统解剖学[M].9版.北京:人民卫生出版社,2018.

[2]李芝兰,张敬旭.生殖与发育毒理学[M].北京:北京大学医学出版社,2012.

[3]刘文利.大学生性健康教育读本[M].北京:清华大学出版社,2013.

[4]阮芳赋,彭晓辉.人的性与性的人——性学高级教程[M].北京:北京大学医学出版社,2007.

[4]Jerrold S.Greenberg,Clint E.Bruess,Sarah C.Conklin.人类性学[M].胡佩诚,译.3版.北

京：人民卫生出版社，2010

[6]谢幸，苟文丽.妇产科学[M].8版.北京：人民卫生出版社，2013.

[7]李芝兰，薛红丽.性与生殖健康教育[M].兰州：兰州大学出版社，2015.

[8]朱俊勇.性与健康[M].武汉：武汉大学出版社，2019.

[9]胡珍，刘嘉.恋爱·婚姻·家庭——大学生性教育教材[M].2版.北京：科学技术出版
社.2016.

[10]谢幸，孔北华，段涛.妇产科学[M].9版.北京：人民卫生出版社，2018.

第三章　怀孕与分娩

妊娠又称怀孕，是胚胎（embryo）和胎儿（fetus）在母体内生长发育的过程。妊娠开始于成熟卵子受精，终止于胎儿及其附属物自母体排出。

第一节　受精及胚胎、胎儿发育

一个精子和一个卵细胞的结合标志着一个新生命的开始，称为受孕（conception）。

一、生殖细胞

生殖细胞（germ cell）又称配子（gamete），包括精子和卵子。正常配子都是单倍体，有22条常染色体和一条性染色体。核型指染色体组在有丝分裂中期的表型，包括染色体数目、大小、形态特征的总和。正常精子有两种核型，一种是22，X，另一种是22，Y；正常卵子的核型为22，X；若22，X精子与卵子结合形成核型为44，XX的受精卵，由此分化而来的胚胎为女性；若22，Y精子与卵子结合形成核型为44，XY的受精卵，由此分化而来的胚胎为男性。故后代性别在精子进入卵子形成受精卵之时就被决定了。

一般而言，精子在女性生殖道内存活时间通常为12～48小时，部分精子存活时间长达5天。精子产生后就具有了定向运动能力和使卵子受精的潜力，但是尚无法完成受精。因为精子头部外表面被来自精液中的一层糖蛋白覆盖，能够阻止顶体酶的释放，此时的精子还没有溶解并穿透放射冠和透明带的能力。当男性在女性生殖道射精完成后，精子离开精液经子宫颈管、子宫腔进入输卵管腔的过程中，精子顶体表面糖蛋白被生殖道分泌物中的α、β淀粉酶降解，同时顶体膜结构中胆固醇与磷脂比率和膜电位发生变化，降低顶体膜的稳定性，该过程称为精子获能，需7小时左右，自此精子获得了受精的能力，精子在女性生殖管道内的受精能力一般可维持1天。

从卵巢排出的卵子处于第二次减数分裂中期（即次级卵母细胞），经输卵管伞部进入输卵管并停留在壶腹部，若未受精则在排卵后12～24小时退化；若在输卵管内与获能的精子相遇，受到精子穿入其内的激发，则完成第二次减数分裂，排出几乎不含细胞质的第二极体。

二、受精及其过程

获能的精子与次级卵母细胞在输卵管相遇并结合形成受精卵的过程称为受精（fertilization）。受精多数在排卵后数小时内发生，一般不超过24小时，受精过程一般发生在输卵管壶腹部。

正常男性一次能射出2亿个左右精子，但是只有300～500个最强壮的精子能够通过鞭毛运动到达输卵管壶腹部，最终一般只有一个精子能够成功受精。受精过程分成三个阶段：第一阶段，大量获能的精子接触卵子周围放射冠，精子头部顶体外膜破裂，释放出顶体酶（含顶体素、玻璃酸酶、酯酶等），解离卵子外围的放射冠；此时部分精子可触及透明带。第二阶段，精子接触到透明带并与精子配体蛋白ZP3结合，使顶体继续释放顶体酶，在透明带中溶蚀出一条孔道，精子头部接触到卵子表面；上述精子释放顶体酶溶解放射冠和透明带的过程称为顶体反应。第三阶段，精子头部与卵子表面接触，精子细胞膜与卵子细胞膜融合，精子的细胞核和细胞质进入卵子，精子与卵子融为一体；随即卵子细胞质内的皮质颗粒释放溶酶体酶，引起透明带结构改变，ZP3分子变性，不能再与其他精子结合，从而阻止其他精子进入透明带，此过程称为透明带反应；这一反应保证了正常的单精受精，偶有两个精子同时进入卵子，但形成的三倍体胚胎常在中途流产，或者出生后夭折。

精子进入卵子后，卵子迅速完成第二次减数分裂产生几乎不含细胞质的第二极体，卵子、精子细胞核膨大形成雌、雄原核，两个原核靠拢融合，核膜消失，染色体混合，染色体数目恢复46条，形成二倍体的受精卵（fertilized ovum），至此受精过程完成，进入卵子的精子尾部结构退化消失，胚胎发育的过程开始启动。

然而，受精可能受到以下因素的影响：

（1）性生活时间：女子排卵的时间一般在月经周期的第14天左右，而卵子排出后仅12～24小时保持受精能力，超过这个时期，就自行退化，不再可以受精。精子在女性生殖管道中也仅能在1～2天内维持受精能力。因此，只有在排卵前后2～3天性交，才有较可靠的受精机会。在排卵前5天和排卵后4天间的10天内，性交后最容易怀孕。

（2）精子的质和量：正常男子每次射出的精液量为2～5 ml，每毫升精液中精子数为1～2亿个，正常形态的精子应占70%～80%以上。如果每毫升精液中所含精子数少于500万个，或所含的异常精子，如巨大形、短小形、双头、双尾、有头无尾等超过30%或者精子的活动力太弱，均会导致受精机会下降，引起男性不育症。

（3）子宫和输卵管条件：精液射入阴道后，精子进入子宫腔，并在子宫与输卵管中获能，且受精的过程一般发生在输卵管壶腹部。因此，女性子宫和输卵管必须通畅、功能正常，且要有精子获能的条件，这样精子和卵子才有机会结合。

三、受精卵着床

受精卵形成后便借助输卵管蠕动和输卵管上皮纤毛推动向宫腔方向移动。同时开始有丝分裂，由于被透明带包裹，原受精卵的细胞质不断分到子细胞中，所以该分裂过程细胞数目增加而体积减小，称为卵裂，形成多个子细胞，称为分裂球。受精后50小时为8细胞阶段，至受精后72小时分裂为16个细胞的实心胚，称为桑葚胚，随后细胞继续分裂并在细胞间隙集聚来自宫腔的液体形成早期囊胚。受精后第4日早期囊胚进入宫腔而受精后第5～6日早期囊胚透明带消失，总体积迅速增大，继续分裂发育，形成晚期囊胚。

胚胎大约在受精6～7日后植入子宫内膜的过程称着床（implantation）。着床正常部位为子宫，通常在子宫后壁上部；而受精卵在子宫腔外部位着床称为异位妊娠（ectopic pregnancy），又称为宫外孕（extrauterine pregnancy），异位妊娠常常发生在输卵管。异位妊娠的胚胎多因营养供应不足，早期死亡，少数胚胎发育较大后导致输卵管破裂，引起大出血等。受精卵着床经过定位、黏附和侵入3个过程：①定位：透明带消失，晚期囊胚以其内细胞团端接触子宫内膜；②黏附：晚期囊胚黏附在子宫内膜，囊胚表面滋养细胞分化为两层，外层和内层分别为合体滋养细胞和细胞滋养细胞；③侵入：滋养细胞穿透侵入子宫内膜、内1/3肌层及血管，囊胚完全埋入子宫内膜中且被内膜覆盖。

受精卵着床必须具备的条件有：①透明带消失；②囊胚细胞滋养细胞分化出合体滋养细胞；③囊胚和子宫内膜同步发育且功能协调；④孕妇体内分泌足量的雌激素和孕酮（progesterone, P）。成功着床需要由黄体分泌的雌、孕激素支持的子宫内膜具有容受性。子宫内膜的容受性仅在月经周期第20～24日之间才具有，也即窗口期，子宫仅在极短的窗口期内允许受精卵着床。

双胎（twins）又称孪生，有两种情况可出现孪生双胞胎，当母体排出两个卵细胞，并且两个卵细胞同时受精，此时产生的双胎称为异卵双胎，它们拥有各自的胎膜和胎盘，性别可相同也可不同，相貌和生理特征各有差异。若受精卵在着床前分裂，则出现同卵双生，这种孪生儿遗传基因一模一样，因此，性别一样，相貌、体态生理特征也极为相似。双胎中，大多数是双卵双生。

排卵、受精、卵裂及胚泡在子宫运动示意图见图3.1。

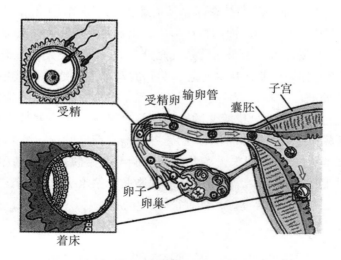

图3.1　排卵、受精、卵裂及胚泡在子宫运动示意图

引自：谢幸,孔北华,段涛.妇产科学[M].9版.北京：人民卫生出版社,2018.

四、胚胎及胎儿发育

胚泡在着床过程中，内细胞群（胚泡内的团细胞）的细胞继续增殖分化，并逐渐形成圆盘状的胚盘，胚胎的各部分最终将由胚盘衍生而来。胚盘邻近滋养层的细胞为上胚层，邻近胚泡腔的细胞为下胚层。随后，上胚层与滋养层之间形成一个充满液体的羊膜腔，里面的液体称为羊水。羊膜腔被羊膜包绕形成羊膜囊，在分娩前，胎儿一直受该囊的缓冲和保护。

胚胎从一个细胞（受精卵）发育成为足月胚胎的过程中每时每刻都在发生复杂的动态变化。绒毛膜和突出的绒毛在第3周出现，大约受精后3周末，三胚层胚盘形成，分别为内胚层、中胚层和外胚层。3个胚层都起源于上胚层，身体的各个部分也将由3个胚层分别逐步发育而成。内胚层主要形成呼吸器官、消化器官、膀胱上皮等；中胚层将发育成肌肉、骨骼、血液循环器官、泌尿生殖系统、结缔组织等；外胚层将发育成神经系统、皮肤、五官、毛发、指（趾）甲等。胚胎在母体子宫中发育过程约经历38周（约266天），可分为三个时期：①从受精到第2周末二胚层胚盘出现为胚前期；②从第3周至第8周末为胚期，此期末时，胚的各器官、系统与外形发育已初具雏形；③从第9周至出生为胎期，此期内胎儿逐渐长大，各器官、系统继续发育成形，部分器官出现一定的功能活动。此外，从第28周胎儿至出生后1周的新生儿发育阶段被称为围产期（perinatal stage）。总体上，胚胎发育的大致过程如下：

受精后第3周末，出现神经褶和体节；第4周末，胚胎血液循环建立，出现心搏，心脏开始供血，同时，脊髓和神经系统开始逐渐形成；第5周，胚胎屈向腹侧，出现手臂、腿的轮廓；第6周，出现眼睛和耳朵；第7周，胚胎的性腺出现，但还不能明显区分出性别；第8周末，即胚胎期结束时，所有重要组织的结构已出现，胚体已初具人形。胚体外表可见眼、耳和鼻，面部特征形成，出现骨骼。胚胎的头部很大，主要脑区已出现，并可记录到脑电波。心脏血管系统充分活动。肝也很大，开始产生血细胞。

受精后第9周起称为胎儿，从这时起，胎儿的发育主要是进一步生长和分化；到第12周末，胎儿的四肢已基本发育完全，可以活动。此时，胎儿的外生殖器已发育。第16周末，可以通过外生殖器分辨胎儿的性别；第20周末，胎儿身体向腹部弯曲，皮肤出现胎脂，全身覆盖胎毛；第24周末，胎儿各个器官都已发育；第28周末，胎儿有呼吸运动，出现眼睫毛；第32周末，胎儿面部的胎毛开始脱落，男性胎儿的睾丸下降；第36周末，胎儿胎毛明显减少，皮下有较多的脂肪；第40周末，男性胎儿的睾丸下降至阴囊，女性胎儿的阴唇发育良好，具有很好的生活力。

第二节　妊娠表现及其诊断

妊娠期从末次月经第一日算起，全程约为40周。通常把40周的妊娠分为三个时期：妊娠14周以前称早期妊娠；第14～27周称中期妊娠；第28周及之后称晚期妊娠。平均怀孕时间是266天。

一、妊娠表现

月经周期规律、性交时未采取有效避孕措施的女性，出现月经过期或停经，伴随乏力、恶心、呕吐或乳房胀痛等症状，应高度怀疑妊娠。

（一）停经

停经（cessation of menstruation）是妊娠最早的表现，处于生育年龄且有性交史的女性一旦月经过期10日或以上应该高度怀疑妊娠。停经2月以上，妊娠可能性更大。但是停经可能是多重生理、病理情况所导致的，因此停经不能成为诊断早孕的唯一依据。也有女子存在月经不规则的情况，如患有发热、贫血、结核、内分泌疾病等慢性疾病，或气候、环境改变，水土不服，精神影响，更年期及哺乳期等，均可引起月经未能按期来潮。这需要临床医生综合各方面情况给予鉴别。

（二）早孕反应

停经6周左右，随着孕妇体内人绒毛膜促性腺激素（human chorionic gonadotophin，hCG）增多，胃酸分泌减少及胃排空时间延长，约半数女性会出现畏寒、头晕、乏力、恶心、嗜睡、食欲不振、晨起呕吐等症状，称早孕反应（morning sickness）。多在停经12周自行消失。

1.恶心呕吐

孕妇早晨醒来时胃部不适、厌食，甚至对某些食物的气味极为反感。某些更严重的可伴随呕吐，不愿接近食物。有些女性会在晚上出现这种状况。这种反应的程度及维持的时间因人而异，少数孕妇的呕吐症状较为严重，不能进食，甚至脱水、酸中毒，发生妊娠剧吐严重时需要处理。恶心、晨起呕吐的现象可能与妊娠期孕妇体内hCG增多、胃酸分泌减少及胃排空的时间延长有关，早孕反应多于妊娠12周左右自行消失。

2.尿频

由于前倾增大的子宫在盆腔内压迫膀胱，孕妇常出现尿频现象，在子宫增大超出盆腔之后（约妊娠12周），尿频症状自然消失。

3.乳房变化

怀孕6～7周，孕妇常自觉乳房胀痛。检查可见乳房体积增大，表面有静脉显露，乳头增大，乳晕着色加深。乳晕周围皮脂腺增生出现深褐色结节，称为蒙氏结节。

4.其他

由于孕激素作用和真皮的物理拉伸，妊娠后期皮肤色素沉着增加，腹壁出现环状纹。部分妇女出现雌激素增多的表现，如蜘蛛痣、肝掌、皮肤色素沉着（面部、腹白线、乳晕等），部分妇女出现不伴有出血的子宫收缩痛、腹胀、便秘等不适。

二、早期妊娠诊断

妊娠的一系列临床表现仅是辅助判断妊娠的依据，只有进行实验室检查才能确定女性是否怀孕。

（一）妊娠试验

hCG是由胎盘的滋养层细胞分泌的一种糖蛋白，成熟女性因受精的卵子移动到子宫腔内着床后，形成胚胎，在发育成长为胎儿过程中，胎盘合体滋养层细胞产生大量的hCG，可通过孕妇血液循环排泄到尿中。当妊娠1~2.5周时，血清和尿中hCG水平即可迅速升高，第8周达到高峰，至第4个月始降至中等水平，并一直维持到妊娠末期。

妊娠试验是利用hCG的生物学或免疫学特点，检测孕妇体内hCG浓度的方法。hCG一般在卵子受精后6~8天即开始分泌，16天也就是月经周期第23~30天便可在孕妇尿中测出，随着孕卵的发育其含量逐渐增加，在怀孕第7周hCG浓度迅速上升，怀孕8~12周到达高峰，以后hCG浓度逐渐下降。妊娠试验应用较为广泛的是早孕诊断试纸。使用方法：将孕妇的尿液（最好是晨尿）置于尿杯中，把早孕诊断试纸条标有"MAX"的一端插入尿液中，如在白色显示区上端呈现一条红色线条，其结果为阴性；如果呈现两条红色线条，则结果是阳性，提示妊娠。

（二）超声检查

妊娠早期可利用超声检查排除异位妊娠、滋养细胞疾病、盆腔肿块等疾病，确定宫内妊娠、妊娠胎数，估计孕龄。B超检查是检查早期妊娠快速、准确的方法，停经35日时，宫腔内可见圆形或椭圆形妊娠囊。妊娠9~13周[+6]超声检查可以排除严重的胎儿畸形，如无脑儿。

（三）其他检查

黄体酮试验、宫颈黏液检查、基础体温测定等方法也可用于早孕的诊断。需要注意的是：无论哪种检查方法都需要到正规医院进行。

三、妊娠中、晚期表现

妊娠中期，早孕反应逐渐消失，孕妇会因为腹部逐渐增大而产生成就感、幸福感。此时，孕妇已能感觉到胎动。所谓胎动（fetal movement，FM），就是胎儿的躯体活动。胎动不仅孕妇能明显感觉到，有时孕妇腹部表面也能看到或触到。在这段时期内，孕妇能参加正常的工作、家务、运动、学习和消遣等活动，而且适当活动和合理饮食，可避免体重增长过快过多。

妊娠晚期，随着胎儿的活动增加、体积逐渐增大，使孕妇的器官受到挤压，孕妇的面部、四肢还常会出现水肿，给孕妇的身体活动带来限制。这时，要减少甚至停止工作、家务等。通常水肿可以通过控制饮食来减轻，严重者需医生的帮助。

四、中晚期妊娠诊断

中晚期妊娠是胎儿生长和各器官发育成熟的重要时期，临床检查可判断胎儿生长发育情况，并发现胎儿畸形。

（一）体征

1.子宫增大：腹部检查可触及增大的子宫。

2.胎动：一般在妊娠20周可感觉到胎动。随妊娠进展胎动逐渐增强，32~34周达高峰，38周后逐渐减少。妊娠28周以后，正常胎动次数≥10次/2小时。一般夜间和下午时胎动较活跃，常在胎儿睡眠周期消失后，持续20～40分钟。

3.胎体：妊娠20周及以上，经腹壁可触及子宫内胎体。妊娠24周及以上，触诊可区分胎头、胎背、胎臀和胎儿肢体。

4.胎心音：听胎心音能够确诊为妊娠且为活胎。胎心音呈"双音"且频率快，正常为110～160次/分钟。

（二）超声检查

超声检查不仅能显示胎儿数目、胎产式、胎先露、胎方位、有无胎心搏动、胎盘位置及其与宫颈内口的关系、羊水量、评估胎儿体重，还能测量胎头双顶径、头围、腹围和股骨长等多条径线，了解胎儿生长发育情况。在妊娠20～24周，可采用超声进行胎儿系统检查，筛查胎儿结构畸形。

第三节　分娩

妊娠满28周（196日）及以上，胎儿及其附属物自临产开始到由母体娩出的全过程，称为分娩（delivery）。妊娠满28周至不满37足周期间分娩，称为早产（premature delivery）；妊娠满37周至不满42足周期间分娩，称为足月产（term delivery）；妊娠满42周及以上分娩，称为过期产（postterm delivery）。

一、影响分娩的因素

影响分娩的四个因素为产力、产道、胎儿和胎位以及精神心理因素。若各因素均正常并能相互适应，胎儿能顺利地经阴道自然娩出，则为正常分娩。正常分娩依靠产力将胎儿及其附属物排出体外，但同时必须有足够大的骨产道和软产道相应扩张让胎儿通过。产力受胎儿大小、胎位及产道的影响，此外，还受精神心理因素的干预。

（一）产力

将胎儿及其附属物从宫腔内逼出的力量称为产力。产力包括子宫收缩力（简称宫缩）、腹壁肌及膈肌收缩力（统称腹压）和肛提肌收缩力。

1.子宫收缩力

子宫收缩力是临产后的主要产力，贯穿于分娩全过程。临产后的宫缩使宫颈管逐渐缩短直至消失、宫口扩张、胎先露下降和胎儿胎盘娩出。正常子宫收缩力的特点有：

（1）节律性：宫缩的节律性是临产的重要标志。正常的宫缩是宫体肌不随意、有规律地阵发性收缩并伴有疼痛，故有"阵痛"之称。每次宫缩由弱渐强（进行期），维持一定时间（极期），一般持续30秒左右，随后由强渐弱（退行期），直至消失进入间歇期，一般5～6分钟，此时子宫肌肉松弛。当宫口全开（10 cm）后，间隙期仅1～2分钟，宫缩持续时间长达60秒左右，阵缩反复出现，直至分娩全程结束。

（2）对称性：正常宫缩源于宫角部（受起搏点控制），以微波形式向宫底中线集中，左右对称，再以2 cm/s的速度向子宫下段扩散，约需15秒均匀协调地扩展至整个子宫。

（3）极性：宫缩以宫底部最强、最持久，向下依次减弱，宫底部收缩的强度几乎是子宫下段的2倍。

（4）缩复作用：宫体部平滑肌为收缩段。子宫收缩时肌纤维缩短变宽，间歇期肌纤维不能恢复到原长度，经反复收缩，肌纤维越来越短，宫腔内容积逐渐缩小，迫使胎儿下降及宫颈管逐渐缩短直至消失。

2.腹壁肌及膈肌收缩力

腹壁肌及膈肌收缩力是第二产程胎儿娩出时的重要辅助力量。当宫口全开后，胎先露部已降至阴道。每次宫缩时，前羊膜囊或胎先露部压迫盆底组织及直肠，反射性引起排便动作。产妇表现为主动屏气，腹壁肌及膈肌收缩使腹内压增高，促使胎儿娩出。腹压是宫口全开所必需的辅助力量，尤其是在第二产程末配合有效的宫缩将顺利娩出胎儿。过早运用腹压易致产妇疲劳和宫颈水肿，使产程延长。腹壁肌及膈肌收缩力在第三产程亦可迫使已剥离的胎盘尽早娩出，减少产后出血的发生。

3.肛提肌收缩力

肛提肌收缩力可协助胎先露部在盆腔进行内旋转。当胎头枕部露于耻骨弓下时，能协助胎头仰伸及娩出；胎儿娩出后，当胎盘降至阴道时，能协助胎盘娩出。

（二）产道

产道是胎儿娩出的通道，分为骨产道和软产道两部分。

1.骨产道

骨产道通常指的是胎儿分娩时通过的骨性部分，主要是骨盆中间的通道。和分娩密切相关的骨盆平面包括三个：入口平面、中骨盆和出口平面。将每个平面的中心点连接起来的连线称为骨盆轴。骨盆轴不是垂直向下的，一开始向后向下，然后向下，之后向前向下。在中骨盆平面还有坐骨棘。骨盆的大小、形态是否正常对分娩至关重要，可通过产科医生对骨盆外形的目测、骨盆测量器的测量及用手检查来确定骨盆有无畸形及内外各径线是否正常，同时估计胎儿大小与骨盆两者是否相称来决定阴道分娩的可行性。

2.软产道

软产道是由子宫下段、子宫颈、阴道及盆底软组织所组成的筒状管道。

（1）子宫下段：子宫体和子宫颈之间最狭窄的部分称子宫峡部，未怀孕时长1 cm，怀孕后子宫峡部渐渐伸展，到妊娠末期可达7~10 cm。临产后进一步伸展变薄成为软产道的一部分，这就是子宫下段。

（2）子宫颈：妊娠后子宫颈肥大、着色、变软，颈管内有腺体分泌的黏液形成黏液塞，使妊娠期间宫腔不受外界污染。子宫收缩，宫颈口开始扩张表明启动临产，随着产程进展，子宫颈管渐渐变短直至消失。宫颈口逐渐扩大，当宫口开大至10 cm时称宫口全开。

（3）盆底、阴道及会阴：子宫颈口开大，胎先露下降把阴道上部撑开，直接压迫盆底，阴道黏膜的皱襞展平，使横径加宽，使阴道变成短而宽的筒状通道。肛提肌向下及两侧扩展，娩出时会阴体变得极薄，均有利于胎儿通过。

（三）胎儿和胎位

胎儿能否顺利通过产道，除产力、产道因素外，还取决于胎位、胎儿大小及有无异常三种情况。

1.胎位

胎儿身体的纵轴和骨盆的轴相互平行，这叫纵产式。其中胎儿头在下方，臀在上方，也就是胎头先露，这种胎位叫头位；反之臀在下方，头在上方，也就是臀先露，该种胎位叫臀位。头位较臀位易娩出，因为胎头是胎儿全身最大最硬的部位，分娩过程中受到产道压迫，胎头有可塑性，颅骨可重叠变形来适应产道的大小，有利于胎头娩出，所以头位是正常的胎位。而臀位因为它无变形的机制，且小于胎头，会致使胎头的娩出困难。因此，臀位虽然也是纵产式，但不是正常胎位，属于难产。如果胎体的纵轴与骨盆周垂直，胎儿横在子宫里，称为横位。横位足月胎儿不能自然分娩，是对母儿具有一定危险性的难产。

2.胎儿过大或过熟

过期妊娠（如胎儿过大或过熟）因胎头径线大或颅骨较硬，胎头不易变形，即使骨盆正常也会出现相对性的头盆不称而造成难产。

3.胎儿异常畸形

若胎儿异常畸形（如脑积水、连体双胎等），因胎头或胎身过大，通过产道时亦多发生困难。

（四）精神心理因素

虽然分娩是生理现象，但对于产妇确实是一种持久而强烈的应激源。分娩既可产生生理上的应激，也可产生精神心理上的应激。产妇一系列的精神心理因素，能够影响机体内部的平衡、适应力和健康。必须关注产妇精神心理因素对分娩的影响。相当数量的初产妇通过各种渠道了解到有关分娩的负面信息，害怕和恐惧分娩过程，怕痛、怕出血、怕发生难产、怕自己不能坚持、怕胎儿性别不理想、怕胎儿畸形、怕有生命危险等，致使临产后情绪紧张，常处于焦虑、不安和恐惧的精神心理状态，表现为听不进医护人员的解释，不配合相关的分娩动作。现已证实，产妇的这种情绪改变会使机体产生一系列变化，如心率加快、呼吸急促、肺内气体交换不足，致使子宫缺氧收缩乏力、宫口扩张缓慢、产程延长、孕妇体力消耗过多，同时也促使其神经内分泌发生变化，交感神经兴奋，释放儿茶酚胺，血压升高，导致胎儿缺血缺氧，出现胎儿窘迫。

待产室陌生、孤独、嘈杂的环境，加之逐渐变频变强的阵痛，均能加剧产妇自身的紧张与恐惧，因此，在分娩过程中，医护人员应耐心安慰产妇，告知分娩是生理过程，尽可能消除产妇焦虑和恐惧心理，使产妇保持良好的精神状态，鼓励产妇进食及正常排便，保持体力，教会产妇掌握分娩时必要的呼吸技术和躯体放松技术。开展家庭式产房，允许丈夫、家人或有经验的人员陪伴分娩（Doula制度），以精神上的鼓励、心理上的安慰、体力的支持使产妇顺利度过分娩全过程。研究表明，陪伴分娩能缩短产程，减少产科干预，降低剖宫产率，减少母儿围产期患病率等。

二、正常分娩

（一）先兆临产

出现预示不久将临产的症状，称为先兆临产（threatened labor）。

（二）假临产

产妇感到轻微腰痛、腹部发硬、有不规律宫缩，但收缩力弱，持续时间短，常少于30秒且不规律，宫缩的强度并未表现出逐渐增强，这是子宫肌对体内的催产素敏感性提高而出现的不规律子宫收缩，即假临产。常在夜间出现，清晨消失。

1.见红

见红是分娩即将开始的一个比较可靠的征兆。在分娩前24～48小时内，因子宫不规律收缩使宫颈变软变松，微小的血管破裂，少量血液和宫颈黏液自宫颈管流出，经阴道排出少量的血性黏液，称为见红。如果阴道出血量较多，超出平时月经量，应考虑妊娠晚期出血，如前置胎盘、胎盘早剥等，应速去就医。

2.胎儿下降感

胎儿下降感又称轻松感。多数孕妇自觉上腹部较前舒适，进食量较前增多，呼吸较前轻快，系胎先露进入骨盆入口，使宫底位置下降而致。

（三）临产

临产（in labor）开始的标志为规律且逐渐增强的子宫收缩，持续约30秒，间歇5～6分钟，同时伴随进行性宫颈管消失、宫口扩张和胎先露部下降。

（四）产程及分期

从孕妇子宫规律性收缩开始到胎儿和胎盘娩出为止，这一全过程称为总产程。分娩全过程分为三个产程。

1.第一产程（宫颈扩张期）

从规律性子宫收缩开始到子宫颈口完全开全为止。初产妇子宫颈较紧，约需11～12小时；经产妇子宫颈较松，容易扩张，约需6～8小时。此时，胎儿头部下降，但是还没有到达分娩的位置。由于胎膜破裂，会有一部分羊水流出。

2.第二产程（胎儿娩出期）

从宫口全开到胎儿娩出。这一产程比第一产程短得多，初产妇约1～2小时，一般不会超过2小时；经产妇约1小时或几分钟。此时，胎膜多已破裂，宫缩会暂时停止。随后，宫缩会重新出现且增强，胎儿的头首先娩出，接着胎儿侧转，前肩、后肩也相继娩出，胎体很快顺利娩出。

3.第三产程（胎盘娩出期）

从胎儿娩出后到胎盘娩出。这一产程约需5～15分钟，一般不超过30分钟。胎儿娩出后，子宫腔容积突然缩小，胎盘与子宫壁发生剥离。随着宫缩，胎盘完全剥离而娩出。这个阶段时间最短，一般不超过30分钟。新生儿降临后，开始呼吸并大声啼哭后就可以剪断脐带，从生理上切断与母亲的联系。

三、异常分娩

分娩三要素即产力、产道和胎儿，任何一个因素异常都可使分娩进展受阻，这称为异常分娩，又称难产（dystocia）。决定分娩的三个因素相互联系、相互影响并可以相互补偿，三者之间的关系错综复杂。难产如处理得当和及时，可转危为安顺利分娩；反之，稍有不当，顺产亦可瞬间变成难产。

（一）产力异常

1.子宫收缩乏力

子宫收缩无力，持续时间短、间歇时间短，子宫收缩时子宫体没有隆起和变硬，这使产程无明显进展，影响胎头顺利下降及旋转。

2.子宫收缩不协调

如果出现子宫底部收缩不强而在子宫中部或下段较强，宫缩间歇时子宫壁又不完全放松，这样属无效宫缩。宫口不扩张，胎先露不下降，产程延长可导致胎儿宫内窘迫，甚至胎死宫内。

3.子宫收缩过强

子宫收缩节律正常，但收缩力过强，分娩在很短时间内结束。总产程在3小时以内称为急产（precipitate labor）。分娩过快，宫颈、阴道、会阴未经逐渐扩张准备可被撕裂；胎儿也忍受不了快速的娩出，可引起新生儿窒息、颅内出血；由于准备不充分，来不及给产妇外阴冲洗、铺无菌单，产妇胎儿均可致感染，甚至发生新生儿坠地致骨折、外伤等意外。

（二）产道异常

产道是胎儿在分娩机转中必经的通道，包括骨产道（骨盆）及软产道（子宫下段、子宫颈、阴道）。产道异常以骨产道异常多见。

1.骨盆大小异常

小骨盆多见于身材矮小、体型匀称的孕妇，骨盆各径线均较正常值小2 cm或更多，使骨盆各平面均较狭窄，阻碍胎头下降。如果胎儿相对较小，胎儿正常，子宫收缩良好，胎头能适应较小的骨盆，则仍可经阴道试产成功。

2.软产道异常

会阴部瘢痕、会阴坚韧、会阴水肿等会阴伸展差或阴道纵隔、横隔；宫颈瘢痕、宫颈肿瘤、子宫畸形、子宫肿瘤、卵巢肿瘤等影响软产道扩张，使胎头下降受到阻碍，亦需行剖宫产。在妊娠早期应做阴道检查以了解软产道情况，如有异常可根据不同情况采取妥善措施。

（三）胎位异常

胎位异常是造成难产的重要因素。常见的异常胎位因胎产式异常的有臀先露、肩先露，胎方位异常的有枕横位、枕后位、颜面位等。

1.臀位

臀位是较常见的异常胎位，约占分娩总数的3%～4%。臀位的发生与下列因素有关：子宫腔空间较大，胎体能自由活动，如羊水过多、经产妇腹壁松弛及妊娠不足30周时；胎儿在子宫内活动受限，如腹壁紧张、双胎、羊水过少等；胎头衔接受阻，如骨盆狭窄、胎盘前置、肿瘤阻塞盆腔影响胎头入盆等；子宫或胎儿畸形，如双子宫、单角子宫、胎儿脑积水等。臀位易并发胎膜早破、脐带脱垂，所以胎儿的死亡率比正常高3～8倍。产前检查时应注意，在怀孕28周后，臀位应尽量纠正成头位。

2.横位

横位是对母儿最不利的胎位，一旦出现横位不及时处理容易造成子宫破裂，危及母婴生命。产前检查时，发现横位应立即纠正，个别不易纠正的常伴有骨盆畸形或脊柱畸形的，要遵医嘱提前入院等待剖宫手术。要加强孕期保健及产前检查，减少横位的发生率。一旦出现横位，一定要在医院由有经验的医生及时处理。

3.头位难产

一般来说，头位在产前检查时认为是正常胎位，但在临产后有一部分可因胎头方位不正而造成难产，称为头位难产。胎头入盆时最好的位置是胎头呈半俯屈状态，胎儿的枕骨在骨盆的左前方。因为骨盆入口斜径最大，胎儿在下降时还需俯屈：下颌紧贴前胸，这样胎头以最小径线在产道内下降。在胎头下降的过程中，因为中骨盆及出口平面前后径最长，胎头慢慢内旋45°，这样胎儿面部向下，称为"胎儿分娩机转"，即指胎儿先露部随着骨盆各个平面的不同形状和径线所采取的一系列适应性转动，以其最小的径线通过产道全过程。

产前检查或B超检查可明确一部分胎位异常，如枕横位或枕后位，但这意义不大，多数能在胎头下降中，在产力的作用下自然转成枕前位。如果临产后产力不好，骨盆相对狭窄，胎头俯屈不良或胎儿过大，则影响胎头下降时内旋转，而成为持续性横位或枕后位，这就能引起子宫颈扩张缓慢、产程延长，此时往往需要胎头吸引或产钳助产，部分胎儿较大、胎头较高或初产妇年龄较大或产力欠佳者需剖宫产。

（四）胎儿异常

过大的胎儿或胎儿畸形及子宫收缩乏力者也会出现相对的头盆不称。胎儿异常可引起难产。

1.巨大胎儿

巨大胎儿指体重超过4000 g的胎儿。此时产道、产力、胎位虽皆正常，分娩也常感困难，可致产道损伤、胎肩娩出困难造成胎儿窘迫、颅内出血及其他损伤。在孕期检查时，可发现怀巨大胎儿的孕妇腹部明显膨胀、子宫底高、胎儿充满子宫腔，B超可测出胎头、胎体均大。胎儿要给予监护。如头盆相称可试产，但不宜过久，以减少对产道压迫，避免出现胎儿窘迫及产后出血。

2.胎儿畸形

如脑积水、无脑儿等，一般常伴羊水过多。在妊娠中期B超检查能发现，胎儿严重畸形应尽早引产处理。引产后孕妇夫妻应给予实验室染色体检查。

（五）胎膜早破

胎膜在产程开始之前破裂称胎膜早破，亦称破水。胎膜早破可以并发脐带脱落、早产、宫内感染、胎儿宫内窘迫及难产。引起胎膜早破的原因如下：

1.胎位不正

骨盆狭窄、胎儿畸形或头盆不称时，骨盆入口不能恰好相称接纳露部，使前羊水囊内压力不均匀，或羊水过多，双胎时宫腔内压力增高容易致胎膜早破。

2.外力

摔倒、性交或对腹部的冲击等均可导致胎膜早破。

3.营养不良

孕妇营养不良，维生素C、维生素D缺乏致胎膜松脆、缺乏弹性及阴道炎症引起的羊膜炎使胎膜脆性增加，都可成为胎膜早破的诱因。

破水12小时尚未临产应给予抗感染药物，24小时尚未临产可以考虑引产。产妇应保持外阴清洁，严密观察体温、宫缩、胎心及产程进展。

（六）脐带脱垂

脐带是胎儿与母体血液交流的重要通道。脐带脱垂可阻碍脐带供血，引起胎儿血液循环障碍，导致胎儿窘迫甚至死亡。这是分娩时威胁胎儿生命的严重并发症。在胎膜未破时，脐带位于胎先露以下称脐带先露，胎膜破裂脐带脱于宫颈口处或阴道口外时，称为脐带脱垂。主要发生于胎位异常（如臀位足先露及横位）及头盆不称时骨盆入口不能相称接纳胎先露，留有空隙，脐带先于胎先露脱出成为脐带先露或脐带脱垂。一旦发生，情况十分危急。应预防胎膜早破及临产前做B超检查，及早发现脐带先露。

（七）胎儿宫内窘迫

胎儿宫内窘迫（fetal distress）是指胎儿在子宫腔内缺氧所引起的症状。缺氧时间越长对胎儿越不利，容易发生神经系统后遗症，严重时将危及胎儿生命。

1.产妇并发疾病

有严重心脏病、高热、高度贫血、急性传染病、失血性休克、胎盘病变、功能不良、胎盘早剥、前置胎盘、过期妊娠、妊娠高血压综合征时，母体血氧含量不足，易发生胎儿宫内窘迫。

2.胎儿疾病

先天畸形、先天性心血管病或胎儿宫内发育迟缓，均可出现胎儿宫内缺氧。胎儿由于缺氧表现躁动、胎动频繁，随后胎动逐渐减弱，次数减少，胎心变快，在160次/分以上，胎心不规则，逐渐低于120次/分。由于胎儿缺氧可引起肠蠕动增加及肛门括约肌松弛，使胎粪排于羊水中（胎儿为头位时，破膜见羊水内混有胎粪呈草绿色即为胎儿宫内窘迫的表现），如同时伴有胎心音变慢则胎儿窘迫严重，取胎儿头皮血液测定，pH值低于7.25提示胎儿危险。

胎儿宫内窘迫应分析产生缺氧的原因，分别进行处理。产妇应吸氧，静脉注射50%葡萄糖、维生素C等药物，提高母体血氧含量，改善胎儿血氧供应及增加组织对缺氧的耐受改善胎儿血循环。如不见好转应迅速结束分娩，宫口开全可阴道助产；宫口未开全应施予剖宫产。

四、分娩方式

(一) 自然阴道分娩

自然阴道分娩是指在胎儿发育正常的情况下，孕妇骨盆发育也正常，身体状况良好，同时有安全保障的前提下，通常不加以人工干预手段，让胎儿经阴道娩出的分娩方式。孕妇在决定自然分娩时，应先了解生产的全过程。自然阴道分娩是最为理想的分娩方式，对产妇和胎儿没有多大的损伤，并且产后恢复得也比较快，并发症少，生产当天就可以下床走动。而且对新生儿来说，从产道出来时肺功能得到锻炼，皮肤神经末梢经刺激得到按摩，其神经系统发育较好，具有更强的抵抗力，经过产道时头部受到挤压也有利于新生儿出生后迅速建立正常呼吸。

(二) 剖宫产分娩

剖宫产 (cesarean section) 分娩常称为剖腹产，就是剖开腹壁及子宫，取出胎儿。剖宫产分娩是骨盆狭小、胎盘异常、产道异常或胎膜早破、胎儿出现异常的孕妇，需要尽快结束分娩时常采取的一种分娩方式。剖宫产分娩不同于自然分娩，它属于手术，和其他大手术一样，剖宫产分娩可能引起一些并发症，孕妇恢复较慢、较困难。一个女性经历过剖宫产分娩，并不意味着她以后的分娩也必须是剖宫产分娩。一般来说，前一次分娩时必须使用剖宫产分娩的原因在下一次分娩中不会存在。实际上，剖宫产分娩后的产道分娩比重复剖宫产分娩更加安全。

(三) 分娩镇痛

产妇自临产至第二产程均可进行分娩镇痛，可有效缓解疼痛，同时可能有利于增加子宫血流，减少产妇因过度换气而引起的不良影响。分娩镇痛的原则要求对产程影响小、安全，对产妇和胎儿不良作用小，起效快、作用可靠、用药简便，有创镇痛需由麻醉医师实施并全程监护。目前常用的分娩镇痛种类有非药物镇痛、全身阿片类药物麻醉和椎管内麻醉镇痛。非药物镇痛如调整呼吸、全身按摩、家属陪伴等，可联合药物镇痛使用。临床上用的阿片类药物主要包括芬太尼、瑞芬太尼、哌替啶等。椎管内麻醉镇痛时，若麻醉平面过高，可导致呼吸抑制，需由麻醉医生实施。

五、哺乳及乳房护理

推荐母乳喂养，按需哺乳。母婴同室，做到早接触、早吸吮。重视心理护理的同时，指导正确哺乳方法。于产后半小时内开始哺乳，此时乳房内乳量虽少，但可通过新生儿吸吮动作刺激泌乳。哺乳的时间及频率取决于新生儿的需要及乳母感到奶胀的情况。哺乳前，母亲应洗手并用温开水清洁乳房及乳头。哺乳时，母亲及新生儿均应选择最舒适位置，一手拇指放在乳房上方，其余四指放在乳房下方，将乳头和大部分乳晕放入新生儿口中，用手扶托乳房，防止乳房堵住新生儿鼻孔。让新生儿吸空一侧乳房后，再吸吮另一侧乳房。哺乳后佩戴合适的棉质乳罩。每次哺乳后，应将新生儿抱起轻拍背部1～2分钟，排出胃内空气以防吐奶。哺乳期以1年为宜，并可根据母亲及婴儿的意愿持续更久。乳汁确实不足时，应及时补充按比例稀释的牛奶。哺乳开始后，遇下列情况应分别处理：

（一）乳胀

多因乳房过度充盈及乳腺管阻塞所致。哺乳前湿热敷3～5分钟，并按摩、拍打抖动乳房，频繁哺乳、排空乳房。

（二）缺乳

若出现乳汁不足，鼓励乳母树立信心，指导哺乳方法，按需哺乳，夜间哺乳，适当调节饮食，喝营养丰富的肉汤。

（三）退奶

产妇因病不能哺乳，应尽早退奶。最简单的退奶方法是停止哺乳，不排空乳房，少食汤汁。但半数产妇会感到乳房胀痛。佩戴合适胸罩，口服镇痛药物，2～3日后疼痛减轻。目前不推荐用雌激素或溴隐亭退奶。其他的退奶方法有：①生麦芽60～90 g，水煎当茶饮，每日1剂，连服3～5日；②芒硝250 g分装两纱布袋内，敷于两乳房并包扎，湿硬时更换。

（四）乳头皲裂

轻者可继续哺乳。哺乳前湿热敷3～5分钟，挤出少许乳汁，使乳晕变软，以利于新生儿含吮乳头和大部分乳晕。哺乳后挤少许乳汁涂在乳头和乳晕上，短暂暴露和干燥，也可涂抗生素软膏或10%复方甲苯酸酊。皲裂严重者应停止哺乳，可挤出或用吸乳器将乳汁吸出后喂给新生儿。

第四节　异常妊娠

正常妊娠时，胚胎着床在宫腔的适当部位，并继续生长发育，至足月时临产分娩。若胚胎种植在宫腔外或在宫内生长发育的时间过短/长或母体出现各种妊娠特有的脏器损害，即为妊娠并发症。

一、流产

胚胎或胎儿尚未具有生存能力而妊娠终止者，称为流产（abortion / miscarriage）。不同国家和地区对流产妊娠周数有不同的定义。我国将妊娠未达到28周、胎儿体重不足1000 g而终止者，称为流产。发生在妊娠12周前者，称为早期流产，而发生在妊娠12周或之后者，称为晚期流产。流产分为自然流产（spontaneous abortion）和人工流产（artificial abortion）。胚胎着床后31%发生自然流产，其中80%为早期流产。在早期流产中，约2/3为隐性流产（clinically silent miscarriage），即发生在月经期前的流产，也称生化妊娠（chemical pregnancy）。

（一）病因

病因包括胚胎因素、母体因素、父亲因素和环境因素。

1.胚胎因素

胚胎或胎儿染色体异常约占50%～60%，是早期流产最常见的原因；中期妊娠流产约占1/3，晚期妊娠胎儿流产仅占5%。染色体异常包括数目异常和结构异常。其中，染色体数目异常以三体最多见，主要有13-、16-、18-、21-和22-三体，其次为X单体，三倍体及四倍体少见。结构异常引起的流产并不常见，主要有平衡易位、倒置、缺失和重叠及嵌合体等。除遗传因素外，感染和药物等因素也可以引起胚胎染色体异常，若发生流产，多为空孕囊或已退化的胚胎，少数至妊娠足月可能娩出畸形儿，或有代谢及功能缺陷。

2.母体因素

（1）全身性疾病：孕妇患全身性疾病，如严重感染、高热疾病、严重贫血或心力衰竭、血栓性疾病、慢性消耗性疾病、慢性肝肾疾病或高血压等，均可能导致流产。TORCH感染（T指toxoplasma，弓形虫；O即others，如乙型肝炎病毒、梅毒螺旋体等；R指rubella，风疹病毒；C指cytomegalo，巨细胞病毒；H指herpes，单纯疱疹病毒）虽对孕妇影响不大，但可感染胎儿导致流产。

（2）生殖器异常：子宫畸形（如子宫发育不良、双子宫、双角子宫、单角子宫、纵隔子宫等）、子宫肌瘤（如黏膜下肌瘤及某些肌壁间肌瘤）、子宫腺肌病、宫腔粘连等，均可能影响胚胎着床发育而导致流产。宫颈重度裂伤、宫颈部分或全部切除术后、宫颈内口松弛等所致的宫颈机能不全，可导致胎膜早破而发生晚期流产。

（3）内分泌异常：女性内分泌功能异常（如黄体功能不全、高催乳素血症、多囊卵巢综合征等）、甲状腺功能减退及糖尿病血糖控制不良等，均可导致流产。

（4）强烈应激与不良习惯：妊娠期无论是严重的躯体（如手术、直接撞击腹部、性交过频）或是心理（过度紧张、焦虑、恐惧、忧伤等精神创伤）的不良刺激均可导致流产。孕妇过量吸烟、酗酒、过量饮咖啡、二醋吗啡（海洛因）等毒品，均可能导致流产。

3.父亲因素

研究证实精子的染色体异常可导致自然流产。但临床上精子畸形率异常增高是否与自然流产有关，尚无明确证据。

4.环境因素

过多接触放射线和砷、铅、甲醛、苯、氯丁二烯、氧化乙烯等化学物质，均可能引起流产。

（二）临床表现

主要为停经后阴道流血和腹痛。

1.早期流产

妊娠物排出前胚胎多已死亡。开始时绒毛与蜕膜剥离，血窦开放，出现阴道流血，剥离的胚胎和血液刺激子宫收缩，排出胚胎及其他妊娠物，产生阵发性下腹部疼痛。胚胎及其附属物完全排出后，子宫收缩，血窦闭合，出血停止。

2.晚期流产

胎儿排出前后还有生机，其原因多为子宫解剖异常，其临床过程与早产相似，胎儿娩出后胎盘娩出，出血不多；也有少数流产前胎儿已死亡，其原因多为非解剖因素所致，如严重胎儿发育异常、自身免疫异常、血栓前状态、宫内感染或妊娠附属物异常等。

（三）临床类型

按自然流产发展的不同阶段，分为以下临床类型。

1.先兆流产

先兆流产（threatened abortion）指妊娠28周前先出现少量阴道流血，常为暗红色或血性白带，无妊娠物排出，随后出现阵发性下腹痛或腰背痛。妇科检查宫颈口未开，胎膜未破，子宫大小与停经周数相符。经休息及治疗后症状消失，可继续妊娠；若阴道流血量增多或下腹痛加剧，可发展为难免流产。

2.难免流产

难免流产（inevitable abortion）指流产不可避免。在先兆流产基础上，阴道流血量增多，阵发性下腹痛加剧，或出现阴道流液（胎膜破裂）。妇科检查宫颈口已扩张，有时可见胚胎组织或羊膜囊堵塞于宫颈口内，子宫大小与停经周数基本相符或略小。

3.不全流产

不全流产（incomplete abortion）指难免流产继续发展，部分妊娠物排出宫腔，还有部分残留于宫腔内或嵌顿于宫颈口处，或胎儿排出后胎盘滞留宫腔或嵌顿于宫颈口，影响子宫收缩，导致出血，甚至发生休克。妇科检查见宫颈口已扩张，宫颈口有妊娠物堵塞及持续性血液流出，子宫小于停经周数。

4.完全流产

完全流产（complete abortion）指妊娠物已全部排出，阴道流血逐渐停止，腹痛逐渐消失。妇科检查宫颈口关闭，子宫接近正常大小。

此外，流产有3种特殊情况。

（1）稽留流产（missed abortion）：又称过期流产。指胚胎或胎儿已死亡滞留宫腔内未能及时自然排出者。表现为早孕反应消失，有先兆流产症状或无任何症状，子宫不再增大反而缩小。若已到中期妊娠，孕妇腹部不见增大，胎动消失。妇科检查宫颈口未开，子宫较停经周数小，质地不软，未闻及胎心。

（2）复发性流产（recurrent spontaneous abortion，RSA）：指与同一性伴侣连续发生3次及3次以上的自然流产。复发性流产大多数为早期流产，少数为晚期流产。虽然复发性流产的定义为连续3次或3次以上，但大多数专家认为连续发生2次流产即应重视并予以评估，因为其再次流产的风险与3次者相近。复发性流产的原因与偶发性流产基本一致，但各种原因所占的比例有所不同，如胚胎染色体异常的发生率随着流产次数的增加而下降。早期复发性流产常见原因为胚胎染色体异常、免疫功能异常、黄体功能不全、甲状腺功能低下等；晚期复发性流产常见原因为子宫解剖异常、自身免疫异常、血栓前状态等。

（3）流产合并感染（septic abortion）：流产过程中，若阴道流血时间长，有组织残留于宫腔内或非法堕胎，有可能引起宫腔感染，常为厌氧菌及需氧菌混合感染，严重感染可扩展至盆腔、腹腔甚至全身，并发盆腔炎、腹膜炎、败血症及感染性休克。

二、异位妊娠

受精卵在子宫体腔以外着床称为异位妊娠（ectopic pregnancy），习惯称宫外孕（extrauterine pregnancy）。异位妊娠是妇产科常见的急腹症，发病率2%～3%，其中以输卵管妊娠最为常见，约占95%，此外还有卵巢妊娠、腹腔妊娠、宫颈妊娠、阔韧带妊娠。

（一）输卵管妊娠

输卵管妊娠（tubal pregnancy）以壶腹部妊娠最多见，约占78%，其次为峡部、伞部，间质部妊娠较少见。在偶然情况下，可见输卵管同侧或双侧多胎妊娠，或宫内与宫外同时妊娠，尤其多见于辅助生殖技术和促排卵受孕者。输卵管妊娠发生的主要原因是输卵管炎症，可分为输卵管黏膜炎和输卵管周围炎。此外，输卵管妊娠史或手术史、输卵管发育不良或功能异常，以及辅助生殖技术应用等原因都可使异位输卵管妊娠发生的概率增大。其典型症状为停经后腹痛与阴道流血。由于腹腔内出血及剧烈腹痛，轻者发生晕厥，重者出现失血性休克。

（二）卵巢妊娠

卵巢妊娠（ovarian pregnancy）指受精卵在卵巢着床和发育，发病率为1/7000～1/50000。卵巢妊娠的诊断标准为：①患侧输卵管完整；②异位妊娠位于卵巢组织内；③异位妊娠以卵巢固有韧带与子宫相连；④绒毛组织中有卵巢组织。

卵巢妊娠的临床表现与输卵管妊娠极为相似，主要症状为停经、腹痛及阴道流血。卵巢妊娠绝大多数在早期破裂，破裂后可引起腹腔内大量出血，甚至休克。

（三）腹腔妊娠

腹腔妊娠（abdominal pregnancy）指胚胎或胎儿位于输卵管、卵巢及阔韧带以外的腹腔内，发病率为1/10000～1/25000，母体死亡率约为5%，胎儿存活率仅为1‰。腹腔妊娠分为原发性和继发性两类。原发性腹腔妊娠指受精卵直接种植于腹膜、肠系膜、大网膜等处，极少见。促使受精卵原发着床于腹膜的因素可能为腹膜有子宫内膜异位灶。继发性腹腔妊娠往往发生于输卵管妊娠流产或破裂后，偶可继发于卵巢妊娠或子宫内妊娠而子宫存在缺陷（如瘢痕子宫裂开或子宫腹膜瘘）破裂后。

患者有停经及早孕反应，且病史中多有输卵管妊娠流产或破裂症状，或妊娠早期出现不明原因的短期贫血症状，伴有腹痛及阴道流血，以后逐渐缓解。随后阴道流血停止，腹部逐渐增大。胎动时，孕妇常感腹部疼痛，随着胎儿长大，症状逐渐加重。若胎儿死亡，妊娠征象消失，月经恢复来潮，粘连的脏器和大网膜包裹死胎，胎儿逐渐缩小，日久则干尸化或成为石胎。腹腔妊娠确诊后，应即行剖腹手术取出胎儿。

（四）宫颈妊娠

宫颈妊娠（cervical pregnancy）是指受精卵着床和发育在宫颈管内。宫颈妊娠极罕见，发病率为1/8600～1/12400，近年辅助生殖技术的大量应用，宫颈妊娠的发病率有所增高。多见于经产妇，有停经及早孕反应，由于受精卵着床于以纤维组织为主的宫颈部，故妊娠一般很少维持至20周。主要症状为无痛性阴道流血或血性分泌物，流血量一般由少到多，也可为间歇性阴道大量流血。本病易误诊为难免流产，确诊后可行搔刮宫颈管术或吸刮宫颈管术。

三、妊娠剧吐

妊娠剧吐（hyperemesis gravidarum，HG）指妊娠早期孕妇出现严重持续的恶心、呕吐，并引起脱水酮症甚至酸中毒，需要住院治疗。有恶心呕吐的孕妇中通常只有0.3%～1.0%发展为妊娠剧吐。

大多数妊娠剧吐发生于妊娠10周以前。典型表现为妊娠6周左右出现恶心、呕吐并随妊娠进展逐渐加重，至妊娠8周左右发展为持续性呕吐，不能进食，导致孕妇脱水、电解质紊乱甚至酸中毒。极严重者出现嗜睡、意识模糊、谵妄甚至昏迷、死亡。孕妇体重下降，下降幅度甚至超过发病前的5%，出现明显消瘦、极度疲乏、口唇干裂、皮肤干燥、眼球凹陷及尿量减少等症状。孕妇肝肾功能受损出现黄疸、血胆红素和转氨酶升高、尿素氮和肌酐增高、尿蛋白和管型。严重者可因维生素B缺乏引发韦尼克脑病（Wernicke encephalopathy）。

四、妊娠期高血压疾病

妊娠期高血压疾病（hypertensive disorders of pregnancy，HDP），简称妊高症，是妊娠与血压升高并存的一组疾病。妊娠期高血压疾病发生率为5%～12%，是孕产妇和围产儿病死率升高的主要原因。包括妊娠期高血压、子痫前期、子痫，以及慢性高血压并发子痫前期和妊娠合并慢性高血压等类型。

五、妊娠期肝内胆汁淤积

妊娠期肝内胆汁淤积症（intrahepatic cholestasis of pregnancy，ICP）是妊娠中、晚期特有的并发症，发病有明显的地域和种族差异，智利、瑞典及我国长江流域等地发病率较高。临床表现主要为皮肤瘙痒，生化检测血清总胆汁酸升高。ICP对孕妇虽然是一种良性疾病，但对围产儿可能造成严重的不良影响。

第五节　分娩期并发症

在分娩过程中可出现一些严重威胁母婴生命安全的并发症，如产后出血、羊水栓塞、子宫破裂等，是导致孕产妇死亡的主要原因。

一、产后出血

胎儿娩出后24小时内阴道分娩者出血量≥500 ml，剖宫产者≥1000 ml，称为产后出血（postpartum hemorrhage，PPH）。据国内外文献报道，产后出血的发病率占分娩总数的5%～10%，是常见且严重的并发症之一。

（一）产后出血的时间

产后出血一般多发生在分娩后2小时内，大量失血可迅速使产妇出现休克，严重者亦可危及生命。由于失血可使产妇抵抗力降低，易引起产褥感染，还可因失血使脑垂体缺血坏死。

（二）产后出血的原因

1.子宫收缩乏力：如产程延长，产妇体力疲惫，精神紧张或全身慢性疾病；肝炎、心脏病以及子宫过度膨胀，如羊水过多、巨大儿、多胎妊娠等使子宫肌纤维过度伸展；子宫肌纤维退行性变，如分娩过多、过密；子宫感染使肌纤维减少结缔组织增多；子宫壁水肿、异常，如严重贫血、妊高症、滞产、子宫肌瘤，造成子宫肌肉收缩不良，血窦不易关闭而出血。

2.胎盘滞留或植入：胎盘在胎儿娩出后30分钟尚未娩出。因胎盘剥离不全、胎盘滞留、胎盘嵌顿，胎盘粘连植入以及部分残留均可影响子宫收缩而造成出血。

3.软产道损伤：胎儿过大、胎儿娩出过快或阴道手术助产、软产道静脉曲张、外阴水肿、软产道组织弹性差等可使会阴、阴道、子宫颈，甚至子宫下段裂伤引起不同程度出血。

4.凝血功能障碍：产妇有全身性出血倾向的疾病（原发性血小板减少、白血病、血小板减少性紫癜、再生障碍性贫血及重症病毒性肝炎），胎盘早剥、妊高症、死胎、羊水栓塞引起弥散性血管内凝血（disseminated intravascular coagulation，DIC），发生产后大出血。

产后出血应及早发现以便及时诊断和处理。找到出血原因迅速止血是关键，采取有效的止血措施同时防治休克和感染，而最重要的是在产前、产时、产后积极采取各种预防措施，避免出现产后出血。

二、羊水栓塞

羊水栓塞（amniotic fluid embolism，AFE）是指分娩时羊水突然进入母体血液循环，引起的肺动脉高压、低氧血症、循环衰竭、DIC，甚至造成多器官功能衰竭等一系列病理改变的严重分娩并发症。羊水栓塞起病急骤、病情凶险、难以预测，死亡率高达60%以上，是孕产妇死亡的主要原因之一。70%发生在阴道分娩时，19%发生在剖宫产时。大多发生在分娩前2小时至产后30分钟之间。极少数发生在中孕引产、羊膜腔穿刺术中和外伤时。

高龄初产、经产妇、宫颈裂伤、子宫破裂、羊水过多、多胎妊娠、子宫收缩过强、急产、胎膜早破、前置胎盘，以及剖宫产和刮宫术等可能是羊水栓塞的诱发因素。具体原因不明，可能与下列因素有关：①腔内压力过高：临产后，特别是第二产程子宫收缩时羊膜腔内压力可高达100～175 mmHg，当羊膜腔内压力明显超过静脉压时，羊水有可能被挤入破损的微血管而进入母体血液循环。②血窦开放：分娩过程中各种原因引起的宫颈或宫体损伤、血窦破裂，羊水可通过破损血管或胎盘后血窦进入母体血液循环。③胎膜破裂：大部分羊水栓塞发生在胎膜破裂以后，羊水可从子宫蜕膜或宫颈管破损的小血管进入母体血液循环中。

典型羊水栓塞以骤然出现的低氧血症、低血压（血压与失血量不符合）和凝血功能障碍为特征，也称羊水栓塞三联征。有些羊水栓塞的临床表现并不典型，仅出现低血压、心律失常、呼吸短促、抽搐、急性胎儿窘迫、心脏骤停、产后出血、凝血功能障碍或典型羊水栓塞的前驱症状，当其他原因不能解释时，应考虑羊水栓塞。一旦怀疑羊水栓塞，需立即抢救，抗过敏、纠正呼吸循环功能衰竭和改善低氧血症、抗休克、防止DIC和肾衰竭发生。

三、子宫破裂

子宫破裂（rupture of uterus）指在妊娠晚期或分娩期子宫体部或子宫下段发生破裂，是直接危及产妇及胎儿生命的严重并发症。子宫破裂可分为完全性破裂和不完全性破裂，多发生于分娩期，部分发生于妊娠晚期。通常呈渐进性发生，多数由先兆子宫破裂进展为子宫破裂。

子宫手术史（瘢痕子宫）是导致子宫破裂的常见原因，如剖宫产术、子宫肌瘤剔除术、宫角切除术、子宫成形术后形成瘢痕，在妊娠晚期或分娩期由于宫腔内压力增高可使瘢痕破裂。高龄产妇、骨盆狭窄和头盆不称等因素可导致胎先露下降受阻，进而子宫下段过分伸展变薄亦可导致子宫破裂发生。子宫收缩药物使用不当或孕妇对药物敏感性个体差异，导致子宫收缩过强，加之瘢痕子宫或产道梗阻引起子宫破裂。此外，产科手术损伤（如宫颈口未开全时行产钳助产、中-高位产钳牵引或臀牵引术等）以及其他子宫发育异常或多次宫腔操作等均可引起子宫破裂。

胎儿窘迫是最常见的临床表现，大多数子宫破裂有胎心异常。此外，还包括电子胎心监护（electronic fetal heart rate monitoring，EFM）异常、宫缩间歇仍有严重腹痛、阴道异常出血、血尿、宫缩消失、孕妇心动过速、低血压、晕厥或休克、胎先露异常、腹部轮廓改变等其他临床表现。做好产前保健，若有子宫破裂高危因素，患者可提前入院待产，警惕并尽早发现先兆子宫破裂征象并及时处理。

第六节　不孕症

不孕（育）症是一种由多种病因导致的生育障碍状态，是生育期夫妇的生殖健康不良事件。女性无避孕性生活至少12个月而未孕称为不孕症（infertility），对男性则称为不育症。不孕症分为原发性和继发性两大类：既往从未有过妊娠史，未避孕而从未妊娠者为原发不孕；既往有过妊娠史，而后未避孕连续12个月未孕者为继发不孕。不同人种和地区间不孕症发病率差异并不显著，我国不孕症发病率为7%～10%。

一、病因

不孕症根据女方、男方既往有无与配偶的临床妊娠史可分为原发性和继发性不孕症；根据病因，又可分为女性因素不孕症、男性因素不育症和原因不明不孕症。

（一）女性因素不孕症

女性因素不孕症病因主要包括排卵障碍和盆腔因素两方面，通过影响卵母细胞的生成、发育、排出、运送、受精，或胚胎的早期发育、着床等过程，进而导致不孕。

1.排卵障碍

常见的原因有：

（1）下丘脑性闭经或月经失调，包括：①进食障碍性闭经；②过度肥胖和消瘦、过度运动；③特发性低促性腺激素性闭经；④Kallmann综合征、药物因素等。

（2）垂体性闭经或月经失调，包括特发性高催乳素血症、垂体腺瘤、Sheehan综合征、空蝶鞍综合征等。

（3）卵巢性闭经或月经失调，包括：①早发性卵巢功能不全，由染色体和基因缺陷引起的遗传因素、自身免疫性疾病、手术和放化疗导致的医源性因素等；②多囊卵巢综合征，表现为稀发排卵或月经稀发、临床和（或）生化高雄激素血症、代谢紊乱等临床特征；③Turner综合征，为45，X及嵌合型染色体异常；④先天性性腺发育不全；⑤功能性卵巢肿瘤，异常分泌雄激素和雌激素的内分泌性肿瘤。

（4）其他内分泌疾病，包括先天性肾上腺皮质增生症、Cushing综合征、肾上腺皮质功能减退症、甲状腺功能减退等。

2.盆腔因素

盆腔因素是我国女性不孕症，特别是继发性不孕症的主要原因。具体包括：

（1）先天发育畸形：包括米勒管畸形，如纵隔子宫、双角子宫和双子宫、先天性输卵管发育异常等。

（2）子宫颈因素：包括子宫颈机能不全、其他子宫颈病变等。

（3）子宫体病变：包括子宫内膜病变、子宫肿瘤、宫腔粘连等。

（4）输卵管及其周围病变：包括盆腔炎症及盆腔手术后粘连导致的输卵管梗阻、输卵管周围粘连、输卵管积水、盆腔粘连等。

（5）子宫内膜异位症：典型症状为盆腔痛和不孕，与不孕的确切关系和机制目前尚不完全清楚，可能是通过盆腔和子宫腔免疫机制紊乱所导致的排卵、输卵管功能、受精、黄体生成和子宫内膜接受性多个环节的改变对妊娠产生了影响。

（二）男性因素不育症

1.精液异常

先天或后天导致的精液异常，包括无精子症、少或弱精子症、畸形精子症和单纯性精浆异常等。无精子症指2～3次精液高速离心后沉淀物显微镜检查均未见精子。主要分为两类：原发性无精子症（生精功能障碍性无精子症）和梗阻性无精子症。少或弱精子症指连续2～3次的标准精液分析，精子数量或活动力低于参考值下限。根据表现可分为少精子症、弱精子症、少弱精子症和隐匿精子症。隐匿精子症指精液常规检查（使用新鲜标本）未发现精子，但离心后沉淀物检查中可发现精子。畸形精子症指精液中畸形精子超过50%，是育龄期男性不育的常见原因之一。单纯性精浆异常表现为：精液中精子浓度、活动力、总数和形态正常，精浆的物理性状、生化性质、细菌内容物异常，多为特发性的，但是与不育的发生缺少足够的证据。

2.男性性功能障碍

器质性或心理性原因引起的勃起功能障碍、不射精或逆行射精，或性唤起障碍所致的性交频率不足等。

3.免疫因素

垂体、甲状腺及肾上腺功能障碍可能影响精子的产生而引起不育。

（三）男女双方因素

包括性生活不正常或不能、免疫因素、精神紧张和不明原因不孕症。

二、不孕不育症的治疗

（一）女性不孕的治疗

女性生育力与年龄密切相关，治疗时需充分考虑患者的卵巢生理年龄，选择合理、安全、高效的个体化方案。对于肥胖、消瘦、有不良生活习惯或环境接触史的患者需首先改变生活方式；纠正或治疗机体系统性疾病；性生活异常者在排除器质性疾病的前提下可给予指导，帮助其了解排卵规律，调节性交频率和时机以增加受孕机会。对于病因诊断明确者可针对病因选择相应治疗方案。

1.治疗生殖器器质性疾病

若发现导致不孕症的生殖器器质性病变应积极治疗。

（1）输卵管慢性炎症及阻塞：

①一般疗法：口服活血化瘀中药，中药保留灌肠，同时配合超短波、离子透入等促进局部血液循环，有利于炎症消除。

②输卵管内注药：可减轻输卵管局部充血、水肿，抑制梗阻形成，达到溶解或软化粘连的目的。

③输卵管成形术：对不同部位输卵管阻塞可行造口术、吻合术以及输卵管子宫内移植术等，应用显微外科技术达到输卵管再通的目的。

（2）卵巢肿瘤：卵巢肿瘤可影响卵巢内分泌功能，较大的卵巢肿瘤可造成输卵管扭曲，导致不孕。直径＞5 cm的卵巢肿瘤有手术探查指征，应予以切除，并明确肿瘤性质。

（3）子宫病变：黏膜下子宫肌瘤、子宫内膜息肉、子宫纵隔、宫腔粘连等影响宫腔环境，影响受精卵着床和胚胎发育，可行手术切除、粘连分离或矫形。较大的子宫肌瘤影响子宫形态，可致习惯性流产，应予以剔除。慢性宫颈炎，应行局部治疗或物理治疗，宫颈息肉应予以切除。

（4）阴道炎：严重的阴道炎应做细菌培养及药物敏感试验，根据结果及时彻底地治疗。

（5）子宫内膜异位症：子宫内膜异位症可致盆腔粘连、输卵管扭曲、输卵管阻塞及免疫性不孕，应尽早保守治疗，必要时可行腹腔镜检查，术中同时清除异位病灶，松解粘连。

（6）生殖系统结核：抗结核治疗，并检查是否合并其他系统结核。用药期间严格避孕。

2.诱发排卵

诱发排卵用于无排卵的患者，使用药物促排卵的方法进行治疗。

常见方法：

（1）人工月经周期疗法加氯芪酚（克罗米芬，CC），对月经周期失调者可用。

（2）氯芪酚加用人绒毛膜促性腺激素法（CC/hCG），此法适用卵巢黄体功能低下者。

（3）绝经期促性腺激素加用人绒毛膜促性腺激素法（HMG/hCG）。

（4）黄体生成素释放激素（LH-RH）促排卵法：此法对丘脑性无排卵者适用。

（5）溴隐亭促排卵疗法：此法用于闭经泌乳综合征者。

3.改善宫颈黏液

改善宫颈黏液，有助于精子穿过。

4.排卵的B超监测

自月经周期第10日起，每日上午8～10时去医院进行B超检查，以阴式B超探头探测双侧卵巢，首先计数已发育卵泡数，再计数其中的优势卵泡（直径＞18 mm）数。

（二）男性不育的治疗

男性不育症首先应去相关医院查明病因后，进行规范治疗。如无明确病因的情况下，男性可通过禁止大量吸烟及酗酒，避免高温热水浴等影响生精的不良因素来创造良好的生精环境，采用抗生素系统治疗急性尿道炎、前列腺炎及附睾炎等生殖器疾病。此外，由于淋菌、衣原体及支原体、滴虫能引起男性生殖器炎症，所以为了提高治愈率可对精液做病原体检查。

（三）免疫性不孕夫妇双方治疗

抗精子抗体阳性患者性生活时应使用避孕套6～12月，此法可使部分患者体内的抗精子抗体水平下降。此法无效的患者可行免疫抑制治疗，包括局部治疗和全身治疗，应该治疗直至抗体效价数值在正常范围内。

（四）辅助生殖技术

辅助生殖技术（assisted reproductive techniques，ART）指在体外对配子和胚胎采用显微操作等技术，帮助不孕夫妇受孕的一组方法，包括人工授精、体外受精-胚胎移植及其衍生技术等。经过长期的经验积累，尤其是1978年世界上第一例体外受精婴儿诞生以来，各国的人类辅助生殖技术取得了突飞猛进的发展。近年来，我国每年依靠人类辅助生殖技术来到人世间的婴儿数超过30万。

1.人工授精

人工授精（artificial insemination，AI）是将精子通过非性交方式注入女性生殖道内，使其受孕的一种技术。包括使用丈夫精液人工授精（artificial insemination with husband sperm，AIH）和供精者精液人工授精（artificial insemination by donor，AID），两者

的适应证不同。夫精人工授精的适应证：性交障碍；精子在女性生殖道内运行障碍；少精、弱精症。供精人工授精适应证：无精症；男方有遗传疾病；夫妻间特殊性血型或免疫不相容。实施供精人工授精治疗时，供精者须选择身体健康、智力发育好、无遗传病家族史的青壮年。还须排除染色体变异、乙肝、丙肝、淋病、梅毒、艾滋病。血型要与受者丈夫相同。供精精子应冷冻6个月，复查艾滋病病毒（HIV）阴性方可使用。按国家法规，目前供精者精液人工授精精子来源一律由国家卫生健康委员会认定的人类精子库提供和管理。

2.体外受精－胚胎移植

体外受精－胚胎移植（in vitro fertilization and embryo transfer，IVF-ET）技术指从女性卵巢内取出卵子，在体外与精子发生受精并培养3～5日，再将发育到卵裂球期或囊胚期阶段的胚胎移植到宫腔内，使其着床发育成胎儿的全过程。由于胚胎最初2天在试管内发育，所以又叫试管婴儿技术。适应证：输卵管堵塞；子宫内膜异位伴盆腔内粘连或输卵管异常；男性轻度少精、弱精症；免疫性不育、抗精子抗体阳性；原因不明的不育。

3.显微受精技术

显微受精技术包括透明带钻孔法、透明带切割法和卵细胞浆内单精子注射法。透明带钻孔法和透明带切割法在透明带下受精，以微注射器将3～5个精子注入透明带下间隙内，这两种方法也叫卵周隙精子注入法。注入一个精子即可受精，但存在卵子损伤的问题。卵细胞浆内单精子注射法是将精子直接注射到卵细胞浆内，获得正常卵子受精和卵裂过程。主要用于严重少、弱、畸精子症、不可逆的梗阻性无精子症体外受精失败、精子顶体异常以及需行植入前胚胎遗传学诊断/筛查的患者夫妇。

4.配子移植技术

配子移植技术是将男女生殖细胞取出，并经适当的体外处理后移植入女性体内的一类助孕技术。包括经腹部和经阴道两种途径，将配子移入腹腔（腹腔内配子移植）、输卵管（输卵管内配子移植）及子宫腔（宫腔内配子移植）等部位。因经阴道配子移植技术简便，故应用较多，主要适于双侧输卵管梗阻、缺失或功能丧失者。随着体外培养技术的日臻成熟，配子移植技术的临床使用逐渐减少，目前主要针对经济比较困难或者反复体外受精胚胎移植失败的患者，可以作为备选方案之一。

（苏莉）

参考文献

[1]谢幸,孔北华,段涛.妇产科学[M].9版.北京:人民卫生出版社,2018.

[2]郑惠.妇幼保健学[M].北京:科学出版社,2015.

[3]王临虹.实用妇女保健学[M].北京:人民卫生出版社,2022.

[4]李芝兰,薛红丽.出生缺陷干预指导手册[M].兰州:兰州大学出版社,2010.

第四章　优生检查与咨询

第一节　婚前医学检查

一、婚前医学检查概述

（一）婚前医学检查的含义

婚前医学检查就是对符合婚龄的男女青年在结婚登记前进行的健康检查和保健指导，也称婚前保健。它是针对准备结婚的男女双方可能患有的影响结婚和生育的疾病进行的医学检查。婚前医学检查不同于一般的健康体检，主要目的就是减少遗传性疾病或生理缺陷以及不健康因素传给后代的可能，从而起到对某些疾病的阻断作用，是关系到人口素质的提高和国家兴旺发达的大事，也是保障每个家庭幸福美满的重要措施。

（二）婚前医学检查的主要疾病

《中华人民共和国母婴保健法》第14条规定婚前医学检查的主要疾病有：

1.在传染期内的指定传染病

指通过直接或间接接触而传染给对方的指定疾病。如《中华人民共和国传染病防治法》中规定的艾滋病、淋菌、梅毒及医学上认为影响结婚和生育的其他传染病。

2.在发病期内的有关精神病

指精神分裂症、躁狂抑郁型精神病及其他重型精神病。

3.不宜生育的严重遗传性疾病

指由于特殊遗传物质导致发病的，这种遗传物质可以遗传给下一代，患者严重致残、致愚、全部或部分丧失自主生活能力，但并未丧失生育能力，医学上认为不宜生育的遗传性疾病。这类疾病目前尚无有效治疗方法，又无法进行产前诊断。

4.医学上认为不宜结婚的其他疾病

如重要脏器疾病和生殖系统疾病等。如各类心脏病、肺部疾病、肝脏疾病、肾脏疾病、糖尿病以及生殖系统发育障碍或畸形等。

（三）婚前医学检查的意义

我国2003年10月开始实施的《婚姻登记条例》中将婚检从"强制"改为"自愿"，导致各地婚检率开始迅速下降。但多年的实践证明，婚前医学检查仍具有重大意义。婚前医学检查不仅保证了优生，提高了出生人口素质，使遗传病的传播和延续得到控制，而且对夫妻双方的身心健康和婚后生活都起着重要作用。

具体体现在：

1.有益于男女双方的健康

通过婚前医学检查可以发现一些疾病或异常情况，经过婚检医师的咨询指导，做出对双方健康有利的决定。如果发现对性生活有影响的或是通过性生活传播的疾病，应尽快进行积极干预，阻止疾病的发展蔓延，以保障健康的婚后生活。而对于健康的双方，辅以健康生活方式的指导，为创造幸福美满家庭建立一个良好的开端。

2.有益于下一代的健康

通过婚前医学检查可以筛查出一些遗传性疾病和传染病，帮助婚检双方制定出对婚育有利的决策，避免严重遗传病向下一代延续，避免传染病在母婴间的传播。在生育之前做好充分准备，消除隐患，尽可能避免导致出生缺陷的影响因素，创造优生优育的精神和物质条件，对提高出生人口素质具有积极主动的作用。

3.婚前检查有利于主动有效地掌握好受孕时机和避孕方法

医生根据双方的健康状况、生理条件和生育计划，帮助他们选择最佳受孕时机或避孕方法，并指导他们实行有效措施，掌握科学技巧。对要求生育者，可帮助其提高计划受孕的成功率。对准备避孕者，可使之减少计划外怀孕和人工流产，为保护妇女儿童健康提供保证。

4.婚前检查有助于接受健康指导

通过婚检可以了解男女双方的健康状况、精神状态，以及有关个人和家族先天性疾病、遗传病的情况，以便从发现的问题中有针对性地进行宣传指导。

所以，每对准备进入婚姻殿堂的青年男女都应该有自觉参加婚检的意识，为将来有一个健康、幸福的家庭打下基础。

二、婚前医学检查的内容

婚前医学检查包括询问病史和体格检查两大部分。

（一）询问病史

除向检查对象了解一般情况（年龄、性别、职业等）外，还应了解双方是否有血缘关系。此外，应重点询问：

1.现病史

现病史是临床检查的方向和依据。包括现在依然存在的疾病（特别是对婚育有影响的疾病）的发生、发展、变化和治疗的全过程。

2.既往史

应询问既往健康状况和曾患过的主要疾病，重点是影响婚育健康的疾病，如有关精神病、指定传染病、性病、重要脏器的疾病等。

3.月经史

初潮年龄、月经周期、经期、经量、有无痛经及末次月经日期等，这些情况能反映女性生殖系统及内分泌系统的健康状况，也是诊断影响婚育的妇科疾病的重要依据。

4.既往婚育史

如系再婚应询问既往婚育史，特别注意有无流产、死胎、早产、死产及生育过先天性病残儿史。

5.与遗传有关的家族史

以父母、祖父母、外祖父母及兄弟姐妹为主，注意家庭成员中有无遗传性疾病。如已病故的要了解其死因，必要时绘制家系图谱。

6.家族近亲婚配史

病史的询问在婚前医学检查中非常重要。询问中可以发现一些体检难以检出的异常情况，为疾病诊断提供可靠依据。例如，先天性和后天性聋哑的确定，目前尚无可靠的客观检查鉴别的方法，主要依靠详细询问和深入调查。

（二）体格检查

1.一般项目

测量血压、体重、身高等，注意身材是否特殊矮小、巨大、过胖、过瘦等。

2.全身检查

应注意有无特殊面容、特殊步态、特殊体态，行为有无失常等。如先天愚型的眼距宽、耳位低、鼻梁塌、口半张、舌常伸出，以及甲状腺功能亢进的眼球突出等。

3.第二性征检查

分别由妇科医师及泌尿科医师进行。（1）女性第二性征，除检查乳房、阴毛、腋毛成熟发育的特征外，还应注意音调，骨盆宽大，肩、胸、臀部皮下脂肪丰满等女性体表征象；（2）男性第二性征，除生殖器发育成熟特征外，应注意声音低沉，有胡须，喉结突出，体毛多，肌肉发达，肩膀宽大魁梧、健壮的男性体形，注意体形、毛发分布及有无乳腺女性化等性腺功能不全现象。

4.女性生殖器官检查

对未婚妇女一般只做肛门腹部双合诊，如经肛门检查发现内生殖器有可疑病变而必须做阴道窥器检查或阴道诊，务必征得受检者及其家属同意后方可进行。注意外阴发育及阴毛分布，大、小阴唇和阴蒂发育；注意外阴皮肤黏膜是否有炎症、丘疹、疱疹、破损、溃疡或疣；观察阴道分泌物的量、性质、色、味等，必要时取分泌物检查，防止性病漏诊。

5.男性生殖器官检查

取直立位检查，重点检查影响婚育的生殖器发育异常以及肿块。有无尿道下裂、尿道上裂、包茎、阴茎短小、阴茎硬结、隐睾、睾丸过小、大睾丸、精索静脉曲张、鞘膜积液等。

（三）辅助检查

1.常规检查项目

血常规，尿常规，梅毒筛查，血清丙氨酸氨基转移酶和乙型肝炎病毒表面抗原，胸部透视，女性阴道分泌物滴虫及念珠菌检查。女性受检者如有妊娠可能，应避免胸部透视。

2.根据需要应进行的必要检查项目

乙型肝炎血清学标志检测、淋病培养、艾滋病检测、肝肾功能、支原体和衣原体检查、精液常规、B超、乳腺及染色体检查等。

三、婚前检查结果医学意见

（一）未发现医学上不宜结婚的情形

经婚前医学检查，未发现影响婚育的疾病或异常情况，并已接受婚前卫生指导和咨询者。大多数婚前医学检查者属于此种情况。

（二）建议不宜结婚

1.直系血亲或三代以内的旁系血亲之间禁止通婚。近亲婚配容易出现有常染色体隐性遗传病的后代。据统计，在正常人身上，每人都带有5～6种常染色体隐性遗传病基因，近亲婚配会明显提高常染色体隐性遗传病的发病率。近亲婚配的后代，遗传病发生率比非近亲婚配后代高150倍，胎儿畸形率及胎婴儿死亡率也高3倍以上，低能儿出生率也明显升高。

2.一方或双方均患有重度、极重度智力低下，不具有婚姻意识能力的不宜结婚；重型精神病在病情发作期有攻击危害行为的，不宜结婚。

（三）建议暂缓结婚（但应尊重受检者意愿）

1.指定传染病在传染期内、精神分裂症及躁狂抑郁性精神病或其他精神病患者在发作期间或其他医学上认为应暂缓结婚的疾病。可以矫治的生殖器官畸形，应先做矫治手术，然后结婚。

2.可能会终生传染的不在发病期的传染病患者或病原体携带者，应听取医生提出的预防、治疗及其他医学措施意见。

（四）建议不宜生育

患有医学上认为不宜生育的严重遗传性疾病或其他重要脏器疾病应"建议不宜生育"，如有下列情况之一者，不宜生育：

1.男女任何一方患有严重的常染色体显性遗传病，无产前诊断条件者；

2.男女双方均患有相同的严重常染色体隐性遗传病；

3.X连锁显性遗传病女性患者，所患疾病不能作产前诊断者；

4.男女任何一方患有严重的多基因遗传病，并为高发家系患者；

5.同源染色体易位携带者和复杂性染色体易位患者；

6.不属于上述范围的罕见严重遗传病，凡能致死或生活不能自理，且子女能直接发病，又不能治疗者，提供专家会诊决定。

（五）可以结婚，可以生育，但需控制后代性别

严重的X连锁隐性遗传病女性携带者与正常男性婚配，应做产前诊断。判定胎儿性别，应保留女胎，选择流产男胎。X连锁显性遗传病男性患者与正常女性结婚后，应保留男胎，选择流产女胎。

（六）劝阻婚育

危害生命的脏器严重代偿功能不全者，影响性功能的严重生殖器官缺陷，婚姻生育足以使婚配双方已患病症加重恶化者，则最好不要婚育。

四、婚前医学检查时机

不少青年人在结婚登记前才去做婚前检查，这样就太迟了。一是结婚前要忙于准备，身体很疲劳，精神又紧张，不宜做全面健康检查；二是一旦检查出患有需治疗后才能结婚的疾病，往往使自己措手不及；三是从优生学的角度不宜婚配的青年男女，如在即将结婚时才发现，感情上难以接受。因此，婚前医学检查的时机有以下3种：确定恋爱关系前，已知双方或一方家族史有遗传性疾病的人，应做婚前遗传病咨询，对是否可以婚配、未来子女遗传病的发生概率等，请医生指导；婚前健康检查应在婚前半年左右为宜，若发现异常可及时进行治疗、矫正；结婚前3个月应在医疗机构接受性生活及避孕方法的指导。

五、婚前医学检查注意事项

1.女性应避开月经期

月经期是无法检查的，同时也会影响其常规的化验结果。

2.空腹

做检查的当天早晨应禁食，因为查肝功要求空腹抽血，否则，会影响检查结果。

3.注意休息

检查的前几天应规律作息，避免熬夜、劳累、酗酒。

4.选择婚前医学检查机构

应该到具有婚检专项技术许可证的妇幼保健机构或医疗机构进行检查。

六、婚前医学检查后的随访

（一）随访范围

在婚前医学检查中发现有以下情况者，应有专册登记、专人管理，及时做好随访工作：

1.对暂缓结婚或不宜生育者，应了解其是否已落实好相应措施；

2.对不能确诊的疑难病症或需进一步化验、检查而转诊至指定医疗机构者，了解后续的诊治结果；

3.对患有对婚育有影响的某些重要脏器疾病而不宜受孕者，在咨询时已提供避孕指导，应随访其使用情况。对生殖器发育异常会影响性生活或生育，已劝说其婚前矫治者，应了解其矫治结果。

（二）随访方法

随访方法可根据具体情况，采取门诊来访、电话询问、信函追踪或上门访视等。

第二节　孕前保健

一、怀孕的计划与准备

（一）孕育知识方面的学习

通过学习，认识了解怀孕、妊娠过程中出现的一些生理现象，学习和掌握一些关于妊娠、分娩和胎儿在宫内生长发育的知识，理解怀孕期特殊的变化以及可能出现的现象。树立"生男生女都一样，宝宝健康才重要"的新观念。为准备和计划孕育做好知识储备。

（二）身体方面需要做的准备

1.尽早做一次全面的身体检查

包括妇科检查、血常规、尿常规、肝功、血压、口腔等；进行特殊病原体的检测（弓形体、风疹、单纯疱疹病毒等）；另外，还有艾滋病毒的检测。如果发现患有某些妇科疾病，尤其是性传播疾病，以及牙周疾病应该及时治疗。

2.治疗一些慢性疾病

患有癫痫、糖尿病、高血压、心脏病等疾病者，最好在怀孕前进行治疗，使病情得到控制。凡患有病毒性肝炎、肺结核等疾病的妇女，应对疾病进行有效治疗或彻底治愈后才能考虑受孕。

（三）心理上的准备

怀孕期间女性心理状态不仅影响孕妇自身，更重要的是会对胎儿产生直接影响。即使受孕后也会因情绪的刺激而影响母体激素分泌，使胎儿不安、躁动，影响其生长发育，甚至流产。因此，当心绪不佳、忧郁、苦恼或夫妻之间关系紧张、闹矛盾时，都不宜受孕，应该等到双方心情愉悦时再受孕。事实证明，有心理准备的孕妇与没有心理准备的孕妇相比，前者的孕期生活要顺利从容得多，妊娠反应也轻得多。

做好怀孕前心理准备的主要内容包括：

1.接受怀孕期特殊的变化

妻子形体变化、饮食变化、情绪变化、生活习惯变化以及对丈夫依赖性的增加。

2.接受未来生活空间的变化

小生命的诞生会使夫妻双方感觉生活空间和自由度较以前变小，夫妻往往会因此感到一时难以适应。

3.接受未来情感的变化

无论夫妻哪一方，在孩子出生后都会自觉或不自觉地将自己的情感转移到孩子身上而使另一方感到情感缺乏或不被重视。

4.接受家庭责任与应尽义务的增加

怀孕的妻子需要丈夫的理解与体贴，尤其平时妻子可以做的体力劳动，在孕期大部分会转移到丈夫身上；孩子出生后，夫妻双方对孩子的义务与对家庭的义务都在随着时间迁移而增加。

怀孕、分娩不是疾病，而是一个自然的生理过程，绝大多数女性都经历过、正在经历或将要经历这个阶段；以一种平和、自然的心境迎接怀孕和分娩的到来，以愉快、积极的态度对待孕期所发生的变化，坚信自己能够孕育一个代表未来的小生命，完成将他平安带到这个世界上的使命。这种心理准备应是夫妻双方的。丈夫充分的心理准备可以帮助妻子顺利度过孕期的每一个阶段，并对未来孩子的生长发育奠定坚实的基础。

（四）经济上的准备

计划怀孕了，就要预留一笔资金用于孕前的检查费、治疗费、营养费、住院费、孕妇专用品的购置费、居住环境的调整费、健身费等。这样，就能更加安心地进行孕前保健，减少心理负担，使双方轻松、愉快地进入生育工程。

（五）受孕前丈夫该做的准备

1.愉快放松

保持精神愉快，减轻工作压力，休息时尽量少去嘈杂的地方。

2.加强营养与运动

营养不良或肥胖都可影响男性体内性激素的正常分泌，造成精子异常。

3.适当减少性生活

适当减少性生活使精囊中贮存更多的高质量精子。

4.脱离不良环境和改变不良生活方式

避免接触环境中有害物质如杀虫剂、二硫化碳，以及镉、镍、汞、锌、铅、砷等。改变不良生活嗜好，如戒烟、戒酒；避免过频、过久的热水浴；避免过多地骑山地车等，否则会使前列腺和其他附属性腺慢性劳损和充血，影响生育力。

5.男性孕前体检

男性在妊娠前也应做一个全面体检，包括遗传咨询、体格检查和精液检查。男性要接受很详细的询问，如直系、旁系亲属中，有没有出现过习惯性流产的现象；或其亲属中有没有生过畸形儿，这些情况对于医师判断是否有染色体平衡易位有很大帮助。体格检查主要排除传染病，如支原体、衣原体、巨细胞病毒、疱疹病毒、梅毒螺旋体等生物致畸因子的感染。

（六）选择最佳生育时机

1.推算排卵期的方法

根据妇女生殖系统正常的周期性生理变化，采用日程推算、基础体温测量和（或）宫颈黏液观察等方法，可以掌握排卵规律，鉴别"易孕阶段"和"不易受孕阶段"，从而达到计划受孕或计划避孕的目的。卵子排出后一般只能存活12～24小时，精子在女性生殖道内通常只生存1～3天（最多为5天）。因此，一般来说，从排卵前3天至排卵后1天最易受孕，此时段即为"易孕阶段"。

三种方法各具特点：日程推算法可用来计算出排卵前的"易孕期"，基础体温法可测算排卵后的"不易受孕期"，宫颈黏液观察法则能预测排卵的发生。如将三种方法结合起来应用，收效更大。

2.最佳生育年龄

男性的最佳生育年龄是25～36岁。有证据显示，男性在最佳生育年龄产生的精子质量最高，生命力最强。如男性生育年龄过大，所生育的孩子先天性畸形和遗传病的发病率也会较高。根据医学实践和大量资料分析，女性的最佳生育年龄为24～29岁。24岁以后女性身体的发育完全成熟，体内心、肺、肾、肝脏等经得起妊娠的"超重负荷"，内分泌系统和神经系统亦能更好地经受妊娠的考验。此阶段女性生殖系统发育成熟，卵细胞质量最高，骨盆韧带和肌肉弹性较好，为顺利分娩创造了良好条件。另外，24岁以上的女性，一般都已完成学业，参加工作，生活经验较为丰富，并已有一定的经济基础，有利于对婴儿的哺育。

应避免18岁以前及35岁以后的过早和过晚生育。过早生育，母体发育不成熟，早产、难产的发生率较高。过早生孩子，年轻父母抚育孩子的能力差，甚至会增加孩子早夭的风险。35岁以后，妇女的卵子老化和异常的概率增大，特别是染色体异常，如先天性愚型儿的发生率明显增加；此外，过晚生育还容易发生妊娠并发症和难产，给母亲和孩子都带来一定的生命危险。

二、孕前医学检查

（一）一般咨询

1.一般情况

年龄、籍贯、文化程度和家庭收入等。

2.既往史

月经史，婚育史，疾病史（家族病史，特别是遗传病史）。

3.接触史

周围是否有可能存在环境有害因素，以及烟酒接触史、近期药物接触史。

4.生活方式

饮食习惯和运动习惯。

5.职业接触

是否接触如铅、汞、农药和辐射等职业有害因素。

（二）体格检查

1.一般情况

体重、身高、血压、脉搏、呼吸和体温等生命体征以及营养情况。

2.各系统检查

皮肤、毛发、黏膜、心血管、呼吸、消化、泌尿、肌肉骨骼、五官和男女双方生殖系统等的全面检查。

（三）辅助检查

1.实验室检查

血常规，血型，尿常规，全套生化，甲乙丙肝抗原、抗体，人类免疫缺陷病毒抗体，梅毒血清筛查，TORCH筛查（T指toxoplasma，弓形虫；O即others，如乙型肝炎病毒、梅毒螺旋体等；R指rubella，风疹病毒；C指cytomegalo，巨细胞病毒；H指herpes，单纯疱疹病毒）。女性生殖道感染病原体如滴虫、真菌、支原体、衣原体、细菌，可疑时进行淋球菌、宫颈组织细胞学检查。必要时可进行精液检查。

2.影像学检查

必要时B超、X线、乳腺钼靶照相、CT或磁共振成像（magentie resonance imaging，MRI）等。

3.心理评估

有条件的地区可由专业的心理评估师采用相应的心理量表进行。

三、孕前保健

1.合理营养，平衡膳食

养成良好的膳食习惯。不同的食物中所含的营养成分不同，含量也不等，应平衡膳食、合理营养，食物多样化。首选一些含有优质蛋白质的豆类、蛋类、瘦肉以及鱼等；其次是含碘食物如紫菜、海蜇；含锌、铜的食物如鸡肉、牛肉、羊肉，以及有助于补铁的食物如芝麻、猪肝、芹菜等也应在饮食中增加。此外，足量的维生素也是不可偏废的，如新鲜的瓜果和蔬菜就是维生素的天然来源。

2.改变不良的生活习惯

"准父母"们应该戒掉烟、酒、咖啡和软饮料等对身体有刺激的东西，纠正作息不规律等生活习惯。

3.补充叶酸

孕前3个月和孕早期3个月应每天补充0.4 mg叶酸，这样可以降低无脑儿、脊柱裂等神经管畸形的发生。

4.预防感染，谨慎用药

（1）避免感染。孕前进行TORCH检查，特别是孕期头三个月一定要避免感染，否则会大大增加胎儿畸形的发生率。

（2）孕前免疫。对于影响胎儿发育及自身健康重要的保护性抗体缺如的夫妇可进行相关疫苗注射（如乙肝疫苗、风疹疫苗、水痘疫苗、结核疫苗等）。如所处地区有严重疾病流行时，相应地免疫注射3个月后再受孕。

（3）合理运动，增强抵抗力。

（4）谨慎用药。怀孕第18～60天是致畸的敏感期，高峰期在第30天左右，故早期发现妊娠，如需用药应在医疗人员的指导下用药，保护胎儿健康发育。

5.口腔保健

口腔X射线的检查、麻醉药和止痛药等都会对胎儿不利。所以应在孕前做口腔保健，洗一次牙，确保牙齿健康，避免孕期牙科疾患的诊治。

6.孕前的一些其他注意事项

（1）婚后较长时期服用避孕药，应在停药后6个月，以及放置节育环取环后观察3

个月以上，无异常变化时才可受孕。在这段时期，最好采用避孕套避孕。

（2）妇女有两次以上习惯性流产或早产者，应把受孕时间往后推移12个月以上。

（3）孕前腹部接受过X光照射者，应在2～3个月后受孕为宜。

（4）接触农药、杀虫剂、二氧化硫，以及铜、镉、汞、锌等有害物质过久，体内残留量一般在停止接触后6个月至1年以上才基本消除。此期间也不宜受孕。

（5）在整个孕育阶段最好不要饲养宠物，并尽量减少与宠物接触，避免感染。

第三节　孕期保健

卵子受精是妊娠的开始，妊娠时限一般为40周（280天）。如果月经周期规律（平均28～30天），推算预产期的方法：从末次月经第一天算起，月份减去3或加上9，日数加上7。妊娠分为三个时期，孕早期指受孕开始至孕12周；孕中期指孕13～27周，孕晚期指孕28周以后。

一、孕早期保健

（一）母体和胎儿情况

1.母体的主要变化

孕早期，孕妇会出现持续闭经、早孕反应和尿频。体重开始时增加不明显。阴道壁和宫颈因充血而呈紫蓝色；停经6～8周时出现黑格征，宫颈峡部极软，有宫体与颈分离的感觉。子宫随着停经月份的增加逐渐增大呈球形。乳房会发生一些变化，如乳腺管与腺体皆增生，脂肪沉积，妊娠8周后乳房开始增大，乳晕着色，并出现结节状小突起。

2.胎儿的生长发育情况

受精卵形成后，细胞就不停地分裂、分化，妊娠8周前称为胚胎，9周起称为胎儿。6～8周是胚胎各器官的萌芽、分化和发育阶段。8周末头臀长2.58 cm，头部发育明显，占身体的一半，可分辨眼、耳、口、鼻，四肢已具雏形，心脏发育关键期基本结束，初具人形，超声检查可探及胎心搏动。12周末头臀长11～12 cm，体重45～46 g，外生殖器发生，四肢可活动，肠道开始蠕动，指、趾可分辨，指甲形成，心脏发育完全，多普勒超声检查可闻及胎心。

（二）常规保健内容及临床实验室检查

孕妇应于孕12周之前初查，建立围产保健手册。首次检查内容及项目较多，具体检查内容如下：

1.病史

仔细询问此次妊娠过程，末次月经准确日期，以便推算预产期。孕早期有无早孕反应，发热及服药史，有无阴道出血、心悸、下肢水肿等症状。详细了解月经及既往孕产状况，有死胎死产史、胎儿畸形史及有遗传病家族史的孕妇，应在医师的指导下做必要的产前诊断。

　　2.全身检查

　　常规体格检查，测量血压、体重，检查甲状腺、心脏及乳房发育情况。

　　3.妇科阴道内诊检查

　　了解内外生殖器的发育状况，生殖器有无感染、畸形，子宫发育大小与孕周是否相符（也是对月经不规律者，确定孕周的指标之一），卵巢、输卵管是否有异常，还可以尽早发现宫外孕、葡萄胎等异常妊娠。

　　4.辅助检查

　　查血常规、血型、尿常规、阴道分泌物检查、乙肝五项、肝肾功能、梅毒、HIV。

　　（三）营养保健

　　1.膳食应简单、清淡、易消化吸收

　　为适应孕妇的口味，使其食欲增强，烹调时可用少量酸、辣、甜味来提高食物的色、香、味，少用油和刺激性强的调味料。

　　2.多食富含蛋白质的食品

　　孕早期虽然胚胎生长比较缓慢，但机体已经有一定的蛋白质储存。妊娠1个月时，胚胎每日储存蛋白质0.6 g。由于早期胚胎缺乏氨基酸合成的酶类，不能合成自身所需的氨基酸，必须由母体提供，所以孕早期必须通过食物摄取足够的优质蛋白质，如适量食用鸡蛋、肉类、鱼、虾等，还有豆制品、干果类、花生酱、芝麻酱等植物性食品。

　　3.多食牛奶及奶制品

　　牛奶不但含有丰富的蛋白质，还含有多种人体必需的氨基酸、钙、磷等多种微量元素和维生素A、维生素D等。如果不喜欢喝牛奶，可用酸奶或豆浆代替。

　　4.多食谷类食品

　　谷类食品每日食用不可少于150 g，而且品种要多样，要经常粗细粮搭配，尽量食用中等加工程度的米面，以利于获得全面营养和提高食物蛋白质的营养价值。

　　5.多食蔬菜和水果

　　应多选用绿叶蔬菜或其他有色蔬菜，孕妇膳食中绿叶蔬菜应占2/3，新鲜蔬菜和水果能够保证维生素C的供给。

　　6.多食海产品

　　为保证碘和锌的摄入，孕妇每周至少应吃一次海产品，如虾、海带、紫菜等。

　　7.补充叶酸

　　孕早期叶酸需要量是非孕期的1倍以上，所以在整个怀孕期特别是孕前、孕早期应多吃含叶酸较高的动植物食品，如动物肝脏、绿叶蔬菜、谷物、花生、豆类等。每天补充0.4 mg叶酸。

　　8.早孕反应的膳食对策

　　（1）起床前进食。早起前可进食饼干、馒头、牛奶等自己喜欢吃的食物，然后再静卧半小时。

　　（2）少食多餐。可将一天的饮食分多次进食，可在正餐之间加几顿点心。

（3）想吃就吃。随时准备一些喜欢吃的食物想吃就吃，不吐就吃，吐后再吃，再吐再吃，保持每日一定的进食量。

9.孕妇早期饮食注意事项

（1）不宜食用油腻、油炸、辛辣等不易消化和刺激性强的食物，以防止因消化不良或便秘而造成先兆流产；不要食用带有色素和防腐剂的食品。

（2）进食时，最好将固体食物与液体食物分开食用，正餐完毕后隔一段时间再喝水或汤。

（3）白天尽量不要空腹。空腹时心情往往不好，易恶心、呕吐，因此要常备一些点心等。

（4）呕吐易使体内液体流失而疲倦，所以需要及时补充水分。呕吐严重的孕妇，要及时去医院就诊，通过输液补充营养。

（四）孕早期孕妇需要养成的好习惯

1.每日两次有效刷牙，可在医生指导下适当用一些有预防作用的长效含漱液，呕吐后立即含漱，预防口腔疾病。

2.不宜剧烈运动，也不宜搬重物和长途旅行，上下楼梯要平稳，尤其应随时注意腹部不要受到压迫。

3.不接触烟酒，除自己不抽烟不喝酒外，应注意避免被动吸烟。

4.保持或建立良好的生活习惯，过规律性的生活。早睡早起、自觉午休、勤洗手、不盲目食用保健品等。

（五）构建安全的工作、生活环境

1.应尽量避免一切不利于胎儿生长发育的因素，远离有毒有害的作业环境。

2.避免X射线检查；如果室内有多台计算机，应尽量减少计算机操作；尽量不要居住在新装修的房屋里；孕早期不使用电热毯；不染发、少化妆；避免接触农药，蔬菜、水果食用前要洗干净；孕早期的服装以舒适为宜，最好不穿高跟鞋；在孕早期不要参加旅游活动；避免性生活。

（六）预防感染

1.注意不要到卫生环境差的公共场所去。

2.不要养猫、狗，接触生肉后要洗手。

3.孕早期如果确诊感染影响胎儿发育的病毒，建议终止妊娠。

4.在医生指导下，正确治疗滴虫病、念珠菌性阴道炎，并且夫妻同治。

5.远离性传播疾病：筛查梅毒、HIV血清反应等；孕早期发现梅毒、艾滋病应在医生指导下决定是否终止妊娠并进行相应的治疗，若需治疗者，应选择正规的医院，规范治疗。

（七）孕早期常见健康问题的处理

1.孕早期易发生的心理问题

（1）过分担心：有些孕妇对怀孕没有科学的认识，易产生既高兴又担心的矛盾心理。她们对自己的身体能否胜任孕育胎儿的任务、胎儿是否正常总是持怀疑态度。

（2）心理紧张：有些孕妇及亲属盼子心切，又对将来的生活茫然无知，因为住房、收入、照料婴儿等问题的担心，导致心理上高度紧张。

怀孕早期心理保健的重点在于情绪调节。孕妇本人要尽可能做到凡事豁达，不必斤斤计较；遇有不顺心的事，也不要去钻牛角尖。丈夫和其他亲属应关心和照顾孕妇，不要让孕妇受到过多的不良刺激，不要做可能引起孕妇猜疑的言行，使孕妇的心理状况大部分时间保持在最佳状态。

2.早孕呕吐

妇女妊娠后，内分泌系统发生变化，在多种蛋白质和皮质激素的影响下，孕妇身体出现许多相应的适应性改变。最早和最突出的表现就是恶心、呕吐、厌食等妊娠反应，程度因人而异。妊娠剧吐不同于一般的早孕反应，孕妇持续出现恶心，频繁呕吐，不能进食，明显消瘦，自觉全身乏力。如果孕妇对妊娠非常恐惧，害怕孕吐影响胎儿的营养发育等，这些顾虑会成为消极的精神因素，反而使控制大脑呕吐的中枢更加兴奋，加重妊娠反应。对于妊娠反应较重的孕妇，应注意多饮水，多吃青菜、水果，可以少食多餐。在口味上选择适合自己的食品。适当吃营养丰富的瘦肉、动物肝脏等。家属要帮助孕妇消除对妊娠的恐惧感，不必过分担心妊娠反应，安慰孕妇"早孕反应很快就会过去"，精神的支持和鼓励非常重要，能起到药物所达不到的作用。

由于妊娠早期胚胎才开始形成发育，所以不需要增加很多营养，一般不会影响胎儿的发育。如果发生妊娠剧吐，产生长期饥饿可引起血压下降、尿量减少，使体内动员大量脂肪引起酮症酸中毒及电解质紊乱，严重时甚至会损害肝肾功能，影响胚胎发育，必须及时诊治。

3.阴道流血

妊娠早期出血的主要原因可能是先兆流产、难免流产、异位妊娠和葡萄胎等。

（1）先兆流产指怀孕后出现阴道少量出血，有可能伴有腹痛或轻微腰酸，也可能不伴腹痛，阴道没有组织物排出。胚胎畸形，孕妇患有某些急性病、精神因素或内分泌功能问题，如黄体功能不全等都可能造成先兆流产。一旦发现，应及时就诊，行B超检查，如果胚胎是正常的（胎囊完整、可见胎芽、可闻胎心搏动等），胚胎80%～90%没有异常，症状消除后可继续妊娠。胚胎种植也可引起少量出血，常见的是在受孕14天左右出现很少量出血，无任何不适，1～2天后自行消失，这种情况不需要处理。

（2）难免流产指确诊怀孕后，阴道出血增多，多于正常月经量，同时出现阵发性下腹疼痛，有时可见阴道有组织物排出。妊娠早期自然流产有近70%～80%的可能是胚胎染色体异常、胚胎发育不好，是优胜劣汰的自然选择，诊断明确时不应继续保胎。一旦发生，应到医院急诊，将排出组织带到医院请医师观察，以明确是否流产完全，有无感染，必要时清宫，避免自行处理不当造成阴道大出血、休克甚至危及生命。

（3）见红和阴道流血指妊娠后不应该有的阴道流血。少量断断续续地流血称见红，如有见红但无腹痛或腹痛轻微，可以先注意休息，并及时去医院就诊，排除异位妊娠，了解胚胎发育是否良好，流产是否可以避免，以确定治疗方案。

（4）异位妊娠是指受精卵由于某些原因，不在宫腔内着床，最常见的着床部位是输卵管，由于输卵管的管腔很小，壁很薄，受精卵不能很好地发育而引起流产，或是孕囊增大后引起输卵管破裂，出现腹腔大出血、休克甚至死亡。一般在孕早期40～60天多见，早孕反应及妊娠试验与正常妊娠一样，常出现阴道出血，腹痛、妇科检查子宫增大不明显，有时可发现附件有包块，β-hCG的测定以及阴道B超检查对诊断有所帮助。如出现异位妊娠破裂，剧烈腹痛、晕倒、休克等症状，必须及时送医院手术治疗，否则会有生命危险。

（5）葡萄胎是一种良性滋养细胞疾病。主要表现为：早孕反应重、子宫增大比停经孕周大、有阴道出血，有的患者还会掉出像葡萄样的组织，通过B超可以明确诊断，明确诊断后应及时住院行吸宫术，如果一次宫腔不能清理干净，术后5～7天再次清宫，每次刮宫物必须送病理检查、术后要定期随访hCG，注意避孕，有10%左右的良性葡萄胎会发展成为侵蚀性葡萄胎，术后随访十分重要。

（八）丈夫在妻子孕早期时的任务

孕早期是妊娠反应强烈的一个时期，常伴有呕吐、头晕、懒散等症状，因此在这一时期丈夫的作用更显重要。

1.注意妻子的性情和心理变化，为之创造一个和睦、亲热的生活环境。多体贴照顾妻子，主动承担家务，不与妻子斤斤计较，注意调节婆媳关系，尽量多花些时间陪妻子消遣娱乐。

2.帮助妻子创造一个良好的胎教环境。为妻子创造一个安静的自然环境，是丈夫义不容辞的责任。

3.激发妻子的爱子之情。与妻子共同看一些激发母子感情的书刊或电影电视，增进母子感情。

4.学习生育知识，除了阅读一些相关书籍外，也可在孕妇学校学习一些科学、实用的保健知识。

5.选好医院，根据距离的远近、医院的级别等，选择一家信赖的医疗机构。

6.科学实施胎教。胎儿对于外界的声、光、触等刺激都会产生反应，可以根据胎儿发育不同时期及特点给予各种良性刺激，促进胎儿身心健康发展。

（九）健康危险因素的筛查及咨询指导

孕早期可以发现的高危因素可能会影响妊娠结局。凡是具有危险因素的孕妇都应列入高危妊娠的范围：

1.年龄小于18岁或大于35岁。

2.生过畸形儿或痴呆儿者，家族有遗传病或畸形史。

3.原因不明的2次以上自然流产史。

4.以往有过死胎、死产、新生儿死亡的病史。

5.骨骼发育异常，尤其是骨盆狭窄或畸形。

6.既往或正患内外科、妇科疾病。

7.早孕反应很重，尿酮体阳性。

8.有异常情况如出血、腹痛。

9.接触射线、化学毒物或病毒感染者。

10.服用致畸药物者。

二、孕中期保健

(一) 母体和胎儿情况

1.母体的主要变化

首先,母亲的体形会出现明显的变化。随着妊娠的进展,子宫逐步增大,妊娠12周后在下腹部耻骨联合上方可触及宫底。以后腹部逐渐隆起,腰部变粗,体重逐渐增加,孕20周左右,孕妇可感觉到胎动。

孕妇会出现皮肤色素沉着。孕妇除乳头、乳晕、外阴等处有明显色素沉着外,面部会出现蝶状褐色斑(妊娠斑),有些孕妇在下腹正中可以出现一条黑线。此外,孕妇还会出现乳房明显增大、脂肪沉积、牙龈增厚等变化。

2.胎儿的生长发育情况

妊娠中期,胎儿各器官系统基本发育完成,胎儿进入进一步生长发育阶段,各器官系统功能逐渐成熟。

16周末时,胎儿身长16 cm,体重为100 g,器官基本发育,头部占身体的1/3,耳朵移至最终位置,性别可识别,长出头发,出现呼吸样运动部分。孕妇可感觉到胎动。20周末时,身长25 cm,体重为300 g,全身出现毳毛和胎脂,开始出现吞咽和排尿功能。24周末时,身长30 cm,体重为700 g,各脏器均已发育,皮下脂肪开始沉积,但量不多。出现眉毛和眼毛,指甲达末端;男性胎儿睾丸开始降入阴囊。28周末时,身长35 cm,体重为1000 g,为有生机儿,皮下脂肪沉积不多,全身布满胎毛,指甲达指端。已有呼吸运动,生后能啼哭。

在妊娠中期,由于胎儿器官系统发育基本完善,胎儿也生长到一定时期。所以,在此期间能够通过一些相关的检验和辅助诊断方法(如超声等),大致了解胎儿发育是否正常。

(二) 孕妇保健要点

在怀孕中期妊娠反应基本消失,腹部不太大、行动比较方便,食欲改善,所以是整个妊娠过程中较舒服的阶段。孕中期也是胎儿生长发育最重要的阶段,保健的重点是产前检查和营养。

1.产前检查

在孕中期,孕妇要根据医生的要求,定期到产科门诊做产前检查。没有建立产前检查档案的孕妇应尽快去医院建档,孕13周后一般每4周复查一次。产检内容包括:

(1) 询问孕妇健康状况及胎动出现的时间。

(2) 检查体重、血压、宫高、腹围、胎位、胎心率、下肢有无水肿等。

(3) 化验血常规、尿常规,糖尿病筛查、唐氏筛查(Down's screening)等。

(4) 在怀孕16～20周左右做妇科B超一次。

2.营养

孕中期，胎儿增长速度加快，孕妇体重也迅速增长，每周体重约增0.4 kg，每个月可增长1～2 kg。为了适应孕中期母亲和胎儿的营养需求，饮食上要求：

（1）由于孕中期基础代谢加强，需要增加热能，所以每天需摄入粮食400 g左右，但也要因人而异，视体重的增长情况而定。食用一些粗粮，如小米、玉米、红薯等。

（2）孕中期是胎儿骨骼发育的关键时期，为了保证胎儿组织增长的需要，并为孕妇分娩和泌乳进行储备，必须保证优质蛋白的摄入。每天要比孕早期多摄入15～25 g蛋白质。

（3）脂肪供给也是必不可少的，尤其是必需脂肪酸含量较高的食物，如植物油、花生、核桃、芝麻等。

（4）孕中期血容量增长很快，容易发生妊娠期贫血（主要是缺铁性贫血），应多补充铁剂，可以多吃含铁的食物，如黑色食物像黑木耳、动物血、肝脏等，同时补充维生素C有利于铁的吸收。多吃海带、紫菜、鱼虾等，既补钙又补碘。

（5）多吃水果、蔬菜，既补充维生素又补充纤维素。

孕中期膳食应注意以下几点：

（1）避免挑食、偏食，防止矿物质及微量元素的缺乏。

（2）做到荤素搭配、合理营养。

（3）把好食物质量及烹调关，切忌食用生食。

饮食安排建议：日常饮食主要是牛奶、鸡蛋、米饭或馒头、瘦肉、蔬菜、豆腐。每日上午加一次甜点，下午加一次水果，睡前加1杯牛奶；用含碘食盐做菜，不要太咸，要清淡可口；每周吃2～3次鱼，1～2次海带、紫菜、虾皮、排骨汤及动物肝脏。

3.其他保健

（1）衣着宽大舒适，着宽松舒适的内衣，不穿高跟鞋，注意个人卫生。

（2）睡眠定时定量，睡姿采取左侧卧位，避免弯腰、下蹲、提重物等动作，以免流产。

（3）保持情绪平静，精神愉快。

（4）预防贫血，从孕20周起每天服用铁剂。

（5）经常进行户外活动，多散步，可以开始做孕妇体操。孕中期坚持每天锻炼，能松弛韧带和肌肉，使身体以柔韧而健壮的状态进入孕晚期和分娩。孕期体育运动应有限度（不要令自己感到疲劳或上气不接下气），避免任何有可能损伤腹部的危险运动（如骑马、滑雪或滑冰）。有先兆流产、早产史、多胎、羊水过多、前置胎盘、严重内科合并症的孕妇禁做体操。

（6）和丈夫一起对胎儿开始胎教，怀孕中期是进行胎儿教育的最佳时期。可通过语言胎教、音乐胎教、抚摸胎儿，共同分享快乐。

（三）孕中期的心理保健

进入妊娠中期以后，孕妇体内已经形成胎儿生长的新平衡，孕妇的情绪变得相对稳定。保健的重点应通过生活、工作和休息的适当调整，保证良好的心理状态。

1.避免心理上过于紧张

怀孕造成各个系统的负担，可能加重原有的心脏、肾脏、肝脏等病情；孕中期也可能会出现各种病理状况，如妊娠高血压疾病和贫血等。故应定期到医院接受检查。

2.减轻对分娩痛苦的恐惧

分娩无痛苦是不可能的，孕妇因此感到很大压力，所以应学习一些分娩的知识。孕妇和家人一起为未出世的孩子准备一些必需品，可能使孕妇心情好转，减轻对分娩的恐惧。

3.防止过分依赖

孕中期妇女应适当做一些工作，并参加一些平缓的运动。适当的活动可以增强孕妇的肌肉力量，对分娩有一定的帮助。孕妇可以从事家务劳动，如果没有异常情况，应经常上班，对改善心理状态也大有益处。

（四）加强孕检，及早发现胎儿畸形

1.唐氏筛查

唐氏筛查就是通过抽取孕妇（孕14～20周）血清进行检测，并结合孕妇的预产期、年龄、体重和采血时的孕周等，计算出胎儿患有唐氏综合征危险系数的高低。有高危因素者进入孕中期以后，不能忽视唐氏筛查。

2.羊水穿刺

羊水穿刺（amniocentesis）用于检查胎儿染色体的数量和形状有无异常，是否患有单基因遗传病等，准确率达95%。除了唐氏筛查的高危孕妇以外，有不良孕产史者、反复流产者、35岁以上的高龄产妇、曾经怀过染色体异常胎儿者等，都需要在妊娠16～20周间进行羊水穿刺。

3.糖尿病筛查

妊娠24～28周可做糖尿病筛查。

4.彩超检查

四维彩超（four-dimensional color dopper ultrasound）在妊娠20～28周可以看出胎儿头颅、四肢、手指、心脏等是否有异常或畸形；但超声检查也有一定局限性，对胎儿发育过程中逐渐表现出来的一些出生缺陷如智力障碍、听力障碍、视力障碍等并不能诊断。

（五）自我监护指导

学会家庭监护的方法，自我保健，做好孕期监护。

1.数胎动

怀孕的第16周以后，大多数孕妇可以感觉到胎动，开始较轻微，次数也较少。怀孕的28～32周，胎动最强烈，怀孕36周以后，胎动幅度、次数也有所减少，孕妇感觉为蠕动感。可以从妊娠第28周开始数胎动，直至临产。

方法：每天早晨、中午、晚上各数1次，每次数1小时。用黄豆或扣子计数比较方便，每次胎动放一粒黄豆或一粒扣子，1小时后相加得出胎动次数。正常胎动次数每小时3～5次。将早、中、晚3次的胎动数相加再乘以4，即为12小时胎动数，正常范围在

30～40次。如果12小时胎动次数小于10次，应及时到医院就诊。一天中胎动有两个高峰，一个在晚7～9点，另一个在夜里11点至凌晨，早晨最低。

2.听胎心

胎心的速率可以提示胎儿的健康状况，正常妊娠24周后，可听到胎儿心脏跳动发出的声音。

方法：使用胎心听诊器或简易的喇叭形听筒，在孕妇脐部上、下、左、右四个部位听。每天1次，每次1分钟。正常的胎心跳动为120～160次/分。如果无胎动，每分钟胎心率大于160次或小于120次，或胎心不规律均为异常情况。可过一段时间再听一次，如果仍然异常，应及时到医院检查。

3.测体重

孕妇体重水平不但反映母亲的营养状况，而且是间接衡量胎儿发育情况简单又重要的一种方法。一般孕妇在整个怀孕期间增加的体重平均为10～13 kg。孕12周内，没有或轻微增重1 kg，孕13～28周增加5～6 kg，孕28周以后，平均每周增加0.5 kg左右。如连续两周增长过多或过少，应去医院检查。孕妇体重增加过多或过少对胎儿发育和母亲健康都不利。体重增加过多，可引起水肿、脂肪堆积，可能有羊水过多及胎儿过大等，增加分娩的风险和难度；体重增加过少，可引起营养不良、贫血、胎儿发育迟缓等。

4.其他

注意有无头痛、头晕、恶心、呕吐、阴道出血、流水等异常情况，若有异常出现，应及时到医院就诊。

（六）丈夫在妻子孕中期时的任务

孕中期是胎儿发育的重要时期，做好家庭监护不仅可以了解胎儿的发育情况，而且能及时发现异常情况。丈夫应和妻子一起进行胎教，对胎儿施以听觉和触觉刺激；尽量抽时间陪妻子去做每一次产检；和妻子一起去"孕妇课堂"，学习关于怀孕和分娩的必要知识；陪妻子散步、聊天等。

三、孕晚期保健

（一）母体和胎儿情况

1.母体的主要变化

（1）随着胎儿的生长，加之逐渐增多的羊水，子宫的重量和体积进一步增大，子宫壁变薄；足月时子宫重量可达1000 g，容积可达5000 mL，肌壁不足1.5 cm。子宫峡部由非孕期的1 cm伸展至7～10 cm，成为产道的一部分，称为子宫下段。在临产前的1～2周可出现不规律无痛性宫缩，特别是在夜间。

（2）体重增加明显，平均每周增加500 g。由于受孕期激素和身体重心改变的影响，妊娠晚期孕妇可出现腰背疼痛、下腹部及大腿感觉沉重，如果增大的子宫压迫一侧坐骨神经，还可出现受累侧下肢疼痛。

（3）先露下降：36周后胎头逐渐入盆，胃部不适及气急可减轻，但会使孕妇常有尿频的感觉，妊娠子宫压迫盆腔静脉，使下肢血液回流受阻，股静脉压升高，易出现足踝部及小腿水肿，少数可见下肢或会阴部静脉曲张。

（4）血容量增加：血容量在32～34周时达高峰，增加40%～45%，平均增加1500 mL，维持此水平直至妊娠结束。血浆增加多于红细胞的增加，血浆平均增加1000 mL，红细胞平均增加约500 mL，出现血液稀释。

（5）乳房丰满，挤压时有少量淡黄色稀薄液体自乳头溢出。

2.胎儿的生长发育情况

孕32周末时，胎儿身长40 cm，体重约1700 g。此时胎儿生长迅速，皮肤深红，面部毳毛已开始脱落，胎体开始丰满，指甲部分超过指端头，身体比例与足月儿相仿。同时呼吸和吞咽运动已建立，能区分光亮和黑暗，也有睡眠和清醒的区别。孕36周末时，胎儿身长45 cm，体重约2500 g。随着皮下脂肪的沉积，外形逐渐丰满，毳毛明显减少，除了肺脏以外，其他脏器功能已发育成熟，胎儿体重迅速增加，面部皱褶消失，90%乳晕隆起，出生后能啼哭和吸吮。孕40周末时，胎儿身长50 cm，体重约3000 g，器官发育已较成熟。皮肤呈粉红色，皮下脂肪多，外观体型丰满。除肩背部外毳毛已脱落，足底皮肤纹理清晰，男性胎儿睾丸下降，女性胎儿大、小阴唇发育良好。出生后哭声响亮，吸吮能力强。

（二）孕妇保健要点

1.产前检查

28～36周每两周1次，37周后每周1次。如果发现异常情况，应随时去医院检查。检查内容有：

（1）产科检查：测血压、体重、宫底高度和腹围，听胎心、查胎位、胎先露，注意有无浮肿，估计胎儿大小，预测分娩方式。

（2）辅助检查：复查血常规、尿常规；腹部超声检查，了解胎儿成熟度及胎位；骨盆测定（孕34～37周）；胎心监护（孕37周后每周1次）。

2.日常保健

（1）要有充足的睡眠，每天8～9小时，采用左侧卧位，以增加子宫、胎盘的血流量，有利于胎儿生长发育。起床时，先侧身，再用手帮助用力支起上身。

（2）注意个人卫生，勤换衣裤，勤洗澡，避免盆浴。

（3）禁忌性生活，以免发生早产和感染；提取东西时，尽量保持腰部挺直。

（4）每天定时测好胎动，胎动是胎儿在母体内安危的重要标志，孕30周开始白天、晚上6～10点之间数胎动1小时，每小时胎动次数3～5次为正常。

3.营养

此时期的胎儿生长最迅速，需要的营养素最多，同时孕母的食量增加，体重增长加快。由于胎儿长大，压迫母体，使孕母常有胃部不适或饱胀感，胃容量相对减少，消化功能减弱。因此，饮食宜少食多餐（每日可进5餐），清淡可口，易于消化，减少食盐摄入量，不吃过咸的食物。孕母的膳食应注意以下几点：

（1）增加蛋白质和热能：胎儿的身体增大，大脑发育加快，同时孕母代谢增加，胎盘、子宫和乳房等组织的增大，都需要大量蛋白质的储存以及热量的供应。

每日蛋白质摄入量不少于 80 g。应以增加动物蛋白和大豆蛋白为主，即多吃瘦肉、海鱼、大豆类食品。晚期绝大多数孕妇由于各器官负荷加大，血容量增大，血脂水平增高，活动量减少，总能供应不宜过高，尤其是最后一个月，要适当控制脂肪和碳水化合物的摄入量，以免胎儿过大，造成分娩困难。

（2）监测血糖：妊娠期间血糖控制好坏直接影响母儿的安全。不能为了补充营养就吃饭没有节制，引起血糖升高。血糖控制不好，母亲容易并发妊娠高血压疾病、宫内感染；胎儿易患巨大儿或发育迟缓，容易发生围产儿死亡。因此，要合理控制总热量，多食纤维食物、高质量蛋白质、新鲜蔬菜，补充维生素及矿物质，可少食多餐，并要监测空腹及餐后两小时血糖。

（3）保证足量的钙和维生素 D 的摄入：孕期全过程都需要补钙，但孕晚期的需要量明显增加，因为胎儿的牙齿和骨骼的钙化加速，体内一半以上的钙是在孕晚期最后两个月储存的。每日需钙 1200～1500 mg，可多食牛奶、鱼和虾。同时应多摄入维生素 D，以促进钙的吸收。孕母每日膳食中应供给维生素 D 10 μg（相当于 400 IU），海鱼、动物肝脏、蛋黄、奶油中维生素 D 含量较高；孕妇还可以在户外散步，让阳光照射皮肤可增加维生素 D 的吸收。

（4）足量铁的摄入：在此期间，胎儿肝脏每日要贮存铁 5 mg。如果贮存量不够，新生儿易患缺铁性贫血，孕妇本人也需贮铁。因此，要多吃动物肝脏等富含铁的食物。如果孕妇贫血，还要口服补铁药。

（三）孕晚期保健特别须知

1.防治妊娠并发症

（1）妊娠高血压疾病：一般孕期进行妊娠高血压疾病预防分为几个步骤：

①妊娠高血压疾病常见的危险因素筛查：家族有慢性高血压或妊娠高血压疾病史的，本人有妊娠高血压疾病史或合并有慢性高血压、肾脏病、糖尿病、肝炎、贫血、营养不良疾病等；此次妊娠为初产、多胎、年龄小于 20 岁或大于 35 岁等；生活习惯如孕妇休息或睡眠喜采取持续仰卧位者；工作劳累紧张；职业中接触一些有毒物质如无机汞、苯、甲苯等；身体免疫功能异常等。

②孕期监测凡遇有以上危险因素的孕妇应认真观察妊娠高血压疾病症状、体征的出现。睡眠应采取左侧卧位，多休息，按期产前检查，出现异常时及时接受治疗。有贫血或其他慢性病者应于孕前或早期积极纠正与治疗。

③孕中、晚期注意补钙。

（2）胎膜早破：由于胎膜破裂没有疼痛感，因此许多孕妇不会立刻感到问题的严重，羊水无黏性，站立时流水增多，平卧时减少或者停止外流，由此可与小便进行区别。要预防胎膜早破，首先要重视孕期营养，多吃蔬菜、水果，增加维生素 C 的摄入；其次应该重视产前检查，孕晚期一旦发现"尿床"现象要立即就医，以防不测。

（3）胎位不正：主要为臀位。适时纠正约有 70% 可以成功。不能纠正者或胎儿为腿伸直位或有其他异常需就医诊断。

2.注意临产的信号

（1）胃部的压迫感消失，孕妇有胃部轻松感。

（2）下腹有疼痛、酸胀感，一日数次。

（3）尿频、尿意增强，但没有尿急、尿痛。

（4）腰酸、股根部发胀。

（5）阴道分泌物增多，为透明的或白色的黏性无臭分泌物。

（6）胎动变化，一直活跃的胎动渐渐变得迟缓。

3.做好产时产后物质及心理准备

（1）母乳喂养的孕期准备：要想取得母乳喂养的成功，孕期必须做好充分的准备。许多研究与实践证明，如果产前做好乳房准备，产妇和家属做好心理准备，并且从医院到家庭全都按照保证母乳喂养成功的要求和措施去办，母乳喂养的成功率就会有很大提高。

①乳房准备：首先检查乳头形状有无下陷等异常。孕6个月后每日用温开水毛巾擦洗乳头乳晕若干下，保持上皮健康，不用肥皂。对乳头做轻拉伸展练习，遇有平陷者可轻轻向外牵拉，有早产危险者不做。对乳房进行按摩，促进乳房血液循环，有利腺体分泌及流通。在做乳房准备阶段时应穿着柔软棉布胸罩，将乳房托起可以感觉舒适并保持清洁。不要束胸，减少衣服对乳房的摩擦。

②营养准备：妊娠期和哺乳期都应有充分的营养准备，为母体变化、胎儿发育及乳腺发育和泌乳做好准备。

（2）在医生的指导下做好产时、产后的准备：

①为新生儿置备衣服及用品：新生儿不需要很多衣服，准备的衣服应该都是实用的，并且容易穿、脱和洗涤的简单服装，贴身衣服最好是纯棉的。准备帽子、袜子等。新生儿最好用棉质的长方形尿布，满月后再用一次性尿布。准备婴儿澡盆、大小毛巾数块以及其他婴儿洗澡用品。

②产妇必备：入院分娩所需要带的衣物、生活用品、卫生用品及食品等。

（四）丈夫在妻子孕晚期时的任务

妊娠晚期，孕妇身心负担加重，又要面对分娩，更需要丈夫的关心。丈夫在这一时期的主要责任有：

1.理解妻子

理解妻子此时的心理状态，减轻妻子的思想压力。对妻子的烦躁不安和过分挑剔应加以宽容、谅解。多与妻子交流、沟通，帮助妻子消除对分娩的恐惧心理。

2.共同准备

和妻子一起学习有关分娩的知识，帮助妻子练习分娩的辅助动作和呼吸技巧。进行胎教，做好家庭自我监护，以防早产。和妻子一道为分娩做好经济、物质、生活环境上的准备，共同学习哺育、抚养婴儿的知识。丈夫要主动承担家务，还要注意保护妻子的安全，避免妻子遭受外伤。

四、孕期异常情况的识别和处理

孕期异常情况的识别与处理，见表4-1。

表4-1 孕期异常情况的识别与处理

病症	表现	处理方法
牙龈出血	牙龈出血,特别是在刷牙后更明显	进食后用牙刷彻底清洁牙齿,服用维生素
气喘	走路、爬楼梯甚至讲话时感到透不过气	尽可能多地休息;如果感到透不过气,附近没有椅子,就试着蹲伏;夜晚多加一个枕头,如果气喘严重应去就诊
胃灼痛	上腹部有强烈的烧灼性疼痛	避免吃大量谷类、豆类、有很多调味料的食物或油煎的食物;晚上饮一杯温热的牛奶,多用一个软垫把头垫高;在医生指导下服用治疗胃酸过多的药物
便秘	排出硬而干的大便,次数较平时少	要吃富含高纤维的食物并喝大量的水。有便意时即去厕所;经常运动;服用医生开的任何铁剂药物时,应饭后服用并喝大量的水;如持续便秘要去就诊,不要乱服轻泻剂
痛性痉挛	经常发生在夜间。一般是小腿肚和脚部肌肉发生痛性收缩。通常由于一伸腿伴脚尖向下的动作而激起发作	按摩发生痉挛的小腿肚或脚。为了改善血液循环,可以走一走,活动一下,若疼痛减轻可多走一会儿;在医生指导下服用钙片及维生素D
尿频	小便次数异常增多	如果发现夜间要起床去厕所,可在傍晚时就少喝水;若感觉排尿疼痛,可能有感染,要及时就诊
尿漏	每当奔跑、咳嗽、打喷嚏或者大笑时,会有尿液漏出	常排小便。经常进行骨盆底肌肉的锻炼;防止便秘,避免提重物
痔疮	发痒、疼痛以及排便时会出血	多吃蔬菜水果。尽量不要长期站立,局部热敷或冷敷
皮疹	红色皮疹常发生在乳房下或腹股沟处被汗湿透的皮肤褶皱内	洗患处并使之干燥。用爽身粉减轻皮肤的不适;穿宽大的棉质衣服
失眠	入睡困难,醒来以后就难以再入睡。有些孕妇会围绕着分娩或胎儿做噩梦	看书、松弛运动一会儿或睡觉前洗温水浴,有助于睡眠;尝试多加一个枕头,侧卧位睡
阴道分泌物增多	清澈或黄色分泌物较平时多,没有瘙痒、疼痛或气味	避免使用阴道洗液;如感到痒、疼痛或分泌物有颜色、有气味时去医院就诊
静脉曲张	两腿疼痛,小腿及大腿的静脉疼痛并且肿胀	经常把脚抬高休息,不要站立时间太长
出汗	稍用力后出汗,或者夜间醒来感觉热并且出汗	穿宽松的棉质衣服,大量饮水;房屋要通风

特别提醒：如有下列情况出现，应立即去医院就诊。

1.不能消除的严重头痛。

2.出现视力模糊。

3.严重而持续的胃痛。

4.阴道出血。

5.严重、频繁的呕吐。

6.体温38 ℃以上。

7.胎动减少或消失；每小时胎动次数小于3次或胎动次数比平时减少一半，以及胎动突然频繁，应继续再数1小时，如仍未好转，应及时去医院。

五、妊娠不同孕周产前保健内容

妊娠不同孕周产前保健内容，见表4-2。

表4-2 妊娠不同孕周产前保健内容

孕周	常规保健	必查项目
孕6～13周[+6] （第1次检查）	1.建立孕期保健手册 2.确定孕周、推测预产期 3.评估孕期高危因素 4.血压、体重与体重指数 5.妇科检查 6.胎心率(孕12周左右)	1.血常规 2.尿常规 3.血型(ABO和Rh血型) 4.空腹血糖水平 5.肝功能 6.肾功能 7.乙肝表面抗原筛查 8.梅毒血清抗体筛查 9.人类免疫缺陷病毒筛查 10.地中海贫血筛查 11.孕早期超声检查(确定宫内妊娠和孕周)
孕14～19周[+6] （第2次检查）	1.分析首次产前检查的结果 2.血压、体重 3.宫底高度 4.胎心率	无
孕20～24周 （第3次检查）	1.血压、体重 2.宫底高度 3.胎心率	1.胎儿系统超声筛查(孕20～24周) 2.血常规 3.尿常规
孕25～28周 （第4次检查）	1.血压、体重 2.宫底高度 3.胎心率	1.75 g口服葡萄糖耐量试验 2.血常规 3.尿常规

（艾世伟）

参考文献

[1]刘文利.大学生性健康教育读本[M].北京:清华大学出版社,2013.

[2]郑惠.妇幼保健学[M].北京:科学出版社,2015.

[3]王临虹.实用妇女保健学[M].北京:人民卫生出版社,2022.

[4]李芝兰,薛红丽.出生缺陷干预指导手册[M].兰州:兰州大学出版社,2010.

[5]熊庆,王临虹.妇女保健学[M].北京:人民卫生出版社,2014.

[6]华嘉增,朱丽萍.现代妇女保健学[M].上海:复旦大学出版社,2012.

[7]中华医学会妇产科学分会产科学组.孕前和孕期保健指南(2018)[J].中华围产医学杂志,2018,21(3):145-152.

第五章　　避孕节育

避孕（contraception）就是指避免怀孕。据估计，意外怀孕占全世界怀孕总数的44%，其中近60%以堕胎终止，多达一半的意外怀孕是由于采用不正确的避孕措施造成的。全世界每年死亡的50万孕产妇中，1/3死于不安全流产。事实上，我们完全可以用各种避孕方式来减少意外受孕情况的发生。

人的一生中对避孕用品的需求和使用是不断变化的。在不同的年龄和时期，个体可以根据自身不同的需求和身体状况采取不同的避孕方式。在采取某种避孕方法的同时，必须认真考虑其有效性、副作用、便利性、价格以及对艾滋病和性传播疾病的预防等。具体需要考虑的因素包括：

1.有效性

每种避孕方式的相对有效性，避孕失败的风险。

2.副作用

了解每种避孕有哪些副作用，个体是不是适合这种方式。

3.便利性

避孕方式是否容易获得，是否简单，是否愿意每次都使用。

4.成本

选择的避孕方式是否支付得起。

5.性病保护

你是否只有一个性伙伴，你是否确定，你是否知道你的性伙伴有没有性传播疾病，你是否需要采取可以避免感染性传播疾病或艾滋病的避孕方式。

事实上，没有百分百安全、方便又实用的避孕方式。每种避孕方法都有它的优点和缺点。比如，很多种能够有效避免怀孕的避孕方法却不能同时防止感染性传播疾病，如口服避孕药、激素、绝育等。男性避孕套是所有方法中防止性传播疾病效果最好的，但是避孕效果相对差一点。在使用前应该自己衡量它们的优点和缺点，以及是否适合使用。

同时，很难准确定义每种方法的有效性，因此提到的数据只是一个大略的估计，而且有效性还取决于使用方法的正确性和连贯性。如避孕套的使用方法不正确、短效避孕药漏服等都会影响避孕方式的有效性。

然而，大多数人使用各种避孕方法很不连贯或者没有效果。人们放弃使用避孕措施有很多原因，包括以下几个：

1.有些人认为自己不可能会怀孕。

2.认为提前采取防范措施，就会有罪恶感（不道德感）。

3.买避孕用品太尴尬了。

4.会有人发现我在使用避孕用品（比如父母）。

5.一旦我采取了避孕措施，我就会不由自主地过更多性生活。

6.这并不在我计划范畴之内。

7.性生活还没有发生，所以也不会怀孕。

8.用避孕用品不符合顺其自然的原则。

9.用了就没有乐趣了。

10.我太懒了。

目前所使用的避孕方法主要是通过以下环节达到避孕的目的：（1）干扰受精卵着床，使子宫内环境不适宜受精卵生长；（2）阻止卵子和精子相遇；（3）抑制排卵；（4）改变阴道环境，不利于精子生存。有些避孕方式是通过多环节共同作用来达到避孕目的的，如避孕药；有些避孕方式是通过单一方式来作用的，如避孕套是通过阻止卵子和精子相遇来达到避孕效果的。

避孕方法包括口服避孕药、皮下埋植、注射剂、贴剂、阴道环、宫内节育器、安全套、结扎、性交中断（体外射精）和安全期方法等。这些方法在预防计划外怀孕方面有不同的作用机制和效果。方法有效性按每年每百名使用该方法的妇女的怀孕次数衡量，包括：非常有效（每100名妇女怀孕0～0.9次）；有效（每100名妇女怀孕1～9次）；勉强有效（每100名妇女怀孕10～19次）；不太有效（每100名妇女怀孕20次或以上）。

2018年世界卫生组织和美国约翰·霍普金斯大学彭博公共卫生学院总结的每年每百名坚持正确使用避孕方法妇女的怀孕率和每年每百名一般使用避孕方法妇女的怀孕率分别为：（1）口服避孕药（0.3%，7%）；（2）单纯孕激素避孕药（0.3%，7%）；（3）皮下埋植剂（0.1%，0.1%）；（4）单纯孕激素注射剂（0.2%，4%）；（5）长效避孕针（每月注射一次）或复方避孕针（0.05%，3%）；（6）复方避孕贴剂和复方阴道避孕环（贴剂0.3%，7%；阴道环0.3%，7%）；（7）宫内节育器（含铜0.6%，0.8%；左炔诺孕酮0.5%，0.7%）；（8）男用避孕套（2%，13%）；（9）女用避孕套（5%，21%）；（10）男性结扎（输精管切除术）（0.1%，0.15%）；（11）女性结扎（输卵管结扎术）（0.5%，0.5%）；（12）性交中断法（体外射精）（4%，20%）；（13）安全期法（5%，12%）。

第一节　药物避孕

世界范围内有10亿人在使用药物避孕。发达国家的使用率高于发展中国家，我国使用率较低。避孕药安全性研究和国内外观察表明，长期服用甾体避孕药不仅不会增加生殖器官恶性肿瘤的发生率，而且还可减少子宫内膜癌、卵巢上皮癌的发生，它对人体代谢的影响是暂时性并且是可逆的，长期应用并不影响健康。

避孕药是通过多环节的综合作用来达到避孕目的的，包括：抑制卵巢排卵；增加子宫颈黏液的稠厚度，不利于精子穿过；改变子宫内膜组织的形态和功能，不利于受精卵着床；影响输卵管的蠕动，使受精卵的运行和子宫内膜的发育不同步；抑制精子获能。

目前常用的避孕药物几乎全部是女用避孕药，大多由雌激素和孕激素配伍而成，也有一些为非甾体类药物，如离子表面活性剂、醇醚类等。根据服用途径分为口服避孕药、长效避孕针和缓释避孕药。

药物避孕适用于所有健康的生育年龄妇女。但有重要器官病变，如急、慢性肝炎或肾炎；严重心血管疾病、冠状动脉粥样硬化、高血压；内分泌疾病，如糖尿病、甲状腺功能亢进；各型血液病或血栓性疾病；恶性肿瘤、癌前病变、子宫病变或乳房肿块患者；精神病生活不能自理者；月经稀少或年龄＞45岁者不建议使用。年龄＞35岁的吸烟妇女不宜长期服用。

一、口服短效避孕药

口服短效避孕药是各类避孕药中使用最早、最广泛的药物，目前口服避孕药的种类可达60多种以上。这些不同的避孕药剂可以分为单相和多相两类：单相的药物包含等量的激素，在月经周期的不同时期所用的药物激素含量不变。多相药物在月经周期的不同时期所用的药物含有的雌激素和孕激素含量不同。市场上的口服避孕药大部分是单相药，主要由人工合成的甾体激素制成，大多数是雌激素和孕激素的复合制剂，少数为孕激素的单方制剂。目前常用的有复方炔诺酮片（口服避孕片1号）、复方甲地孕酮片（口服避孕片2号）、妈富隆（复方去氧孕烯片）等。多相避孕药有双相片和三相片，如去氧孕烯双相片、左炔诺孕酮三相片等。

短效避孕药的主要作用是抑制排卵，除了禁欲、绝育和激素注射，口服避孕药是防止怀孕的最有效手段。按规定用药不漏服，避孕成功率按国际妇女年计算达99.95%。但没有按照说明服用药品（主要为漏服）的女性中有8%在第1年内怀孕。因此，正确按时服用是提高避孕效果的保证。

（一）优点

口服避孕药是防止怀孕最有效的手段。几乎适用于从青少年到绝经期的任何需要避孕的妇女，并且可以一直服用，不需时停用，具有随时停药后妇女的生育能力可很快恢复的优点。除了有效之外，这种药品还具有不影响性生活的优点。此外，口服避孕药还可以帮助女性减少月经量和出血天数，调节月经周期，减轻痛经。

复方避孕药非常安全。除了防止女性怀孕之外，它还降低了女性患卵巢癌、子宫癌、乳房肿块、卵巢囊肿、子宫内膜癌的危险。研究发现口服避孕药会使卵巢癌和子宫内膜癌的患病率下降50%。此外，复方避孕药对缺铁性贫血、异位妊娠、盆腔炎、类风湿性关节炎等有一定预防和治疗作用。

口服避孕药不影响生育能力，长期应用不影响健康。停药后就可以恢复生育能力。国外学者发现，一些服用口服避孕药的女性可能比使用其他方法避孕的女性需要更长的时间怀孕，主要是因为避孕药对人体代谢的暂时性影响，但这种影响是可逆的。为避免避孕药对胎儿的致畸作用，应在停药6个月后再受孕。

（二）缺点

每个月经周期需每天服药，连服药21～28天，易漏服，从而影响避孕效果；此外服药后少数妇女可能有副作用，如类早孕反应、月经改变、体重增加及情绪变化等；极少数人可能增加中风、腿部深静脉栓塞或心肌梗死的危险性。患高血压且年龄大于35岁的吸烟女性服药后患心、脑血管疾病的危险增加；长期服用者，发生静脉血栓栓塞的危险增加；哺乳期妇女服用可影响乳汁质量及数量；与某些药物同时服用，可降低避孕效果；对包括HIV在内的性传播疾病没有任何预防作用。

（三）副作用

1.类早孕反应

少数妇女在开始服药的初期，有轻度的恶心、食欲不振、头晕、乏力、嗜睡、呕吐等反应。随服药时间延长，绝大多数均能自然好转。

2.服药期间突破性出血

有些妇女在口服短效避孕药期间，会发生突破性出血。一般出现在服药初期，表现为点滴样或月经样出血。常见出血原因有：一是漏服、不定时服药、服药方法错误或药品质量受损；二是个体差异所致，个别妇女服药后，体内激素平衡受到影响，不能维持子宫内膜的完整性，造成突破性出血。

3.月经量减少或停经

在服药期间，多数妇女的月经量会减少，个别会发生停经，一般停药后会自行恢复正常。

4.皮肤褐斑

约5%～8%的妇女在服用避孕药后，面颊部出现蝶形褐斑，停药后色斑可逐步自行减弱、消退，不影响健康。

5.体重变化

少数妇女服用短效避孕药后，体重会增加或减轻，多数妇女体重不变。

6.乳房胀痛

少数妇女有乳房胀痛的表现，一般无须处理。随服药时间延长，症状可自行消失。

7.头痛

少数服药妇女在服药期间，可发生头痛，轻度患者可能自愈，如果有严重持续性头痛应予以停药。

8.其他

极少数妇女服药后会发生精神抑郁、头昏、乏力、性欲减低、皮疹、皮肤瘙痒等。可停药观察，或酌情对症处理。

妈富隆是近年来使用较多的一种口服避孕药，含有0.15 mg去氧孕烯和0.03 mg炔雌醇，其中去氧孕烯是一种高选择性的孕激素，其活性代谢产物依托孕烯是一种强效排卵抑制剂，能有效抑制卵泡生长和排卵。妈富隆还能增加宫颈黏液的黏稠度，阻止精子的穿透。由于妈富隆雌激素含量低，服用期间恶心、呕吐、乳房胀痛等副反应明显减少，对体重也几乎没有影响。此外妈富隆的雄激素活性极低，能显著改善痤疮、多毛等症状。一般单相复方药物的使用方法基本相同，对于像妈富隆这类避孕药来讲，一盒中包有21片药。使用是从月经来潮第1天起，每晚饭后或睡前服1片，如果漏服，在第二天早上补服一片，接下来的每天也都要服用一片，连服21天。以后均于停药第8天起服下一周期药。服药最初7天内如有性生活，应同时采取其他方法避孕。如果连续漏服超过3天，则避孕效果下降，需要采取其他避孕方法补救。有些药物，如敏定偶，含有28片药。28片装药包中多出的7片药只是为了方便：就是说，服用不需要记得先停7天之后再接着服用，只需要连续服用就可以了。通常服用者会在吃下最后一片含激素的药片后的2～3天的时候月经来潮。

国内生产的炔诺孕酮三相片（简称三相片）由炔雌醇和左炔诺孕酮组成。与单相片比较，雌激素剂量变化不大，孕激素总量减少30%～40%，避孕效果可靠，控制月经周期良好，突破性出血和闭经发生率显著低于单相制剂，副反应少。

三相片模仿正常月经周期中内源性雌、孕激素水平变化，将1个周期的避孕药按照不同雌、孕激素配比剂量分成3个阶段。顺序服用，每日1片，共21日，具体如下：①第一相（1～6片）：即月经周期早期给予两种激素含量均低的药片；②第二相（7～11片）：即月经周期中期给予两种激素含量均高的药片；③第三相（12～21片）：即月经周期后期用孕激素量高而雌激素量低的药片。第一周期从月经周期第1日开始按顺序先服用第一相，每晚1片，随后5天每晚服第二相片1片，最后10天每晚服第三相片1片，连服21天，不得间断。第二周期后改为第3日开始。若停药7日无撤药性出血，则自停药第8日开始服下第三周期药物。与单相避孕药一样，如果漏服，必须在第二天早上补服一片。如果连续漏服超过3天，则避孕效果下降，需要采取其他避孕方法补救。

二、口服长效避孕药

多由长效雌激素和人工合成的孕激素配伍制成，胃肠道吸收长效雌激素炔雌醚后，储存于脂肪组织内缓慢释放，起长效避孕作用。避孕有效率达96%～98%，服药1次可避孕1个月。

口服长效避孕药作用机理主要有：通过抑制下丘脑－垂体－卵巢轴功能，抑制排卵；改变子宫内膜形态与功能，不利于受精卵着床；影响输卵管的蠕动，干扰受精卵的正常运行，使受精卵与子宫内膜发育不同步。

（一）优点

长效，服用方法简单，服1片药，可避孕1个月，漏服的可能性小，避孕效果好；有助于预防宫外孕、葡萄胎；缓解痛经，具有可逆性，停药后就可恢复生育能力。

（二）缺点

长效口服避孕药的雌、孕激素含量大，服药初期副反应较多，如类早孕反应、白带增多、月经变化等；停药后，育龄妇女的生育能力恢复较慢；不能预防包括艾滋病在内的性传播疾病；因雌激素剂量大，长期不良反应有待监测。

（三）副作用

1.类早孕反应

服药初期较常见，表现为恶心、头晕、乏力、嗜睡等。约20%的女性在服药后8～10小时出现症状，3个月后症状可自行减轻、消失。

2.白带增多

白带增多，呈无色、透明、稀薄如生鸡蛋清样。

3.月经改变

长效口服避孕药对月经周期、经期、月经量影响不大，一般不需处理。

4.头痛

头痛伴血压升高或持续头痛者，应停止使用长效口服避孕药，或做进一步诊断与治疗。

5.其他

偶见乳房胀痛、皮肤瘙痒、皮疹、色素沉着、下腹痛等症状，症状较轻者，一般无需处理，较重者应停药，症状可自行消失或对症治疗。

三、长效避孕针

包括单纯孕激素类和雌、孕激素混合类两种，正确使用，避孕效果非常好，避孕有效率超过98%。主要应用雌、孕激素混合类；单纯孕激素类不含雌激素，可用于哺乳期避孕，但易并发月经紊乱。

长效避孕针主要作用机制：抑制排卵；增加子宫黏液的稠厚度阻止精子穿过；改变子宫内膜组织的形态和功能，使受精卵不能着床；影响输卵管的蠕动，使受精卵的运行和子宫内膜的发育不同步和抑制精子获能。

长效避孕针可适用于所有健康的育龄期女性，特别是适用于已生育过子女、无禁忌症、需要避孕的育龄妇女，以及不宜使用宫内节育器的女性或使用宫内节育器失败的妇女和服用短效口服避孕药易漏服的女性。

（一）优点

避孕效果好，避孕有效率超过98%。每月注射1次就可避孕1个月，使用较方便；不影响生育能力，停药后就可以恢复生育能力；有助于预防宫外孕、盆腔炎；减少贫血、减轻痛经症状等。

（二）缺点

用药初期常发生月经改变；肌肉注射后，血中药物浓度上升快，使肝脏负担加重，对糖代谢、脂代谢、蛋白代谢有一定的影响；停药后生育能力恢复较慢；哺乳期妇女不能使用；不能预防艾滋病等性传播疾病；需由医务人员注射，不能由自己给药。

（三）副作用

1.类早孕反应

较复方短效口服避孕药少见。恶心、呕吐、头晕等类早孕反应症状轻，一般无需处理，随着用药时间的延长，可自行消失。

2.月经变化

月经变化（月经周期缩短或延长及闭经）是使用复方雌-孕激素长效避孕针剂最主要的副反应。

3.过敏反应

个别女性在注射复方雌-孕激素长效避孕针剂后会发生过敏反应。应在每次注射避孕针后，观察15～20分钟，确证无异常反应，方可离开。

4.其他

体重增加、头痛、下腹痛、痤疮、皮疹、精神抑郁、性欲降低、腰酸、心悸、潮红等症状偶有发生，应酌情处理，症状严重者应停止用药。

（四）使用方法和注意事项

肌肉注射1次避孕1个月。首次注射应在月经期的第5天，深部肌肉注射2支，或在月经期的第5、12天，各肌肉注射1支。以后均于月经期的第10～12天注射1支。

四、速效避孕药（探亲避孕药）

速效避孕药又称探亲避孕药，适用于两地分居或短期同居、无禁忌症的育龄妇女。

大多为单方孕激素制剂或雌孕激素复合制剂。目前常用的有：探亲避孕片1号、炔诺酮探亲片、18甲速效口服避孕片、53号探亲避孕片等。其主要可改变子宫内膜形态与功能，并使宫颈黏液变黏稠，不利于精子穿透和受精卵着床，月经周期前半期服药还有抗排卵的作用。正确使用，避孕有效率达99%以上。

（一）优点

使用方法简单，不受月经周期的限制，可在月经周期的任一天开始服药；适用于新婚、短期在一起或探亲的夫妇；单方孕激素口服避孕药有助于预防良性乳腺疾病、子宫内膜癌、卵巢癌及盆腔炎等。

（二）缺点

部分育龄妇女在服药后有恶心、呕吐、胃肠道不适等类早孕反应及月经紊乱等副反应；同居时间短，也需服满规定的药量；同居时间长，还需加服短效口服避孕药；药物剂量大，不宜反复经常使用；不能预防包括艾滋病在内的性传播疾病。

（三）副作用

速效避孕药的副作用比较少。常见的有类早孕反应和月经紊乱。

1.类早孕反应

少数女性服药后会出现恶心、呕吐、乏力、嗜睡等症状。

2.月经改变

常见的月经改变有月经周期延长、阴道不规则出血，常为暂时性，可不予处理。

3.白带增多

一般无须处理。严重者，可请医师处理。

4.其他症状

少数妇女服药后，偶见乳房胀痛、口干、食欲不振等症状，一般无须处理，停药后可自行消失，严重者可酌情处理。

五、缓释避孕药

缓释避孕药是将避孕药（主要是孕激素）与具备缓慢释放性能的高分子化合物结合制成多种剂型，在体内持续恒定地进行微量释放，起长效避孕作用。

（一）皮下埋植剂

皮下埋植剂是一种常用的缓释系统的避孕剂。主要通过增加宫颈黏液黏稠度，阻止精子穿透；改变子宫内膜组织的形态、功能，不利于受精卵着床；对部分女性可起到抑制卵巢排卵作用。其避孕有效率为99%以上。

1.优点

长效、一次植入，可避孕3～5年；随时可取出，取出后24小时失去避孕作用，血液中的孕激素96小时清除，恢复生育功能快；手术方法简单，手术所需时间短，手术造成的疼痛轻微，手术后不影响受术者的日常工作、生活；不影响哺乳期妇女泌乳量及乳汁质量，在产后6周即可开始使用；不含雌激素，没有雌激素的副反应；有助于预防宫外孕、卵巢癌、子宫内膜癌；有助于减少缺铁性贫血。

2.适合人群

所有身体健康的育龄妇女均可使用，更适用于：有长期避孕需求的妇女；宫内节育器使用失败（如脱落、带器妊娠等）或不适用宫内节育器的妇女；不愿意做绝育术的妇女；不能按规定口服避孕药的妇女；对使用雌激素禁忌的妇女。

3.缺点

植入和取出均需经过小手术；很多使用者可能发生月经紊乱等副反应；体重大于70公斤的使用者，避孕有效率略降低；不能预防包括艾滋病在内的性传播疾病。

4.副作用

（1）月经紊乱　月经频发、经期延长、月经间期点滴样出血，也有可能发生闭经。

（2）头痛　是较常见的副反应，严重头痛者终止使用。

（3）体重增加　少数妇女发生体重增加，对健康无影响，要加强体育锻炼，控制饮食。

（4）伤口感染发生率较低。严格无菌操作可预防伤口感染。

5.使用方法和注意事项

皮下埋植剂的植入、随访和取出应在县级医院或计划生育指导站等有条件的医疗单位进行。手术操作人员必须经过严格的技术培训取得资格后方能开展此项手术。

（二）缓释阴道避孕环

国内研制的硅胶阴道环，又叫甲硅环，为直径4 cm、具有弹性的空芯软硅橡胶管，硅橡胶管中放置了与口服避孕药类似的雌、孕激素。女性将这一小环置入自己阴道中，环内含有的药物可以通过硅橡胶环壁缓慢、恒定、低剂量释放，被阴道黏膜吸收，就像每天服药一样，发挥避孕作用。正确使用阴道环，避孕有效率在97%以上。可连续使用1年，月经期不需取出。使用方便，女性自己就可以放置或取出。与口服避孕药使用者相比，阴道环使用者恶心、痤疮、烦躁、抑郁和月经间出血等要少一些；对性生活无影响，如果有影响，可取出，在房事后立即放入。但阴道环使用者可能会发生脱落，尤其是在蹲位排便时易脱落；可能有阴道刺激和分泌物较多等情况；并且不能预防包括艾滋病在内的性传播疾病。

（三）微球和微囊避孕针

微球和微囊避孕针是近年发展的一种新型缓释系统。采用具有生物降解作用的高分子化合物与甾体避孕药混合或包裹制成的微球或微囊，微球直径100 μm，通过针头注入皮下，缓慢释放避孕药。高分子化合物可在体内自然降解、吸收，不必取出。每皮下注射1次，可避孕3个月，3个月后药物作用可自行消退。需长期避孕的，需要每3个月皮下注射1次。

六、外用杀精子剂

除醋酸苯汞外，目前临床上广泛应用的为离子型表面活性剂，如壬苯醇醚、孟苯醇醚和烷苯醇醚等。常用的避孕药膜以具有快速高效的杀精能力的壬苯醇醚为主药，聚乙烯醇为水溶性成膜材料制成，每张药膜含主药50 mg。最快者5秒钟内使精细胞膜产生不可逆改变，仅1/30剂量即足以杀灭一次射精中的全部精子。性交前5分钟将药膜揉成团放于阴道深处，溶解后即可性交。其正确使用的避孕效果达95%以上。一般对局部黏膜有刺激作用，少数妇女自感阴道灼热或阴道分泌物增多。

杀精子剂可以杀死和（或）固定杀精子剂接触的精子，并且可以通过阻塞子宫颈来阻止精子与卵子结合。杀精子剂以阴道药膏、薄膜、泡沫、胶栓剂、海绵状物和药片等多种形式发挥作用。泡沫和药膏可以用一种涂药器涂在子宫颈壁上。杀精子膜（由杀精子剂包裹的小方块）和栓剂需要用手放置在阴道深部。多数杀精子剂都必须在性交前1小时放入阴道内，有一些在放入后的10～15分钟之内是无效的，使用者必须仔细阅读包装上的使用指南。

（一）有效性

最理想的情况下杀精子剂的有效率是85%，即15%的妇女即使很正确地使用了杀精子剂，仍会在一年内怀孕。然而它的实际使用有效率在所有的避孕方法（包括体外射精）中，是最低（大概是71%）的。跟避孕套差不多，它失效的主要原因是使用者不能坚持每次都使用或者正确使用（如用得太早太晚）。不过，避孕套和杀精子剂结合使用的有效率可以跟口服避孕药相媲美。

（二）可逆性

杀精子剂对未来生育不会产生影响。

（三）优缺点

杀精子剂很容易使用，而且使用过程中不需要性伴侣的协助。杀精子剂最大的缺点就是失败率相对于其他避孕方法高。

（四）方法

在性生活前约10～15分钟左右放入阴道深处靠近子宫口使用。

第二节 工具避孕

一、宫内节育器

宫内节育器（intrauterine device，IUD）是放置在妇女子宫腔内的避孕器具。宫内节育器是用不锈钢、塑料或硅橡胶等材料为载体，加上活性物质制成的环形、T型、γ型和V型等，置入宫腔，干扰受精卵着床，从而达到避孕的目的。放置后长期有效，避孕效果可维持5～10年，需要妊娠时可取出而不影响生育，是目前我国育龄妇女广泛使用的避孕方法；我国也是世界上使用宫内节育器最多的国家，使用率占世界宫内节育器避孕总人数的80%。在世界范围内宫内节育器在亚洲使用率最高，在中国约有40%的妇女使用宫内节育器，韩国50%的妇女使用宫内节育器，乌兹别克斯坦有56%的妇女使用。目前，国内外广泛使用的类型是活性节育器，主要有带铜宫内节育器，药物缓释宫内节育器和第三代宫内节育器。

（一）有效性

宫内节育器是最有效的避孕方法之一，有效率高达99%。

（二）可逆性

一旦宫内节育器被移除，生育力就立刻恢复。

（三）优点

宫内节育器的避孕效果可以维持5～10年。对于已生育的成年妇女来讲是一个作为长期避孕的绝好选择。宫内节育器一旦正确放置，就无需在性交之前作任何准备；安全，不干扰身体其他器官和内分泌系统的功能；不影响性生活；简便，一次放置可长期避孕，不需其他措施；具有可逆性，不影响以后生育能力；有效，经济，并且可以作为一种紧急避孕措施。

（四）缺点

宫内节育器增加了盆腔感染的概率，尤其对于有多个性伴侣的妇女而言更明显。因此，宫内节育器不建议年轻妇女和计划要孩子的妇女使用。宫内节育器有可能在没有征兆的情况下脱落（一年使用者发生率2%～10%）。宫内节育器需经宫腔操作，要求在无菌条件及专用设施下进行；妇女不能自己随意取放，必须由经培训的医务人员实施操作；极少情况下，手术可能出现一定并发症；可能发生脱落、带器妊娠或不良反应；不能预防包括艾滋病在内的性传播疾病。

（五）放置时间及注意事项

宫内节育器必须由经培训的医务人员实施操作。

1.月经期与闭经期

月经期第3天至月经干净后7天内均可放置，以月经干净后3～7天为最佳。月经延期或哺乳期闭经者，应在排除妊娠后放置。

2.流产后

人工流产负压吸宫术和钳刮术后、中期妊娠引产流产后24小时内清宫术后可即时放置。自然流产后经期正常后放置，药物流产两次正常月经后放置。

3.产后（包括剖宫产）

顺产产后42天恶露已净，会阴伤口已愈合，子宫恢复正常者；剖宫产半年后放置。

4.紧急避孕

用于紧急避孕，在无保护性性交后5天内放置。

5.哺乳期

女性可在哺乳期放置宫内节育器，但需首先应该排除早孕。

6.含有孕激素的宫内节育器

如需放置含有孕激素的宫内节育器应该在月经第4～7日进行放置。

7.自然流产

自然流产后应于经期正常后放置，如使用药物流产应该于两次月经正常后放置。

二、男用避孕套

避孕套（condom）是最古老的避孕手段之一，也是为数不多的由男性使用的避孕方式。目前常用的避孕套都是用乳胶（一种合成橡胶）制成。避孕套为筒状优质薄型乳胶制品，顶端呈小囊状，筒径规格为29、31、33、35 mm四种，排精时精液储留于小囊内，精子不能进入女性子宫内，而达到避孕目的。

还有一种避孕套是由氨基甲酸乙酯（简称聚氨酯）制成的，主要适用于性伴侣对乳胶过敏者，使用起来比乳胶避孕套感觉更舒适和自然；但这种避孕套由于氨基甲酸乙酯弹性和延展性不如乳胶，比乳胶避孕套易破损，另外价格也较乳胶避孕套高。

（一）优点

避孕套的正确使用有效率通常在90%以上。如果同时加用其他阴道屏障避孕法（如杀精子剂），其联合效率几乎可达100%，但同时使用两种避孕方法的人非常少。

避孕套可以预防艾滋病和其他性传播疾病以及几乎所有可以通过性行为而传播的疾病，这是其他很多避孕方式所没有的功能。正确使用避孕套，它可以阻止精液中的精子和病原体进入阴道，也可以阻止阴道中的病原体进入阴茎。

避孕套是所有避孕工具中适应性最广泛的一种，除少数对乳胶过敏者，避孕套适用于所有人群，尤其适合患有心、肝、肾等严重疾病而不能采用药物、宫内节育器避孕的夫妇使用。同时，使用避孕套可能有助于维持勃起，对治疗男性早泄有一定作用。

避孕套比较便宜并且容易获得，可以在超市、药店等很多地方买到。使用方便，可用于临时的避孕，可以在任何时候停用；与其他避孕手段相比较，避孕套也没有什么副作用。同时，避孕套还减轻了女性避孕的负担和责任。

（二）缺点

避孕套最大的弊端在于它有可能会降低男性在性交时的快感，更换不同品牌的避孕套会改善性交的敏感度。

（三）正确的使用方法和注意事项

使用时首先要选择型号合适的避孕套；正确的使用方法是在阴茎勃起之后，而又未曾接触过对方身体任何部位之前戴上避孕套。在戴上避孕套之前需要把包皮向后拉；戴上避孕套的时候要一手捏住顶部的储存囊，另一手将开口从阴茎顶端一直滑向根部，以储存射精产物。射精之后，在阴茎仍然处于勃起状态的时候，要立刻将阴茎抽出；用手指夹住避孕套的边缘，慢慢同阴茎一起移出来（避孕套还套在阴茎上），这样就能避免精液溢出。将使用后的避孕套打结后丢弃在垃圾桶。

如果在性生活过程中避孕套突然破裂，应该立即抽出阴茎，更换新的避孕套，之后才能继续进行性生活。当这种情况发生的时候，还应使用外用杀精剂或服用紧急避孕药进行补救。

避孕套的效果非常好，正确使用有效率可以达到90%以上。避孕套避孕失效的最重要原因避孕是没有每次性交都坚持使用，或者没有在性交的每个环节都自始至终使用避孕套。避孕套的破裂、滑动、渗漏也会降低其避孕有效性。同时，避孕套的大小合适与否也可能是一个影响因素。

另外，避孕套应该注意保存。首先，避孕套需要保存在阴凉、避免太阳直射的地方（不要放在钱包里或汽车仪表盘边的格子里）。在温度变化、用力揉搓或长时间放置之后，乳胶会变脆。一旦避孕套破损、褪色、变脆或沾湿，就不能再使用。所有的避孕套都是有有效期的，在使用前要仔细检查避孕套包装盒上的保质期，过了保质期的避孕套不能使用。

其次，牙齿和指甲都有可能撕破避孕套，因此开封的时候要注意。避孕套是一次性用品，每次性生活都要用全新的避孕套。

在使用乳胶避孕套的同时只允许同时使用水基或硅基的润滑剂。不能使用油基的润滑剂，例如食用油、婴儿润肤油等。

三、女用避孕套

女用避孕套是由乳胶或聚氨酯制成的袋状避孕工具，可以阻断精液进入阴道，起物理屏障作用。能避免性交双方外生殖器官及分泌物的相互接触，在很大程度上能够预防性传播疾病（包括艾滋病）的传播，故又称阴道套。女性避孕套是最新出现的用来阻塞阴道从而达到避孕效果的器具。这种避孕套是两端带有环的松弛的装护套。其中一个环盖住子宫颈，另一个环留在阴道外面，部分盖住阴门。一个女性避孕套只能用一次，这一点跟男性避孕套相似。女性避孕套可以在性交之前8个小时戴上，也可以性交前放置。男性避孕套与女性避孕套不可同时使用，因为它们会相互粘连在一起。

女用避孕套的使用方法完全正确的话，避孕有效性可达95%，并且可完全由女性掌控，在性交之前提前戴好。

女用避孕套的缺点是必须掌握正确的放置方法才能有效使用，对于从未使用过的人来说需要一些练习才能正确放置。其次，它在性交过程中会发出令人分心的声音，可以适当使用润滑剂减小噪音。

第三节　紧急避孕

一、定义

无防护性生活后或避孕失败后几小时或几日内，妇女为防止非意愿妊娠的发生而采用的避孕方法称为紧急避孕。

二、适应症

性生活中未使用任何避孕方法，避孕套滑落或者破损，安全期避孕，女性一次性漏服多于两粒的避孕药片，宫内节育器脱落，体外射精位置太靠近外阴等都可以服用紧急避孕药来避免怀孕；此外，紧急避孕措施也可在发生强奸、性暴力等案件后使用。

紧急避孕与常规避孕是不同的。常规避孕一般在性交前已开始规律使用，所以避孕方法有效率高，副反应小，对健康有利。而紧急避孕则是一种临时性补救措施，在性交后使用，效果不如常规避孕法，并且副作用也较明显，因此，不能作为常规避孕方法。为保护育龄妇女的身体健康，应坚持使用常规避孕方法，只有在必要时才采用紧急避孕措施。

三、方法

（一）宫内节育器

带铜宫内节育器，在无保护性生活后5日（120小时）之内放入，作为紧急避孕方法，有效率可达99%以上。其特别适合希望长期避孕而且符合放环者。

（二）紧急避孕药

有激素类或非激素类两类，在无保护性生活后3日（72小时）之内服用，有效率可达98%，适用于仅需临时避孕者。

四、副反应

可能出现恶心、呕吐、不规则阴道流血，但非激素类药米非司酮的副反应少而轻，一般不需特殊处理。过去20年中，尚未有服用紧急避孕药引起死亡或严重并发症的报道，其对大多数妇女是安全的。

五、优缺点

紧急避孕的优点是无防护措施性行为的唯一避孕方法，缺点是紧急避孕不能作为常规的避孕手段。它的避孕效果也比其他方法差很多，而且对于性传播疾病没有防护作用。需要特别注意的是，紧急避孕药不会一直维持避孕效果，如果使用者在服用紧急避孕药后再次发生无防护性行为，则还可能怀孕。

六、注意事项

紧急避孕有时间限制。已有研究资料表明，服药越早效果越好，不要延误时机，药物避孕不能超过无防护性生活后72小时，尤其是正当排卵期同房，更应尽早服药。

紧急避孕是一种临时性补救措施，而且必须按指导在规定时期内服用，它不能替代常规避孕方法，因为紧急避孕不如常规避孕效果好，而且紧急避孕药左旋炔诺孕酮（毓婷）较常规口服避孕药剂量大10倍，如果在每次性交后重复使用，长此以往将会对身体健康有影响。另外，紧急避孕药对月经周期有一定改变，可能提早或延迟，多次重复服用紧急避孕药，则会导致月经紊乱、出血或点滴出血延长，给妇女生活、工作带来不便。

如果在接受紧急避孕处理前，有多次未防护的性生活或处理后还有未防护的性生活发生，则可使紧急避孕措施失败。

第四节　绝育术

一、男性绝育术

男性绝育术是通过手术对男性输精管实施结扎、切断或者注入药物堵塞，阻断精子输出的通路，从而达到避孕的一种节育方式。它是一种简便、安全、可靠和常用的男性永久性节育方法，适用已有孩子，不打算再生育而要求做绝育手术的男性。最常用的男性绝育术是输精管结扎术，该手术安全、简单并且快速，须在有适当消毒条件的诊所或手术室实施。输精管结扎术和输精管栓堵术避孕有效率达99%，粘堵术的有效率为98%以上。

男性绝育术不影响性功能，无明显的健康危险性。输精管栓堵术具有可复性，即需再生育时，将栓子取出可恢复生育能力。与女性绝育术相比，输精管结扎术效果更好，更安全，手术实施更容易，费用低廉，但作为外科手术可能发生并发症，必须经过培训的医护人员施行手术，且见效慢，结扎术后的前20次射精的精液中可能还含有精子，所以夫妇在术后的头20次射精或前3月内，必须使用其他避孕方法；其对性病，包括HIV/AIDS无保护作用。

二、女性绝育术

女性绝育术是通过手术或手术配合药物等人工方法，将输卵管切断、结扎、套环、钳夹、电凝、切除或采取腐蚀物、高分子聚合物堵塞输卵管腔，阻断精子和卵子结合从而达到持久性避孕效果的一种节育措施。其实施手术最常用的两种方法是小切口剖腹术和腹腔镜法。输卵管绝育术的避孕效果好，手术简便、安全，在我国已成为仅次于使用宫内节育器的最广泛的节育方法，可达到永久避孕的目的，大多数女性绝育术避孕的失败率在1%以下。它具有不影响月经或性功能，不影响健康，无长期副作用，可以预防卵巢癌的优点。但这种绝育手术需要到有医疗手术条件的医院实施，是一种外科手术。其较男性绝育术有更大发生手术并发症的风险，术后难以恢复生育功能，对性病，包括HIV/AIDS无保护作用。

第五节　避孕失败的补救措施

当女性意外怀孕后首先要决定的是要不要这个孩子，一般由女性或是夫妻双方决定是否要留下这个孩子。如果选择不要孩子而终止妊娠，妊娠的前几周流产是最安全的，因此当女性意识到可能已经怀孕或月经推迟以后要及早进行早孕测试或者去医院做早孕检查。值得注意的是，任何形式的人工流产都会对健康造成一定程度的伤害，因此，人们应该首先选择使用各种避孕方法来避免怀孕，人工流产只能作为备选或者一种补救措施，而不能一味地依赖人工流产来"解决问题"。

一、药物流产

药物流产是用非手术措施终止早孕的一种方法。目前通常使用的药物为米非司酮配伍米索前列醇，完全流产率可达95%～98%。具有痛苦小、安全、简便、高效、副反应少的优点；但潜在的问题是不完全流产的发生，有报道显示选择药物流产的方式，仍有4%～8%的可能最终还是要手术流产。

药物流产应在具备抢救失血性休克和过敏性休克的条件下进行，应由可以行急诊刮宫、输血、输液、就近转院的区县及以上的医疗单位或计划生育服务站实施。

（一）米非司酮配伍米索前列醇终止妊娠的适应证

18～40岁的健康妇女；hCG阳性，B型超声检查确认宫内妊娠；从末次月经的第一日起算不超过49日；不适合使用人工流产的妇女，如瘢痕子宫，哺乳期，宫颈发育不良或骨盆畸形严重者；对人工流产有畏惧心理者。

（二）禁忌证

米非司酮的禁忌证：如肾上腺疾病，与甾体激素有关的肿瘤，糖尿病，肝肾功能异常，妊娠期皮肤瘙痒史，血液疾患，血管栓塞等病史。

前列腺素类（米索前列醇）药物禁忌证：如二尖瓣狭窄，高血压，低血压，青光眼，哮喘，胃肠功能紊乱，癫痫，过敏体质，带器妊娠，宫外孕，贫血，妊娠剧吐等；长期服用抗结核、抗癫痫、抗抑郁、前腺素生物合成抑制剂、巴比妥类药物，以及吸烟、嗜酒。

（三）方法

女性在末次月经以后的49天内在医院就诊并在医生指导下服用米非司酮，分2～3日口服。服完米非司酮后，次日再回到医院服用米索前列醇。

（四）副反应

1. 消化道症状

轻度的腹痛、胃痛，乏力，恶心、呕吐，头痛，腹痛，腹泻。

2. 子宫收缩痛

排出妊娠产物所致，少数病人需药物止痛。

3. 出血

流产后阴道出血时间一般持续10天至2周，最长可达1~2个月。孕囊排出后出血时间较长，或有突然阴道大量出血，需急诊刮宫，甚至需输血抢救。

二、人工流产手术

人工流产术按照受孕时间的长短，可分为负压吸引术（孕6~10周）和钳刮术（孕11~14周）。妊娠月份愈小，方法愈简便、安全，出血愈少。

（一）负压吸宫术

怀孕早期（第一个三个月内）终止妊娠一般使用的是一种负压吸宫术的外科手术。整个过程需要5~15分钟，女性流产后两小时内就可以离开医院。但此手术为避孕失败的补救措施，毕竟是宫内非直视下的手术，有一定的盲目性，不宜经常实施。

手术前需要询问病史，测量体温、脉搏、血压、常规的内科检查，以及进行妇科检查，了解盆腔情况，明确早孕诊断。手术前应当排空膀胱，手术前后应禁止性生活，以防感染。若阴道分泌物为炎性，应冲洗阴道三日后再行手术。

（二）钳刮术

在女性妊娠的妊娠中期，流产使用钳刮术。这种手术需要机械方法或药物扩张宫颈，钳取胎儿及胎盘组织。胎儿较大，容易造成并发症如出血多、宫颈裂伤、子宫穿孔、流产不全等，应当尽量避免大月份钳刮术。

（三）人工流产术的并发症

1. 术中或术毕时，部分女性出现心动过缓、血压下降、面色苍白、头昏、胸闷、大汗淋漓，严重者甚至出现昏厥、抽搐等症状。大多数停止手术后逐渐恢复。

2. 人工流产术后，部分胎盘残留，也可能有部分胎儿残留，需要再次进行刮宫术。

3. 生殖系统感染，术后应预防性应用抗生素。

4. 子宫穿孔是人工流产术的严重并发症。

5. 子宫宫颈管粘连。

6. 漏吸，手术时未吸出胚胎及胎盘绒毛而导致继续妊娠或胚胎继续发育。

7. 手术中出血，妊娠月份较大时，常因子宫较大，子宫收缩欠佳，出血量多。

8. 羊水栓塞，发生率小。

（汪燕妮）

参考文献

[1] Bearak, J. Global, regional, and subregional trends in unintended pregnancy and its out-

comes from 1990 to 2014: estimates from a Bayesian hierarchical model[J].Lancet Glob Health,2018. 6(4): e380-e389.

[2]Hsia, J.K. and M.D. Creinin, Intrauterine Contraception[J].Semin Reprod Med,2016. 34 (3): 175-182.

[3]谢幸,孔北华,段涛.妇产科学[M].9版.北京:人民卫生出版社,2018.

[4]熊承良.生殖健康与避孕节育[M].北京:人民卫生出版社,2008.

[5]周妍.计划生育指导用书:避孕节育指导手册[M].兰州:兰州大学出版社,2011.

[6]陈武山.安全避孕实用手册[M].北京:中国人口出版社,2004.

[7]李东梅,叶庭.现代实用避孕宝典[M].上海:上海第二军医大学出版社,2003.

[8]杨增武,周然.计划生育实用技术[M].北京:科学出版社,2009.

[9]Toni Weschler.掌控你的生育力[M].徐蕴芸,译.北京:北京科学技术出版社,2012.

[10]国家人口计生委科学技术研究所.避孕节育知情选择咨询指南[M].北京:中国人口出版社,2010.

第六章　青少年性与生殖健康

　　青少年是人生发展的一个关键阶段，是为成年期健康打基础的重要时期。青少年生殖健康对国家和社会的发展至关重要。保护和提高青少年的生殖健康已成为公共卫生和社会发展关注的重要领域。2001年，国际计划生育联合会提出了"5A"战略（即 Adolescents 青少年，HIV/AIDS 艾滋病，Safe Abortion 安全流产，Access 服务可及性，Advocacy 倡导），为青少年提供全方位、多维度、规范的生殖健康服务。我国《"健康中国 2030"规划纲要》指出：确保全面享有性和生殖健康服务，包括计划生育、信息和教育，并将生殖健康纳入国家战略和方案之中，也包括保证青少年享有性和生殖健康服务。

第一节　青少年生殖健康状况

一、青少年概念及年龄范围

　　WHO 规定：青春期的年龄范围是 10～20 岁，通常用 Youth 指代 15～24 岁的年轻人，Youth people 指代 10～24 岁的青少年和青年人。根据联合国儿童基金会发布的《2021 年世界儿童状况》报告，2020 年全球 10～20 岁的青少年总人口数超过 12 亿。我国第七次全国人口普查数据，2020 年中国 10～20 岁青少年人口为 1.79 亿，占全国人口的 11.2%。

　　青少年是人生发展的一个关键阶段，第二个十年发生的生物及社会心理的迅速变化影响青少年生活的方方面面。这些变化使青少年成为生命周期中的一个独特时期，同时也是为成年期健康打基础的重要时期。

二、青少年生殖保健状况

　　生殖健康是人类健康的基础要素，当前无论是在发达国家还是在发展中国家，青少年生殖健康问题都是一个不容忽视的严峻问题。虽然各个国家、地区青少年初次性行为年龄及性活跃程度有所不同，但全球青少年普遍面临着如下问题：性行为提前、婚前性行为比例增加，与青春期发育、性生理、避孕、性传播疾病（STDs）和 AIDS（HIV）等有关的生殖健康知识匮乏，以及由此而造成的青少年非意愿妊娠率、人工流产率及 STDs/AIDS（HIV）的感染率上升。

（一）青少年性行为现状

1.初次性行为年龄

近一个世纪以来，青少年的性发育在全球都呈现出了普遍提前的趋势，青少年婚前性行为大量增加和初次性经历逐渐低龄化的问题日趋严重。大多数西方国家青少年初次性行为平均年龄为17岁，其中初次性行为年龄<15岁的占15%、<18岁的占60%、<20岁的占80%。我国青少年初次性行为平均年龄尚无全面调查的数据，上海市2013年调查结果显示19岁及以下青少年首次性行为平均年龄为17.66岁。

2.性伴侣数量

当前青少年不仅婚前性行为发生率高，且存在多性伴侣的现象。2009年全国第一次青少年生殖健康调查显示，在有性行为的青少年中，20.3%的人过去12个月内有过不止一个性伴侣，15～19岁的青少年中多个性伴侣比例高于20～24岁的青少年。据2020年全国大学生性与生殖健康调查报道，在发生过性行为的大学生中，平均性伴侣数为3.14人，男生有过的性伴侣人数平均为3.78人比女生多约1.5人。

生殖健康风险会随着性伴侣数量的增多而提高，尤其会提高HIV或其他性传播疾病感染的风险。保持固定性伴侣，减少性伴侣的数量，避免同时拥有多个性伴侣能够有效降低性传播疾病感染风险。

（二）避孕方式的选择

青少年缺乏对避孕相关知识的认知，自我保护意识薄弱，其避孕问题一直令人担忧。2020年全国大学生生殖健康调查报道，在首次性行为时，有15.61%的大学生没有采取避孕方法。在日常性行为中，有11.03%的大学生从不采取或仅偶尔采取避孕方法；每次性行为都采取避孕方法的大学生只占56.98%。在最近一次性行为中，有4.35%的大学生没有采取避孕方法。在采取了避孕方法的大学生中，男用安全套始终是大学生采用最多的避孕方法。在首次、日常、最近一次性行为中，有20%、40%、23%左右的大学生选择了体外射精和安全期避孕法。

（三）意外妊娠及结局

1.意外妊娠率

2022年9月WHO报道，截至2019年，低收入和中等收入国家15～19岁少女中每年约发生2100万例怀孕，其中约50%是意外怀孕；从全球范围来看，2020年每千名15～19岁的女孩中有41人生育。2009年开展的我国30个省（自治区/直辖市）15～24岁未婚青少年性与生殖健康调查结果显示，22.4%的青少年有性经历；有性行为的女性青少年中，21.3%有过怀孕经历，4.9%有过多次怀孕的经历，其中90.9%的怀孕诉诸人工流产。2017～2018年北京市调查显示，15～24岁未婚青少年性行为发生率为16.3%；在有过性行为的青少年中，高危性行为发生率为51.1%；12.3%的青少年有过意外妊娠史；20.2%的青少年发生过多性伴行为。说明我国青少年性行为活跃并且避孕情况不容乐观，非意愿妊娠比例上升。

2.非意愿妊娠结局

青少年意外妊娠结局包括人工流产、妊娠并分娩。2019年WHO报道，15～19岁少女中55%的意外怀孕以流产告终。我国意外怀孕的大学生中，94%选择了人工流产作为处理方式；在有人工流产经历的学生中，17%的大学生有过多次人工流产。青少年人工流产呈现出低龄化、次数多、间隔短的特点。2021年在全球范围内15~19岁少女生育率为每千名妇女42.5例。

（四）性传播疾病

目前，未婚青少年性行为和人工流产发生率明显增加，STDs和HIV感染人数也呈逐年增加趋势。根据联合国人口基金会的报道，15~24岁的人群患STDs及HIV/AIDS的危险性最大。初次性行为与发现STDs的平均间隔时间为2年，其中初次性行为1年内的25%的青少年检出生殖道衣原体感染。20~24岁年龄段衣原体、淋病、梅毒感染率较高，15~19岁次之，衣原体感染呈逐年增加趋势。据估计，全世界有500万（15~25岁）年轻人感染HIV。目前世界上1/7的HIV新发感染发生在青春期，AIDS也成为全球青少年的第二大死因。

综上，当下青少年性行为开放程度高，避孕现状不容乐观，高效避孕措施使用率低，意外妊娠比例高，人工流产率高，妊娠分娩结局差，STDs感染率高。因此，亟需加强青少年性与生殖健康教育，呼吁社会各界加强对青少年生殖健康的关注及管理，加强高效避孕措施的落实，降低意外妊娠率及人工流产率，遏制STDs的传播，保护青少年生育力。

第二节　青春期性发育

一、青春期概述

（一）青春期概念

青春期（adolescence）是个体从童年向成年逐渐过渡的时期。关于青春期的年龄界限目前尚无统一划分。根据WHO专家委员会的建议，青春期的年龄区间为10~20岁，但这仅是从时间年龄角度来定义的。青少年在不同社会背景下生理、心理和社会性发展存在很大差异，所以用全世界都可理解的概念来确定青春期的年龄存在许多困难。例如，在多数发展中国家的乡村地区，女孩一旦出现规律性月经，就被视为成年人而结婚、生育，不再继续上学。在这种情况下，从童年到成年人转变很快，青春期很短。而在发达国家和许多发展中国家的城市，社会现代化变革极其迅速，青少年出于学业和社会需求而趋向晚婚，导致青春期延长，出现漫长的"性等待"。为此，WHO在"青少年妊娠与流产"全球会议上，根据青少年的生理、心理、社会性发育特点，定义：青春期是个体从出现第二性征到性成熟的生理发展过程；是个体从儿童认知方式发展到成人认知方式的心理过程；是个体从社会经济的依赖到相对独立状态的过渡。目前以10~20岁作为其阶段年龄，女性青春期发育开始早于男性，结束也早，故青春期的时间跨度一般为女性10~18岁，男性12~20岁。

（二）青春期发育特点

1.体格生长加速，出现第二次生长突增；

2.各内脏器官体积增大，功能日臻成熟；

3.内分泌功能活跃，与生长发育有关的激素分泌明显增加；

4.生殖系统发育骤然增快并迅速成熟，到青春晚期已具有生殖功能；

5.第二性征迅速发育，男女两性形态差别更明显；

6.形态、功能发育中伴有心理发展的加快，心理行为变化，易出现心理卫生问题；

7.青春期是决定个体生理、心理、社会适应能力和道德观念的关键时期。

二、青春期性发育

性发育是青春期最重要的特征之一，包括内外生殖器官的变化、生殖功能的发育成熟、第二性征的发育等。

（一）男性性发育

1.生殖器官

男性生殖器官分内、外两部分。前者包括睾丸、输精管、前列腺等附属腺，后者包括阴囊、阴茎等。尽管个体差异大，但各指征出现顺序相似：睾丸最先发育，其后是阴茎，与此同时身高出现突增。青春期前睾丸单侧容积仅1～2 ml，稍大于婴儿期。睾丸开始增大平均年龄为11.5（9.5～13.5）岁，比女性乳房开始发育年龄晚0.5～1岁，其后体积迅速增大，15岁时容积达13.5 ml，18～20岁达15～25 ml。阴茎开始增大年龄比睾丸迟0.5～1年，平均12.5岁开始突增，2～3年内从青春期前的5 cm增至后期的12～13 cm。

2.性功能发育

随着睾丸的生长，生殖功能也开始发育成熟。睾丸的主要功能是产生精子与性激素。遗精是男性生殖功能开始发育成熟的重要标志之一。首次遗精一般发生于12～18岁间。国内报道的首次遗精年龄最早为12.06岁，最晚为17.34岁，约比女孩月经初潮年龄晚2年左右。首次遗精多发生在夏季，初期精液主要是前列腺液，有活力的成熟精子不多，18岁左右，随着睾丸、附睾等进一步发育成熟，精液成分逐渐与成人接近。首次遗精发生后，身高发育速度逐渐减慢，而睾丸、附睾、阴茎等迅速发育，逐渐接近成人水平。

3.第二性征发育

男性第二性征发育主要表现在毛发（阴毛、腋毛、胡须、发型）生长、变声、喉结和乳房发育。阴毛一般11～12岁左右出现，1～2年后出现腋毛，再隔一年左右胡须开始萌出，额部发际后移，脸型轮廓从童年型向成年型演变。随着体内雄激素水平的增高，喉结增大，声带变厚变长，一般13岁左右出现变声。绝大多数男孩在18岁前完成第二性征发育。值得注意的是，约半数以上男孩也会有乳房发育，常先开始于一侧，表现为乳头突起，乳晕下出现小的硬块，有轻度的隆起和触痛感，一般半年左右消退。迟迟不消退者应做进一步检查。

（二）女性性发育

1.生殖器官发育

女性生殖器官分内外两部分。前者包括阴道、子宫、输卵管、卵巢等；后者包括阴阜、大小阴唇、阴蒂、前庭和会阴等。进入青春期后生殖器官迅速发育，卵巢从8～10岁起发育加速，重量逐步从6～10岁的1.9 g增至11～15岁的4 g和18～20岁时的8.3 g。初潮来临时卵巢仍未成熟，重量仅为成人的30%。随着卵巢的发育，其功能日臻完善，开始排卵。排卵后的卵巢表面变得凹凸不平，青春期子宫重量、长度增长迅速。外生殖器也出现明显变化：阴阜因脂肪堆积而隆起，小阴唇变大，色素沉着，大阴唇变厚，大量阴道分泌物出现，阴道内环境由碱性变为酸性。

2.性功能发育

月经初潮（menarche）是女性性发育的最重要标志。月经的形成：到了青春期，当卵泡发育成熟并排卵之后，卵泡壁塌陷，细胞变大、变黄，称为黄体，它合成雌激素的同时还产生孕激素；如果卵子没有受精，在排卵后14天左右，黄体萎缩，停止分泌雌激素和孕激素，此时子宫内膜中的血管收缩，子宫内膜坏死而脱落，引起出血，形成月经。

月经周期的长短，取决于卵巢周期的长短，一般为28～35天，但因人而异，也有23～45天，甚至3个月或半年为1个周期，只要有规律，一般都属于正常月经。月经初潮多发生在夏天，发生年龄波动于11～17岁（90%发生于12～14岁）。群体初潮年龄的早晚与经济水平、营养状况密切相关，例如欧美发达国家女孩的初潮平均年龄较早，而发展中国家、经济落后地区女孩的初潮年龄较迟。近年来，随着社会经济发展和生活水平提高，我国和发达国家一样，女孩的初潮平均年龄有逐步提前的长期趋势（secular trend），例如1985年全国学生体质调研显示我国汉族女孩的初潮平均年龄为13.5岁，至2005年提前为12.6岁，20年间初潮年龄提前了0.9岁。

3.第二性征发育

女性第二性征发育主要表现在乳房、阴毛、腋毛等方面。乳房发育最早出现，平均开始于11岁（8～13岁），从乳房Ⅱ度到Ⅴ度历时约4年。身高生长突增几乎与乳房发育同时开始。乳房开始发育0.5～1年出现阴毛，再1年出现腋毛。

第三节　青春期性发育异常

一、青春期性发育异常和障碍概述

青春期性发育个体差异大，但都有一定范围。个体发育状态偏离该范围有两种可能：生理变异，如青春期体质性延迟或加速；病理原因，包括早熟和迟缓。Prader指出："凡身高和性发育处于正常范围两端的儿童，应认真查找原因。每一端都有约2/3的正常提前或落后，另有1/3的异常早熟或障碍"。我国实际状况与之相符：每1000个青春期少年中，约810人发育正常，约80人属体质性加速，30人属体质性延迟，约70人属性早熟，而10人可诊断为青春期生长发育障碍，男女比率相近。青春期体质性加速和延迟是特殊生理现象，但因其发育偏离人群范围，使这些少年感到担忧、困惑和焦虑，影响学习和生活。有时很难将它们和病理性障碍分开，稍有疏忽易导致漏诊、误诊，贻误对疾病的治疗良机，故应高度重视。青春期性早熟发生率近年来逐步上升，其中最需关注的主要是继发性性早熟和假性性早熟，但也不能忽视对体质性性早熟者的心理支持和保健，针对这一类儿童应进行相应的性教育。

二、性早熟

性早熟（sexual precocity）是一组以性成熟提前出现为主要特征的性发育异常征候群。

（一）体质性性早熟

凡女孩8～8.5岁前出现乳房、阴毛、腋毛三项（第二性征）指标中的1项以上发育，或初潮始于10岁前，男孩9～9.5岁前出现睾丸增大或阴毛生长，均称为"体质性性早熟"（constitutional sexual precocity）。伴随长期趋势，我国儿童中体质性性早熟发生率明显上升，已占各群体儿童总数的3.5%～4.8%，男、女发生率之比为1∶3。预期该趋势还将存在很长一段时间，其临床表现有以下共同特征：

（1）伴随性发育，身高、体重增长，骨发育加速，但心理发育不提前；

（2）多数男女孩的性发育依循正常顺序：女孩乳房、阴毛、女性体态、外生殖器（子宫、阴道、外阴）、出现白带；男孩睾丸增大、阴毛出现、阴茎增大；

（3）个体通常2～8岁生长显著快于同龄者（≥P_{95}），8～11岁生长水平仍高，但速度放慢。骨龄通常3岁时达7岁、4岁时达9岁、7岁时达13.5岁、10.5岁时达15岁。因骨骼的加速生长和提前闭合，幼时长得高大，但12岁后增长缓慢，此后身高相对同龄儿童越来越落后。

（二）真性性早熟

真性性早熟指性发育年龄明显早于正常阈值（如女孩8岁前初潮或6岁前开始乳房发育，男孩8岁前出现第二性征）而导致的性器官、第二性征等青春期发育提前现象。患儿出现的是与自身性别相同的早熟现象，故又称"同性型性早熟"。体质性性早熟属正常发育的边缘，而真性性早熟多于4～8岁发病。

1.原发性性早熟

最常见的性早熟现象，分别占男、女性早熟的45%和85%，男、女发病率之比1∶7。其病因不明，可能和某些因素导致的下丘脑-垂体-性腺轴（hypothalamo pituitary gonadal axis，HPG）调节机制失控，下丘脑促性腺释放激素、垂体促性腺激素过早分泌有关。临床表现：多数脑电图有异常改变，出现慢波伴阵发性活动，尖波、棘波改变等，提示存在原发性脑功能异常。女孩多属散发，男孩通常有家族史和性连锁遗传倾向。血清FSH、LH、睾酮（testosterone, T）或雌二醇测定值显著高于同龄正常儿童，年龄越小越明显，克罗米芬兴奋试验，LH、FSH较基础值高数倍，可与假性性早熟鉴别。

女孩阴道细胞涂片可见细胞角化（雌激素引起），男孩睾丸活检可见曲细精管增生，间质细胞增多。依据病史询问、体检、实验室检查，排除继发性性早熟，尤其应排除亚临床颅内肿瘤所引起的性早熟。

2.继发性性早熟

患者的症状表现、病程经过和原发性性早熟相似，但有明确的病因基础，需认真治疗。

（1）颅内肿瘤

占男、女性早熟的45%和10%。常见的有松果体瘤、鞍上畸胎瘤、神经纤维瘤、星状细胞瘤、室管膜瘤、下丘脑错构瘤等，对中枢神经组织、下丘脑、垂体造成局部浸润，激发HPG轴的过早启动；还有视神经胶质瘤、下丘脑神经胶质瘤、畸胎瘤等，可引起细胞自主性增殖，引发下丘脑促性腺激素分泌。松果体组织被肿瘤破坏，无法分泌足够褪黑激素来抑制青春期的启动。下丘脑、松果体间出现肿瘤，可干扰两者间的联系，破坏下丘脑抑制青春期发动的敏感细胞群可引发性早熟。

（2）颅内器质性病变

除肿瘤外，脑炎、头部外伤、脑脓肿和囊肿、类肉瘤、结核性肉芽肿等，也可升高颅内压，产生类肿瘤样诱发性早熟的作用。例如，脑积水（伴第三脑室增大）的主要并发症就是性早熟，脑积水缓解后，颅内压恢复正常，但性早熟不能终止。脑炎、脑膜炎等炎性病变也可引起脑积水，或使脑组织受损，都可导致下丘脑激素提前释放，引发性早熟。

（3）McCune-Albright综合征

麦克肯恩–奥尔布赖特（McCune Albright）综合征又称多发性骨纤维发育不良伴性早熟综合征，是一种罕见的、累及多脏器的疾病。典型的临床表现是多发性骨纤维异常增生（伴自发性骨折）、皮肤牛奶咖啡斑、内分泌异常（如性早熟、甲状腺功能亢进、Cushing综合征、生长激素异常分泌等）。患者可出现受累骨疼痛、反复骨折、骨畸形等。

（4）盲童

盲童中性早熟现象相对多见，可能与其松果体光感作用失灵，褪黑激素提前减少分泌，导致HPG提前启动有关。

（5）激素叠盖作用

因一些激素分泌异常而引发的性发育矛盾现象。以甲状腺功能减低症为例：一方面，甲状腺素分泌不足，引起身高生长和骨发育延迟；另一方面，甲状腺功能低下，垂体促甲状腺素刺激不敏感，迫使垂体代偿性分泌更多促甲状腺素，伴随促性腺激素、催乳素等分泌增加。这种矛盾现象可导致性早熟。补充甲状腺素后，垂体功能恢复正常，性早熟过程可减缓。治疗继发性性早熟的关键是消除原发病变，可有效阻遏其病理进程。

（三）假性性早熟

假性性早熟指患者有部分第二性征发育提前，但性功能（如女性排卵、男性精子生成）未成熟的性早熟现象。它和真性性早熟的显著差异表现在：HPG未真正启动；既可导致同性型也可导致异性型的第二性征发育；其性早熟现象非独立存在，而是某原发病变的临床表现。

1.假性性早熟的常见病因

（1）性腺肿瘤

男性睾丸肿瘤、女性卵巢男性化肿瘤等分泌大量雄激素，可引起男性同性型性早熟或女性男性化表现。女性卵巢肿瘤（颗粒细胞瘤、黄体瘤）、功能性卵巢囊肿，分泌大量雌激素，可引起女性迅速进展的同性型性早熟和不规则子宫撤退性出血等。

（2）肾上腺肿瘤或增生

雄激素大量分泌，引起男孩同型化性早熟，女孩男性化。男孩阴茎增大、阴毛出现，体格迅速生长，肌肉健壮有力，骨龄明显提前。若雄激素过量分泌现象持续，女孩也会出现男性变声和青春痘。肾上腺肿瘤不仅引起雄激素分泌增加，通常还可伴糖、盐皮质激素水平的升高，引发高血压症状。女性化的肾上腺肿瘤（男、女孩均可发生）大量分泌雌激素，导致女性同型性性早熟，男孩女性化。切除肾上腺肿瘤可使该过程终止。女孩因肾上腺增生而引起的男性化，可利用替代剂量的氢化可的松得到控制，但与此同时会引发其同性化性早熟过程。原因是靶器官长期处于雄激素高水平状态，小剂量治疗下也可引起下丘脑反馈性增加LH的分泌，导致雌激素分泌增加。

（3）医源性因素

无论因治疗需要使用雌激素、雄激素、绒毛膜促性腺激素等，还是受到环境雌激素污染影响，或日常生活中无意使用过这些激素的"补品"、化妆品等，都可导致假性性早熟。例如：使用促性腺激素hCG治疗隐睾症，若长期使用且剂量过大，可导致阴茎、睾丸增大，阴毛出现，出现遗精现象等。一般停药后性发育不再进展，但长出的阴毛、长大的阴茎不再退缩。母亲哺乳期使用性激素，可经乳汁使婴儿摄取性激素，出生后发生性早熟的危险增大。无论男女孩，长期服用含性激素及其代谢中间产物的"补品"，都既可引起同性化，也可引起异性化的性早熟现象。

2.假性性早熟的临床表现

（1）不伴随性腺肿瘤表现

男性无睾丸发育和遗精，仅有部分第二性征指标发育；女性无排卵、无规律性月经周期，第二性征不按正常顺序发育；激素测定：血中雄激素或雌激素增多，但促性腺激素FSH和LH含量很低。

（2）伴性腺肿瘤表现

男性睾丸肿瘤：除第二性征发育外，常伴单／双侧睾丸增大；女性卵巢肿瘤：因盆腔肿物而出现腹胀、腹痛或尿频等症状，偶可出现男性化性早熟表现。

（3）肾上腺皮质增生引起

因先天缺乏皮质激素合成酶，导致皮质反馈性增生，皮质醇生成增多，引发"先天性肾上腺性腺综合征"而出现不同类型的性早熟现象：121-羟化酶缺陷有两类。一类表现为单纯男性化，雄激素大量增加，阴茎增大，但睾丸无相应变化；声音低沉、出现喉结、痤疮、阴毛、腋毛、胡须和肌肉发育；男、女身高都可有加快现象，超过同龄值

P_{95}水平；骨龄增长更快。另一类为"失盐伴男性化型"，除上述男性化表现外，常伴发低钠性代谢性酸中毒症状。若处置不当可因循环衰竭、高钾血症而死亡。211-羟化酶缺陷：男性化倾向轻，但伴随高血压症状。33β-羟化酶缺陷：以失盐症而非男性化倾向为主，男孩常出现外生殖器发育不全、尿道下裂，女性常表现为阴蒂肥大、小阴唇部分融合。

（4）伴肾上腺肿瘤

男性化肾上腺肿瘤引起者主要表现为男性假性性早熟和女性男性化。女性化肾上腺肿瘤相反，引起女性假性性早熟和男性女性化。

（5）用药不慎引起

外源性雄、雌激素及其制剂都可引起同性型或异性型早熟。如雌激素引起男女孩乳房发育，乳晕增大；雄激素引起男女孩出现胡须、阴毛、腋毛和肌肉发育，女孩阴蒂肥大。外源性激素引起的性早熟，表现与内源性者不同，如乳晕色素沉着明显，表现为深黑褐色样变，一旦停用该激素，性早熟症状可很快消失。

3.假性性早熟的防治

对于假性性早熟，预防远比治疗重要。预防措施包括：（1）不进食那些使用含雌激素饲料喂养的鸡、牛奶和塘养鱼；（2）不使用雌激素含量超标的化妆品；（3）减少环境雌激素影响，如蜂王浆（含雄激素前体）等补品避免摄入。

（四）不完全性性早熟

不完全性性早熟也称部分性性早熟，指患儿仅有某孤立的第二性征提前发育，没有全面的性发育表现，也不伴随其他异常，较常见以下几个类型。

1.单纯性乳房早发育

以女性为主，主要表现为：乳房单/双侧过早发育，其他第二性征不伴随，在正常青春期阶段出现；增大的乳房多呈Ⅱ-Ⅲ期，无乳头、乳晕增大或色泽加深等现象；可发生于儿童期任何阶段，常有家族史；较早的乳房发育多自行消失，少数持续3~4年，但一般无进行性增大趋向，也不伴随生长突增和骨龄提前。

2.男性乳房肥大

临床表现有：新生儿乳房肥大，是母体雌激素的暂时影响，可自行消失；男孩青春期乳房一过性增大，很少持续2年以上，不需特殊处置；病理性男性乳房肥大，原因与睾丸间质细胞瘤、女性化肾上腺肿瘤、男子假两性畸形等有关。这些疾患均伴随病理症状。

3.单纯性毛早现

有单纯性阴毛早现、单纯性腋毛早现两类，都单独出现。多发生在5~6岁时，女孩较多见，不伴随其他性征发育。可能有大脑损伤史，身高生长和骨龄轻度提前，且有尿17-羟类固醇、类固酮水平升高等现象，与肾上腺分泌雄激素机制部分过早被激活有关。

4.孤立性早潮

一种少见的不完全性性早熟征象，多发生于学龄前。患儿仅有阴道出血的孤立表现，无第二性征伴随，也无生长突增表现。多数为一过性，极少数有周期性出血，持续1～2年后消失，预后良好，正常年龄时性发育才真正开始。本症若无病理原因，可不治疗。采取的措施主要是：排除有阴道新生物，是否发生卵巢囊肿，有无异物进入阴道。

三、青春期性发育障碍

青春期性发育障碍病因种类可归为五类：下丘脑性疾患，垂体疾患，性腺疾患，其他内分泌疾患，全身性疾患。目前国内外尚无统一标准，常使用以下符合临床诊断要求的简易标准：男性13.5～14岁仍未出现睾丸增大；女性13～13.5岁仍未出现乳房发育。

（一）下丘脑性疾患

弗勒利希氏（Fröhlich）综合征是一组以生殖器发育不良、性功能低下，肥胖伴女性型脂肪分布为特征的综合征，又称肥胖性生殖无能综合征。因多种原因如肿瘤、炎症、血管病变等累及下丘脑，使下丘脑黄体生成素释放激素（LHRH）分泌障碍，导致黄体生成素（LH）及卵泡刺激素（FSH）分泌减少，而继发性腺功能低下。病人常有以下五种临床表现：①肥胖　病人身躯呈不均匀性肥胖，以颈部、躯干及肢体的近端部最为显著，呈女性式的脂肪分布。②形体特点　病人的鼻、嘴及手往往较小，手指、足趾纤细，指（趾）甲小，可有不同程度的膝外翻，肌肉张力减退。皮肤多苍白、柔软、干燥等。③性发育不全　生殖器发育不良，进入青春期后显现；男孩小睾丸、阴茎短小，女孩无乳房发育和月经；男女均无阴毛、腋毛发育，性发育延迟，无生育能力。④原发疾病表现　如原发疾病为肿瘤，可伴头痛、恶心呕吐、运动障碍、癫痫、肌张力低下等中枢神经系统症状。⑤伴下丘脑综合征表现　由于下丘脑的损害，可伴有尿崩症，体温不稳定及嗜睡，智力大多正常，亦可智力减退。

本病和儿童单纯性肥胖是不同概念。

（二）垂体性疾患

青春期就诊的生长激素缺乏症（growth hormone deficiency，GHD）有以下特征：先天性畸形（如唇腭裂）、垂体肿瘤、脑损伤均为常见病因；对外源性人生长激素（human growth hormone，HGH）敏感；儿童期形成生长迟滞、颅内压增高、视力减退等症状，有时可因脑积水、颅压增高而掩盖其内分泌症状，故应特别注意其青春期前矮身材等信息的提示，男孩小阴茎也是重要线索；颅面呈"娃娃脸"，下颌和颊部发育不良，牙齿萌出迟，牙列拥挤、叠合，青春期不变声；身材矮小，手、足小，但四肢和上/下身（比例）匀称；第二性征和生殖器发育显著延迟；智力正常，但因矮小而情绪-行为问题发生，如退缩、自卑、过度害羞等。多数患儿只要及早确诊、治疗，预后良好，能达到正常成年身高中下限，并顺利完成性发育。

（三）性腺疾患

1.Klinefelter综合征

先天性曲细精管发育不全综合征又称为克兰费尔特（Klinefelter）综合征（简称克氏征），是一种较常见的性染色体畸变的遗传病，是导致男性不育的较常见的病因之一。

本病多数患者性染色体为47、XXY，即比正常男性多了1条X染色体，因此本病又称为47、XXY综合征，还有少数呈XXXY或XXYY、XXXXY等，也有一些嵌合体。

主要临床表现有：

（1）阴茎、睾丸发育缓慢，甚至到成年睾丸都很小，直径最多不超过1.5 cm，曲细精管出现纤维样变；

（2）雄激素分泌严重不足，导致身材高而瘦削，四肢长，肌肉不发达；

（3）男性第二性征发育差，嗓音尖细，阴毛、腋毛稀疏甚至完全缺如；

（4）成年期乳房女性化比例高达40%；

（5）无精子生成，无生殖能力；

（6）约1/3伴中轻度智力低下，孤僻、神经质、胆怯或过于放肆等个性–行为问题较多见。

2.Turner综合征

先天性卵巢发育不全又称特纳（Turner）综合征，是一种由于全部或部分体细胞中一条X染色体完全或部分缺失或结构发生改变所致，是导致女性不育的较常见病因之一。活产女婴中发病率为1/6500～1/3000。本病患者多数性染色体中缺一条X染色体，典型核型为45、XO，还有些由不同嵌合体、等臂X、X缺失、环状单体和Y染色体等组成的异常核型。

主要表现为：

（1）儿童期生长慢，不出现青春期突增，身材矮小，成年身高不足140 cm；

（2）内外生殖器官发育不成熟。外生殖器幼稚，卵巢条索状发育不良，子宫发育差，阴道狭窄；

（3）尽管性发育低下，但肾上腺仍分泌正常水平雄激素，故阴毛、腋毛可出现；

（4）有其他体格特征，如小颌、阔嘴、耳垂位置低、外耳发育不全、高拱腭等。胸壁呈盾形，乳头小而间距宽，手掌短，指甲发育不良；

（5）常并发心脏发育异常（如主动脉缩窄），脊柱异常（如隐性脊柱裂、侧凸），肾脏位置异常，关节松动，弓形足，肘关节外翻，手、足背水肿等；

（6）血、尿促性腺激素水平增高，雌激素水平却很低；细胞核的性染色质小而大，多呈阴性，对确诊有很大帮助。

（四）内分泌疾患

1型糖尿病即胰岛素依赖型糖尿病（insulin-dependent diabetes mellitus，IDDM）。发病年龄越小、血糖控制越差者，越易引发青春期生长发育障碍。原因是：胰岛细胞发育不良，导致生长素分泌异常，生长介素（主要指胰岛素样生长因子IGF–I）水平下降；生长素分泌减少，阻碍软骨发育。患儿的身高水平和生长速度是最重要的衡量指标。若症状开始于青春期前，而诊断时身高处于正常范围者，多数可期待出现正常的性发育。但身高的生长速度取决于能否有效控制血糖水平。英国一项对青春期前Ⅰ型糖尿病儿童进行的临床试验证实：短效胰岛素注射后血糖控制差者，成年身高将比预期减少6～10 cm；长效胰岛素治疗而血糖控制差者，85%的身高将比预期减少5～8 cm，而控制较好者降幅在 5 cm 以下；长效制剂持续皮下注射，患儿的生长速度可达到正常水平。可见，确保血糖稳定是为患儿维持正常生长提供的最重要内环境，酮症酸中毒是导致患儿出现青春期发育迟滞的主因。若为此而增加性激素、肾上腺皮质激素等，会诱使机体胰岛素需求量增加，加剧血糖失调，引发酮症酸中毒，对生长介素的活性产生更不利的影响。

（五）全身性疾患

人体各系统、器官、组织出现慢性病变，都可能导致性发育障碍，主要表现在以下几个方面：青紫性心脏病、哮喘、贫血等，只要严重到使身高生长受影响，均可导致性发育障碍；生长迟缓，因缺乏热量-蛋白质导致的长期性营养不良，不仅阻碍体格生长，对性发育也有不良影响；神经性厌食，少女因扭曲的体象障碍，不顾一切拒绝进食，或摄入食物后又吐掉，可因长期的严重营养不良、水电（解质）平衡失调而引发性发育障碍，出现原发性或继发性闭经；消化道疾病中，肠吸收不良综合征、节段性回肠炎、慢性肝胆疾病等炎症性肠炎可导致性发育障碍；肾脏疾病，尤其是进行性肾功能不良，将严重干扰生长发育。

四、性分化异常

人体生来的各种特性，包括性别都是由细胞中遗传物质染色体所决定的。每个细胞有46条（23对）染色体，其中22对是男女两性都一样的，叫作常染色体，与性别的决定无关；1对叫性染色体，是性别的决定者。

性染色体包括X性染色体和Y性染色体。染色体是配对的，男性的性染色体配对是XY型，女性的性染色体配对是XX型。在胚胎中已存在着的生殖腺细胞，并无性别的区分，既可以发育为卵巢（女性性腺），也可以发育为睾丸（男性性腺）。人类Y染色体的短臂上有一个决定H-Y抗原（组织兼容性Y抗原）的基因。这个基因决定生殖腺细胞的细胞膜H-Y抗原的存在。有H-Y抗原存在，则生殖腺分化为睾丸，第一性征为男性。睾丸产生雄激素，将来进一步使个体出现男性的第二性征。同时，当有Y性染色体存在并发挥作用时（XY型受精卵），则阻止生殖腺细胞发育成女性生殖器官。在女性由于细胞内没有Y染色体，因而细胞膜上没有H-Y抗原，则生殖腺细胞总是发育为卵巢，继而生殖道则发育为输卵管、子宫、阴道等女性性器官。由于早期胚胎在性别未分化之前，具有发育成男性或女性的两种潜能，因此在胚胎发育过程中，如果在性别分化上出现了差错，就可能导致各种程度不同的"性分化异常"。

（一）真两性畸形

患儿体内同时存在两性的性腺，外生殖器由此表现异常。通常兼有两性外观，如（男性的）短小阴茎和（或）（女性的）尿道下裂、阴蒂肥大，阴道短浅。实质上男女内生殖器官都发育不良。患儿进入青春期后症状开始明显，本来作为男性来抚养的儿童乳房增大，作为女性来抚养的出现男性化现象。染色体检查显示，约50%的核型为46、XX，20%为46、XY，30%为46、XX/XY嵌合型。

（二）女性假两性畸形

多因胎儿暴露于高水平的雄激素环境而引起，如先天性肾上腺皮质增生症，母亲孕期患男性化肿瘤或使用雄激素制剂等，导致胎儿出现男性化表现，临床特点为：性腺是卵巢，内生殖器属女性，外生殖器出现男性化；阴蒂肥大变长，伴尿道下裂；大阴唇可融合似阴囊；多体毛，肌肉发达，有短须，声音低沉。染色体核型为46、XX。

（三）男性假两性畸形

染色体核型为46、XY，性腺为睾丸，但外生殖器出现不完全男性化。主要起因于胎儿内外生殖器缺乏雄激素刺激，不能充分分化、发育。阴茎发育不良，阴囊中线不融合；睾丸有或无（留在腹腔未下降，或停留在腹股沟区及大阴唇内）。病因复杂，睾丸分化缺陷、睾酮合成障碍、雄激素受体缺乏等原因均可引起。

性分化异常最重要的是早期诊断，尽早通过手术等方式做性别抉择，以便患儿从小就了解自己的性别角色，通过青春期获得性定向明确的、较好的性发育，否则随年龄增长，将不可避免地出现一系列生理、心理和行为问题。

第四节　青春期性保健

一、男性青春期性保健

（一）青春期性生理问题

1.包皮过长和（或）包茎

这是男性青少年中常见的现象。包皮过长是指阴茎头完全被包皮覆盖，但能上翻露出尿道口和阴茎头；包茎大多是包皮口狭窄、阴茎头粘连，使包皮不能上翻露出尿道口和阴茎头。包皮过长的危害主要是影响包皮和阴茎头之间的清洁，容易发生"包皮阴茎头炎"，进而发展为"后天获得性包茎"。包茎一般是先天性的，也有包皮过长发炎产生纤维粘连而生成的。包茎的包皮囊内寄存的包皮垢往往无法清洗，久而久之便形成结石。长期慢性的不良刺激还可能会引起阴茎头溃疡等生殖系统疾病。包皮过长和包茎可影响阴茎正常发育，因此，青少年不但要注意阴茎卫生，常常清洗和换洗内裤，而且一旦发现因包皮过长或包茎引起的炎症，要尽早到医院就诊。包皮过长或包茎都可通过一种"包皮环切术"的小手术治愈，不需住院，术后可立即回家。手术可促进以后的性发育，并且不会对性功能造成任何影响。

2.隐睾症

指双侧或单侧睾丸没有下降到阴囊内的一种畸形状态。隐睾症是由于睾丸受到体内较高温度的影响，到青春发育期后，生精上皮细胞发生萎缩，而不能产生精子。两侧隐睾者，大多因为无精子而不能生育。倘若能及时发现隐睾，在9～11岁时就做睾丸固定术，则约有79%的患者可获得生育能力。

3.精索静脉曲张

多见于青壮年，尤其是青年；阴囊出现无痛性蚯蚓状团块，阴囊坠胀感、隐痛。精索静脉曲张不仅可以引起阴囊坠胀，更严重的是它可使睾丸温度升高、局部血液瘀滞并导致缺氧，最终导致精子生成障碍。这类病人若及早进行精索静脉高位结扎术，则可恢复生育能力。

4.睾丸大小不一

青春期男孩发现自己的睾丸渐渐出现一大一小的状况，这是一种很正常的生理现象。男性在10岁左右睾丸开始逐渐增大，到性成熟时一般左侧较右侧低一些大一些，极少完全一样大。

5.频繁遗精

遗精次数频繁，超过正常次数（1～2次/月）。病因：缺乏正确的性知识，生殖器官局部炎症，体质过于虚弱、劳累过度，以及喜欢热水浸浴，穿着紧身衣裤，入睡后盖被太暖等。

正确认识与对待频繁遗精的问题：不要过分将思想集中在这个问题上，顾虑重重，不必要的思想负担会给身体带来不良影响，反而会导致遗精次数增多，陷入"恶性循环"而不能自拔；建立正常的、有规律的生活习惯；建立婚后正常的性生活频率，多参加有益的文体活动；注意性器官卫生；有包皮过长或包茎者及时手术治疗，经常清洁外生殖器，除去包皮垢，勤换洗内裤，不穿紧身衣裤；防止睡眠时下半身太暖和，被子也不要太重。睡眠姿势尽量减少俯卧位，两手避免放置在生殖器部位。

（二）男性外生殖器官保健

1.勤洗外阴

男性阴茎头部冠状沟内很容易聚积污垢，形成"包皮垢"。包皮垢是细菌的良好栖息之地，它很容易导致包皮和阴茎头发炎，这种炎症甚至和阴茎癌的发生也有着一定程度的关联。因此，男青年应经常清洗阴茎。正确的做法是：将包皮往上推送，用温水清洗。青春期性发育迅速，在激素的作用下，经常会出现遗精或出现分泌物，这时不但需要及时更换内裤，还应及时清洗外阴部，以避免细菌对生殖系统造成不良影响。夏天应每天清洗阴茎，其他季节每个星期至少要清洗三到四次。

2.慎选内裤，保持阴茎的健康

内裤料最好选用透气性好的纯棉纺织品。化纤质地的内裤所含聚酯成分较高，而聚酯对人体健康有较大的伤害，容易引发男性不育症，也会对阴毛产生不必要的牵扯。同时宽松的内衣裤利于保持通风干燥，减少摩擦。

3.不穿过紧的牛仔裤

过紧的牛仔裤将阴囊和睾丸紧紧地束缚，使局部散热减少，引起睾丸温度升高，有碍精子的产生，限制阴囊部位的血液循环，妨碍静脉血液回流，造成睾丸瘀血，从而阻碍精子的生成。此外睾丸、阴茎体积在青春期正在迅速生长，成人睾丸体积是青春期以前睾丸体积的17～50倍，成人阴茎体积是青春期以前儿童阴茎体积的10～14倍。牛仔裤布料较厚、较硬，穿紧身的牛仔裤可能会致使阴茎因空间太小而受影响。

4.注意运动中对阴囊的保护

阴茎和阴囊对外界压力刺激都很敏感，应注意避免碰撞，摆弄捏玩。

5.阴囊瘙痒要引起重视

阴囊瘙痒在男青年中相当常见，因为阴部皮肤受到汗液浸渍、内裤摩擦等影响，或者因体内缺乏维生素 B_2、由真菌引起的阴囊炎，以及阴囊部位出现神经性皮炎、湿疹等，都可能导致这种状况。千万不要因为阴囊的位置特殊而羞于就医。尤其不应自行用碘酒、治癣药水、大蒜等杀菌，忌挠抓、摩擦、烫洗，肥皂、盐水、碱水均不宜使用。

二、女性青春期性保健

（一）女性生殖器官的日常卫生保健

1.注意外阴部卫生

女性进入青春期后，随着月经的来潮和白带的分泌，易患青春期阴道炎。内裤洗盆专用，洗后最好在日光下晒，借以紫外线消毒，经常洗澡，睡前用温水清洗外阴，洗盆专用，清洗先从阴部开始，最后是肛门，按照从前往后的顺序进行。每天清洁后更换内裤保持洁净。大便后，手纸应由前向后擦，小便后用卫生纸擦干净。

2.合理应用抗生素

少数少女长期大剂量应用广谱抗生素和激素治疗某些疾病，导致体内菌群失调易患真菌性阴道炎。因此，少女选用广谱抗生素治疗某些疾病时，应谨遵医嘱，尽量不与激素合并用药。

3.防止性病的间接感染

少女在公共浴所洗浴时，应自带浴盆、浴巾，尽量淋浴而不要盆浴，防止阴道滴虫、淋病菌或其他性病等间接感染，同时亦应掌握相应的性病知识，防止性病的间接接触感染。

（二）经期保健

1.记录自己的月经周期，可以观察经期是否规律，如果身体出现不适，可以通过记录观察是否存在某种周期性和相似性。

2.正确挑选和使用卫生巾，选择正规厂家生产的质量可靠的卫生巾使用；血在潮湿温热的空间中极易滋生细菌且产生异味。一情况下，2小时便需要更换一次卫生巾，非经期时尽量不要使用卫生巾和护垫。

3.保持外生殖器清洁，经期不宜盆浴。

4.保持精神愉快，情绪乐观。

5.注意保暖，防止过劳，忌食生冷，少吃刺激性食物。

6.适当参加体育活动或体力劳动，保证睡眠充足。

7.经期不宜游泳、不宜拔牙。

（三）经期易出现的相关问题

1. 痛经（dysmenorrhea）

指月经期间或者月经来潮之前的疼痛。常见的疼痛是腰痛、腹部绞痛和背痛，有些女性还可能伴随腿痛或头痛，或出现与之有关的胃肠道症状包括恶心、腹泻等。一般情况下，能感受到的月经腹痛是由于帮助排出经血的激素和前列腺素的刺激而引发的子宫收缩。经期因子宫的收缩而感到的间断的隐约的疼痛是较短暂的，通过正确的护理可帮助减轻不适。痛经常指更加强烈或伴随其他症状的疼痛，这种情况较严重，需要去医院检查并进行治疗。

（1）原发性痛经

原发性痛经最初被认为是由于少女初潮时过于紧张的情绪而导致的疼痛。现代文献多认为原发性痛经是由于不正常的子宫活动或其他激素分泌失调而引发的。少女在初潮不久后出现痛经，有时与精神因素密切相关，也可能是由于子宫肌肉痉挛性收缩，导致子宫缺血而引起的痛经。多见子宫发育不良、宫颈口和子宫颈管狭窄、子宫过度屈曲等造成的经血流通不畅、潴留刺激子宫收缩而引起的痛经。有些少女在月经期，子宫内膜呈片状脱落，排出前子宫强烈收缩引起疼痛，排出后症状即减轻，称膜性痛经。原发性痛经多出现于青春期女性中，生育后多能自行缓解。

（2）继发性痛经

继发性痛经多起源于子宫或其周围性器官结构发育不正常，或是由于某种疾病（如盆腔炎、肿瘤或子宫内膜异位症等）、宫外孕、隐蔽性流产等引起的。这种情况在成年女性中较多。继发性痛经存在一些潜在的病理改变，一般开始于20多岁，随年龄增加而加重，在月经开始后要持续2~3天甚至更长时间。

（3）痛经治疗

对于存在经期腰腹不适或疼痛问题的青春期女性来说，一般情况下可以自己进行保健治疗，缓解症状。如多注意经期休息，注意保暖，冲个热水澡（但不要泡澡），使用热水瓶或热水袋温暖腹部（耻骨联合上方）或腰部；轻微的运动也可以缓解痛经的症状，如一些腰背部的伸展运动等，但切忌进行剧烈活动。如果痛经症状非常严重，甚至影响到了正常的生活和学习，建议及时去医院检查和治疗。

2. 月经不调

处于青春期的少女，生殖器官处于尚未完全发育成熟的阶段，月经周期出现不规则或血量不正常的情况是常见现象。由于体内雌激素分泌还没有达到平衡稳定状态，因此一般少女的经血量都不稳定，而且月经时间有时提前有时错后，都可视为正常。即使形成了规律的月经周期，或出血量也较稳定后，如遇上情绪紧张，环境改变，或心理压力加大，或遇生活变故刺激等，都有可能造成内分泌暂时性紊乱，导致停经、经血量增多或减少。一旦以上暂时性因素消失，月经又可恢复正常。

3. 不正常经期流血

月经周期在20~40天的范围内均属正常。经期一般持续3~7天，每次经血的流量约30~100 ml，经血一般不凝固，但会夹杂一些子宫内膜碎片、宫颈黏液、脱落的阴道上皮细胞等。

（1）经量过多

一般情况下，少女在初潮后由于身体发育较快，营养也较好，出现经血量较大的情况属正常现象。经量多少与遗传也有一定关系，母亲年轻时经量较大，女儿可能也会有类似的情况。在青春期，经量出现异常增多或者持续时间超过10～14天（时断时续）等情况时，应该引起注意。少女长期经量大，会导致贫血、乏力或头晕，身体状态也会较差，建议去医院妇科确诊及治疗。

（2）经量过少

除初潮后的生殖系统不完善的原因外，很多情况下，经量过少是因为营养不良引起的。有些女孩有挑食、偏食的习惯，身体瘦弱，还有的少女为了减肥而刻意减少食物摄取量，导致营养供给不够。而青春期身体发育迅速，繁重的学习任务和较大的活动量要消耗很多能量，需要补充足够的营养和热量，如果吸收的养分不足以满足身体需要，身体新陈代谢功能因防御性反应而减慢，也可能引起经血量减少，甚至出现闭经的情况。这时不仅对子宫等生殖器官发育产生不良影响，还为未来患不孕不育症埋下隐患，严重者可能会引起全身免疫功能的下降，为疾病的入侵创造条件。

4."倒经"症

有些少女在经期出现鼻腔出血或吐血现象，这种出血常伴随月经周期有规律地发生，并使月经量减少或停经，感觉上似乎是经血倒逆上行而引起，所以常称作"倒经"或"逆经"。出血时要及时用卫生棉球或软纸止血，向上抬头，向内向上压鼻翼，用冷水敷头、鼻。如常出现这样的症状，应引起注意，容易造成月经周期紊乱和贫血等疾病。

5.非经期流血

月经基本正常的女孩，偶尔出现两次经期之间流出几滴或少量经血，这种现象也是常有的，称之为非经期不正常流血。这往往是由于外部环境和情绪（如考试或悲伤等）发生变化，体内雌激素和黄体酮的正常水平受到影响而引起的。还有一些少女是因年龄尚小，激素分泌和子宫内膜发育不全而造成偶尔的非经期少量流血。

6.特殊时期经期管理

月经期或多或少会给女性的日常生活带来一些不便，尤其是在一些特殊时期，比如女运动员们比赛的日期撞上了月经期，或者面对非常重要的考试时碰上了生理期等。如果确定需要推迟月经期，应及时寻求医生的帮助，选择合理的方案，在医生的指导下口服或注射药物，以达到推迟月经期的目的。

（1）使用药物推迟月经期

使用药物推迟月经期是最常用的方法，只要不存在用药的禁忌证。月经受雌激素与孕激素的调控，所以就需要使用含有雌孕激素的药物对体内的这两种激素进行干预，从而达到推迟月经的目的。目前常用的药物有短效类避孕药和孕酮类药物。

①口服短效避孕药

短效避孕药的主要成分是低剂量的雌孕激素，可以抑制卵巢的正常排卵。

对于月经正常者，需要在月经的第1～5天之内服用，每天服用一片，一直用到超过你不"允许"月经来潮的时间段（如考试结束）再停药。一般停药后一周之内月经就会来潮。

②口服孕酮类药物

如果没有及时在月经的前5天服用口服避孕药，可以在月经的后半周期补充孕激素。对于月经周期规律者，可以在月经第15～20天补充孕激素，一直用到如体育比赛或考试结束再停药。

孕酮类药物比短效避孕药更适用于突然情况，但这类药物推迟月经期的有效性不如短效避孕药，且副作用的发生概率相对高一些。

③注射黄体酮

此种方法更适用于紧急情况，适合离最近一次月经时间只剩下不到1周的情况。通常在月经来潮前的3～5天，开始肌肉注射黄体酮每天20～40 mg，一直持续到比赛或考试结束。

（2）不良反应

雌孕激素类药物的不良反应总体比较轻微，主要常见头痛、胃肠道不适症状如恶心、想吐，可能会有乳房胀痛的情况。

（3）注意事项

服药期间一定要确保连续用药，不可以漏服。如果漏服，可能会导致月经推迟失败。

（四）乳房保健

1.女性乳房保健中的注意事项

（1）佩戴合适的胸衣，以防乳房下垂

选购质地柔软、天然棉质面料或莱卡面料、大小合体的内衣，使乳房得到很好的固定、支撑；不同场合穿不同的内衣，如在运动时应穿运动内衣、日常应穿保护型塑身内衣。

（2）保持正确姿势

保持上身挺直，胸部离开书桌，使背部肌肉张力均衡，这样不仅不会影响乳房代谢，而且胸背肌肉也不会疲劳。走路要抬头挺胸，不要佝胸偻背，以免影响脊椎、胸部和胸部肌肉以及器官的正常发育。睡眠时要取仰卧位或侧卧位，不要俯卧。

（3）不要束胸

一些青春期的女孩，由于自己的乳房发育胸部隆起而感到害羞，平时不敢挺胸、抬头，用紧身内衣把胸部束得很紧。这样，会压迫乳房中的血管、淋巴管、乳腺，影响乳房的发育。长时间穿戴紧的内衣，会出现乳头凹陷，影响以后的哺乳，也容易诱发乳腺疾患。睡觉时要解去内衣，使胸部得到放松。

（4）适当锻炼

可以适当地做一些上肢和胸部肌肉的力量锻炼，如健美操，有助于乳房的健美。

（5）保持充足的营养

摄入适量蛋白质食物以及含维生素E的食物，对促进整个身体的发育包括乳房发育是有益的。

（6）保持乳房清洁

洗澡时，要仔细清洗乳房特别是乳头乳晕处。避免用热水刺激乳房，不要在热水中长时间浸泡。温水浴后最好用冰水擦洗，或用冷水冲洗，有助于乳房的发育。内衣也要保持清洁干净，经常换洗。

（7）避免外伤

劳动或体育运动时，要注意保护乳房，避免撞击伤或挤压伤。

2.乳房自检

（1）时间

月经期结束一周后。

（2）方法

以右侧为例。仰卧，将枕头放右肩下，右臂放脑后；用左手中间三个指头的指腹来感觉右乳房是否有肿块，在乳房上迂回绕动（上下移动或楔形移动），注意每次检查都按照相同的方式做；检查全部乳房区域，记下每个月的感受。使用右手指的指腹给左侧乳房重复这些检查；也可用站立位，将一只手臂放到脑后，重复上述检查。乳房自检前，可以站在镜子前检查乳房是否有任何皮肤凹陷，乳头是否有皮肤发红或肿胀。

3.乳房常见问题

（1）乳房疼痛

经期乳房疼痛属于正常现象，尤其在月经来潮之前。青春期的女孩乳房疼痛是一种生长疼痛，是由激素的刺激而引起的。当青春期发育接近尾声时，这种现象会自然消失。

（2）乳房不对称

乳房发育过程中，多数女孩会发现自己的乳房不对称，一侧乳房比另一侧的发育、生长慢。有时候，较慢发育的一侧乳房可能会赶上早些发育的那一侧，而有时，当两侧乳房全都发育成熟以后，仍然会存在略微不对称的现象。

（3）乳房大小

与遗传基因有关。乳房的大小与乳房的功能和健康无关。

（4）乳房肿块

青春期经常遇到的乳房肿块有两种。最常见的固体肿块叫作纤维瘤，另一种是里面充满液体的肿块叫囊肿。囊肿往往会自行消失，而纤维瘤会继续存在，甚至还可能有所增长。如果发现自己有肿块并在一个月内没有消失，应去医院检查。

（5）乳房发育不良

乳房发育不良是指一侧乳房或两侧乳房不发育。如果发育不良的问题过于严重或仅仅出现于一侧乳房，都需要及时去医院检查。如果双侧乳房都不发育并伴有闭经，这种情况很可能是饮食失调、内分泌紊乱、染色体异常或者是其他疾病造成的。一侧乳房不发育，很可能是由先天性畸形造成的。

（五）性生活的卫生保健

要做到：双方都未患有经性传染的疾病，要有安静、清洁卫生的性生活环境，在性生活前后要清洗外阴，要严格遵守女性各期（月经期、孕早期和孕晚期）性生活禁忌。

（刘玲飞）

参考文献

[1]周建芳,宋冰.日本青少年性与生殖健康服务经验与启示[J].中国学校卫生,2013,23
　　(3):382-384.
[2]季成叶.现代儿童少年卫生学[M].2版.北京:人民卫生出版社,2010.
[3]陶芳标.儿童少年卫生学[M].8版.北京:人民卫生出版社,2017.
[4]彭晓辉,阮芳斌.人的性与性的人[M].北京:北京大学医学出版社,2007.
[5]王滨有.性健康教育学[M].北京:人民卫生出版社,2011.
[6]张礼.上海市青少年性生殖健康认知及意外妊娠的现况研究[D].上海:复旦大学公共
　　卫生学院,2013.
[7]郑晓瑛,陈功.中国青少年生殖健康可及性调查基础数据报告[J].人口与发展,2010,
　　16(3):1-8.
[8]张妍,韩历丽,高丽丽,等.北京市15～24岁未婚青少年高危性行为调查研究[J].实用
　　预防医学,2020,27(10):

第七章　性心理

　　性心理学是以心理学的观点、理论和方法，研究人类性行为及其过程中心理现象的发生与发展规律的一门科学。性心理是指人在性方面的心理现象，如性知觉、性记忆、性想象、性思维、性欲望、性情绪、性冲动、性意志的选择和决定等，是个体对自身与异性的各种要素所产生的一种主观能动反映。它是个体心理活动中重要的组成部分。

　　动物的性活动是体内激素驱使下的本能活动，属于低级条件反射活动，有强烈的发情期性活动高潮。人与动物性活动的本质区别就在于人类性活动受性意识的控制。人类性活动有其生物性一面，更有其心理性、社会性的方面，受文化、风俗习惯、民族传统的影响，对抽象的语言文字刺激也能产生性兴奋和性反应。人类的性冲动不一定会转化为性行为，人类性的社会性是通过性意识实现的。

　　性意识是指对性的感悟、认识和态度；对与性有关的活动或关系的主观体验；是人类关于性问题的思维活动。性意识有两层含义：一是指对性别的意识；二是指对"性"的关注、兴趣和向往。性意识不仅是个人对性思维的结果，还是集体和历史的产物。个人的性意识离不开他所生活的社会文化背景。性意识有公开表现和内部潜在两部分，公开表现的性意识强烈地受到社会习俗、法律和道德的影响，往往是社会允许的部分；而潜在的性意识常常是"内心秘密"，存在的时间比较短，如性遐想、性幻想、性梦等。

第一节　性心理的发育

　　性心理萌芽于婴幼儿期，虽然婴幼儿不可能直接产生类似成人的性欲望，但这并不等于没有性意识的萌芽，只不过他们的表现方式不同于成人罢了。孟子在《孟子·万章》中记载，"人少，则慕父母；知好色，则慕少艾；有妻子，则慕妻子。"

　　弗洛伊德认为，性欲是指来自于人体的快感，无论这种快感来自身体的何种部位或何种器官。人体发育的阶段不同，获得这种快感的方式和部位也不同。在婴儿期，婴儿在吸吮母亲乳头时，除了满足婴儿获得食物的需要，也会产生一种快感。婴儿有时吸吮自己的手指，那是把手指当作性满足的对象。弗洛伊德把这种来自口唇的快感叫作口唇性欲，并认为它是哺乳期婴幼儿性欲的主要表现方式。弗洛伊德还认为，婴幼儿还可以从大小便过程中获得"最大快感的性满足"。

　　到了青春期，性欲才和生殖功能联系起来。青春期的学生常产生一些特殊的兴趣，爱打扮，好表现自己。有54%的学生认为自己在上中学后有以上表现，因为希望能在别人眼中塑造出自己良好的形象。由于青春期青少年的身体发育会发生很大变化，有一些从来没有过的新体验与感受，他们便开始产生神秘的骚动，对性感到好奇、渴望，有时又迷茫害怕，出现了所谓的"青春的困惑"；慢慢地，他们逐渐有了清晰的两性意识，性心理进一步得到发展。

一、性意识的形成与发展

性意识是伴随着第二性征出现而觉醒的，性激素分泌的增加乃至达到成人水平，特别是外生殖器的敏感部位受到机械刺激，引起大脑性兴奋，产生性快感体验，这种心理满足也促使人的性意识逐渐发展成熟。培养健康、正确的性意识，是关系到每个青少年能否健康成长的重要问题。

（一）性意识发展大体包括四个方面

1.对性相关问题的疑问、关心和态度；

2.对自己身体成熟变化的关心和疑问；

3.对男女性别差异和性作用的关心和态度；

4.对异性以及异性关系的需要、关注、意见和态度。

（二）人的一生中性意识的发展分为四个阶段

第一阶段：儿童期——性别意识；

第二阶段：青春期——性欲意识，对异性产生兴趣，并逐渐产生接近异性和恋爱的要求；

第三阶段：成年期——实现性行为阶段；

第四阶段：老年期——性意识逐渐转化为生活伴侣。

（三）心理学家公认的性意识成熟的指标

1.对男女两性关系有正确认识，真正领悟到男女两性的本质及其社会功能和社会责任；

2.以社会认可的方式表现性冲动和性需要，并能正常追求对象和谈恋爱、发展并确定爱情关系；

3.有着合乎常规的性情感和性意识，能自觉按照社会道德规范和法律要求，主动地控制自己的性行为；

4.能适宜地处理一般异性朋友和恋人或配偶的关系；

5.能有效地建立一个以爱情为基础的家庭和完成养育子女的社会责任。

二、儿童青少年性心理发育

心理学的研究表明，从孩子一出生，人类的一些行为就可能影响孩子正常的性心理发育。因此，性教育应该从零岁开始。

性心理发育是弗洛伊德在19世纪末、20世纪初提出的一个概念，是心理学理论的核心概念。弗洛伊德所指的性不仅包括两性关系，还包括儿童由吮吸、排泄产生的快感，即身体的舒适、快乐的情感。人在不同的年龄，性的能量（力比多，Libido）投向身体的不同部位，弗洛伊德称这些部位为性感区（erogenous zone）。在儿童成长过程中，口腔、肛门、生殖器会相继成为快乐与兴奋的中心。以此为依据，弗洛伊德将儿童的心理发展分为五个阶段：

（一）口唇期（0～1岁）

新生儿的吸吮动作不仅使其获得了食物和营养，而且是快感的来源。吮吸母乳不仅满足了他们对食欲的需要，而且还使他们从吮吸所产生的快感中获得了心理满足。实际上，婴儿吃饱后仍喜欢把手指或其他能抓到的东西塞到嘴里去吸吮，重复进食动作，之后便带着愉快的表情入睡。这表明，吸吮活动不全是受饥饿驱使的，还有追求快乐的动机。

因此口唇是这一时期产生快感最集中的区域，其快乐来源于口唇动作，如吮吸、吃手指、长牙后咬牙。大约在3～6个月大的时候，婴儿的吮吸需要变得尤为突出，于是他的小手够到什么都会往嘴里塞，婴儿吮吸手指、唾口水、发出咯咯笑，并对这一切感到十分开心，这是婴儿口欲期性欲的最初表现。这种现象一般会延续到1岁或者1岁半左右。

在这一阶段，如果儿童口欲需要没有得到满足或满足过多，长大后可能会出现贪食、人格偏离，变得缺乏信任和安全感。

无论是否认同弗洛伊德的观点，上述客观现象都是很多父母可以观察到的。对于处于婴儿期的儿童来说，父母应该给孩子充分的抚爱和温情，满足婴儿皮肤触觉的发育需求。母亲或养育者与儿童身体的充分接触，给儿童以安全感，并可增加其神经系统的敏感性，促进大脑的分化发育。与成人身体接触不足的儿童，其智力、性敏感性都将受到不同程度的损害。

弗洛伊德的理论认为母亲乳房是婴儿获得性快感的源泉，事实上它也是新生儿出生后最基本的安全感来源。若过早断奶或突然断奶，婴儿得不到口欲的满足，长大后，便有可能发生吮吸拇指、咬指甲、咬被褥、咬手帕等神经症表现或产生口欲攻击（如骂人、讽刺、挖苦、猥亵、下流言语）等，影响其心理的健康发展。

在喂养儿童的过程中，父母恰当的行为可以让其从中体会到自己被关爱，学会尊重并爱护自己的身体。要尽量母乳喂养，喂奶时专心致志而又温和地对待，儿童感受到来自父母的安全感是至关重要的，这种关爱可以帮助其尽早摆脱对奶嘴安抚的依恋。另外，对于4岁以前儿童的吸吮手指，应使家长相信，这种行为是儿童早期的正常行为，可以自发缓解。如果怕孩子咬手指影响牙颌的正常发育，也不要强行禁止，可以考虑给孩子一个安抚奶嘴，满足他口欲期的需要。

弗洛伊德认为，寻求口唇快感的性欲倾向一直会延续到成人阶段，接吻、咬东西、抽烟或饮酒的快乐，都是口唇快感的发展。

（二）肛门期（1～3岁）

在这一阶段，排泄功能成为婴儿性快感的主要来源，排泄时产生的轻松与快感，使儿童体验到了操纵与控制的作用，婴儿从排泄活动中得到极大快乐。

这个时期是训练幼儿按时大小便的最佳时期，通过训练培养其自我控制能力。但是一定要讲究方式方法，以免其对自己的身体产生不正确认识，形成畸形的性压抑心理。给孩子换尿布时一定要耐心、温和地跟孩子交流，让他意识到自己的身体是"好"的，他的排泄行为是正常的。如果相反，就会给孩子传递一个错误的信息，让他觉得他的身体是令人厌恶的。在大小便训练期间，幼儿往往会发生"事故"，如果成人失去耐心，对孩子大吵大嚷，会让孩子对自己的身体产生负面的感觉。父母如果能够采取宽容、耐心的态度则有助于孩子形成健康的身体意识。

顺利通过肛欲期的儿童，会逐渐养成自治自立的能力，并能与别人和睦相处、合作共事。如果成年后人格还固结在肛欲期，可能会转化为对金钱的爱好，表现为吝啬、任性和固执。

1岁半是对儿童进行性生理教育的良好时机，如果有可能，甚至可以让同龄的男孩和女孩一块洗澡，让其裸露着小身子识别彼此在生理结构上的差异，鼓励他们观察对方与自己不同在哪里。父母就可以根据儿童的理解力很自然地解释身体的各个部位和功能，并以关爱欣赏的态度来对待孩子的身体，让他尽早了解自己的身体，学会正确地对待自己的身体。这一时期的性教育是今后性成熟的基础。不少孩子在2岁左右开始触摸玩弄自己的生殖器，这是他们的一种性游戏，也有的孩子玩生殖器的时间更早些。遇到这样的情况，父母千万不要苛责孩子，这可能会让他对自己的身体产生不好的评价；最好的方式就是告诉孩子，那个地方是他秘密的地方，不能让别人看到。这样说不会让孩子对自己的身体产生羞耻感，同时也教给了他符合社会规范的行为方式。父母可以在日常生活中选择适当的时机让孩子明白：他身体的哪些部位不宜暴露，并不是那些部位不好；哪些事不适合当众做，但可以在卫生间或自己的卧室做；有些事情男孩、女孩要分开做等。避免孩子玩生殖器比较好的方式就是给孩子穿封裆裤，每天给他安排丰富多彩的活动，以便转移注意力。

（三）生殖器期（3～6岁）

在这个阶段，儿童开始关注身体的性别差异，开始对生殖器感兴趣，产生性好奇，出现性游戏；弗洛伊德认为性欲的表现主要在于俄狄浦斯情结（Oedipus Complex），即男孩对自己的母亲有性兴趣（又可称恋母情结），而女孩则过分迷恋自己的父亲（又可称恋父情结）。

生物学研究证实，好奇是生物的本性，是保存个体和延续物种的自然现象。儿童的性好奇更趋向于具有生物本性的特点，较少受到社会规范的局限，不带有成人社会的那种性意识色彩，更不带有淫秽下流的"痕迹"，是一种自然、天真和淳朴的对性的探究意愿。一般从1～2岁开始，孩子就会注意到男、女身体上的区别。随着语言能力的发展，2～3岁儿童就会提出一些令成人十分尴尬的问题，诸如"妹妹为什么没有小鸡鸡？""我从哪里生出来的？"，他们还可能会对自己排出的粪便很感兴趣。无论大人们对儿童的性好奇采取什么样的防范措施，儿童的性好奇是不会因为被制止而消除的，反而会有所加强。如果这个时期孩子受到心理挫折，可能会影响性心理发展的成熟速度和程度。所以，客观、肯定、正确地引导和合理满足他们的性好奇才是负责任的态度。

儿童的性游戏可以定义为在儿童期通过学习模仿成人的行为，为探求同性与异性身体差别，来满足自己性好奇心理的童趣式游戏。它一般可以使儿童达到满足性好奇、增长性知识、获得性别认同和协调同伴（尤其异性同伴）的作用。性游戏是儿童性心理正常发展所必需的。儿童的性游戏通常发生在异性同伴之间，也可以发生在同性伙伴之间。儿童的性游戏表现为扮演新郎新娘、扮演爸爸妈妈、医生与病人的游戏（医生为病人检查身体、生殖器部位等）、互相看或摸生殖器、男孩间比较生殖器的大小、男孩小便时比较谁能够尿得更远、模仿成年人亲吻和拥抱、生孩子的游戏等，儿童通过这样的游戏，了解和模仿成年人的社会，满足自己探究未知领域的好奇心。

父母及监护人在对待儿童性游戏时，从总体上看，有相当大的认识误区。因为传统文化观念一直认为，儿童是"纯洁无瑕"和"无性"的。因此，儿童中如果有诸如相互查看同伴的身体，尤其是查看异性同伴的身体，甚至于出现相互触摸身体的行为等性游戏时，父母们就"如临大敌"，常常会采取训斥、责骂，甚至于惩罚予以制止。其实，对于儿童来说，特别是对于性发展中的儿童来说，这是一种自然的表现，而且这种表现不带有色情意味，主要是出于好奇和求知心理。儿童之间的性游戏全然不是成人之间的性活动，而基于这样心理的性游戏不会给儿童带来心理伤害。正确的做法是观察和监督，避免儿童在性游戏中自伤或他伤，必要时可以用其他更有吸引力的活动转移其注意力，并及时对他们进行与其年龄相符的性教育。此外，由于儿童的性游戏带有"性"的含义，要特别防范被坏人所利用，严防性侵害发生。要通过教育明确地让孩子知道，哪些接触、触摸是不对的，如果发生此类事情，要能够大胆地告诉自己所信赖的大人。

从性生理发育的角度看，身体的性系统发育与生殖系统的发育并不是同步启动的。前者从出生后就已经开始，后者只有到了青春期才开始。皮肤与黏膜是性系统的感受器官，尤其是外部性器官附近的皮肤与黏膜的感觉最敏锐，是性高敏感区。儿童可以用他/她的小手探摸自己的身体，当触摸到自己身体敏感的部位时，会产生区别于非敏感区皮肤与黏膜的感觉，而且是一种令人感到欣快的感觉。他们是通过触摸自己的性敏感区来逐渐获得性感受能力的。在个人成长过程中，早期的性活动，譬如触摸和抚弄身体及外部性敏感区，以及为获得快感为目的的适度自娱行为是必要的。通常，机体各种机能和个体的心理发展不是突然成熟的，每一种完整的生理机能和健康的心理要经过长期的发育和发展才能逐渐成熟，性生理与性心理亦是如此。婴幼儿期自娱对个体心理正常成长、对在性成熟时建立正常的性反射神经通路及性反应也是必需的。

性文明建设既要适度重视性的生殖责任性，又要理性地承认性的愉悦和享乐对个体健康与发展的积极效应。在对待儿童"性活动"的态度和方法上，接纳上述观念是相当必要的。从充分顾及儿童身心健康的利益出发，必须客观认定儿童性游戏的"必要性"和在方法上正确顺应他们的"性活动"。当然，采取一些方法引导儿童逐渐淡化对自身"性活动"的兴趣也是必要的。譬如，转移孩子的注意力、增加儿童的集体活动种类和培养他们多方面的兴趣爱好等。

此外，这个时期的儿童开始出现他"恋"，第一个目标是他的异性亲长，又名恋母（恋父）情结。这种情结在儿童性心理发展过程中是普遍存在的，弗洛伊德认为成年后被压抑于潜意识内，以后可能会表现为恋上长者，还可能会成为各类精神疾病（包括神经症、精神分裂症与内源性抑郁症）及其症状表现的心理根源。

　　一个温馨快乐的家庭会对孩子产生深远影响，家长应该当好孩子的楷模和榜样。父母要处理好彼此的关系，给孩子一个温馨快乐的家庭环境。如果父母关系紧张，孩子就很容易成为承受父母一方或双方愤怒和怨气发泄的对象，因为年龄太小，社会经验缺乏，孩子缺乏正确判断事情缘由的能力，常常会把父母之间关系恶劣的原因归结到自己头上，长大后变得缺乏自信、胆小怯懦、性格软弱和行为退缩，或者内心闭锁、精神抑郁，严重的甚至可能自杀。

　　同性父母（女孩的母亲或男孩的父亲）是孩子性别意识形成的榜样，异性父母（女孩的父亲或男孩的母亲）则是孩子学习与异性相处的榜样，在孩子成长的过程中都起着无法低估的作用。因此，无论是母亲还是父亲都应该积极配合，共同养育孩子，给孩子一个良好的成长环境。当孩子年龄大了以后，异性父母与其相处时则要注意分寸，不要过度亲密，以免导致孩子形成不健全的人格。

　　（四）潜伏期（6～11岁）

　　进入潜伏期的儿童，性欲的发展呈现出一种停滞或退化现象。早年的一些性欲望由于与道德、文化等不相容而被压抑到潜意识中，并一直延续到青春期。由于排除了性欲的冲动与幻想，儿童可将精力集中到游戏、学习、交往等社会允许的活动之中。

　　儿童6～12岁进入性潜隐期。这个阶段的儿童性心理比较平静，他们对性问题的兴趣不再像以前一样明显。5～8岁儿童作为性个体继续发展，对怀孕和生产等生殖行为非常好奇，他们发展很强的友谊，并且大多数男孩和女孩都显示出一种强烈的与同性孩子玩耍的偏好，甚至更加注意到社会规定的性别角色，对于男孩和女孩分别应该做的事有了更清晰的了解，他们可能在不被别人发现的地方继续与两种性别的孩子进行玩耍，并且私底下对生殖器的探索会变得有目的性。

　　处于这个阶段的儿童，男孩喜欢与男孩做伴，从事某些比较剧烈与冒险的游戏，而女孩则喜欢与其他女孩从事跳舞、跳橡皮筋等温和的游戏。这种"假性同性恋"不具有成人的性意识与欲念，但是在今后性心理发展遇到挫折时，也可能是同性恋形成的心理根源。这一时期对性心理发展非常重要。家长在这个阶段应该注意不避讳任何性问题，让孩子学会尊重自己和他人的身体，和孩子谈论性问题越早开始越好。对于学龄前儿童进行性教育最合适的方式是在平时对孩子的提问或相关行为给予适当反应，在潜移默化中进行教育。给孩子一个暗示：一旦有了性方面的问题，他不需要通过别的途径去了解，从父母这里就可以获得，同时明白谈论性相关问题是很普通而不是什么见不得人的事情。

　　（五）青春期（11、12岁开始）

　　在青春期，性的能量大量涌现，容易产生性的冲动。青年的性需求倾向于年龄接近的异性，并希望建立两性关系。进入青春期后，伴随着生理发育的加快，特别是性发育的成熟，性心理也在加速发展与成熟。他们除了关心自己身体的变化，更关心异性的变化。其心理历程综合了生理、文化教育、心理和社会等多种因素的影响，基本过程为：接受与拒绝异性、与异性交往、同异性接近与接触、从群体交往到单一组合。

弗洛伊德的女儿安娜·弗洛伊德认为，青少年竭力想要摆脱父母的束缚，也容易与父母产生冲突。青少年通常会采用剧烈运动来消耗体力，从而达到排解性的压力或宣泄内心焦虑与不安的目的。性心理的发展与成熟对青少年的人际交往、性道德品质的形成以及恋爱的成功和婚姻的美满与幸福有着重要意义。

关于青春期性心理发展有学者认为可划分为三个阶段：

1.异性疏远阶段

开始于童年末期（9～10岁），女性在童年末期表现最强烈。这是由于青春期性生理发育的突变对心理的冲击而形成的。她们对自己的性变化感到茫然、不安，甚至怨恨自己的性别角色，对性的问题感到腼腆、害羞、困惑，甚至产生抵抗发育的心理，有可能将这种不良情绪扩展到异性，在心理和行为上出现不愿接近异性，认为男女接触是不光彩的，对异性采取回避和疏远的态度，男女界限分明。现在的很多中年人提起当年课桌上的"三八线"仍会记忆犹新，但是随着社会物质精神文明的进步，青少年的异性疏远阶段似乎有逐渐缩短的趋势。

此阶段男女界限分明，见面互相不打招呼。这一普遍现象有两种变异形式：一种是厌恶同龄的异性，在学校里男女同学互相指责攻击；另一种是喜欢接近年龄很大的异性，似乎是一种代偿。需要指出的是有些是真心疏远，有的则是迫于环境或羞怯心理而表现出疏远的假象。也有些学生利用自己对异性较为粗暴的言行压抑或掩饰对异性的好感。异性疏远阶段的青少年处于对两性关系由无知到半懂不懂的状态，性意识还是朦胧时期，他们开始对性问题发生兴趣，但与性爱无关，只是一种好奇心和求知欲的表现。

家长和教师要引导这个时期的学生正确对待异性，学习和培养人际交往能力，提高儿童社会化水平，以利于性心理的健康发展。

2.异性亲近阶段

随着对自己性生理发育的逐渐适应，他们开始关注自身的性别特征，对异性的态度有所转变，由抵触转为关注、感兴趣和吸引，有彼此接近的需求和倾向。对集体活动表现出极大的热忱和兴趣，典型的情感特点为友谊盛开，情窦初开。

此阶段的青少年开始喜爱与自己年龄相仿的异性，互相具有吸引力，喜欢和异性交往；常常以欣赏的心情、友好的态度来对待异性的言谈和思想行为，互有好感，对异性开始关心，逐渐愿意和异性一起学习、娱乐，对异性怀有好感，甚至欣赏，愿意跟异性彼此接近。此时，男女青年都倾向于在异性面前显示自己。女孩子特别注意打扮，所特有的姿态和行为多少带有夸张的表现；男孩子倾向于卖弄知识，显示自己的体力或运动技巧。这一阶段由于过分害羞，一般还不出现男女个别的频繁接触。据调查，在人际交往方面，70%的青少年能够广泛交往，人际交往良好；但也有少数人要么独来独往，要么与异性交往过密。超过60%的青少年经常或偶然与异性同学或朋友约会，约有25%经常或偶然与异性拥抱，约有10%经常或偶然与异性接吻。

青春的性觉醒，给青少年带来莫名的神往，他们开始探索和尝试相恋的奥秘和甜美，但又往往划不清异性吸引与恋爱、友情与爱情的界限，常常控制不了自己多变的情感，于是"朝三暮四"，他们把握不准感情的"度"，抵御不住"性"的诱惑等。处在这一年龄段的学生已经有了向往异性的强烈愿望，他们以各种方式与异性交往，相互倾吐衷肠，觉得异性同学之间更能达到某种默契，更能恪守心中的允诺。这个时期是开展青春期教育的关键。适时进行性道德教育，及时疏导和帮助，使他们的友谊不断"纯化"变得崇高、真诚，即可培养男女生之间的正常友谊；同时，教会少男少女规范自己的行为道德，学会控制自己，避免由于感情冲动给个人带来伤害。

3.异性依恋阶段

性意识由朦胧向清晰发展，男女在对异性好感的基础上，各自形成一定的标准模型，并在交往的过程中，将模型投射到特定的对象上，一旦有了具体目标，对异性群体的好感便转向对个体异性的依恋上。因此他们对集体活动的兴趣明显减弱，甚至将其视为单独接触的障碍。

大多数中学生性心理发展停留在接近异性阶段，要很好地控制，尽量理性地进入依恋阶段。随着年龄增长，男女生之间会因为两性间的特殊关系，渐渐产生对别人的爱意，于是"爱情"便产生了。

值得注意的是，在我国现今的社会生活中，异性依恋阶段大约从15～16岁，延续到22～23岁。此时，青少年的性发育已经成熟，产生了强烈的性要求，而他们中的大多数还没有独立生活的能力，社会和家庭都要求他们继续长知识、长身体，进一步社会化。青少年性的自然属性和性的社会属性产生了矛盾，特别是在经济发达地区，为了获得更好的生存空间，很多青年推迟了结婚年龄，使得这对矛盾日益突出，引发出种种社会问题。长期、强烈的性欲压抑会使人出现性心理异常，产生性变态。个别人缺乏自制能力，受社会不良因素的影响，会出现性失误、商业性性行为，甚至走上性犯罪的道路。因此，积极开展良好的学校性教育，帮助学生规范个人行为，使性欲得到理性的控制和升华，对他们身心健康发展，取得学业、事业成功非常重要。

总之，进入青春期以后，青年男女的性意识以惊人的速度发展直至成熟。在性意识成熟过程中始终伴随着身体各个器官系统的发育，有着生物本能的性需求。要使自己的性需求意识心理与社会性的关系和性的秩序保持相互协调，就需要他（她）们不断地学习和调整。

三、青春期性心理和性行为表现

在青春期，由于青少年性意识的觉醒和性发育的成熟，男女间产生了互相接近和相互爱慕的感情。青少年的性心理发展，导致了他们行为上的种种表现。

（一）青春期性心理的表现

1.对性知识的追求

青少年由于自己身体的变化，对性发育、性知识、生育现象产生了浓厚的兴趣，探索欲望强烈，这是其性心理发展的正常表现。许多调查显示，很多学生对性知识的渴望非常强烈，他们的性知识来源五花八门，如果不注重进行科学的性知识教育，则可能使他们误入歧途。正如别林斯基所言："对于青年人，没有比偷偷得来的知识更为有害的了，当自然本身开始唤醒少年对性的问题产生兴趣时，那么合理地、纯洁地认识自然界的秘密，就是把他们从有害的色情中拯救出来的唯一方法"。

2. 对异性的爱慕

青年男女彼此向往、互相爱慕是青少年性心理发展的一个重要表现。此时，男生由于性成熟，正处于性能量强度的高峰，他们的行为外露、热烈，显得热情奔放，但略显粗犷。这种倾慕异性的心情，恰似春雨漓江，若隐若现。在这种心理的支配下，青年们往往爱打扮，讲究风度，故意在异性面前表现自己的长处，并期望博得好评，有意接近对方、主动帮忙，以试探对方的反应。随着两性关系体验的增强，开始萌发初恋。而此时的女生对异性的爱慕往往内敛、深沉，表现为娇媚、自尊，而略显羞涩、被动。同时她们觉得与异性在一起愉快、舒服，但会觉得同龄男性不够体贴、不能满足情感的要求，进而去寻找高年级的男生。这也是性的体验，是"初恋"的一种表现。由于青春期的男女还处于身心发育时期，心理反应不定且多变，所以多没有稳定的追求和依恋的对象。这样的"初恋"往往出于好奇和模仿，缺乏深厚的感情基础，因此是单纯的，但同时也是幼稚的，带有群体性、盲目性。

3. 性欲望与性冲动

在青春期，随着性成熟和性心理的发展会出现性欲望和性冲动，这是青少年发育中正常的生理和心理现象。青少年性欲望的生理诱因是性激素的作用，性激素调控和促进了人体第二性征和附属性器官的发育与维持。与性有关的感觉、情感、记忆与现象，是引起性欲的心理因素。

青春期在少年首次遗精（spermatorrhea）、少女月经初潮以后，体内内分泌的变化，尤其是性激素的大量分泌，伴随性器官成熟，性意识增强，就会出现性冲动。据国内近年来的调查，大约在十四五岁时少男少女能初次体验到性的冲动，36%的男生和12%的女生报告身体内部出现了从未有过的兴奋和激动，这种现象有时是自然发生的，有时是在外界刺激下出现的；在大学94.7%的男生和65.2%的女生出现过性冲动。据调查，第一次出现性冲动的平均年龄男生为14.3岁、女生为16.7岁。

对于缺乏性知识的青少年来说，性冲动的最初出现会使他们感到困惑和窘迫，在生活中，男生有时会由于偶然摩擦造成的阴茎自动勃起而恐惧，女生也会因偶然接触到异性身体而出现心跳加速、阴道分泌黏液增加而忐忑不安，他们可能因为儿时形成的错误观念认为这些性冲动是"低级下流"的可耻现象。如果不抓紧时机对他们进行性教育，就有可能造成他们在困惑与骚动中苦苦挣扎，产生不良情绪，严重的会出现心理障碍，引发社会问题。

绝大多数性发育成熟的动物都会有性的需求，每个生理发育正常的人也会有性欲而产生性冲动。人区别于动物的最根本之处就在于人是有理性的，可以自觉控制、支配自己的情欲，当性冲动不合理甚至危害他人和社会时，就需要理智地予以节制或转移目标，把性冲动导入社会允许的活动中使之得以宣泄和表达。对于进入青春期的少男少女，产生性冲动并不可怕，可怕的是有了性冲动却不能自制，要知道过分地压抑性欲或放纵性欲都是有害的。要努力培养自己的道德情操，增强自制能力，正确看待个人的性欲望和性冲动，培养多种多样的兴趣和爱好，通过一系列的活动进行迁移，如书法、绘画，以及歌咏、体育比赛等，使异性情感融于知识的荟萃、情操的陶冶和集体氛围的情趣之中，使情感和激情得到释放。

（二）青春期的性相关行为

伴随着性发育的成熟，青少年在青春期即产生了相应的性相关行为。青春期的性相关行为是指与性成熟和性心理发展有关的一系列行为表现，包括自慰行为、恋爱、婚前性行为等。有调查发现，中国青少年首次出现关于性冲动、自慰、初次性梦幻以及想接触异性身体的平均年龄在13～15岁之间，男女无明显的年龄差异。14～16岁男女青少年已开始结交异性，其中12%已与异性有约会，9%自称有恋人，有7%的女性和21%的男性想接触异性身体，不同城市调查想接触异性身体的行为情况有所不同。但总的来说中国青少年在性行为上比欧美一些国家要保守得多。

下面我们主要讨论的是青少年中常见的性自慰行为，青春期的自慰行为指没有其他人参与下所进行的自我满足性欲的活动，主要有三种形式：自慰、性梦和性幻想。

1. 自慰

自慰（masturbation）是指人们用手或工具刺激生殖器而获得性快感的一种行为。对男性来说，它伴随着精液的排泄；女性则是体内呈现性的"缓解"状态。自慰是青少年和未婚成人中最普遍的现象。美国著名学者、性科学创始人之一阿尔弗雷德·金赛在20世纪40年代对几万人进行了调查，发现美国有自慰史的男性占92%～97%，女性占55%～68%。波兰、苏联等国学者的调查表明，在性成熟期间，大约有93%～96%的健康男性有自慰行为。我国目前缺乏相关统计数据，但一些专家认为，我国青少年中至少有一半人有过自慰行为。

在我国传统中医经典上说自慰"会抽干骨髓""元气大伤"，民间也有"一滴精液，十滴血液"之说，很多人认为自慰是不道德的，会危害身体健康。事实上自慰既不是疾病，也不是不道德的行为。在美国的性教育教材上写着"自慰是一种在生理和心理上都完全正常的行为，不会引起任何恶果，这可能是人们熟悉自身和自己的性特征，并获得有关知识从而变得自如的最好方法之一"。苏联著名的性学家斯维亚多什也说"在青少年时期，有节制的自慰通常使性机能得到自我调整，它能减缓性欲过盛，而且是无害的"。从生理上说自慰与性交没有什么不同，对大脑和身体没有什么特殊的影响。在青少年性成熟后，性冲动难以抑制而又没有合法的满足途径时，自慰虽不是一种完美的性满足方式，但却无害他人，对自己也是一种自我心理慰藉，在一定程度上有宣泄能量、缓解性紧张、保持身心平衡、避免性罪错的作用。因此，适当的、有节制的自慰对身体有益而无害。1991年6月在荷兰首都召开的第十届世界性科学大会上，在全世界范围内为自慰正了名。

青少年自慰不会丧失其男子汉气概，亦不会由于这种行为习惯成为一个性反常者，或者影响人的智力，但是无论什么事情无节制都是有害的，过度自慰对身心是有害的，是一种纵欲。自慰产生的疲劳强度要大于正常性行为，尤其是大脑的想象力要比性交中的活动紧张很多。因此，过度自慰会增加人的疲劳感，有的还会影响睡眠，使人变得颓废、消沉、神思恍惚，削弱进取精神，分散学习和工作的精力，从而妨碍个人学习、事业的顺利进展，带来不良后果。蔼理士（Ellis）在《性心理学》中引用19世纪中叶德国医生格瑞新格的话说："自慰的害处并不是由于自慰本身，而是由于社会对自慰的态度以及此种态度在神经敏锐的人的心理上所引起的反应。社会的态度教他感到羞愧，教他忏悔，教他再三地决心向善，立志痛改，可是性冲动的驱策并不因此而稍杀其势，终于教他的向善之心随成随毁，教他旧忏悔的热诚犹未冷却，而新的忏悔的要求旋踵已至——这种不断的内心的交战挣扎，与挣扎后失败的创伤，才是自慰真正的恶果。"

因此，要正确对待自慰行为，既不要视其为洪水猛兽，也不能过度放纵。要以科学的态度对待必然要来的性成熟，理性客观地看待自慰这件事；同时在丰富多彩的生活中扩大自己的人际交往，保持性心理的健康发展。

2.性梦

性梦（sexual dream）是指在睡梦中发生性行为，绝大多数可达到性高潮，男性多于女性。性梦是在青春期性成熟后出现的正常心理、生理现象，但是，男女两性的性梦内容和表现有所不同。

一般来说，男性的性梦常伴有射精，即所谓的梦遗。梦中情人多为不认识或仅仅见过面的女性，却很少梦见自己所爱的人。梦中的情景多有几分奇幻、恍惚，不能用语言描述，醒后往往回忆不起梦境的具体细节。梦境越是生动，色情的成分越是浓厚，生理上引起的兴奋越大，醒后所感觉到的心平气和也越显著。对于性成熟而未婚的男性来说，性梦是缓解性冲动的途径之一。性梦的发生与睡眠的姿势以及膀胱中积尿的数量没有什么显著的关系，而与睡前身体上的刺激、心理上的兴奋和情绪上的激发，以及精囊中精液的充积量有关。女性的性梦与男性相比有较大的差异。未婚女性的性梦往往错落零乱，变化无常，很难有清晰的性梦。而且女性的性梦在觉醒后能够回忆起梦境的内容，有些具有癔病性格特点的女性还会到现实中寻找梦中情人。

3.性幻想

性幻想（sexual fantasy）是指人在清醒状态下所出现的一系列带有性色彩的心理活动。青春期的青少年对异性的爱慕渴望很强烈，但又不能与异性发生性行为，因此，就将自己在文艺作品中看到的、听到的两性性爱文字和镜头，经过大脑的重新组合编成自己的性过程。当事者既是编导又是主角，内容可以不受任何限制。他们任意虚构爱慕对象，无论是古代美女还是现代明星都可以，内容可以随心所欲地编撰，情节可以毫无顾忌地演绎。在进入角色后，还伴有相应的情绪反应，时而激动万分，时而伤心落泪。通常性幻想是个人私有的秘密，他人无法窥测。但也有人将幻想中的情景用文字描述出来告诉他人，以满足自己对性的欲望。

蔼理士说过："过了17岁，在男女的白日梦里，恋爱和婚姻便是常见的题目了。女子在这方面的发展比男子略早，有时候不到17岁。白日梦的婉转情节和性爱的成分，虽不容易考察，但它在青年男女的生活里，是一个普通的现象，尤其在少女的生活里，是无可怀疑的。"在我国，据调查，初次性幻想的年龄在15～16岁，在被调查的青少年中，有76%～92%的男女同学称偶尔有性梦幻，15%～19%的男女生称经常有性幻想，3%～5%的男女生称天天有性幻想。

性幻想对于平常青少年和具有艺术天赋的青少年的作用是不一样的，对于平常青少年，偶尔做一些白日梦，是很正常的。但是，如果过于沉溺其中，不能摆脱，则会形成不健康的心理状态，以梦境代替现实，在实际生活中容易失去适应能力。而对于想象力丰富具有艺术天赋的青少年来说，白日梦几乎成为他们生活的一部分，消耗了他们大量的时间和精神。但是，根据弗洛伊德的观点，艺术家可以通过创作，将白日梦升华为艺术品，所以也就不会产生心理障碍了。

（三）青春期常见性心理问题

青春期是人生生理、心理急剧变化的阶段，由性发育引发的心理冲突是青少年中较普遍的现象，倘若处理不好就有可能发展为性心理障碍。常见的性心理问题包括：

1.青春期性敏感

处于异性疏远阶段的青少年对性的差别特别敏感，他们彼此疏远，对异性态度冷漠，在共同的学习中不能"和睦"相处，但情绪并不对立。随着性发育的成熟和性心理的发展，男女之间内在情感的吸引力，又使他们彼此渴望接近。在对方异性魅力的召唤下，他们会被一种神奇的力量所驱使，情不自禁地关注异性，在集体活动中想方设法引起异性的注意，留心异性对自己的评价，此时如果被异性嘲讽、批评或指责，则会背上沉重的心理负担，严重的会发展为心理障碍。倘若彼此产生好感，异性交往往往发展为隐藏在内心深处的"爱情"，而青少年自己又分不清这种情感究竟是"友情"还是"爱情"，但由于羞怯和"闭锁"心理，他们多不会向家长和老师请教，由此产生的苦恼会给他们带来极大的心理冲突。如果缺乏正确的引导和自我调节能力，往往使他们陷入焦虑之中。

学校应借助青少年接受系统教育这个有利条件，及时对青少年进行青春期教育，帮助他们解除性的神秘，正确理解青春期的性幻想、性行为，这是预防青春期性敏感的有效方法。

2.性认知偏差

据调查，不少青少年对"性"持有不正确的认识，有的甚至视它为下流、肮脏、见不得人，难以启齿、无所适从，以致对自己的性冲动感到羞愧、自责、苦恼和困惑并产生厌恶与恐惧心理等。其实性冲动是男女青少年生理心理的自然反应，是在性激素的作用和外界有关刺激下产生的，并非不纯洁、不道德或可耻的行为。对性的冲动要靠性道德来约束自己，采取可行的方法调适。如当产生性冲动时用内心压抑的方法予以排解是一个很有效的方法，适度的压抑是社会化的需要也是一个人性心理健康的反映。然而严重的压抑感则有害身心健康。另外还可用一种积极的建设性的、能为社会接受的欲望或方式来取代性欲，如用绘画、音乐、体育活动或从事劳动，或男女友谊交往等，使性能量得以转移、性情感得以平衡。

3.女性经前期紧张（premenstrual tension）

月经初潮是女孩进入青春期的一个重要标志，身体的这种周期性变化，除了给女生带来生理、行动的不适之外，对其心理也有一定影响。在美国，很多家庭会为女儿的月经初潮举行一个庆祝仪式，祝贺女孩长大成人。而在我国还没有这方面的报道，更常见的是，好多女孩在月经初潮到来时惊慌失措，因为他们的家长没有告诉他们应该怎么做。

月经来潮之前，体内的雌激素水平变化很大，对人的食欲、性欲、情绪和记忆力等多方面都有影响，如果没有充分的生理和心理准备，就会出现一系列经前紧张症状，包括烦闷、焦虑、易怒、过敏，易与人争吵或沉默寡言，消极抑郁、疲倦等，同时伴有食欲增加、乳房肿胀、腹胀恶心等躯体症状。由于这些症状并不影响正常的学习和生活，且会随着月经的到来自行消失，所以并不引起本人和家长及老师的重视。

一个女生在日记中写道："自从来了月经以后，我的苦恼也就随之而来。每到月经来潮的前三五天或一周，我就感到情绪低落，提不起劲，而且爱发火，就像一堆干柴似的，一遇到火星便会很快燃烧起来。感情也很容易冲动，有时会把周围的人想象得很坏，似乎不值得信任，跟别人的关系搞得很紧张。还把学习上遇到的困难过分夸大，感到难以克服，失去信心。待到月经一来，一切都恢复正常，对在此之前做过的一些蠢事后悔不已，向被得罪的同学赔礼道歉。开始时，那些同学还能谅解我。可是，我几乎每个月都要得罪人家，她们就不高兴了。同学们对我每月一次的道歉都听腻了。但是，我当时怎么也控制不住自己的情绪，为此我非常苦恼。"可见，女性经前紧张的消极影响很大，如没有正确的认识，有可能引发情绪障碍，出现心理疾患。

4.自慰焦虑

第一次射精对一个男生来说，就像月经初潮对女孩一样紧张惊奇；金赛对5000多名10～90岁的美国男子进行抽样调查，结果显示，在第一次射精中，每3例中的2例是由自慰引起的，小学毕业生中的发生比率为1/5、中学生为1/8、大学生为1/10。

自慰是正常的生理现象，但由于传统文化和一些固有观念对当事者形成的负面影响，可能会带来心理上的恐惧和自责，因此，教育青少年正确了解、认识和规范青春期性行为和相关的性知识，多能消除自慰焦虑。对青少年的自慰可通过兴趣转移法转移其注意力；如果有过度自慰，即"强迫性自慰"则是心理障碍，需要进行心理治疗。

5.青少年的体象障碍

青春期性别差异突然而迅速的出现，对心理发育未成熟的青少年提出了新问题，即自我形象的认知。现实的自我形象与同辈群体形象的对比，与理想自我形象的对比，两者之间的差距，常常会带来体象障碍。这种障碍在提前发育和滞后发育的孩子身上都会发生，身材较高的孩子会驼背缩颈，避免"鹤立鸡群"的不自在；身材短小者也会"自惭形秽"。除了身高、体重的烦恼之外，第二性征的表现是否正常，男生生殖器的大小，都会成为他们的体象障碍。一个男孩给医生写信"你好，我现在很苦恼。我有一个难言之隐请你帮助。我今年17岁了，是个男孩子，我的生殖器官发育比我同龄人要慢很多（几乎就没有发育），而且我还没有遗精。我在很多公共场合都感到不好意思，我什么时候能变成一个男子汉呢？请求医生为我诊治。"这种体象的不如意带来的焦虑和烦恼就是体象障碍。

产生体象障碍的原因可能是：自我不成熟，过多地关注自我形象；性知识缺乏、个体发育的早晚差异与性机能的关系等没有系统地了解和掌握。因此，盲目选择参比对象，以己之短去比他人之长，对自身总不满意。一般来说，随着心理发展的成熟，这种现象会逐渐减退，但如果成年以后，仍过于专注于体象，则是自我认知不成熟的表现，极易引发心理障碍。

6.性别角色焦虑

有些青年因自己的心理行为是否与性别角色相吻合而忧虑。其中有的男青年感到自己缺乏男子汉气质，而一些女青年则觉得自己不够温柔、不够细心。于是有些青年便产生了"过度补偿"的念头，如有的男青年为了使自己更像个男子汉，故作深沉，或表现出大胆、粗鲁行为，甚至打架与冒险等。

性焦虑调适的方法，一般通过性教育和心理咨询可以起到改善的作用。其中最重要的是要使他们建立起健康的审美观，接受现实，不要怨天尤人，扬长避短，让他们对自身的性生理、性心理方面的疑惑，及时寻找心理医生咨询与帮助，不要独自敏感多疑，自寻烦恼。

（四）青春期性适应

人类伴随性成熟而产生的性欲，一般是通过合法的婚配来满足的。可是，从性成熟到正式结婚还需要经过一段相当长的时期，对于这个性欲延缓满足过程的适应，就是性适应。

经济发展和物质生活水平的提高，使青少年性成熟加速提前。据报道，西欧平均每十年提前4个月；我国近35年间，以北京市为例，初潮年龄平均每十年提前5.1个月。现代社会的高速发展，以及学业和工作的需要使得青年结婚年龄一再推迟。因此造成了性成熟前倾与结婚高龄化的矛盾。

一般而言性适应的时间要持续8～10年，在此期间，要学习性知识，学会控制个人的性欲望，避免由性冲动引起的心理困扰。按照社会道德规范要求自己，健康地解决性的自然性与社会性的矛盾，这就是性适应。

1.学习掌握正确的性知识

青春期学生对性知识的了解，主要来源于所接受的性教育，当然也来源于自身的见闻以及对自己身体的探究，让他们掌握青春期性生理、性心理各方面的正确知识，以解决各种青春期的性心理冲突和矛盾、预防并消除各种性心理问题及障碍。

2.加强性道德教育，使青少年学会控制与处理性欲望

青春期的青少年心理还很幼稚、不成熟，情绪敏感又不稳定，道德观念薄弱，非常需要家长和老师及社会方方面面的帮助和指导，尤其性道德的教育，要让他们懂得，既不要把性当作神秘、可耻、污秽的事情，也不可以随随便便，轻率从事；应该用理智支配和指导感情，在两性关系上遵循社会道德规范，使他们形成正确处理性欲望的自我控制能力，既要适当地保持对异性的兴趣，又能理性控制、处理性欲，避免过分的性刺激或"不正当"的满足。否则，没有理智、道德的防线，青少年很容易被外界诱惑，出现性失误、性罪错，造成不良后果。

3.注重学习和工作，开展健康的社交活动

将精力集中在学习和工作上，是节制和排遣扰人心神情感的有效方法，刻苦钻研、

学习，创造性地工作，往往使人陶醉并"乐在其中"，得到精神上的满足以及享受成果的欢乐，这自然就抑制了其他欲念的干扰。健康的社交活动，如旅游、文体比赛、文娱活动，为青少年与同性交往的同时，提供了接近异性的机会。丰富多彩的社交活动能使青少年对异性亲近的欲望、好奇心得到适当的表达和满足，消除由性成熟带来的心理困扰，促进性的适应。当然，这类社交活动必须维持好的风气，避免出现刺激性欲的情景，以免出现青少年难以控制和应付的局面。

4.努力表现和发展个人的心理性别

一个人的生理性别是与生俱来的，但其心理性别包括性别的心理差异、性身份认同和性别角色等，却是在后天逐渐形成的，特别是在青春期开始后的一系列的性心理发展中，逐步培养、建立起来的。孩童一般是不太关心自己的心理性别的，但到了青春期，随着生理性别的发育与显现，青少年自然而然地开始关心、注意个人的心理性别，"我像不像男子汉""我这样打扮是否更女孩气"，这些是少男少女非常关心的事情。因此，应帮助他们正确认识自己的心理性别特征，使其努力发展与其相适应的性格特征。

第二节　性、性别、性别角色与健康性心理

一、性、性别、性别角色

性（sex）泛指男女之别，以及由此而发的一系列性现象，主要指男女在生物学上的差别。生理性别是由遗传决定的，是伴随着有性生殖的出现而在生物界同种个体之间普遍存在的一种形态和生理的差异现象，从器官结构到细胞组成均有差异，并且在生理生化和行为以及心理上也有很多不同，区别两者即男女性别的一般特征称为性征。性染色体为XX的一般正常发育为女性，性染色体为XY的一般正常发育为男性。通常人们将两性生殖器官结构的差异称为第一性征，它是各自性别最基本的标志。第二性征显示的是除生殖器以外男女身体外形的区别，而男女精神心理的差异有时被叫作"第三性征"。

人类的性，不单是生物的性，还有其心理、社会内涵。性别（gender）是指男女两性性格，甚至气质、感知觉、情感和智力等心理学差异；心理性别是先天和后天因素共同作用的结果。

性别角色（sex role）即一个人在社会上以何种性别出现，是男女两性在社会学上的差异，是以性别为标准进行划分的一种社会角色。社会角色是与人们的某种社会地位、身份相一致的一整套权利、义务的规范与行为模式，是人们对具有特定身份的人的行为期望，它构成了社会群体或组织的基础；社会对男性的行为和女性的行为的期望通过社会化过程传达到每个人，性别角色反映了社会约定俗成的具有男女差异的社会行为模式。不同性别的人，其社会行为模式不同。在性别角色形成过程中，生物遗传因素起一定的作用，但起决定性作用的因素是以伦理、道德、风俗、传统形式存在的社会文化。

社会文化对个体性别角色的影响是性别角色发展的心理机制。孩子是从父母的教导中认识性别的，随着年龄的增长，周围成人的指导、暗示、奖惩，对他们的性别角色的发展起着越来越大的作用。社会文明发展水平与性别角色的内容有直接关系。一个太平洋岛屿的土著族居民，其社会分工为女性负责获取、准备食物，男性负责看管孩子，所以当外地学者将洋娃娃送给当地的孩子时，男孩子的兴趣超过了女孩子。当孩子与社会接触后，社会可能通过各种渠道对他们的性别角色予以强化，使其行为更符合社会规范。

男女两性在生理、心理、社会角色上的差异是客观存在的，但是这种差异不是绝对的、一成不变的，尤其是在心理品质和社会角色方面。随着人类社会不断发展，传统的性别角色正在发生变化，但是由于孩子是模仿成人行为或者潜移默化受到成人世界影响的，所以这些社会所期望的基本性别角色部分会在相对长的时间内保持下去。

人对性别的认识是随着人的生长发育逐步发展的，大约在3岁才有2/3的儿童对性有一定的认识，对他人性别的认识比对自己的判断要迟些，4岁时几乎所有儿童都知道自己的性别。刚开始，孩子是通过服装、发型判断性别的，到7岁才明白只有外生殖器的形态才能决定性别。

绝大多数人在生物学上的"性"与其在心理学上的"性别"和社会学上的"性别角色"是一致的，被称为性别认同。当个人的生理性别和心理性别不一致时，称为性别认同障碍。在生物学上，性染色体为XX的人为女性，XY的人为男性，但其心理是否悦纳自己的性别，并以其生物学性别的角色出现在社会上，则是另外的问题。有研究表明，人的性别认同在4岁前已经发育，甚至已成定势，4岁以后想改变是十分困难或几乎不可能的。

二、性健康与健康的性心理

（一）性健康的定义

世界卫生组织将性健康定义为：有正常性欲的人在性的躯体、情感、知识和社会适应方面都呈健康状态。要有良好的社会心态、健全的体魄，能进行正常的男女间的交往，成家后有和谐的夫妻生活。

（二）性健康的要求

1.要有根据社会道德和个人道德，享有性行为和控制生殖行为的能力；

2.要消除抑制性反应和损坏性关系的恐惧、羞耻、罪恶感，以及信仰或其他心理因素的负面影响，对性有正确的观念和态度；

3.不应有各种器质性障碍和各种疾病及妨碍性行为功能的生理缺陷。

（三）健康的性心理

1.对自己的生理性别认同与悦纳，具有与生物性别一致的社会性别角色行为；

2.伴随性器官和生理的成熟，有与年龄变化相一致的性欲和性反应，并能进行有理智的情感实现与控制；

3.成年后能性爱指向固定，并与同性或异性和谐相处；

4.能正确认识和处理自己的性行为带来的后果，并有社会责任感；

5.在婚姻前提下的性生活符合男女自愿、尊重、平等、科学、卫生的原则。

第三节　性心理障碍

性心理障碍，又称为性偏好异常、非典型性行为，指性的心理活动偏离了常态的一组心理异常，是指以异常行为作为性满足主要方式的一组性行为障碍的总称。

精神病学家则认为性偏好异常，是由于在两性关系上心理偏离正常而导致的行为异常，是精神病中一个广义的临床概念。这些人对正常的异性性生活没有欲望，却对病态性行为具有强烈欲望，反复发生，且不能以正常的性行为取代。具体表现为：有变换自身性别的强烈欲望（性身份障碍）；采用与常人不同的异常性行为满足性欲（性偏好障碍）；不引起一般人们性兴奋的人物或情景，对病人有强烈的性兴奋作用（性指向障碍）。性行为的正常与异常的界定，下述标准可供参考：一是行为不符合社会认可的正常标准，这种标准是不同历史阶段社会文化的产物；二是该行为对他人造成伤害，如恋童癖会殃及幼童，窥阴癖能揭别人隐私；三是该行为违反道德准则，会导致患者的心理冲突和痛苦。

在实践中，性心理障碍的定义或诊断不能脱离社会文化的影响，不同的社会文化背景下，性科学发达的程度不同，性心理障碍的内容有明显差异或略有差异。即使是同一社会，同一文化背景，不同时期也有不同的评价标准。譬如对同性恋的看法，在20世纪60年代以前，世界上几乎所有的国家都将同性恋视为病态甚至是犯罪行为；直到1974年美国精神病学会进行了一次民主投票，58%的人认为同性恋不是病，38%的人主张保留同性恋在疾病分类中的地位，4%的人弃权。所以从1974年开始，美国将同性恋从精神病中去除。

现代性学用性偏离替代了性变态概念，它不涉及伦理范畴，主要指那些通过不自觉和非两性生殖器性交的方式直接引起性兴奋，并达到性高潮或满足性欲的习惯性或癖好的性行为。性偏离主要表现为性动机异常。性偏离者是依赖反常的、离奇古怪的种种幻想和行为来获取性兴奋，以达到性满足。他们的幻想和行为常常不断地、不自觉地重复发生，一般能给性偏离者带来性满足的效果。通过家族性心理病理学的研究发现，某种性偏离心理往往在同一家族内连续几代出现。部分人的性偏离行为与性腺分泌异常导致的生物化学因素有关。另外，有学者认为性偏离与动物本能、返祖现象或遗传退化及神经生理因素有关。从个体生理发育角度分析，在青春期心理发育过程中，如果遇到挫折和受到与性有关的不良刺激，使性心理发育紊乱、异常，或停滞在幼稚状态，都可能形成性偏离。不同社会文化对性活动的规范，对性偏离的形成也有一定影响，如性的禁锢和压制，极易导致性偏离，造成性欲反常。

在开始讨论下述这些特殊性行为之前，需要对非典型性行为作几点说明。首先，整个性行为谱系中存在"度"的问题。例如，大多数人喜欢观看他人或八卦，但如果有人每天专注地花几个小时来观看别人或八卦，我们可能会认为这个人是有问题的。性活动谱系是两个极端点之间的连续体，这种情况下判断哪个性行为异常或正常的确并非易事。某一行为是正常还是异常，是可接受还是无法接受，这些问题取决于个人和社会如何在性活动的连续谱系上确定一个点，作为可接受和不可接受行为的分界线，例如，何时为强迫行为（行为不受主观控制）、行为是否与情感压抑或交流障碍有关、行为是否受他人强加、行为何时为法律所不容等。正因为许多行为都存在程度问题，当我们意识到自身在某种程度上也存在某些非典型性行为或情感时也就不必奇怪了。只要不影响正常功能或不损害他人权利，或者说没有造成医学（比如损害他人身体完整和健康）或法律的问题时这些行为或情感可被认为是正常的。由于这些行为并不常见，而且多在私密环境下发生，对它们开展研究极度困难，所以，时至今日关于非典型性行为的方方面面还有待澄清。值得注意的是，一些非典型性行为通常是关联发生的。比如有人在参与性暴力的同时，也有异装行为。

一、性身份障碍

（一）易性症

易性症（异性症）指性身份自我识别出现异常，心理性别和生理性别不相符，其性爱倾向基本为纯粹同性恋，已排除其他精神疾病所致的病因，无生殖器解剖生理异常及内分泌异常。在诊断标准上，转换性别的认同已至少持续两年。此病的发病率为男性四万分之一，女性十万分之一。

易性症患者持续、强烈地认为自己与异性是一致的，他们无法认同本人的性别，认为自己陷入一具错误的躯体中。因此，生活中他们的穿衣打扮都刻意与异性相同，甚至发展到做变性手术，进行永久性生理改变，完全过异性生活。

（二）产生性身份障碍的原因

1.生物学原因

由于胚胎期因性激素分泌异常造成的。

2.儿童的女性环境因素

可能由于母亲、女教师对孩子的长期影响和行为强化造成的。

3.后天教育不当原因

如果在性别角色形成期间接受错误的信息，如男孩被打扮成女孩，女孩当男孩养，造成性别认定错误，行为模仿混乱。这种错误如果在生活中被不断强化，就会形成易性症。

易性症对于一个躯体正常的人来说无疑是一种心理障碍，最合理的治疗是改变其异性观念，但治疗效果甚微；他们常要求进行躯体治疗，即做变性手术。变性手术可以治疗易性症，手术前要让患者有一定的考虑和适应阶段。

（三）应该如何处理或面对易性症

1.适应儿童本来的性别是最好的选择。儿童会执着于异性的生活，可能与父母的引导有关；儿童刚出现易性症倾向的时候，父母就应该对这种现象引起重视和有足够的认识，并且能够主动地咨询心理医生，以帮助其认识和接受自己的真正"身份"。

2.对于易性症患者不宜强行改变其性别认同的取向，即使进行心理治疗，也不会有实质性的疗效。

3.变性对易性症自身可能是良好的选择。法律也对于变性行为给予了许可，《中华人民共和国公安部关于公民手术变性后变更户口登记性别项目有关问题的批复》指出，实施变性手术的公民申请变更户口登记性别项目时，应当提供国内三级医院出具的性别鉴定证明和公证部门出具的公证书，或司法鉴定部门出具的证明，经地（市）级公安机关主管部门核准后，由公安派出所办理性别变更手续。性别项目变更后，应重新编制公民身份号码。其中已领取居民身份证的，公安机关应当予以缴销，并为其重新办理居民身份证。

另外值得注意的是，2018年，在世卫组织修订《国际疾病与相关问题统计分类（第11版）》（*International Classification of Diseases-11*）时，将性别认同障碍/性别焦虑（Gender Identity Disorder/Gender Dysphoria，中文又译作易性症）正式更名为"性别不符"（Gender Incongruence），并且从精神疾病明目中删除，分在了"Condi - tions related to sexual health"这个归类下，意为"与性健康有关的状态"。

二、性偏好障碍

异性间的爱慕最终总会发展为相同的行为模式，即以性爱为满足性欲的基本方式。健康人的性爱总是指向完整的某个个体。性偏好障碍则把性对象象征化（例如将异性身体某一部分或异性衣物当成性爱对象），或把求偶行为目的化（求偶仅是为了发泄性欲）。患者除了性满足方式偏离正常之外，其情感、智力均正常。

性偏好障碍的类型包括：恋物癖、异装癖、窥阴癖、露阴癖、摩擦癖、施虐和受虐癖等。

（一）恋物癖

恋物癖是指在强烈的性欲望和性兴奋驱使下反复收集异性所使用的物品，所恋物品均为直接与异性身体接触的东西，抚摸嗅闻这类物品伴自慰的行为；或在性交时由性对象手持此物可以获得满足，即所恋物体成为性刺激的重要来源或获得性满足的必备条件，多见于男性。恋物症患者所眷恋的妇女用品常有胸罩、内衣、内裤、手套、手绢、鞋袜和饰物等。恋物症患者接触所偏爱的物体时可以导致性兴奋甚至达到高潮，因此他们采取各种手段甚至不惜冒险偷窃妇女用品并收藏起来，作为性兴奋的激发物。一般对异性本身并无特殊兴趣，亦不会出现攻击行为。

恋物行为为我们提供了一个从正常性行为到反常性行为连续统极好的例子。也就是说，正常性行为与反常性行为并非两个相互分离的范畴，二者之间在一个连续统上存在着一定的等级顺序。许多人都有轻微的恋物行为，比如他们发现丝织内衣裤易于性唤醒，这是在正常行为范围之内的，只有当这种恋物行为变得非常极端，才应被认为是反常的。研究者们对人群中这种恋物行为进行问询，发现这些行为即使在正常人群中也是很常见的。正常人对心上人所有之物偶尔也有闻一闻、看一看、摸一摸等念头和想法，不能视为恋物症。因为只有当所迷恋的物品成为性刺激的重要来源或达到满意的性反应的必备条件，或者作为激发性欲的惯用和偏爱的方式时，才可诊断为恋物症。

从正常到反常行为连续统的概念中，对迷恋物（比如内衣）的偏爱无论是轻微的还是强烈的，都属于正常的性行为范围之内；只有当迷恋物成为必需品——没有它的存在恋物癖者不可能有性唤醒或者发生性行为，即当人们被诸如白色丝织短裤类的贴身衣物迷住并且寻找一切机会把它们偷到或者用袭击的办法得到或通过某种途径买到，使他们想要的迷恋物成为其性伙伴的替代品时，这种恋物行为就变成了性变异行为。因此，只有这样的行为才符合关于反常性行为的定义。

（二）异装癖

异装癖的表现是对异性衣着特别喜爱，反复出现穿戴异性服饰的强烈欲望并付诸行动，由此才能引起性兴奋。其穿戴异性服饰主要是为了获得性兴奋，当这种行为受抑制时可引起明显的不安情绪。患者可能使用异性化妆品，扮成异性拍照，取异性样名字，并不要求改变自身性别的解剖生理特征。大多数患者能正常结婚、成家。

（三）露阴癖和窥阴癖

露阴癖是一种向毫无心理准备的陌生异性显露全身裸体或外生殖器以引起性兴奋和达到性满足，但不会进一步性行为施加于对方的性心理障碍。露阴症者几乎都是男性。露阴症的临床表现主要是患者在露阴行动前往往有渐增的精神紧张亢奋和克制不住的露阴冲动，然后选择偏僻的角落或易于逃跑的场所，突然对陌生异性裸露全身或显露外生殖器，以求被对方注意、耻笑或惊叫、昏倒，有的同时进行自慰，从而在获得性兴奋和性满足后迅速逃离现场。露阴症者有时也会冒被抓获的危险，如在众多异性场合实施露阴行为，以寻求更强烈的性刺激。露阴症者在露阴的同时，通常不会进一步对陌生异性发生强暴行为，其目的在于从对方的好奇、慌乱、惊恐和厌恶中寻求性的刺激和获得性的满足。

窥阴癖指反复窥视他人下身、裸体，或他人的性活动，以满足引起性兴奋的强烈欲望，可当场自慰或事后回忆窥视景象并自慰，以获得性满足。窥阴症的形成，早期家庭影响是主要原因，是在儿童时期偶然机会或长期接触在暗中窥视异性隐私环境中逐渐形成的。大多数人随着年龄的增长会自然消失。而有些人则将这种情结带入青春期以至成年期，甚至老年期。窥阴症以男性多见，且其异性恋活动并不充分。他们往往非常小心，以防被窥视者发现。除了窥视行为本身之外，一般不会有进一步地攻击和伤害行为。他们并非胆大妄为之徒，多不愿与异性交往，有的甚至害怕女人、害怕性交，与性伴侣的活动难以获得成功，有些伴有阳痿。

露阴癖被认为是人格发展不成熟造成的，因为幼儿时期是显露生殖器的。西方国家经医学鉴定的性罪错中，露阴癖最多，约占1/3。露阴和窥阴时，病人可以获得性快感，"并不考虑行为后果"或"意识不到应该控制自己"。事发后，患者多有悔恨感。患者一半曾受到教唆或黄色书刊影响，性格多安静少动、胆怯、孤僻，一般表现均好，与周围人际关系融洽，平时无不良行为，有的甚至平时品德和工作表现很好。

（四）摩擦癖

摩擦癖系指通过触摸、摩擦或搂抱异性的身体来达到性满足的一种变态行为。摩擦癖发生地点是人多拥挤的地方，如电梯、汽车、火车、商店或排队时，对象为陌生女性。男性用生殖器摩擦女性身体可以引起射精，大多数摩擦症者只是身体摩擦或有意利用身体接触女性某些特殊的部位，少数通过拥挤、身体接触、手触摸胸、臀等引起生殖器勃起后摩擦或碰撞，严重者射精，最严重的是将生殖器暴露后进行摩擦。摩擦癖的特点为具有反复发作的倾向，虽然经过多次处罚，但仍不易悔改。

（五）施虐与受虐癖

施虐癖是将捆绑、施加痛苦或侮辱带入性生活的一种偏好。如果个体乐于承受这种刺激，便称为受虐狂，如果是施予者，便称为施虐狂。只有那些以施虐和受虐活动作为最重要的性刺激来源或性满足的必要手段的行为，才可以使用这一诊断分类。该种患者在至少6个月以上的时间内，有强烈的、反复的性唤起、性冲动或性行为涉及对他人施行心理或生理上虐待或侮辱而感到有性兴奋。

受虐癖通过在异性施予的痛楚中获得性满足。受虐症多见于男性，但在女性中的发生率有所增长。

受虐施虐癖结合了受虐和施虐两方面特征，将痛苦色情化是其主要特点。那些在常人看来是痛苦的事情，受虐施虐者尽管也会体验到痛苦，但他们更会从中获得愉悦和强烈的性唤起。性受虐施虐行为通常有角色扮演脚本，即一方扮演主子，另一方扮演奴隶，或雇主和仆人，或家长和孩子等关系。

受虐者常要求伴侣将其悬吊、侮辱、蒙眼或伤害，以享受被鞭挞、殴打、窒息或割伤所致的痛苦；言语侮辱也是常见形式之一。受虐者需要痛苦和卑微感以行使其性功能；类似地，施虐狂则需要给予对方痛苦才能性唤起。这种行为若事先经双方同意，均不被视为心理障碍；但当这种行为造成不愉快，引起工作、社交或家庭功能受损时则属于心理障碍。若在他人不愿意的情况下进行此类活动，虐待狂则属严重心理障碍甚至触犯刑法。

性虐待变态心理发展到极端时可成为"色情杀人狂"，其变态心理发展到顶峰时，为了获得最大满足会惨无人道地去杀害女性。

（六）性窒息

性窒息是通过缺氧状态加强性兴奋和性高潮，自我诱导的缺氧状态被用于产生性欣快感，增加性兴奋，或在自慰过程中强化高潮体验。脑部供氧的减少会引起眼花、飘飘然或兴奋感，据报告这些感受会加强性高潮。

对这种危及生命的性行为之起因有不同的解释，其与自慰相关联的罪恶感、冒险/寻求刺激行为、某种心理情结等有关。目前尚无有效的预防策略。

三、性指向障碍

（一）恋童癖

恋童癖是以儿童为对象获得性满足的一种性变态。此种性变态行为的患者以男性多见，女性较为罕见。受害者为女孩或男孩，年龄多在8～17岁之间，也有小至3岁以下的。美国（1990年）研究了784例性变态案例，其中恋童癖占13%；在恋童癖中61%是同性恋童癖，33%是异性恋童癖，6%是两性恋童癖。恋童癖患者的行为表现为对成熟的异性不感兴趣，只以儿童为满足性欲的对象；大多数患者主要追求的是心理上的性满足和性快感，常常通过窥视或玩弄儿童的生殖器来达到性满足，性接触往往未达到性交的地步就中止了。但随着时间的延长，这种接触的次数增多，心理满足便会演变成生理满足，即出现性交要求、玩弄儿童、折磨儿童等行径。

根据美国精神病学协会关于恋童癖诊断标准的陈述（2003年），判断恋童癖的标准是：在一段至少6个月的时间里，出现涉及一个或几个青春前期孩子（一般来说是13岁或13岁以下的孩子）的反复性的强烈性幻想、性冲动或者性行为；此人对这种性冲动采取了行动，或者这种性冲动或性幻想引起了此人明显的压力症状或人际关系障碍；此人必须至少16岁，而且比标准里提到的孩子至少大5岁。

恋童癖可分为三种类型：

1. 固定型

这类患者对成年男女不感兴趣，只愿与儿童交往，并且只有在与儿童交往时才觉得舒心。他们猎取的对象一般都是很熟悉的，如邻居家、朋友乃至亲戚的孩子。首先是与这些孩子玩耍，带她（他）们看电影、逛公园、买东西给她们吃，获得其信赖并建立友谊，进而才发生有关性方面的接触。

2. 回归型

这类患者表面上看起来与常人无异，能与他人建立良好的人际关系，有过正常的异性恋史，甚至已结婚成家。但是，当家庭、学习、工作等方面出现压力或遇到重大精神刺激后，便出现了不成熟的性表达方式。这类患者猎取的对象都是不熟悉的儿童，其行为带有冲动性，同时还伴有酗酒现象。

3. 攻击型

这类患者的攻击对象主要是儿童，他们由于各种原因而存在一种攻击心理，想借助于折磨儿童而发泄出来。这类患者与施虐狂很相似，追求的不是正常的性感，而是通过不正常的性行为来发泄畸形的感情。

恋童癖是为数不多的其症状可能构成犯罪行为的精神疾病之一。恋童癖本身不一定属于性犯罪，但是如果行为人对儿童实施了性侵害行为，法律上为保障儿童身心健康，一般都根据受害儿童的年龄和性别给罪犯不同程度的法纪惩处。

男性和女性都可能成为恋童癖病人，但患恋童癖的男性居多。他们实际中所喜欢的方式从性暴露到性交都有。有些人与一些儿童发生短暂的性关系，另外一些人则寻求一种长期稳定的关系，这种关系可能是互相关心，也可能是操纵性的，这其中有少部分人是使用暴力的。

多数被恋童癖者骚扰过的受害者长大后不会有恋童癖，但会带来严重的心理伤害。童年的特殊经历和行为使得他们在之后的生活中变成虐待者的可能性增加，这包括忽视、缺少监管、被女性性虐待、对动物凶残和严重的家庭暴力等。

（二）恋尸癖

恋尸癖是一种非常罕见的性行为方式，恋尸癖通过观看尸体或与尸体发生性关系获得性愉悦。这种人具有与尸体进行性行为的强烈欲望。有时，这种欲望可以通过与尸体性交的想象来满足；有时，这种欲望只能通过真正地与尸体的性接触来满足。有时恋尸癖者（几乎所有的恋尸癖都是男性）会向某位女性付费，要求其装扮成尸体以获得性快感，整个过程可能包括以特定的方式穿着，躯体施以白粉使身体更苍白，以及静躺不动等。恋尸癖者一般都有严重的情感障碍，性功能和社会功能不良，并对女性怀有仇恨和恐惧。有些奸尸狂以保留尸体的某些器官为乐趣，这些器官通常是女性的乳房或生殖器。由于有些奸尸狂杀死被害人以获得奸尸机会，所以恋尸癖这种行为可能给社会带来极大威胁。

（三）恋兽癖

恋兽癖是以动物为性对象，获取性满足的一种性变态，人与动物的性交称为人兽交。

几百年来，人类同动物发生性关系的描述和记载可以在非常古老的传说或文字材料中找到。恋兽癖大多数只是在没有性出路的情况下，暂时的替代行为。真正的恋兽癖者指在有其他性接触可能的情况下，偏好与动物发生性行为的人。

本章所讨论的许多性变异行为，都是一个从常态到变态的连续性变化。人类行为的正常和不正常之间，很难有泾渭分明的界限，是一个在数量上逐渐变化、移行的连续过程。所谓正常与异常，常态与变态行为之间，往往只是程度上表现得有轻有重罢了。行为在常态范围内的人们可以尽情享受这些行为而不用付出任何代价，而那些行为在变态范围内的就是我们对之关注的。

关于性冲动的满足方式，人们各有所好，不能硬性作出一个统一的规定来界定哪些是正常的，哪些是变态的。即使某些人的性冲动满足方式与大多数人不同，无论出奇到什么地步，也无论从形式上令人憎恶到什么程度，只要不损害自己和他人，就不要大惊小怪予以过多的责备和干涉。

今天我们正渐渐懂得不能对性冲动的变态满足横加谴责和干涉，无论它是多么奇特或多么令人反感，只有涉及医学和法学的情况除外。也就是说，当变态行为者可能伤害他自己的健康时需要给予医学治疗和精神治疗；另外，当变态行为者可能伤害他的亲人或第三者的健康和权利时，需要诉诸法律。这种情况发生的方式有多种，而在不同的国家里，法律的反应也不尽相同。

英国性学研究者蔼理士（1933年）写道："我们在整个性的题目上需要更大、更宽容的态度。要知道把形形色色的性的畸变当作不道德行为看，当作罪孽看，不但是徒然的，不但是要失败的，并且正因为徒劳无功，而越发使大家对道德制裁的力量失去信仰，越发对种种的畸变多了一些暗中滋长的机会，因为我们知道，这一类问题越是严厉干涉，发展得便越快；名为禁止，实同鼓励……"

第四节　性取向

性取向，亦称性倾向、性指向，来自英文 sexual orientation，是指一个人"持久地对某一特定性别成员在性爱、感情或幻觉上的吸引"，简单来说就是指一个人是被异性所吸引（异性恋），还是被同性所吸引（同性恋），还是既被异性、也被同性所吸引（双性恋），也有人宣称，自己对任何性别都不产生性吸引（无性恋）。异性恋（heterosexual）指一个人在性爱、爱情和感情上，被异性吸引，这是最常见最普遍的一种性取向。同性恋（homosexual）指一个人在性爱、爱情和感情上，被同性吸引；双性恋（bisexual）指一个人在性爱、爱情和感情上，被双性吸引。

一、同性恋

同性恋这个名词是由匈牙利的一名精神科医生于 1869 年创造的。这个词描述的是对异性不能做出性反应，却被同性别的人所吸引，是一种性取向或指向。具有同性恋性取向的成员对与自己性别相同的同性产生爱情、性欲或恋慕，具有这种性取向的人称为同性恋者；同性恋有时候也可以用来描述同性性行为，即同性成员间发生的性行为，而不管参与者的性取向如何。

（一）同性恋的历史

在西方历史发展中，同性恋经历了尊贵化-罪恶化-病态化-祛病化-合法化的这样一个发展历程。

在西方的古代文明中，亚述人、古埃及人、古希腊人、古罗马人都把同性恋看得相当神圣。西方人关于同性性行为有罪的信念可以追溯到 12 世纪后半叶，基督教的兴起使同性恋开始受到严厉谴责。作为西方文明的重要基础，《圣经》中的生殖崇拜是反对同性恋的最根本理由，至今如此。在西方国家，同性恋曾经被认为是败坏道德，甚至被定义为违反人类天性的犯罪行为，受到极其残酷的待遇。《圣经》旧约中有处死同性恋的语录；在中世纪，教会法庭对同性恋者判处苦役和死刑；法国直到 18 世纪中期还对同性恋者实行火刑；在德国，将同性恋视为犯罪行为的刑法第 175 条直到 1969 年才被取消。

19 世纪中期，随着行为科学的产生，一些医学专家开始关注并研究人类行为，包括性行为。同性恋这种"犯罪行为"或"不道德行为"开始被视为疾病，是性心理障碍，曾被称为性变态。从 20 世纪 50 年代开始，由美国发源，同性恋解放运动兴起，西方各国同性恋者的法律地位得到了很大程度的改善。1989 年 10 月 1 日，丹麦成为全球第一个将同性民事伴侣关系合法化的国家；2001 年荷兰从法律上承认同性婚姻，成为世界上第一个给予同性恋者完全婚姻权利的国家；2004 年 2 月 4 日，美国马萨诸塞州高等法院做出判决，根据美国宪法，同性恋人不但可以组织名义上的家庭，还可以享受完全平等的婚姻权利。该州因此成为全美第一个允许同性合法结婚的州。此后美国有越来越多的州和一些大城市立法承认同性婚姻，并准许同性恋"夫妇"领养子女。2015年6月26日美国最高法院裁定，保护给予那些同性恋者结婚的权利，同性婚姻在全美合法化。截至2017年12月7日，全球已有26个主权国家和1个地区全境同性婚姻合法（美国、加拿大、南非、阿根廷、乌拉圭、巴西、哥伦比亚、新西兰、挪威、瑞典、冰岛、丹麦、芬兰、荷兰、比利时、西班牙、葡萄牙、法国、英国、卢森堡、爱尔兰、斯洛文尼亚、德国、马耳他、奥地利、澳大利亚，以及中国台湾地区）。

中国是世界上同性恋历史文献最丰富的国家之一。中国同性恋最早的起源可由华夏族的始祖黄帝说起。清朝的纪昀（纪晓岚）在《阅微草堂笔记》中记载："杂说称娈童始黄帝"他一方面提到了同性情欲始于黄帝的说法，另一方面又认为此说是基于依托古人的习惯，不足为据。此外，由于至今仍无法证实黄帝是否存在过，连带的也让此说的可靠性更为降低。但不论如何，同性恋依然是自古皆然的现象，以世界各地的同性恋发展史而言，中国同性恋的起源也必然可以上溯至很久以前。中国同性恋最早的史料记载则来自商朝：《商书·伊训》中谈到"三风十愆"即三种恶劣风气，所滋生的十种罪愆，其中一罪愆即"好男风（男同性恋）"。而到了《逸周书》中更是有"美男破老，美女破舌"的说法，将男风与女色并列在一起，可见自商周时期以来，就开始关注男风所造成的问题了。商代之后，同性恋一直没有从中华文化中消失。到了春秋战国时期，同性恋交往更趋活跃。到了强盛的汉代，男宠之风盛行，帝王将相的同性恋活动屡见史书。汉哀帝时期的董贤是个女人气十足的美男子，曾为太子舍人。哀帝刘欣有一次无意中遇到董贤，立即被他的柔美相貌迷倒，命他随身侍从。刘欣对董贤日益宠爱，同车而乘，同榻而眠。一次午睡，董贤枕着哀帝的袖子睡着了。哀帝想起身，却又不忍惊醒董贤，随手拔剑割断了衣袖。这就是我国古代同性恋的代名词"断袖"之典的来历。据统计，自西汉高祖至东汉宁帝，就有10个帝王有过男同性恋的痕迹，在西汉25个刘姓帝王中占了40%，就连一向被后世认为是英明君主的汉武帝，所宠的男子也竟达数个之多。汉代后，男风时盛时衰。在这段漫长的历史中，中国的男性在履行成家立业，传接香火的责任之后，周围人对他们的同性恋恋情往往宽而待之。值得注意的是，中国古代对同性恋所持的态度多是中性的，历史记载中没有对同性恋进行颂扬也没有西方那么强硬对待。

中国到了明朝万历年间，边界和平，工商业发达，世风浮华。据当时的记载，江南地区，上及达官贵人，下至商贾文人，嫖娼成风，使娼妓业方兴未艾。与此同时，男妓卖淫的象姑馆也应运而生。明末的道德观念也冲破了"灭人欲、存天理"的宋儒理学的束缚，伸张自然情欲的主张开始萌芽。这种观念的代表是明朝哲学家王阳明（1472—1528年），他崇尚个人表现和个性发展，而他的追随者随后发展了这种哲学。他们提出欲望和情感是人的本性，压抑使人无为，人应该表达和释放来自内心和本性的情欲。清朝建立以后，统治者此时选择了孔孟之道作为新王朝的意识形态。孔孟之道本身主张维持礼教的办法应该是"正名"和"教化"，强调严格的社会秩序，女性守妇道，男性坚守父亲和丈夫的职责，而同性恋有悖于这些信条。明末男风鼎盛，同性恋在文学作品或文人手记中以前所未有的势头出现，成了"社会问题"，这导致清朝统治者对同性恋更关注。雍正死后，年幼的乾隆皇帝继位不久的 1740 年，出台了中国有史以来第一部明确反对男同性恋性行为的法令。该法令在中国历史上首次将同性恋行为社会化——同性性行为不再是个人私事，它被当作一种"社会危害"而受到法律的干预。至此，西方的基督教和中国的礼教在镇压同性恋方面，终于殊途同归。

中国历史上关于女性同性恋记载甚少，汉朝有梁皇后，喜欢叫另一女子穿男人衣冠，同寝如夫妇，后为帝所觉，其女子被处死，梁皇后被废，这是历史上对女同性恋的最早正史记载。由于历史的记载往往是封建帝王的传记，女性在封建社会的地位卑微，因此正史和野史对女同性恋的记载往往是一语带过，不像对男风的记载如此详细。在一些文学作品中倒是有一些比较详细的说明，如明代兰陵笑笑生的《金瓶梅》，以及清初丁耀亢的《续金瓶梅》，明末清初李渔的《怜香伴》。

到了民国，多妻制和同性恋一起，被人们认为是陈规陋习，扔进了垃圾堆。新中国成立后的一段时期，同性恋行为被认定犯了流氓罪或者扰乱社会秩序，同性恋者不得不转入地下活动。近二十几年来，随着社会的开放和多元化，我国在有关同性恋认识方面出现了积极而重大的变化，社会也已开始以新的态度关注同性恋者。

当代中国的同性恋承受的压力主要来源于社会：家庭责任、社会责任、社会影响、伦理道德等传统观念往往比法律制裁更具有威力。中国的绝大多数同性恋并不拒绝履行娶妻生子等社会义务，这也正是同性恋在我国不被重视从而免遭迫害的原因之一；但这也意味着，从过去到现代，同性恋的处境其实没有显著改变。在我们身边，别说普通大众，甚至某些专家学者依旧对同性恋存在着大量误解和指责，同性恋被与诸如吸毒、卖淫等负面群体等同或并列。社会公众应给予他们宽容和公平对待，同性恋就是普普通通的人，只不过是人群中性取向占少数的一群人，同所有其他性取向的人一样拥有自由去爱的权利和应有的人格尊严。社会的歧视和无礼嘲讽，只会使同性恋群体的性交往更加不稳定和混乱，从而造成更大的艾滋病交叉感染风险和更多的社会问题。

以上的叙述说明，同性恋是一种源远流长的生理—心理—社会现象，自有人类社会开始即存在。

（二）同性恋祛病化

第一个把同性恋作为精神疾病进行经验性研究的是美国加州大学洛杉矶分校的胡克尔（Evelyn Hooker），她的研究是在美国国家精神卫生研究所的支持下开展的。其研究成果于 1955 年在美国心理学年会上做了报告，并于 1957 年发表。她采用病例-对照研究的方法，对 30 个男同性恋者和 30 个年龄、智商和教育情况匹配的男异性恋者使用当时最好的心理量表（罗夏墨迹测验、统觉测验、看图讲故事测验）进行调查，并请出色的量表分析师进行了对比分析。在研究之前这些男性均未接受过心理治疗，研究结果显示，专业分析师不能通过量表来区分同性恋者和与其对照的异性恋者，而且两者之间的心理健康分数也没有区别。因此，这一研究说明，同性恋并不作为一个疾病单元而存在。许多随后的经验性研究也支持这一结论。

1973 年，美国精神病学会理事会确信，同性恋不是一个精神疾病，并声明说："同性恋本身并不意味着判断力、稳定性、可信赖性，或一般社会或职业能力的损害。"

1974年美国精神病学会首先在《精神疾病诊断与统计手册》中把同性恋从疾病范畴删除；1992年世界卫生组织的《国际疾病与相关问题统计分类（第10版）》把同性恋等从心理障碍中删除。

1997年，中国新刑法颁布，过去常被用于惩处某些同性性行为的"流氓罪"被删除，从而彻底实现同性恋非刑事化。2001年中华医学会精神科学分会在《中国精神疾病分类与诊断标准（第三版）》中，确认良好自我认同的同/双性爱者不再归入精神障碍，该书废弃了"性变态"一词。中华精神病学会副主任委员陈彦方，参与制定了《中国精神障碍分类与诊断标准》。他在接受中国《新闻周刊》记者采访时谨慎地表述："假如一个人在个体的性发育过程中，他的性指向表现是同性恋，在我们这个社会中，我们精神科医生一般是这样看，只要他不影响日常的工作生活、对别人和社会无妨，我们并不认为他是我们的服务对象，他不一定是异常的。但是假如这些人里边，因为性发育和性定向产生了心理障碍，比如他感到痛苦、焦虑、忧郁，或者他希望把自己的性指向跟性发育的过程改为朝向异性恋，而需要我们的帮助时，我们认为他是一个同性恋者发生了性心理障碍，这是我们服务的对象。"

（三）同性恋的成因

对于同性恋的形成原因，目前科学家对先天成因的研究主要集中在对生理因素的测定上。

1.生物学因素

（1）动物假说

同性性行为在哺乳动物和鸟类中很普遍，例如与人类基因相接近的猿，同性之间的性行为就比较普遍；在绵羊中，大约6%～8%的公羊对母羊毫无兴趣，却会尝试与公羊交配。

（2）遗传学研究

同性恋产生原因的基因理论认为人基因中某些成分导致其在性上被同性吸引。国外学者研究认为同性恋者的下丘脑在结构上与异性恋者有明显的区别。有关该方面的研究结果还有待进一步证实。

2.精神分析和心理动力因素

弗洛伊德本人对同性恋提出过解释。他认为，生物学因素、早期学习经验或二者共同作用决定着同性对象的选择。他在《性学三论》中指出，由软弱或漫不经心的父亲与心灰意冷的母亲养大的男孩易成为同性恋者；男孩如果没有强有力的父亲，未来也易于发展成为同性恋者。经他分析过的每一位同性恋者，在其童年早期都曾对某个女人（通常是其母亲）发生过持续时间虽然短暂但却强烈的恋情。当这个儿童长大以后便自己模拟童年时所爱过的那位女性，常常寻找追求与自己相似的男子，就像自己的母亲爱自己一样。比布尔（1976）根据临床经验及对一百个男同性恋者的调查，提出他们之所以成为同性恋者是由于童年的成长受到严重干扰。这些男人的爸爸可能对他们漠不关心，又常常拒绝他们，他们心中便暗暗渴望跟男性有亲密关系。他们的妈妈可能太过爱护他们，什么都过问、什么都管束，以至于他们不能建立完整的男性身份。但这些证据并不支持病态的亲子关系是成人同性恋的必要或充分的前提或决定因子，只是提示某种形式的家庭病态与某些个人更容易发展为同性恋。至于青春期中哪些决定因子对成人同性恋有影响的证据却很少。

3.社会文化或境遇因素

行为心理学家指出，一个人童年的学习经验（包括性经验）塑造出他/她的性倾向。一个曾被同性恋者性侵犯的儿童，可能会将那次经历作为日后性幻想的依据，并且将自己界定为同性恋者。

从现有的有关同性恋成因的研究可见，成人同性性行为的种种形式可能与生物学的、文化的、心理动力学的和境遇的因素有关。哪一类成因也不能完全解释所有这些或其中一种形式（素质性同性恋，排他性同性恋或绝对同性恋），每一类决定因子的相对重要性因人而异。机体内在因素在同性恋的成因中起决定性作用。现有研究表明，基因或许能影响同性恋倾向的形成，但社会和心理因素可能对同性恋倾向的发展起很大的作用，而人的同性恋经验及行为亦能导致他/她的生理功能出现变化。

（四）同性恋的行为特征

1.同性恋发生率，女性少于男性

据金赛1953年调查统计，有过同性恋经历的人，女性占了28%，男性达50%。大多数调查认为女性同性恋发生率是男性的1/2。专家一致认为在美国男同性恋者数量超过女同性恋者，比例大概是2∶1或3∶1；同性恋活动家估计确切的数字大约占总人口的10%；金赛研究所（2006年）表示大约2%～7.5%的女性和4%～7.7%的男性认为自己是同性恋者。

2.女性同性恋比男性同性恋更为隐蔽

男性同性恋者喜欢出没于咖啡馆、浴室、游泳池等公共场所，热衷于寻觅新性伴。而女性同性恋者则较少出门，有伴侣者更倾向于关系稳定，她们活动圈子一般很小。

3.男女同性恋对象范围不同

女同性恋常满足于个别同性对象的接触交往，专一地与某同事、同学同吃同睡；而男同性恋者多见倾向于广泛交往。有统计认为，71%的女同性恋者局限于一两个性对象来往，在男性则为51%。

4.男女同性恋的性行为方式不同

男同性恋可有口交、肛交、手交等举措；女同性恋则只能以自慰、舔阴、搂抱及借助性玩具来满足性欲。因此，女同性恋者很少会相互感染疾病，而男同性恋较易受性传播疾病侵害。男同性恋的特殊性行为使得他们成为艾滋病传播的高危人群。

（五）同性恋的健康教育

1.家庭理解和支持

同性恋不是罪，理解关爱是关键。事实上，不论种族、肤色、职业、宗教、国籍，世界各地都有同性恋的身影，他们是社会的一部分，更是家庭的一部分。即使发现孩子有同性恋倾向或者已确定是同性恋，也不能因此否定他们，甚至抛弃他们，他们仍然是家庭幸福的一员。中国的父母一向以为自己最了解孩子，这种盲目自信，当孩子公开身份（出柜，come out）时，父母又难以应对或莫名惊诧。孩子有勇气"出柜"更意味着他们深深地爱着这个家、信任这个家，此时他们更需要支持和理解。实际上无论孩子的性取向如何，孩子都没有发生任何变化，你失去的仅仅是对孩子原有的印象。也许你会失落、难以自拔，其实，你可以心情愉快地试着用更新、更真实的印象和了解取而代之。父母应为孩子对自己的坦诚和勇气感到骄傲，这表明你们还是不可分割的，他仍然把你们当作最值得信赖的依靠。我们应清醒认识到，除非有更多的个人、组织维护同性恋权利，彻底根除对它的恐惧，否则，歧视仍然会成为阻碍社会文明进步的一座大山。

　　有的父母试图通过强迫孩子结婚改变他们原有的生活方式，而在我国，事实上绝大多数的同性恋者迫于家庭压力隐瞒自己的真实身份结婚生子。这是极为普遍的现象。逼迫同性恋子女与异性结婚这种方式非但无法解决问题，反而给家庭、社会带来更大的伤害。许多人结婚后拒绝或无法与配偶同房，隐瞒家人在外与同性建立情感、性关系。这种关系一旦被家人或配偶发现，将会直接破坏家庭的稳定，由此产生离婚等家庭矛盾、财产纠纷、子女抚养等诸多社会问题，甚至还会引发艾滋病的传播。无论出于何种目的，隐瞒真实性倾向去欺骗一个无辜的异性，并促成一段没有爱情的婚姻，这都与社会公德相违背。对同性恋者的关爱、理解不但能解决家庭危机，而且能为改变我国同性恋生存的大环境发挥举足轻重的作用。

　　2. 社会干预

　　对同性恋人群进行干预，使同性恋者的行为规范化，给他们足够的活动空间，而又不至于对社会其他人的活动造成侵害。我国自20世纪90年代，就有陈秉中等开创了对男同性恋的健康干预工作，具体形式包括对该人群发放健康宣传品及用品（如安全套），开办专门热线，组织这一人群成员参加讨论会等，干预内容以艾滋病控制为主，以心理支持为辅。他对一个男同性恋人群进行干预，并于两年后调查发现，在男同性恋群体中有75.3%的人认为干预对自己的生活质量有很大或较大帮助，51.8%的人认为对自己的社会适应能力有很大或较大帮助，66.3%的人认为在增强自信心方面有很大或较大帮助，92.0%的人增强了把自己视作社会平等成员的认识，84.4%的人增加了抵御歧视的信心，59.2%的人更关注艾滋病、性传播疾病，19.1%的人减少了性伴侣数量，67.0%的人停止或减少了肛交，63.5%的人把同性间插入性性行为更多地改为非插入性性行为。

　　社区参与为主的工作目前已成为男同性恋人群艾滋病控制的主要方法之一。经过培训的同性恋志愿者或专业人员在同性恋者聚集场所（如酒吧、公园、互联网聊天室等），通过交谈、讨论、辅导、发放有关资料等方式直接与公众接触并提供信息，同时还向有深入需求的个体介绍专业机构，由专业人员提供更详尽的帮助。

　　对大众进行干预，使人们的观念随着社会的进步而不断进步。从全社会角度看，由于同性恋者有一定的人群，所以应以科学的方法干预大众，改变大众的观念。目前，同性恋者在一些欧美国家已初步获得与异性恋者平等的权利，而该人群的健康问题已不是突出问题。是否选择同性恋是每个人的自由，社会应该给予理解和包容。

3.同性恋者要正视自己

同性恋者应该正视自己的性取向，无论世俗偏见如何，应做到独善其身，积极进取，通过自己的不懈努力改变公众的偏见。成人同性恋者，应正确对待自己，正视这样的现实，接受自己的性取向，不要因此造成额外的精神负担，要培养自己的心理承受能力。无论如何同性恋者都应该坦然面对自己的同性恋事实，对社会和亲人保持平和的心态，更不要有痛苦、内疚等负性情绪体现。同性恋者可以是正常的人群，有权力以自己的方式去生活，更没必要浪费时间和精力去纠缠自己。当然，如果同性恋者心理承受能力差，并因此十分痛苦，已经影响到个人的工作、学习和生活时，就要理性地寻求专业的心理咨询机构服务，以帮助自己走出困惑。

二、双性恋

双性恋者在性爱、爱情和感情上，可以被双性吸引。仅就性行为来研究，阿尔弗雷德·金赛发现9%的30岁单身女性和16%的20岁单身男性可以被划到双性恋的行列。双性恋者的特点是性关系的多样性，他们可以充分享受与两性发生关系所带来的快感。然而双性恋的缺点之一是在同性恋和异性恋两个群体中都受到怀疑。双性恋对于两种性别的吸引力并不一定是相等的。一个双性恋者可能同时保持与两种性别的性爱关系，也可能与其中一种性别保持单一性爱关系，或偏爱于一种性别。

三、无性恋

无性恋是指那些不对男性或女性任一性别表现出性吸引的一种性取向，他（她）们对男性和女性都不会产生性趣。2012年8月20日，加拿大布鲁克大学副教授博盖特的研究表明，无性恋在世界人口中可占到1%的比例，全球约有7000万人为"无性恋"者。无性恋对于性并不恐惧，他们对于性所包含的一切都看得和平常之物无二。他们对于性的渴望已经完全断绝了。有的人结婚前指定要那种不要性爱的对象，不属于心理疾病，唯一与常人不同的就是他们对于性本身就没有渴望。这种人是少数，但也并不是不正常的。

无性者坚称无性是正当的第四种取向，正如异性恋、双性恋和同性恋取向一样。他们认为这没什么错，只不过他们生来就对性行为不感兴趣。很多无性者可以与人形成深厚的感情关系，只是不存在性行为。正如一位无性者讲的："在刚上高中时，我的所有朋友都开始谈论他们如何被别人吸引，他们爱上了谁，我就是不明白为什么性对于他们这么重要。"

四、泛性恋

泛性恋是能够对男性、女性、跨性别者、变性人、双性人、人妖等有可能产生爱情和性欲的人，它被认为是比双性恋更具包容性的一种性取向。泛性恋者通常认为，在恋爱方面性别是微不足道或无关的。

对于人类性取向的形成过程，人们不再认为是有意识的偏好或选择，它被认为是社会、文化、经济和生物等因素的复杂作用形成的，其中发挥重要作用的生物因素都是可遗传的。就像人权运动组织在其网站所写的一样："左撇子、棕色眼睛和异性恋都是与生俱来的特征，同样，性别和性征也是不可选择的，它们作为你特征的一部分组成了现在的你。"虽然个人可以选择他的生活方式及是否按感觉行事，但是专家并不认为性取向是一种有意识的选择，也不是你想改变就可以任意改变的。

美国性信息与性教育委员会（Sexuality Information and Education Council of the United States，SIECUS）关于性取向（1995年）是这样陈述的：性取向是人的一种本质属性。无论是双性恋、异性恋、男同性恋还是女同性恋，个人有权接受、承受其性取向并依照其性取向生活。不论性取向如何，法律体系都应该保障所有人的民权不受侵犯。基于性取向的偏见和歧视是不合理的。从心理学上说，一个人的性取向不管是什么，都不是心理疾病的体现，而且在现代社会中，性取向的不同不过是一个人个性特点的体现罢了。

（薛红丽）

参考文献

[1]（英）霭理士.性心理学[M].潘光旦,译注.成都:四川人民出版社,2019.
[2]王滨有,李枫.大学生性健康教育[M].北京:人民卫生出版社,2009.
[3]季成叶.现代儿童少年卫生学[M].北京:人民卫生出版社,2010.
[4]彭晓辉,阮芳斌.人的性与性的人[M].北京:北京大学医学出版社,2007.
[5]王滨有.性健康教育学[M].北京:人民卫生出版社,2011.
[6]高桂云.美丽青春——谈谈健康的性知识[M].北京:中共中央党校出版社,2004.

第八章　性伦理道德

　　作为具有社会性的人类，在社会生活中的每一个人，既有自我的要求，又受社会的政治、法律、伦理的支配和约束。为了使人真正成为人，社会成为真正的理性社会，就必须有道德的自觉规范。作为社会调控体系的重要手段，伦理道德与法律规定共同构成了人们的行为规范内容。

　　性伦理学是伦理学的一个重要分支，是一门研究性道德的学科。道德是指调整和指导人与人之间、人与社会之间行为关系的准则规范。性道德是指调整男女之间性行为的准则和规范，它是思想上的"立法"，是隐藏的法律，是内心自律的法则。

　　德国唯物主义哲学家路德维希·费尔巴哈曾谈道："性关系可以直接看作是基本的道德关系，看作是道德的基础"。马克思提出："男女之间的关系是人与人之间直接的、自然的、必然的关系。……因而，根据这种关系就可以判断出人的整个文明程度"。霭理士在《性的道德》一书中谈道："性的道德，和别种的道德一样，当然也是一些传统的旧习惯和一些因事制宜的变通的新习惯所共同组织而成。要是传统的势力太大，性道德的生活势必因枯朽腐败而失掉它的位育的活力。要是变通得太快，以至于见异思迁，性道德的生活就不免过于动荡，因而失掉它的威力的重心。二者都是不妥当的。性的道德完全应该以有益于社会及个人为绝对的标准。性的欲望乃是人类天然的欲望，所以我们决不能像从前那样把性欲看作一种秽亵的东西，而把性欲冲动的满足认为是不道德的行为"。

第一节　性伦理道德的发展历程

一、什么是伦理学和性伦理学

　　所谓"伦"，指人与人之间的关系；"理"，指道德与规则。伦理就是人与人之间关系的道德准则。人们在社会生活中必然会发生各种关系，包括两性关系。为维护社会安定，保障阶级利益，每一个社会都需要用一定的规范来约束人们的性行为，调整各种性关系。道德就是这种行为规范，它的理论化和系统化就成为性伦理。作为一种道德现象，性道德不仅表现为一定的观念、情感、思想，而且体现在具体行为和各种活动之中。因此，性伦理学作为研究性道德的科学，不只研究性道德的某一个方面，而是全面研究性道德现象的各个方面。性道德现象可以分为性道德意识现象和性道德活动现象。

所谓性道德意识现象，是指人们在社会生活中形成的反映性道德关系和性道德规范的思想意识。性道德活动现象是指人们依据一定的性道德观念、性道德规范所从事的各种活动，包括性行为、性道德评价、性道德教育及性修养等。

二、性伦理道德的发展历程

不同的社会历史阶段和文化背景下性伦理道德的内容是有所不同的，它反映了社会文明进程的基本内容，是维护人类生存、健康及进步的基础。性伦理道德主要表现在人类社会的婚姻关系、男女两性的社会关系和地位等方面。男女间性关系的无序对社会发展来说是一种巨大的破坏力，它必须受到一定社会规范的制约。人类社会愈发展，对性关系的限制就愈严格，对个体性自律的要求就越高。

（一）原始社会的性道德

原始社会是人类社会发展史上的第一种社会形态。原始社会生产力水平极低下，人们结群过着原始共产主义的集团式生活。原始社会早期，人类的性行为是无拘无束的，当时的男女可以没有顾忌地与任何一个异性发生性关系。大约在100万年前，随着人类的进化，同血缘的人们形成了结构相对稳定、关系比较密切的血缘氏族大家庭。同血缘的人共同劳动、共同生活，维系着血缘大家庭的生存和发展。群婚逐渐被血缘婚所代替，即氏族部落中男女通婚。群婚的第一个限制表现为禁止在血缘大家庭里直系血亲不同辈分之间发生性关系，即排除了父母辈与子女辈的性关系，这一性禁忌产生的根源在于生育强健劳动力的需要。群婚的第二个限制是对同血缘兄弟姐妹之间性关系的限制。因为人们逐渐认识到同胞兄弟姐妹生育的后代，远不如没有血缘关系的性关系生育的后代健康、智慧。于是禁止同胞兄弟姐妹结婚成为大多数人的道德意向，之后出现了族外婚，即不同部落之间同辈男女互相通婚。至母系氏族公社时期，群婚逐渐被对偶婚所取代。对偶婚是一男一女在长期或短期内结为配偶的婚姻关系。对偶婚中，一个女性有几个丈夫，其中一个是"主夫"；一个男子有几个妻子，其中一个是"主妻"。在对偶婚中，夫妻关系结合不牢固，男女均不可独占对方，只要一方不愿保持关系，就可以随时离异。在对偶的性关系中，性道德是宽容的，除延续了血缘配的禁忌外，还保留了群婚条件下的性道德内涵。在对偶同居期间，男女双方均可以与其他异性保持性关系。对偶婚双方的财产分为共同部分和私有部分。所生子女，一般由女方抚养。

原始社会的性道德内容还反映在其他一些性禁忌方面。原始人的第二个性禁忌是月经禁忌，即在月经期内禁止性交和许多生产活动。这种禁忌源于原始人对女性经血的神秘感和恐惧感。尽管月经禁忌客观上有利于妇女的身体健康，但还是与现代文明人自觉避免在月经期性交有本质的区别。性禁忌中还有场景禁忌，即除了性交庆典中的集体活动外，都应该离开群体，到隐蔽的地方性交。此外，还有对性交频率的某些限制，即在某些时间或时期内不得性交。性禁忌是一些关于禁止性关系的规定，这些规定是基于生活经验自发形成的。因此性禁忌是性道德的雏形，是尚未理性化的性道德。然而，尽管性禁忌表现为原始的性道德，甚至不能称之为完全意义上的性道德，但它也是人类社会长期发展、经验总结的结果，为后来性道德的形成奠定了基础。

（二）奴隶社会的性道德

性伦理学作为人类对自身性关系、性道德现象的理性思考，源于古代奴隶社会。原始社会后期，由于生产力的发展，男性在生产中占据主导地位，掌握了社会财富，母系氏族社会转化为父系氏族社会，出现了从夫居家庭、一夫多妻等家庭形式，这时的婚姻形态已由对偶婚开始向一夫一妻制过渡。但此时的一夫一妻虽是一男一女为夫妻，但很不稳定，而且没有独立的家庭经济。随着生产资料私有制的产生，奴隶社会逐渐代替了原始社会，也促使了一夫一妻制的确立和完善。男性由于生理条件更适合于当时的原始农业劳动，在生产中起到更重要的作用，掌握着大量的私有财产。为了使私有财产有明确的继承者，保证妻子所生的子女是出自丈夫本人，于是产生了一夫一妻的婚姻制。但这种一夫一妻制一开始就具有它的特殊性，具有强烈的男尊女卑、夫权统治等特征，一夫一妻制是只针对妇女而不是对男子的一夫一妻制。在性道德上要求女性守贞、忠诚，不能与丈夫以外的其他任何人发生性关系。而对于男性而言，只要他的经济实力足够雄厚，想占有多少个女性都可以。奴隶社会的一夫一妻制实质是排除性爱成分的奴隶主统治，是父权与夫权统治下的一夫一妻制。

在奴隶社会时期，妻子实际上就是家内奴隶。男权社会中，绝大多数女人不仅成为繁衍生命的机器，也成为男人发泄性欲的工具，而且沦为与"物品"一样的地位，可以掠夺、交换、赠予和买卖。有些书籍不厌其烦地告诉人们：女人是邪恶的、凶残的，女性的身体引诱具有极大的危险；男人们根本就不应该去爱她们，否则他们就会一败涂地，自取灭亡。所以，此时出现了各种对引起性欲的万恶之源（指女性）的制度，如"女性割礼""贞操带"等。

奴隶社会中不平等的一夫一妻制，尽管在性伦理道德上是不完善的，但它仍不失为人类性关系的一个进步，其道德意义在于，它要求排除杂乱的两性关系，要求夫妻间保持忠贞守一的性生活，标志着人类对自己性生活提出了更为严格的限制，为人类提供了发展爱情的必要条件。

（三）封建社会的性道德

随着社会的发展，到了封建社会，原先的性活动已经发生完全变化。男权统治得到进一步巩固与发展，两性关系越来越不平行。两性关系的道德秩序演变为"男尊女卑""性即罪恶""性即淫秽"，这些成了这一时期的主旋律。

在封建社会，虽然女性的地位有了一定的提高，但是女性的从属地位，以及作为像"商品"一样可以买卖的地位，却没任何改变，反而从道德观念和法律上得到了强化，女人实际成为了整个社会私有财产的一部分。男性是一家之主，妇女仅仅是为男性而活着，成为男性泄欲和生儿育女的工具。封建道德宣扬的是男尊女卑、男主女从、长幼有序。男人可以随意"休妻"，女人只能是"嫁鸡随鸡，嫁狗随狗"，妇女在爱情和婚姻上没有任何的发言权，更没有享受性爱的权利。男人可以三妻四妾，而女人一生却只能嫁给一个男人，女人在男人死后必须为夫守节，从一而终。不仅如此，还规定了女子要绝对服从男子："在家从父，出嫁从夫，夫死从子"。

到了封建社会婚姻禁例越来越复杂，禁忌越来越多。封建社会的性道德，主要是性禁欲主义，可以概括为：性欲为恶，禁欲为善。原先的性活动自由已经发生了完全的变化，性欲被当成罪恶，要求人们必须抑制，性行为仅仅是为了"后嗣"，为了传宗接代。然而过分的压抑更增加了人们对它的兴趣。因此，在这一时期，与性禁欲主义并存的还有性享乐之风，即性行为的堕落，剥削阶级的男性往往都过着公开的或变相的一夫多妻的生活。

中国封建社会在"性"上存在许多矛盾现象：既实行严厉的性禁锢，又公开执行养妓豢娼；既要求女性贞节操守，又放任男子的性欲。这体现出中国封建社会的性道德是复杂矛盾的，最突出的是它的双重性，即进步性和反动性。一方面，由于确立一夫一妻婚姻制度，强化婚姻稳定性，对于巩固封建制度、繁荣经济具有积极作用，体现了人类性道德进步的一面；另一方面，封建社会极端禁欲主义严重扭曲人性、残害女性，制造了无数惨绝人寰的人间悲剧，又显示其反人性的一面。

（四）资本主义社会的性道德

14世纪开始于欧洲的资产阶级文艺复兴运动，使人们从中世纪禁欲主义和教会的虔诚、信仰中摆脱出来，开始把自己作为个体看待，把自身的感性、愿望和冲动看成是自然本性。人文主义者大力歌颂人性的完美与崇高，提出解放个性，要求性自由。随之艺术、文学和日常生活等都从性压抑中逐渐解放出来，使人们的性道德观念发生了一场深刻的革命。文艺复兴时期的"性自由"实质上是向封建主义发起的一次革命冲击，是对中世纪性禁忌主义的挑战，是对性道德传统的再反思、再评价和再调整。它包含的内容主要有以下几个方面：肯定人类性欲的正当性；肯定性行为本身的价值；肯定男女之间的性爱是一种高尚的情感。这种性道德观念对破除封建传统的性道德观念起着一定的推动作用，具有历史性与人类文明发展的必然性与合理性。

当人类进入现代社会，社会分工高度细化，社会产品越来越向精神化、信息化的方向发展。传统产业所占的比重逐渐下降，社会财富的创造活动越来越相对地脱离土地和自然环境而开展，经济关系以及其他社会关系越来越摆脱自然的封闭环境而走向开放。社会关系不再依附于家庭关系，不再牢固地建立在两性关系的基础之上，社会关系的稳定性不再在根本上取决于、受制于两性关系的稳定性，两性关系的微小变化不再引起社会关系的巨大动荡和混乱。这时，两性关系的发展与变化不再受到其他社会关系的严重干扰和约束，不再承受巨大的外部压力和内部阻力，人们对于性的认识也越来越真实、全面和准确，并且能够越来越自觉、自由、明智地建立和发展两性关系。

在资本主义社会，一般废除了一夫多妻制，规定一夫一妻制。由于先进的文化思想逐渐取代了封建礼教束缚，使妇女的地位得到了提高。此时期的"一夫一妻制"，则从根本上把妇女从"商品"地位提高到了"人"的地位，女人开始和男人一样，可以平等自由地选择性爱的伴侣和享受性爱的权利，男人和女人都不再是另一方的私有财产。从制度上实现和保护了男性和女性都享有平等自由的爱情婚姻关系。

20世纪60至70年代西方发达国家相继出现了一种挑战传统性观念和性道德的社会思想和社会运动，即性解放（sexual liberation），又称为性革命（sexual revolution）。

性解放的出现有其深刻、复杂的社会根源和特定的历史背景。19世纪，欧洲受英国维多利亚女王时代严厉的宗教性禁锢影响，对童贞和贞洁的要求非常苛刻，妇女受到严重歧视；严格的终身一夫一妻制，感情完全破裂的夫妻也不准离婚；自慰被认为是亵渎神灵的罪恶；不准谈性，不准进行与性有关的科学研究和艺术创作。因此，人们普遍受到沉重的性压抑。弗洛伊德正是在这种社会条件下观察到大量神经症患者和精神病人都与性压抑有关，因而形成其泛性论学说。这一学说对于性自由的出现有着重要影响。罗素的婚姻革命规则是针对不合理的宗教性禁锢而产生的较为严肃的婚姻变革学说，对早期的性解放起到了积极作用。

20世纪的性解放运动，最初是反对性别歧视，争取妇女与男子享有平等社会地位和政治经济权利的女权运动，同时要求改变基督教禁止离婚的戒律，主张婚姻自由。初期性解放的主要特征是：女性的衣装越来越多样、随意、松散，躯体的外露越来越明显；两性的交往越来越频繁、公开、自由、放松；离婚率逐渐提高，离婚不再承受强大的外部压力而变得自然起来；两性关系的隐蔽性越来越淡化，人们可以在公开场合下谈论性知识、性文化、性经验及性现象等。

此后，这些合理要求逐渐演变为对宗教性道德的全面否定，认为性交是人与生俱来的自由权利，性行为是个人私事，只要双方自愿就可以发生性关系。性行为不应受到与婚姻有关的道德和法律的限制，他人和社会对此无权干涉。性自由者反对一切性约束，主张性爱和情爱分离，性和婚姻分离，否定童贞和贞洁观念，提倡婚前和婚外性行为，要求社会接受试婚和同居。一些极端的性自由者甚至认为乱伦也不应受到指责，更不应受到法律制裁。

此外，青霉素广泛用于医治当时的主要性病如梅毒和淋病，并取得了特殊疗效；激素类避孕药的出现及乳胶避孕套质量的提高，均减轻和消除了人们对婚前和婚外性行为引起性病和怀孕的顾虑。两次世界大战使欧美国家人口性别比例严重失调；世界性青春期发育提前和婚龄推迟造成的庞大性饥饿人群；西方个人至上的价值观促使越来越多的人在性行为上缺乏社会责任感；生产力发展、消费资料丰富促成的追求享乐和纵欲的潮流等，都成为加剧性解放蔓延的重要因素。1968年开始于法国大学校园的"五月风暴"作为性解放顶峰的标志，使性解放狂潮迅速席卷西欧、北美，并影响到许多发展中国家，使大量年轻人的性行为完全处于混乱状态，"性解放"一词至此已完全失去妇女解放的主要内涵。

性解放使西方社会离婚率激增，大量家庭解体，单亲家庭和非婚生儿童增多，家庭教育职能明显削弱，青少年犯罪现象激增。20世纪80年代，美国每年有100万以上的少女怀孕，其中40%成为少女母亲；英国50%的儿童为非婚姻产儿。这些都是性解放严重后果的表现。最为严重的是，性解放引起全球范围的性传播疾病蔓延，性病发病率骤升，流行的性病种类增多，欧美70%以上的成人患过性病，直至出现威胁人类生存的世界性艾滋病大流行。性解放造成的严重消极后果已经使西方社会重新审视性道德的重要性，因而正在出现性道德回归的趋势，表现为要求青少年婚前禁欲，保持严格的一夫一妻的两性关系，有些国家甚至还出现了提倡童贞的少女贞洁运动。

性伦理道德的发展历程告诉我们，不同历史阶段和文化背景下的性伦理道德内容是有所不同的。为了更好地维护生殖健康，无论男性还是女性在享受性权利时，都必须适度地约束自己的性行为。现代社会的人们有必要在充分了解两性关系客观本质的基础上产生性情感或性观念，把权利、责任与义务辨证地结合起来，不能只强调自己的权利而不顾及所应承担的义务，只顾及眼前利益而不顾及长远利益，只顾及个人利益而不顾及对他人和社会所产生的危害。面对中华民族的性道德传统，我们应该深入了解中国性伦理道德发展的历史，珍视自己的传统性文化，理性地对待、辨证地继承中华文化的传统价值观，本着"批判的、继承的"的原则，"去其糟粕，取其精华"；以科学客观的态度审视西方性文化、性思潮，而不是盲目效仿重蹈覆辙。

（五）当代社会的性道德

现代文明社会基本上改变了历史上形成的以男尊女卑、婚姻不自由、一夫多妻及漠视妇女利益为特征的旧制度。当今世界上大多数民主国家主张两性平等，主张和保护恋爱自由、婚姻自由。性关系要以爱情为基础和动力，婚姻不只是一方对另一方在人身、财产等方面的占有，而是男女双方在感情基础上的自愿结合，是互敬、互爱、互助前提下的彼此相伴；性生活以自愿、尊重、平等、合法、不造成健康问题为前提；性爱双方必须对性行为的社会后果承担法律义务和道德责任。因此，当代社会的性道德是人类性道德发展中高级阶段的崭新形态，只有真正实现了男女平等，才能实现高度文明的性道德。

当代社会的性道德发展趋于宽松包容，强调尊重人作为个体的权利，追求个性的自由与快感享受，社会、文化对个人的限制大大降低。人们所遵循的新型性道德是以个人快乐为中心的性道德，同时更是在社会文明允许之下有着某些约束的个人的性自由。美国加州大学的哲学博士多伯森说："只讲生殖过程而不教性道德，就像给他们一支枪而不教他们如何使用"，教会人们正确遵守性道德是现代社会性教育的任务之一。

第二节　性道德的特征、原则及其调节手段

一、性道德的特征

（一）性道德的特殊性

性道德所制约的对象比较特殊，制约着人们的两性关系，是指导人们性生活的行为准则。而且这种制约作用十分敏感而强大，一旦有人越轨，产生恶果，就会被议论、谴责，承受舆论的压力。

（二）性道德的多样性

不同的文化、民族、社会和宗教信仰，甚至同一社会中不同的阶级和阶层对性行为都有不同的道德评价，反映在性道德方面也出现了多样性的要求。我国是一个多民族的国家，各个民族的风俗习惯和性道德的形成有着民族自身的不同特点，虽然各自的文化和历史背景差别很大，但都形成了一定的性道德规范。了解性道德多样性的实质就是尊

重当事人的情感发展、社会文明和区域化性道德规范。

（三）性道德的稳定性

经济基础和上层建筑之间存在着辨证关系，当社会发生巨大变革，尤其是经济基础发生改变后，原来的上层建筑还将稳定地保留一定时期。因为改变旧的观念，需要人们的思想文化、社会风尚和心理结构有一个比较缓慢的变化过程。而性道德规范比其他上层建筑的变化速度更慢，有着更大的稳定性。因此，一个民族或一个社会的性道德基本上处于一个比较稳定的状态。这也是新中国成立以后，在相当长的一段时间内，封建的性道德观念仍然在有形无形地对人们发生影响的原因所在。

（四）性道德的社会性

人类实行群体的社会生活，为了整体的生存和发展，要求每一个个体的行为都必须符合一定的社会规范，以维护群体的稳定和繁荣。这就决定了人类社会必须建立在个体和群体行为都受到必要约束的基础之上，而对性行为的约束是其中极为重要的一个方面。美国学者卡恰多利安（H. A. Kachadourian）指出："所有社会都以各种方式将性制度化，这些方式有相同之处，也有不同之处。"在不同的国家和地区，不同历史阶段和社会文化氛围中，虽然性道德的指向有所不同，但都要求其成员必须遵从。从历史发展的进程来看，性道德始终贯穿于人类社会，而且涉及社会中的每一个成员。从性发育开始到性成熟期，都要受到性道德的约束，这是形成现代文明社会的一个重要基础。我们每个人都是社会文明的建设者和执行者，除了使自己的性行为符合社会规范外，还肩负着宣传以及推动社会文明发展的历史使命和社会责任。

（五）性道德的双重性

社会性道德的准则往往表现出双重性。其一，性道德有正式准则和非正式准则。前者是一种理想化的概念，表示社会对性交行为的控制和期待，即性交行为应该如何；而后者表示实际行为是什么样子；应该如何与实际如何之间是有差距的。如何缩小两者之间的差距，使性道德的正式准则为社会大多数成员接受并加以践行，是实施性教育的目标之一。其二，性道德有双重标准和单一标准之分。在多数西方传统文化和我国传统文化中，性道德对男性和女性的要求不一样，往往对男性宽容，对女性严厉，存在双重标准。现代社会，这种发生在性别上的双重性道德标准已经在法律和道德上被单一标准所取代，即男女平等，性道德准则对男性和女性的要求是一样的。但不可否认的是，双重道德标准仍然根深蒂固地扎根于一些人的内心深处，常常于不经意中表现出来。

二、性道德原则

性道德原则是性道德规范体系中的骨干性准则。可分为性道德的基本原则和性道德的普遍原则。

（一）性道德基本原则

性道德基本原则是一定社会、一定阶级的性道德对人们性意识及性行为的最基本要求，是调整男女两性关系的根本出发点与准则；也是某种性伦理道德体系的社会本质和阶级属性最集中的反映，是处理两性关系的根本指导准则，其中男女平等是在社会主义性道德体系中的最基本原则。

1.主体性原则

在性关系上，双方都具有独立人格，应互相尊重，在自愿的条件下建立或中断关系；负有维护权益公正的责任；有知情选择的权利，应尊重个人的感受与身份认同；尊重个人的价值、信念、利益和目标。

2.平等原则

平等的性关系对实现和保持性健康和生育健康至关重要。包含男女经济地位平等、政治地位平等、夫妻性生活和家庭生活中男女平等；应充分尊重人体的完整健全；双方拥有相互尊重、负责任的性行为，对性行为后果共同承担责任；加强和增进彼此尊重、和谐的关系。

3.公正原则

性权益和风险的分担。最大风险承担者具有决定权（例如，女性承担生育的风险，因此，生育决定权主要在于女性）。

4.隐私原则

个人隐私受国家法律保护，但当触犯刑律、伤害他人利益时，则不属个人隐私范畴。隐私原则包括尊重他人的权利。

5.无伤害和有利原则

性关系及性行为不能对他人造成身体伤害、名誉和精神伤害、生命与健康伤害等。

（二）性伦理道德普遍原则

性伦理道德普遍原则是指人类在两性关系长期发展的历史进程中所形成的调整两性关系的一般性、普遍性和概括性的道德准则。当代中国性道德应遵循以下普遍原则。

1.禁忌原则

人类对性关系进行自我控制和自我约束的性伦理道德标准又称性禁忌，它在本质上表现为对某些性关系的禁止和否定，是随人们对自身性活动的认识而逐渐发展起来的，其合理成分保留在当代性伦理道德和相关法律中。当代社会的性禁忌主要表现为禁止或暂缓会对后代乃至民族健康带来不良后果的婚姻。

其中禁止近亲结婚是古今中外法律的通例，是基于优生学的理论和性伦理观念。但关于禁止近亲结婚的范围，不同国家的规定则不尽相同。如各国法律都有在直系血亲间不得结婚的规定，对于旁系血亲间禁止结婚的规定则宽严不等。我国在《中华人民共和国民法典》（简称《民法典》）里明确写道除禁止直系血亲结婚的规定外，也规定禁止三代以内的旁系血亲结婚。它的实际意义在于禁止出自同一祖父母、外祖父母的表兄弟姐妹间的婚姻。其目的在于提高人口质量，保障下一代和民族的健康。

另外，还有一些关于疾病的性禁忌原则，例如已经废止的我国的"婚姻法"和2021年修订的《中华人民共和国母婴保健法》里提到如下相关内容：

婚前医学检查证明应当列明是否发现下列疾病：

（一）在传染期内的指定传染病；

（二）在发病期内的有关精神病；

（三）不宜生育的严重遗传性疾病；

（四）医学上认为不宜结婚的其他疾病。

发现第（一）项、第（二）项、第（三）项疾病的，医师应当向当事人说明情况，提出预防、治疗以及采取相应医学措施的建议。当事人依据医生的医学意见，可以暂缓结婚，也可以自愿采用长效避孕措施或者结扎手术；医疗、保健机构应当为其治疗提供医学咨询和医疗。

我国现行《民法典》没有规定禁止结婚的疾病，《民法典》已经取消了之前法律关于"婚前患有医学上认为不应当结婚的疾病，婚后尚未治愈的"禁止结婚的规定。因此，婚姻的疾病禁忌里只有医学上认为不应当结婚的疾病，没有法律上规定禁止结婚的疾病。但是《民法典》也明确规定了，当一方患有重大疾病的时候，应当在结婚登记前如实告知另一方。不如实告知的，另一方可以向人民法院请求撤销婚姻。因此，在双方知情同意的情况下，患有疾病的当事人仍然是可以结婚的。

2. 自愿原则

性爱、性冲动和性行为是人类的一种本能。性欲的满足，除了性自慰，无论是拥抱、接吻以至性交，必有另一个人的参与，并产生相应的生物学、社会学后果，在性活动中任何一方都必须重视对方的感受，不能只考虑自己的性快感享受和性自由，必须考虑双方真正理解行为意义后的同意与否。

人们要进行性行为，必然有各自的目的，为达到这些目的，就必须由一个主体影响另一个主体。因此，就有了双方主动或仅仅一方主动，双方愿意或仅仅一方愿意的区别。那么，道德的准则之一，首先就应该是建立在双方自愿的原则上。违背自己或对方意愿发生的性行为（性关系）都是不道德的，因为它侵犯了人的天赋人权（自然权利）。

本质来讲，自愿的原则具有非常重要的意义。首先，没有恋爱及婚姻关系的双方在性行为关系中，如违反自愿原则，就构成了强奸行为。其次，在包办婚姻、买卖婚姻中产生的性行为之所以不道德，也因为它违反了自愿原则。即使发生在合法夫妻间的性行为也应该充分尊重个人的意愿，不得强迫，如果一方不愿意进行性交活动，而另一方加以强迫，也是违反性道德的，一般认为是"婚内强奸"，这在一些国家是构成犯罪的，因此夫妻双方都有权同意或拒绝过性生活。人类的性是爱的一部分，爱使人生更有意义，性则提供了吸引力，婚姻则为两性关系提供了稳定性。两性之间的性行为必须遵循这个准则。

3. 无伤原则

无伤主要是指两人之间的性行为不伤害对方或他人的幸福，不会伤害后代的健康，不给社会带来不良影响。

处理两性关系中，应当有尊重对方、爱护对方和不伤害对方的道德原则。广义的"无伤"原则是指两性在日常生活和交往中，对对方的政治信仰、思想感情、人格尊严、工作学习、兴趣爱好及经济收支等各方面的尊重和不伤害。狭义的"无伤"原则特指性生活中的互相尊重和不伤害，即在性生活中要照顾男女双方的生理及心理特点，和谐而有节制，以不损伤双方的身体为度。如果在两性关系中，给对方造成身体或心理上的伤害，都是不道德的行为。

此外，"无伤"原则也指两性之间的性行为不会伤害其他人的幸福，不会伤害后代的健康，不会破坏社会的安定发展。例如婚外性行为尽管是自愿的，但它伤害了自己的妻子或丈夫，伤害了孩子，也给社会安定团结带来了不良影响，因此婚外性行为违背了"无伤"原则，是不道德的性行为。

4.相爱原则

爱情是人类恋爱、婚姻和形成家庭的基础。性是爱的表达，是建立在爱情基础上的性行为，不仅可以提高性行为质量，而且有利于保持和发展爱情。情爱之心，人皆有之，然而在性活动中要求的是对某一特定对象的爱情，这是人类性道德的重要原则。它是以所爱者的互爱为前提，即男女处于平等地位，而且这种爱是单一、强烈和持久的。

性爱是指男女双方在性接触基础上产生的相互倾慕，企求亲近的一种性意向。性爱具有较强烈的生物本能特征，在较大程度上属自然属性，但它又不完全是为了追求性欲的满足，而是生理需要与心理需要结合的一种社会现象，并且在现代社会中，这种心理需要显得越来越重要。

性欲可以产生性爱，性爱反过来又会加强性的欲望，但性欲并不是性爱的全部。体态的优美、亲密的交往、融洽的志趣等可以引起异性的性欲，但这种性欲是肤浅的、短暂的，只有通过恋爱，通过复杂的情感交流，才能使这种性欲人格化，从而产生性爱。也只有当性的快乐被爱这种精神心理因素所维系时，人类的性爱才具有了动物所不具备的持久性。如果身体结合的欲望并不是由爱所激发的，其结果只不过是短暂而放荡的结合而已，也就与动物的性欲没有本质的区别了。

5.合法原则

人类的性关系是婚姻家庭关系的一个重要内容，性道德具有明显的社会性，而社会又是充满各种规范的，性行为同样须由道德规范和法律来制约。性道德主要集中表现在家庭婚姻道德领域，从恋爱、结婚、生育及抚养后代，经过漫长的岁月，需要有一个维护家庭、忠贞配偶、繁衍后代、白头偕老的信念和意志。缔结婚约就是性道德规范在法律上的表现。

根据2021年1月1日起开始施行的《中华人民共和国民法典》家庭编规定，必须履行结婚登记手续，才是合法婚姻。两个异性之间产生爱情，即使这爱情是自愿的与无伤的，也必须经过法律程序予以认可，才是符合道德原则的。对两性生活的追求，应该通过婚姻这条途径去实现和得到满足，而不是其他。性与爱虽然只存在于两个人之间，但不能无视社会诸多方面的影响，男女两性关系应该以婚姻为前提，以爱情为基础，婚姻是古今中外满足性生活中最普遍、最规范化的方式。

6.私事原则

私事原则包括以下三个层次的含义：

第一层含义是性交行为的非公开准则。性行为不仅是两性生理上的结合，也是两人心理及精神上的交融、体验和感受，是男女两性生理、心理上融为一体的一种独自享受。因此，它不宜公开，不允许受到外界的干扰，而是秘密进行。这种非公开性是人类进化的结果，也是人类共通的事实。

第二层含义是性关系的自由准则。这里的自由准则是针对封建社会的两性关系而言，绝不是西方性解放所提倡的性自由。它重点突出的是恋爱自由、自愿，男女平等。比如在性关系中，男性有提出性行为要求的自由，而女性也有拒绝对方性要求的权利。即使是在合法婚姻内，男女之间也要自愿平等相待。在性行为中，不仅要满足自由的生理和心理需要，也应顾及对方的意愿。任何一方若不考虑对方的需求和感受，而把自己的性欲强加给对方，就违反了性关系的自由准则。现代社会中一些家庭暴力与夫妻间的性行为有一定联系。

第三层含义是自律准则。恋爱自由绝不是在恋爱问题上可以随意、轻浮和轻率，更不是朝秦暮楚、漂浮不定、玩弄异性，而是在自尊、自重和社会道德支配下对性本能欲望的合理节制。自由恋爱应该是男女双方自愿、自觉，经过一段时间的接触逐渐产生的爱情。它具有神圣性和严肃性。

那种打着"恋爱自由"的幌子，到处山盟海誓，表示忠诚，但其背后往往隐藏着自私或肮脏的动机，这是极不道德的行为。相反，那种认为两人一旦恋爱就必须结婚，不顾其他一切条件，要求恋爱对象从一而终的观点也不是恋爱自由。这是一种对恋爱自由的根深蒂固的封建道德观念，是对恋爱神圣性和严肃性的歪曲理解，应予以批判。如果两人经过一段时间的恋爱，认为对方确实不能和自己很好相处，那么两人就应该坦诚相待，理智分手。因为没有爱情的婚姻是人生的一大不幸。

7.生育原则

作为当代伦理学基本原则之一的生育原则包含生和育两方面，即生殖和养育。其核心内容是"控制人口数量，提高人口素质"，具体包括优生优育和生男生女都一样等内涵。它是人类科学进步的重大成果和人类性伦理变革的鲜明标志。

生殖的先决条件是具备生育机能的男女间性的结合。这种结合，不单纯是自然的生理现象，而是具有社会因素的。社会对于生殖的制约，最为突出的是表现在两性结合的社会形式——婚姻。在生殖过程中，后代与父母亲的身体状况、母体能提供的环境条件及情绪等有密切关系。父母亲的身体状况和情绪变化等又受到经济生活、劳动条件以及当时政治、文化、风俗等方面的影响，而且与社会的医疗条件也有密切关系。

养育是生育过程的一个更重要的环节，作为性伦理道德的生育原则十分关注对子女应负的道德责任。中国自古就有"生不如养"的说法，说明养育的重要性。一个婴儿，从降生那时起，就以独立个体的资格参与复杂的社会生活。他就是社会的一分子，而不能简单理解为子女只是家庭内部的事，父母应该承担起对其抚养、教育的责任。

在当今社会中，特别是在一些重男轻女思想严重的地区，往往出现不平等的养育观念。生了一个男孩，就当成宝贝，百般呵护；生了一个女孩，则随便应付，甚至极个别出现弃婴现象，这是社会主义性道德所不容许的。其实，从生物学角度看，生男生女都一样，女儿也能传后人。重男轻女是观念上的问题，应该加以纠正。可喜的是，目前社会上多数人已经意识到男女应该平等。

8.勿仇原则

不是所有的恋爱最终都走向了婚姻的殿堂，也不是所有的婚姻一定会白头偕老。人活一世，失败是难免的，恋爱、婚姻亦如此。恋爱分手、夫妻离婚以后，两个人虽然不能共同生活，但是可以共存于这个世界，不是恋人、夫妻，但还是朋友，至少不用成为仇人，没有爱，还有友谊，建立这种恋爱分手、离婚后的新型人际关系，既有利于自身的学习、工作，也有利于今后的情感发展、抚育幼者及关照长者。这是一种高尚的性道德。不能把性行为作为报复他人的手段，更不能因为失恋而发生仇杀，所以，年轻人应接受爱情能力的学习培训，包括如何谈恋爱、如何理解爱情的挫折、如何处理恋爱失败分手等。

三、性道德的调节手段

性道德具有生理和心理方面的错综复杂的调节手段，这样性道德才能在性行为中树立一定的规范。在性道德束缚下的性与爱、追求人类高层次需求的性与爱，将成为人一生中的一段美好时光。个人的性道德水平是衡量一个人是否成熟的重要指标。一个人性道德的形成，是通过整个社会的教育、舆论、评价和榜样示范等加以辨别和认同，而成为自己的信念，然后通过自我的各种调节手段，指导自己的性行为。

1.性羞耻感

羞耻感是一个人对自己的行为或他人的行为感到害羞与耻辱的一种感觉。在对待性行为中，羞耻感更为突出和特殊。

动物是没有羞耻感的，羞耻感是人类所特有的。对人类来说，羞耻感也并非天生的，而是随着在家庭、社会中的成长，受文化背景的影响逐渐形成的。正因为在性实践中有羞耻感的存在，才有人的尊严和人类文化的发展。

羞耻感是性行为正常进行的保证。人类的性行为、性道德由于有羞耻感的调节，才对性器官有一种隐私和隐藏的要求，对性行为有一种自私和个人的认识，才使性活动在一个特定的、安全的、隐蔽的、个人的场所中进行。试想人们若无羞耻感，人类的性行为就会陷入混乱状态。

人类性行为具有普遍性、重要性、长期性、隐蔽性、冲动性、排他性和严肃性等特征，而羞耻感对上述特征的大部分具有保障和促进作用。

2.性道德感

性道德感是在两性关系上表现出来的性道德情感。在两性关系表现出来的道德感与个人的信仰、追求及对幸福的理解等多种因素有关。不同的社会阶段人们的道德感也不相同。

除此之外，一个人的品德修养程度，是否具有性科学知识，甚至宗教信仰都与性道德感有关。具有良好性道德感的人，能正确处理好人的自然属性和社会属性之间的关系，控制好自己的性本能。在两性关系上出现困惑，或一时发生差错时，能理智对待，妥善处理。

3.性义务感

性义务感是指结婚的两性分别具有对对方在性生活、社会生活上应尽义务的自觉性。这包括性生活的相互满足、婚姻关系的相对稳定及在经济、疾病、灾害方面的相互扶助等。性的义务感，具有一种自我控制的调节作用。

男女两性的义务感只有建立在男女平等这一基本原则上才是正确的。男女个人在对性爱的要求和获得过程中，也应充分注意使对方得到性爱的获得与满足。所以，性的义务感又必须以性爱为基础，以婚姻为标志。没有婚姻缔约的义务感，就失去了法律与道德的维系，这种义务感是脆弱的，不可靠的，难以持久的。

4.性责任感

责任感是一个人道德品质的重要部分。责任感和义务感并不相同。性义务感指男女两性相互承担的义务，而性责任感则指男女两性的性活动，不仅要相互负责，而且还要对家庭和社会负责。人是社会性的动物，其活动会对社会产生一定的影响，因此就应该承担一定的社会责任。两性活动不是个体能够单独完成的，必须在他人的参与下进行，那么他也就必须承担一定的责任。

择偶、恋爱涉及另一方，那么就必须对对方负责；结婚组成了家庭，那么就必须对家庭负责；性生活有可能生儿育女，那么就必须承担抚养后代的责任。此外，两人之间的关系又是在整个社会环境下进行的，因此还必须顾及对社会的影响。

如果只强调人的性本能，为了满足个人的性欲，玩弄、奸污异性，则毫无社会责任感。恋爱期间发生婚前性行为是一种失去理智一时冲动下的行为，应避免。如果没有考虑到将要履行的社会责任，婚前性行为是缺乏性责任感的表现。因此，时刻保持性责任感，有利于自己性行为的控制，也有利于社会秩序的稳定。

5.性良心感

性良心感是个人道德意识最基本的调节手段，用以调节在各种道德背景条件下复杂的道德关系。

男女之间的两性关系较为复杂多变，其道德关系更需凭借个人的良心来调节。当两性关系处于难以解决的冲突时，如喜新厌旧，重金钱地位、轻感情等，良心感就是一种内在的、自己心中的道德法庭。它可以衡量自己的性行为是否符合道德要求，可以控制自己的性欲在一定程度和范围内伸展，以抵御色情的、利己的性动机。

青年正处在恋爱阶段，对待性关系一定要慎重，否则可能会受到良心的谴责。因此，如果我们注重良心感在两性道德中的调控作用，那么就可以大大减少未婚先孕、始乱终弃以及怨夫弃妇等现象。

6.性嫉妒感

嫉妒感在一般道德关系中是一种消极的、有害的调节手段，但在性活动中，嫉妒感则具有两重性质或两种嫉妒感。一种是积极的性嫉妒，一种是消极的性嫉妒。

积极的性嫉妒是指通过正当的、合理的竞争方式战胜对手而获得所爱异性的认可和承认。消极的性嫉妒是指采取各种不正当手段，通过打击、中伤、残害竞争对手的做法来实现。

在两性生活实践中，在恋爱与结合的过程中，应具有适当的积极嫉妒感。积极的嫉妒感可使男女两性关系向深化方向发展，使爱情维系在个体的、特定的两个异性之间，不能有其他第三者的插入。倘若有任何第三者的插入，则会导致其中一方强烈嫉妒心的产生，这种嫉妒心会促使其采取行动以维护自己的爱情。所以，积极的嫉妒感是衡量爱情的标尺，爱得越深，嫉妒得也越深。如果发现自己对所爱的异性失去嫉妒感，那意味着对他（她）的爱也就消失了。

7.性忠诚感

在社会中之所以有些青少年对性行为采取放纵态度，除了以上若干调节手段的缺失外，还有一种重要的调节手段，即性忠诚感的缺乏。

我们固然要摒弃封建社会的贞操观，但也应该建立与社会主义时代相适应的高度文明的新型婚恋观。这种婚恋观是建立在男女平等的基础之上，植根于真挚的爱情中，它要求恋人间感情专一，保持婚姻忠诚坦诚，婚后夫妻互敬互爱、互守忠贞、共担责任。

在青年恋爱过程中，忠诚感这种道德调节手段相当重要，如果失去忠诚感，无论是男方还是女方，将来必将自食其苦果，后悔莫及。至于有些毫无忠诚责任感约束的男男女女，他们的行为造成了社会两性关系的混乱和性行为的变异失调，恐怕是不道德的。

总之，人类的性道德之所以得以维系并发展，除了社会性道德原则的规范外，人类本身还通过文化、历史、宗教、社会等各种背景的共同作用，在内心产生各种性道德调节手段，从主观角度对自己的性行为加以控制、约束和调整。性道德虽不具有强制性，但其作用的产生、影响的范围、导致的结果都是极其复杂、广泛和重要的。在道德修养中，必须注重性道德调节手段的培养，才能使自己的恋爱、婚姻幸福美满。

第三节　不同社会关系中的性道德规范

正如前面所述，性道德是由一定的社会经济所决定，社会制度与政治制度不同，性道德的规范与内容也不相同。杂乱性交在原始社会并不存在性道德问题；赤身裸体在古希腊、古罗马时代也不会被认为是不道德的；封建社会的男子休妻另娶或纳妾并不违反性道德；在当代的某些西方国家，允许有合法、公开的妓院存在，嫖娼与卖淫在那里自然是他们性道德所容许的。因此，性道德不能离开人们所在的社会而抽象、笼统地谈性道德内容。下面所讨论的是在现代社会下我国不同社会关系背景中的性道德规范问题。

一、两性交际中的道德准则

在现代社会中，由于社会分工越来越细，人与人之间必然要进行交往，而这种交往就形成了复杂的社会关系。为了使社会关系稳定，人们必须在交际中，对自己的思想观念加以适当的调整，对个人行为加以必要的约束。社会是一个由男女两性角色合演的舞台，在男女两性交际中，就应该注意道德问题。

在两性交往中，最重要的也是最基本的是要自尊、自爱、自强。只有自尊、自爱、自强的人，才有可能得到加倍尊重和爱护。正确的自尊、自爱、自强是一个人具有性道德的重要标志。

对于女性，端庄自重是人类的高尚品德，对维护完美的人格形象和良好的社会风尚起着积极作用，也是人类都应具备的情操。"不被物化"或"不物化自己"是妇女保护自己人格尊严的一种道德武器，它最大限度地保护妇女的身心健康。

对于男性，应该有一个恰当的自我评价，不盛气凌人，也不低三下四。应该尊重女性，爱护关心女性，要在两性人格平等的基础上建立交往关系。

二、择偶中的道德

择偶是从众多异性中选择一个作为共同生活的伴侣或专一的性爱对象的过程。人类的择偶不同于动物的性选择，它不仅受生理成熟、性激素分泌等自然条件的制约，还要受社会文化、风俗习惯、道德规范以及个人主观愿望的支配。真正的情投意合不仅包括身体的结合，还包括心灵的结合。因此，正确的择偶是决定婚姻美满的关键。

然而，金无足赤，人无完人，要寻找一个完美无缺的对象既不可能，也不现实。人总是有优点与长处，也有缺点与短处。这就要求我们辨证、理性、客观地看待现实生活中的每一个人。

选择配偶最重要的标准是品德。爱情，不仅仅是异性间的吸引，更重要的是品德、理想的一致与和谐。卢梭曾经强调："我们之所以爱一个人，是由于我们认为那个人具有我们所尊重的品质。"只有把品德作为择偶的首要条件，双方才能建立正常的恋爱关系，建立起来的爱情才会牢固、持久，才有可能结成终身伴侣。

气质、情操、爱好等也是婚姻和谐的重要因素。气质、性格本身并无好坏之分，不管两个人的气质、性格差异多大，只要他们能够协调好，就不失为最佳组合。在情趣、爱好上一般要求相似或一致，有共同语言。

此外，可以适当考虑对方的知识修养、年龄、身材和宗教信仰等。知识修养不是只看文凭，更重要的是看其知识结构和表达能力。如果两个人的文化、知识修养差异过大，今后的情感交流和婚姻生活就可能受到影响。

爱美之心，人皆有之。追求美是人类的一般心理需求，也是符合性道德要求的。但如果把外貌美作为选择爱人的唯一条件或首要标准时，那就过于片面了。卢梭在指导爱弥儿选择爱人时说："首先引起我们注目的是相貌，然而我们应当放到最后考虑的也是相貌。当然，我们不能因此就说外貌好不好是无关紧要的。"美可分为外表美、气质美和心灵美等不同层次，只有把三者辨证统一起来对待，才体现出我们对美的标准的全面认识。

总之，在择偶时，要仔细观察，冷静思考，不可凭一时冲动草率行事，只有本着对自己负责，也对他人认真、谨慎、严肃的态度，才是道德的。

三、恋爱中的道德

恋爱是男女双方从不熟悉到熟悉，从熟悉到爱慕的过程。人的整个爱情生活中都存在一个道德问题。尊重对方情感、平等履行义务、保持感情专一是恋爱得以巩固和发展的重要道德基础。

第一，在确定恋爱关系之前，应该经过一段时间的交往，使双方对彼此有一个全面的了解和认识，不应出于一时的情感冲动或其他片面现象而盲目求爱。即使在确定恋爱关系之后，直至缔结婚姻之前，还应该进行更深入的了解，考虑能否结为终身伴侣。

第二，爱情关系的建立，必须出于当事人双方共同的意愿，强迫、诱骗另一方接受自己的爱是不道德的。

第三，男女双方一旦确定恋爱关系，就必须共同承担恋爱关系所包含的各种义务，对自己的行为负责。

第四，男女双方应当保持真诚的关系，彼此不互相欺骗，做到胸襟坦荡，光明磊落，把自己各方面的情况实事求是地告诉对方，以便对方全面衡量。若只在对方面前展示自己的优点和长处，而把自己的缺点和短处以及身体上的缺陷都隐瞒起来，这也是一种欺骗的不道德行为。

第五，在确定恋爱关系之后，就必须互相忠贞专一，不应同时有其他的情侣，或轻率地转移恋爱对象。即使发现对方不宜将来和自己共同生活，也应当通过正常方式与对方中断爱情关系，之后才能重新选择新的情侣。

高尚的情操和健康的交往是恋爱道德中的另一重要方面。恋爱是一男一女以两性结合为目标的一系列情感和行为的互动过程，它从一开始就关系到恋人双方的利害关系。恋爱并不必然导致两性的婚姻结合，但从发展上看，恋爱确实孕育着婚姻和家庭。

所以恋爱的道德性质决定着未来婚姻的道德性质，恋爱行为需要受到性交往道德规范的制约，恋人相处时的爱情生活是否文明、健康，反映了不同的道德境界。道德水准高的人，总是把恋爱生活放在情投意合与志同道合的追求上，而不只是陶醉于两性相依和过分的亲昵。

爱情关系确定后，两性间往往要通过较多的交际和交往来加深爱情。但在交往中，必须具有高尚的情操和健康的方式。只有这样的爱情生活，才能使人从中"发现新的引人入胜的东西""使一个人成为真正意义上的人"，使恋人双方的人格更加完整。

热恋中的男女，由于语言的投机、心理的相容和环境的影响，很容易产生情欲的萌动。在互相表露爱意而被对方接受的时候，更容易兴奋而产生性冲动，出现拥抱、接吻加以适当的爱抚，甚至产生性交的欲望，这种亲昵动作在所难免，是恋人表达感情、交流感情的正常方式，不能认为是龌龊或不光彩的行为。但是恋人间应该把握一定的尺度，即一定的亲密距离。

性永远是窥视人格的重要窗口。我们应该把忠诚、负责的观念作为性道德规范的重要方面，不应随意放纵感情和情欲。

现在，有些热恋中的情人，迫不及待地向女方提出希望发生性关系的要求，甚至错误地认为只有性才能证明忠贞。有些女性陶醉在爱河中，认为自己"反正迟早都是他的人，这种事情总是要发生的"；也有些女性担心不答应恋人提出的性要求，会被恋人认为是不忠贞，从而影响双方感情，不利于爱情的巩固和发展，于是不计后果地以身相许，把献身看成是忠于爱情的一种表白。结果使恋人交往过程中的性欲冲动支配了爱情，从此爱的光华骤然暗淡，爱情纯洁遭受亵渎和践踏，人格也随之降低。

恋爱中的双方并不因恋爱关系而失去自己的独立性，无论做何种选择，都是自身发自内心地"我想"而不是"别人想你应该……"

能否正确对待失恋也是恋爱中的一个重要道德问题，它反映出一个人的道德素养水平。失恋是痛苦的，但失恋不等于失败，失恋不能失志，更不能失德。有些人失恋后存有报复心理，这是不道德的，甚至会导致犯罪。爱情不可强求，爱情从来都是双方自愿的基础上产生的，只有用道德和理智规范自己，总结经验和教训，培养高尚的人格品德，树立远大的理想，将来才能得到真正属于自己的爱情。

四、婚姻关系中的道德

婚姻是在爱情的基础上，通过对对方的全面了解后，男女双方结为夫妻的过程。婚姻自由是社会主义婚姻制度的基本原则之一，包括结婚自由和离婚自由。

结婚是男女双方完全自愿，不许任何一方对他人加以强迫或任何第三者加以干涉。买卖婚姻、利用对方存在的某些困难（如家庭方面、经济方面或工作方面等）使对方非自愿地勉强或被迫结婚均是极不道德的行为，应受到舆论的谴责，严重者甚至是违法或犯法行为，应受到法律制裁。

如果夫妻感情确实已经破裂，他们感到与对方在一起不能带来愉悦和幸福，这种离异是符合社会主义婚姻道德的，法律也保护正当的离婚。离婚后，双方都有再婚的自由。

婚姻是爱情与义务的统一。只强调爱情而忽视义务，或只强调义务而无视爱情，都是片面的。一方面，婚姻必须以爱情为基础，没有爱情的婚姻是不道德的。恩格斯曾经说过："如果说只有以爱情为基础的婚姻才是合乎道德的，那么也只有继续保持爱情的婚姻才合乎道德"。以爱情为基础的婚姻，夫妻间应该互相尊重、互相信任、互相关心及平等相待。另一方面，义务和责任又是以爱情为基础的婚姻的先决条件。以爱情为基础的婚姻意味着夫妻双方必将为对方承担自己的义务和责任。只有这样，婚姻才具有持久性、稳定性和排他性。缔结了婚姻关系的夫妻双方要遵守爱情专一和一夫一妻制的基本原则，有义务和责任忠实于自己的配偶，保持性生活的专一性。这种义务甚至具有特殊的强制性，即无论双方是否自觉、自愿，都必须履行，否则就会受到相应的道德谴责或法律制裁。

在婚姻生活中，还有些人片面强调爱情或义务，或把两者孤立起来，这都是对婚姻道德的片面理解，是极有害的。有些人打着"没有爱情的婚姻是不道德"的幌子，把自己扮成追求真正爱情的勇士，为自己的婚外性行为辩护；但对于自己的爱人，则片面强调婚姻中的义务因素，要求对方绝对忠诚于自己。这是对婚姻道德的歪曲理解、玷污和亵渎。"没有爱情的婚姻是不道德的"的内在涵义包含着：无视婚姻的义务和社会道德规范的随心所欲的"爱情"同样也是不道德的。

总之，在婚姻中，只有切实做到权利与义务的统一，做到性、爱与婚姻的统一，才符合婚姻的客观要求，才是道德的。

五、性行为与社会关系上的道德规范

人类的性行为，并不只是两个人之间的事，它会对社会带来一定的影响。夫妻之间违背性道德的行为无论是婚前性行为还是婚外性行为，如卖淫、嫖娼、乱搞男女关系等，都会对社会造成不良影响。它污染社会环境，败坏社会风气，伤害周围的人，特别是伤害青少年的身心健康。不但如此，它还会带来一系列的社会问题，如家庭破裂、非婚生子、性犯罪、性传播疾病等。它除了对当事人的身心健康造成伤害外，对家庭、子女、亲属也会造成严重创伤，破坏社会安定。有人认为，只要两性关系不伤害他人的利益，就是符合道德规范的，这种想法有失偏颇，因为只站在自己的角度很难体会到是否对对方真的造成了身体、精神等方面的伤害；性的自由权和人类自由一样，不是绝对的，是相对的。事实上很多多向复杂的两性关系都会不同程度地直接或间接伤害他人的利益，这恐怕也是不符合性道德规范的。

但是，无论如何，伦理道德是不同时代背景下的产物，我们每个人都是道德规范的制定者，都有自己的价值观；我们每个人都要做出关于自己的性的决定，每个人在做出选择和决定时会依据自己内心的道德准则和价值观，而不是别人的；道德对人类行为的约束具有自律性，而不是他律；所以，我们也要谨防用个体自身的道德原则去评价别人行为时，很有可能会出现的"越界性"伤害，即道德绑架。

（薛红丽）

参考文献

[1]王滨有,李枫.大学生性健康教育[M].北京:人民卫生出版社,2009.
[2]彭晓辉,阮芳斌.人的性与性的人[M].北京:北京大学医学出版社,2007.
[3]王滨有.性健康教育学[M].北京:人民卫生出版社,2011.
[4]Jerrold S.Greenberg,Clint E.Bruess,Sarah C.Conklin.人类性学[M].胡佩诚译.3版.北京:人民卫生出版社,2010.
[5]高桂云.美丽青春——谈谈健康的性知识[M].北京:中共中央党校出版社,2004.
[6]王伟,高玉兰.性伦理学[M].北京:人民卫生出版社,1999.

第九章　恋爱与婚姻

第一节　恋爱、爱情、性与婚姻

　　恋爱、爱情、性与婚姻是四个不同的概念。"恋爱"是一种关系，"爱情"是一种情感，"性"是一种生物行为；而"婚姻"更多的是一种制度，基于关系的制度。

　　性是一种生物性的行为，是我们人类的本能欲望。人之所以是人，就是因为人有着控制自己欲望以及平衡与其他人联结的能力。人除了动物性之外还有社会性。没有情感联结的生理运动，除了宣泄欲望之外，只有无尽的、填补不满的空虚。神经科学的多项研究已经显示，性冲动和爱情是两种不同的状态，无论是大脑还是眼神的状态都是不同的。激情让人们难以抗拒地靠近，而爱情则让人们想要长久地在一起，拥有更深刻的情感联结。一开始，促使两个人靠近的往往是情欲。在一段亲密关系的早期，激素激增的时刻，人们觉得自己爱上了这个人的一切，但其实，看到的只是自己想象或者期待的样子，并非一个人的真实自我。很多时候，性的吸引力都无法转化为爱情。

　　而爱情作为一种情感，它的发生与世俗道德伦理没有任何关系，甚至当事人也无法控制。一段爱情能不能发展成为恋爱关系，有着道德伦理以及种种客观因素的制约，这也是诸多两情相悦的人无法相守的重要原因。但是爱情永远都是人类最美好最重要的情感体验，它帮助人们打开自己的心房，让其变得柔软和敏感，体会到种种不可言说的情绪，那些撕心裂肺的痛以及有如重生的喜悦，帮助人们克服自身的恐惧，让我们平和而强大。恋爱关系的结束也并不代表爱情情感的立即消失，这需要一个过程。爱情只是恋爱的基础，而拥有爱情并不代表一定能够发展成为恋爱关系。恋爱是一种基于爱情的亲密关系，在关系里的两人就有了伴侣这样的身份与角色。

　　婚姻则是包含了承诺的关系，这种承诺还受到法律的保护与认可，因此具备了浓厚的制度意味。在人类历史的早期，不同的文化中就已经存在了社会对于婚姻的一些期待与约束，比如在古希伯来文化中，妻子被看作是丈夫所拥有的"贵重财产"，需要被严加照看，而丈夫则要为妻子提供食物和住所。恩格斯在《家庭、私有制和国家的起源》中强调，婚姻的产生与感情无关，生产力发展到一定阶段，有足够剩余让人拥有私有财产，于是就会有婚姻制度，意图把财产保持在血缘亲属之内；然后就会出现以社会整体力量保障这一财产下传的国家机构。"专偶制的起源就是如此。它绝不是个人性爱的结果，它同个人性爱绝对没有关系"，如今，人类婚姻已经从只强调生存与繁殖，发展到了人们在婚姻中越来越追求自我实现及个人成长。但即便如此，在当今社会里，婚姻仍然比其他任何一种关系形式都更多地体现了一种制度性，它是一个平等、尊重、共同承担风险的利益共同体。婚姻不仅仅是双方对彼此的承诺，它还意味着法律与道德意义上的约束。另外婚姻还规定了双方在关系中的权利与义务，比如，双方应当共同抚养孩子；当一方离世，另一方对财产的继承权等。所以婚姻只是法律明晰人际边界的制度安排。我们清楚了一个社会标准化共识的边界之后，就知道了进退的分寸和位置，有了明确的立场和行为准则，知道什么该做什么不该做，也就从一定程度上带来了群居动物的安全感与归属感，不会给人造成困惑。在所有基于情感联结的关系中，只有爱情或者恋爱是最为制度化的，被规范为婚姻。然而情感本身又是复杂的、动态的、难以被明晰的，当两个人对人际边界的认同无法达成共识的时候就必然会产生冲突。婚姻和爱情是两件事：婚姻让爱情变得不再纯粹，爱情的纯粹又让婚姻窒息。

一、恋爱

恋爱是一个古老而又常新的话题，也是大学生宿舍中的热门话题。恋爱和婚姻是人生两个美好而重要的过程，从生物学上讲这是生命延续的必然，从社会学上讲是人类特有的美好的精神生活的重要组成部分，也是文明社会素质提高的保证。

（一）恋爱的概念

恩格斯认为："恋爱是人们彼此间以相互倾慕为基础的关系。"英国性心理学家霭理士在《性心理学》一书中认为："恋爱是一种吸引的情绪与自我屈服的感觉之和，其动机出于一种需要，而其目的在于获得可以满足这种需要的一个对象。"我国心理学家黄希庭认为："男女双方培养爱情的过程称为恋爱，处于恋爱状态的男女会产生特别强烈的互相倾慕。"

根据以上有关恋爱的定义，可以对恋爱做如下结论：

其一，恋爱的基本动力源自人的性欲因素，但并不完全归结为性欲，它是经过社会文明所净化的美好情感。恋爱的逻辑起点是人的性机能的成熟，这时会产生对异性的需求，这是人的自然属性。但不能把恋爱完全归结于性欲，因为人还有社会属性，人对异性的要求不是简单地以自然方式而是以复杂的社会方式进行的。当性的愉悦被恋爱这种精神因素所维系时，它就更加高涨，并具有其他动物所不具备的持久性。

其二，恋爱的本质是满足男女双方的心理需要。男女双方产生恋爱并不是因为某种不可捉摸的神秘力量使他们相互吸引，而是因为对方的优美的体貌、高雅的气质、出众的智慧、健全的体格、良好的情趣、高尚的品格等，能通过双方恋爱、结婚而得到满足。恋爱是相爱者双方内心感情激流的汇合，是两颗心灵弹奏出的和谐旋律。

其三，客观环境是导致恋爱的外部条件。恋爱的目的是为了获取一位能满足自己生理和心理需要的对象，所以客观环境能否提供一个适宜的恋爱对象，是十分重要且不可或缺的因素。大学生基于生理和心理的渴求，加上校园环境的影响，恋爱必然成为他们普遍追求的现象。在几年的同窗生涯中，大学生朝夕相处，在一起学习、生活，这就为他们发展友情、培植爱情，提供了时机和条件。于是，大学生的恋爱会因不同的动机，在不同的层次上，蕴涵不同的内容而生发起来。

因此，恋爱的概念可概括为：恋爱就是两个人在生理、心理和客观环境因素的交织作用下，相互倾慕和培植爱情的过程。

（二）恋爱的目的

恋爱的目的是婚姻。因为婚姻是两个本来互不了解的人，要长期生活在一起，这不仅关系到当事的两个人，还需要将两人身后的家族尽可能融合，要抚育下一代，要照顾老一代，要相辅相成地在社会上生存，要尽可能地获取生命的高质量。因此，选择什么样的人与自己共度人生，当然不是一时冲动的事。这种选择，不能说可以决定一个人的终身幸福，但起码是一个非常重要的基础。

如何确立目标：

1.确立自己的人生目标

要选择与自己共度一生的人，当然首先要清楚自己将创建一个什么类型的人生：事业型、生活型还是兼有型。事业型——自己未来的生活以成就社会事业为主；生活型——自己未来生活以个人物质生活建设为主；兼有型——自己未来生活兼顾成就社会事业和个人物质生活建设。

（1）对于事业型，对方相应的应该是理解式、帮助式甚至参与式的。三种情况对对方的身心素质、条件要求当然不同：理解式可以是对你无条件崇拜式的，可以是具备一定科学素养式的；帮助式可以是无条件崇拜而成为秘书式的，可以是精通专业的助手式的；参与式是对事业需要有共同认识和追求，分工合作式的。

（2）对于生活型，对方应该与自己有共同的想法，如果双方在事业进取或物质条件改善方面追求不一致，未来的生活将是不和谐的。

（3）对于兼有型，双方在时间的安排、财力的付出、家庭的照顾等方面更需要随时协商，否则会不断出现因对比同学、同事的成绩而后悔或相互指责的家庭内耗，它可是幸福家庭的杀手！

2.确立自己的价值观

包括：他人为重、先人后己、自己为大。

他人为重者，做事很少考虑自己的得失，往往自己的内心充实而富有安全感；先人后己者，一般受过良好教育，人际关系好，而且自己也比较圆满；自己为大者，遇事先考虑自己，人际关系不会很好，自己所得不会缺失。

他人为重者，多来自幸福美满的家庭，或有很好的生活成长教育历程；先人后己者，多来自有严格家教的家庭，或成长中比较注重自我修养；自己为大者，多来自娇惯或失衡的家庭，或在成长历程中缺乏深层的被爱。

3.确立自己的生活态度

包括：独立型、互助型、依赖型。

独立型，心理和生活自理能力强希望双方各自独立，适当亲密；互助型，以己之长，补他人之短，希望亲近；依赖型，包括生活能力较弱和心理意志较弱，生活能力较弱者往往工作能力不弱，精力多投入工作，生活能力不强，心理意志较弱者什么能力都可以，但抗御心理压力的能力较弱，因此表现心理依赖性较强。

独立型，需要能力相当的人；互助型，需要能力互补的人；依赖型，生活能力较弱者需要生活能力强且乐于照顾别人的人，心理意志较弱者需要意志坚强且有一定心理疏导能力的人。

（三）恋爱的前提

恋爱的前提是生理的成熟和心理发展达到一定阶段。

生理的成熟又包括生育能力和全身素质。生育能力在青春期后期（16～22岁）已经成熟，而身体成熟要到23～25岁，因此提高自己身体素质，增加耐力是大学阶段要做的。此时，人们的心理发展却很不一致，其中包括对自己性心理特点的认识，对异性心理特征的了解，对异性交往方式和规范的把握等等，还包括对事业、家庭、社会等的认识和幸福的标准等。

心理成熟包括：①自己要是一个成熟的有性别的人。表现在对自己的生理性别悦纳，能够做符合自己性别的事情，表现出适应自己性别的性格、能力、气质，具备与社会对此性别要求一致的认知、情感和意志等特质，是一个生理心理一致性较高的人，是一个对他人有魅力的人。②对异性的心理特点和过程要有所认识和了解，作为与异性深入交往的基础，要知己知彼，才能和谐融洽。两性在心理过程的认知、感情和意志等方面都有很大差异，心理特征的能力、气质和性格等方面也各有特点，加之男女生理基础的差异，同一件事情的出发点、注重的地方和惯用的防范方式都会不同。因此，如仅凭自己的想象或用对同性别的思维和行为方式与异性交往常常会矛盾重重。③掌握与异性交往的原则、规范和方法，在不同的社交场合充当符合社会规范的性别角色，表现出一定的性别魅力。同时运用适当交往方法，恰当表现并及时解决交往中出现的问题，建立畅通的沟通渠道和长久的协调机制。社会对性别角色的要求受地域、习俗、文化、社会阶层、场合等影响，需要随时调整才能在交往中体现出恰当的魅力。

上面是从性心理角度对恋爱提出的前提，总结起来就是自信、有备、智慧。作为一个心智成熟的人，去为自己的未来、自己心爱的人的未来选择，是需要认真准备的。除个人资质外，还需要什么条件呢？广泛的人际接触亦是重要的基础。

（四）恋爱的基础

恋爱的基础是有众多的异性好友。

大学期间，建立广泛的异性交往群体是择优恋爱的前提。建立广泛的异性交往群体：（1）要参与交往活动，包括院系和校内外的各种活动，文体、学术、公益等，在活动中要认真地工作，尽力展示自己，在与人合作中发现对方的价值观、能力、性格、喜好等；（2）要不断调整自己的社会角色内容，提高自己的性别魅力，适时地展现自己；（3）分清因异性好感而产生的感情与恋爱的区别。好感可因对方的某一特点，如外表、性格、特长、行为而产生，但与自己的择偶条件吻合度可能很少，若作为终身伴侣的选择成功率不会高。如对于漂亮的女生，男生都会青睐，但仅凭此一点，成为相伴终身的人风险是很大的。在异性交往的群体中，好感或情感会经常产生，它是继续交往的动力，也是这个群体的亲和力所在。

二、爱情

（一）爱情的概念

关于爱情的定义，无论是学术界还是文艺界都对它有丰富的思考。根据我国大学生的《思想道德修养与法律基础》教材中的界定：爱情是一对相爱的人基于一定的客观物质基础和共同的生活理想，在各自内心形成对对方最真挚的仰慕，并渴望对方成为自己终身伴侣的最强烈、稳定、专一的感情。

（二）爱情的本质

爱情是人的社会属性与人的自然属性相结合的崇高心理情感体验。从社会属性的角度，主要是满足个体进行社会交往、建立社会关系（夫妻关系、姻亲关系等）的需要；从自然属性的角度，是满足个体生理上的性需要；从心理属性的角度，是满足个体建立亲密的性际关系、获得心理上的自我认同和获得亲密感的需要。基于社会学、生物学、心理学三个维度。爱情本质的理解可以归纳为图9.1所示的三个方面。

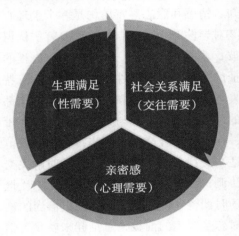

图9.1　爱情的本质

引自：胡珍，刘嘉. 恋爱·婚姻·家庭——大学生性教育教材 [M].2版.北京:科学技术出版社.2016.

正确地认识爱情的本质特征，认识爱情在人生中的位置，是大学生建立正确恋爱观的基础，也是谨慎驾驭爱情之舟的前提。

（三）爱情的特征

爱情作为人与人之间特定的社会关系，是人类的崇高情感体验。爱情往往通过伴侣之间的接吻、拥抱、爱抚以及性交等亲密行为表达出来。爱情的特征具体表现在如下几方面：

1.吸引力

与所爱的人在一起时，会产生一种特殊的感觉，并被对方深深吸引。

2.兴奋和快乐感

与爱人在一起会感到很兴奋和快乐。如果爱得很深，这种兴奋和快乐就不会随着时间和生活的重复而衰减。

3.关心

关心所爱的人且感同身受对方所有的喜怒哀乐。

4.占有欲

相爱的双方都会将对方视为自己"爱情世界"的全部，绝不会让其他人的情感趁机而入。但是，如果彼此爱得不深，"爱情世界"留有空间，就可能会让第三者插足。

5.宽容

真正的爱会包容对方的缺点，对于一些会导致灾祸的缺点，会充满爱意地帮助对方改正。同时，这种宽容也不是放纵，而是让犯错方因为真爱而愿意改正缺点。

6.共情

共情就是情侣之间的情感体验会变得彼此相像。很多时候，了解彼此就像了解自己一样。

7.亲密感

对于大多数爱侣而言，他们之间是最亲密的关系，彼此都成了对方生命中最爱的、最需要的、最重要的人。

（四）爱情的类型

1.爱情三元理论

当代著名心理学家罗伯特·斯腾伯格（Robert J. Sternberg）在1986年提出了"爱的三元理论"。该理论认为三块不同的基石能够组合成不同类型的爱情。爱情的第一个成分是"亲密"（intimacy），它包括热情、理解、交流、支持及分享等特点；第二个成分是"激情"（passion），以身体的欲望激起为特征，形式常常是对性的渴望，但是从伴侣处得到满足的任何强烈的情感需要都属于这一类别；第三个成分是"承诺"（commit-ment），包括将自己投身于一份感情的决定及维持感情的努力。在斯腾伯格的理论中，这三个成分被看作两人分享的爱情三角形的三个边，每个程度会由浅到深，所以三角形可能有着各种不同的大小和形状，而每个成分的强弱形态则构成了8个不同的爱情类型，如图9.2所示，分别为：

无爱：三种成分全无；

喜欢：只包括亲密成分；

迷恋：只存在激情成分；

空洞的爱：只有承诺的成分；

浪漫的爱：结合了亲密与激情；

伴侣的爱：包括亲密和承诺；

愚昧的爱：激情加上承诺；

完美的爱：三种成分同时包含在关系当中。

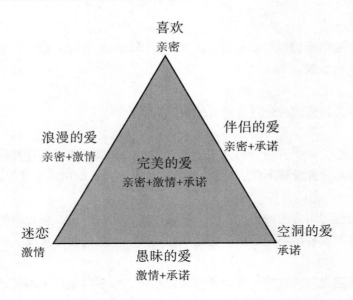

图9.2　斯腾伯格爱情三元理论图

引自：朱俊勇.性与健康[M].武汉：武汉大学出版社，2019.

2.爱情类型理论（约翰·李的爱情彩虹图）

加拿大社会学家约翰·李（John Lee）认为爱情的三原色是"激情""游戏"和"友谊"。这三种颜色的再组合便构成了爱情的次级形式：占有型爱情，包含激情和游戏的成分；利他型爱情，包含激情和友谊的成分；实用型爱情，包含游戏和友谊的成分。于是他总结出爱情的6种类型：

（1）激情型，这种爱情风格是指一个人所追求的爱人在外表上酷似自己心目中已存在的偶像。激情的爱情建立在理想化的外在美的基础上。它的特点是一见钟情，以貌取人，缺少心灵沟通，热烈而专一，靠激情维持，受到对方直接而强烈的身体吸引，总是想得到对方，总想尽可能多地与对方在一起，对对方的判断往往是不客观的。

（2）游戏型，是逢场作戏、玩世不恭的花花公子式的爱情。这种爱情即是与不同的人做游戏，包括欺骗伴侣、较少自我暴露。游戏型的人将爱情视为一场让异性青睐的游戏，并不会投入真实的情感，重视的是过程而非结果，常更换对象，不承担爱的责任，寻求刺激与新鲜感。

（3）友谊型，是一种缓慢地发展起来的情感与伴侣关系。以友谊为基础，也称"发展来的爱情"。友谊之爱是一种细水长流的、稳定的爱。这种爱情以友谊为基础，在长久了解的基础上滋长着，能够协调一致解决分歧，是宁静、融洽、温馨和共同成长的爱情。

（4）占有型，指那种以占有、忌妒、强烈情绪化为特征的爱情。个体对于情感的需求非常大，依附、占有、忌妒、猜疑、狂热，在恋爱中情绪不稳定。这种爱控制对方情感的欲望强烈，将两人牢牢地捆在爱情这条绳索上。

（5）利他型，是带着一种牺牲、奉献的态度，追求爱情且不求对方回报。在这种爱情之中，爱被视为他（她）的义务，并且是不图回报的；以牺牲为特征，置爱人的"幸福"于自己之上。这种牺牲、奉献在现实生活中常常难以做到。

（6）实用型，这类爱情理性高于情感，是受市场调节的现实主义态度。爱恋者寻找在个性、兴趣、背景等条件方面相匹配的爱恋对象，希望一旦找到合适的爱恋对象，双方的感情能进一步发展。现实之爱者注重对方的现实条件，希望付出成本少、获得报酬高。

爱情类型理论的爱情类型区分以两性关系为视角，基本以恋爱双方的互动来命名这些类型，揭示了爱情对于当事人的意义。约翰·李关注的焦点是爱情的意义，其核心是个体。此分类的优点是以直观的方式呈现了爱情的类型，易于理解。

3.爱情依恋理论

爱情依恋理论将爱情与童年依恋联系进行研究，这种理论认为婴儿时期与人建立的依恋关系，会使个体形成一个持久且稳定的人格特质，这项特质在个体与异性建立亲密关系时自然流露出来。

英国精神分析师约翰·鲍尔比（John Bowlby）通过对离开照顾者（通常是母亲）的婴儿或儿童的行为进行长期观察提出了依恋理论。该理论认为所有重要的爱的关系（包括与父母的、恋人的）都是依恋关系。一个人早期的依恋经验对其成人后的情感方面有很大的影响，依恋根植于人的天性之中。

Hazan 和 Shaver 在 1987 年对恋爱关系背景中的 Bowlby 的观点进行了研究。他们认为，成人伴侣间出现的情感纽带，以及在婴儿和其照看者之间出现的情感纽带，都是依恋行为系统这一同样的动机系统所导致的。根据婴儿期依恋的类型，把爱情分为三种类型：安全依恋、逃避依恋和焦虑矛盾依恋。其中，安全依恋的人与伴侣的关系良好稳定，能彼此信任、互相支持；逃避依恋类型的人害怕且逃避与伴侣的亲密；焦虑矛盾依恋类型的人时常具有情绪不稳、极端反应的现象，善于忌妒且希望跟伴侣的关系是互惠的。三种不同的爱情依恋风格在成人中所占比例分别为：安全依恋约占 56%，逃避依恋约占 25%，而焦虑矛盾依恋约占 19%，与婴儿依恋类型的调查比例相当接近。Bartholomew 和 Horowitz 以上述理论的概念为基础，以正向或负向的自我意象和正向或负向的他人意象两个不同的向度来分析，得到四种类型的爱情依恋关系：

（1）安全型：认为自己是值得爱的，他人也是值得爱和信任的。

（2）专注型：认为自己是不值得爱的和没有价值的，但他人是可接受的。这种类型的个体总是努力赢得他人的接纳，并以此支持消极的自我表现形象。

（3）恐惧型：对自己和他人的态度都是消极的。这种类型的成人可能由于害怕他人的拒绝而避免与他人发生联系。

（4）冷漠型：对个人的看法相对积极，认为自己是有价值的，但认为他人会拒绝自己。这种类型的成人会以避免与他人发生联系作为来保护自己不受伤害的手段。

虽然依恋理论也有其不足之处，但它整合了生理心理学、发展心理学、认知科学等理论的研究成果，使得对爱情的研究更深入、更广泛。

4.爱情态度理论

人格心理学有关爱情的理论与个人生命成长的发展相联系，但更重视人格所蕴含的稳定、不变的意涵，也就是强调个人生命线的持久、稳定的方向。

爱情态度理论由罗宾提出，他认为爱情是对某一特定的他人所持有的一种态度。这种理论将爱情归为社会心理学的人际吸引，并能使用一般测量方法研究爱情。他假设爱情是可以被测量的独立概念，可视为一个人对特定他人的多面性态度。他从文艺著作、普通常识及人际吸引的文献资料中寻找拟定叙述感情的题目，经过项目分析、信度、效度考验而建立爱情量表（love scale）和喜欢量表（liking scale），他发现爱情与喜欢有质的差别，爱情量表中包含三种成分：一是亲和与依赖需求；二是帮助对方的倾向；三是排他性与独占性。

5.爱情阶段理论

心理学家默斯特因（Murstein）主要探讨亲密关系如何发展，注重爱情的阶段性。Murstein 提出的"SVR"理论认为亲密关系的发展，根据双方接触的次数多寡分为刺激、价值和角色三个阶段。

（1）S阶段（刺激阶段，Stimulus）：通常双方第一次的接触即属于刺激阶段，在这个阶段中，双方彼此间互相吸引，这种吸引主要建立在外在条件上，例如被对方的外貌或身材所吸引。

（2）V阶段（价值阶段，Value）：一般而言，双方大约第二次至第七次的接触属于价值阶段。在这个阶段中，彼此情感上的依附主要是建立在彼此价值观和信念上的相似。

（3）R阶段（角色阶段，Role）：通常双方大约第八次以后的接触便开始属于角色阶段。在这个阶段中，彼此对对方的承诺，主要建立在个体是否能成功地扮演好在此关系中对方对自己所要求的角色。

虽然 Murstein 认为亲密关系包含刺激、价值、角色三个阶段，但在亲密关系的每个阶段中，这三种因素对关系都有影响，只是在每个阶段中，各有一个因素是最主要的影响因素。从整个关系的发展历程来看，刺激因素一开始占较高的比重，之后随着接触次数的增加而逐渐上升，但是所增加的幅度很小，最后会趋于一个平稳的水准；价值因素虽然一开始时的比重较低，但关系发展至价值阶段的时候，其比重会迅速提高，不过在角色阶段时，其比重也会趋于平稳，最后平稳的水准所占的比重也比稳定后刺激因素所占的比重高；同样的，角色因素一开始最低，到角色阶段则会超越其他两个因素，且随着关系的继续发展，其比重也会不断地往上提升。

6.投资模式理论

鲁斯布尔特（Rusbult）的投资模式以社会交换论的观点来看亲密关系的发展，认为亲密关系中的双方，在此关系中互相有所得失，并以一种理性且公平的评估方式，衡量自己在此关系中的付出与收获，再以此评估为基准，决定其对关系的应对方式。在这类理论中，Rusbult的投资模式是其中较重要的一种。

Rusbult认为男女亲密关系中的承诺是由满意度、替代性及投资量等因素共同决定的。根据投资模式的预测，当亲密关系中的个体，对关系有较高的满意度、知觉到较差的替代性品质，以及投资了较多或较重要的资源时，便会对此亲密关系作出较强的承诺，也就是较不易离开此关系。简单来看，可用一个方程式说明：满意度－替代性＋投资量＝承诺。

满意度：亲密关系中的个体，对于他在此关系中所得到的报酬和所付出的成本，评估相互抵消后的实际结果。随着关系的长期发展，彼此的相互依赖性会随着提高，而开始将伴侣的结果和整个关系的结果也并入实际结果的计算，例如和伴侣一起分享他的成功或共同分担他的痛苦。此外，个体也会依据过去曾有的亲密关系及有关的经验（例如与家人和朋友所讨论、比较的结果），形成一个自己对目前关系所应得结果的预期水准，最后个体会将在关系中获得的实际结果与此预期水准相比较，而产生对此亲密关系的满意度：当实际结果愈好，预期水准愈低则满意度愈高。

替代性：替代性指的是对放弃此亲密关系的可能结果的好坏判断，可能结果包括发展另一段亲密关系、周旋在不同的约会对象间，或是选择保持没有任何亲密关系的单身状态等。个体考虑替代关系的因素既包括特定的喜欢对象，也包括不特定的对象，以及个体对自己能否离开此关系的能力的主观知觉与客观评估。此外，个体的内在倾向与价值观也会影响替代性的主观知觉。例如当个体觉得有自信、有价值、有高自尊及有强烈的自主性需求时，通常会知觉自己有较佳的替代性品质，而较容易离开此亲密关系。

投资量：投资是指个体在亲密关系中，所投入或形成的资源。投资与报酬或成本最大的不同有两点：第一是投资通常不能独立地从关系中抽取出来，而报酬与成本可以回收；第二是当关系结束时，投资无法回收，而会随着关系的结束一并消失。因此投资会增加结束关系的成本，使个体较不愿也不易放弃此关系，从另一个角度看，则是增强了个体对此关系的承诺。

个体投资在亲密关系中的资源可分为两类：一类是直接投入的资源，如时间的投入、情绪能量的释放、个人隐私与幻想的揭露及为对方所做的牺牲等；另一类是间接投入的资源，如双方彼此的朋友、两人共同的回忆及此关系中所特有的活动或拥有物等。此外，在长期亲密关系中所形成两人一体的认同感，长期相处下来所建立的默契与思想上的相似，以及彼此互补的一些记忆与讯息等，也是会随着关系结束而立即失去的投资。个体所投入的资源层面愈广，重要性愈高，数量愈多，则表示其投资量愈大；当个体在此关系的投资量愈大时，对此关系的承诺也愈强。

承诺：此模式中所指的承诺，是指会使个体设法维持这份关系及感觉依附在此关系中的倾向，因此承诺的定义包含两个部分：行为的意向与情感的依附。

当个体对一份亲密关系做出承诺后，他想维持并依附关系的倾向会促使个体做出种种有助于维持此关系的行为：例如与他人作一些适应性的社会比较，并选择性地加以解释；对于对个体具有吸引力而易破坏现有关系的替代对象，尽量拒绝与其接触或相处的机会；采取有效的方式，处理有关忌妒与第三者介入的问题；自愿为此关系做一些付出与牺牲；当对方做了某些糟糕或不合己意的事时，采取顺应而非报复的方式解决。

（五）爱情与友情

友情之于一个人的意义是重大的，良好的友谊会增进人们的感情并促成良好关系的建立，有利于双方的合作与发展。爱情对于一个人的意义同样重要，美好的爱情可以满足双方感情的需要，并且一个人要成为一个完整的人就必须拥有完美的爱情。

爱情和友情是人间最美好的两种感情，它们都能给人以爱和温暖，让人感受到生活的愉悦和温馨。然而，它们又有着本质的不同，无论是沟通方式还是情感内涵都有着极大的差异。友情和爱情的区别有以下几方面：

1.前提不同

友谊的前提是"理解"，爱情则是"感情"。友情最重要的支柱是彼此的相互了解，不仅要了解对方的长处优点，更要充分认清其短处缺点。只有这样，才能产生友情。爱情则不然，它是对对方的美化，视作理想后产生了恋爱，贯穿其间全过程的是感情。

2.要求不同

友情的地位"平等"，爱情却要"一体化"。朋友之间立场相同、地位平等，彼此之间无需多余的客气，也没有烦恼的担忧。如果遇到对朋友不利的事时，可以直率地提出忠告，甚至动怒，也要义正词严地规劝。朋友之间有人格的共鸣，亦有剧烈的冲突。爱情则不然，它具有一体感，身体虽二心却为一，两者不是互相碰击，而是互相融合。

3.规则不同

友情是"开放的"，爱情则是"关闭的"。当两个人的友情很坚固，有人生观与志趣相同的第三者、第四者想加入时，大家都会欢迎的。爱情则不然，两人在恋爱，如果第三者从旁加入，便生嫉妒心理和排除异己的行为。

4.基础不同

友情的基础是"信赖"，爱情则纠缠着"不安"。一份真诚的友情，具有绝对的信赖感，犹如不会动摇的磐石。相反，一对相爱的男女，虽不是没有信赖对方，但总是被种种不安所包围。

5.期望不同

友情充满"充足感"，爱情则充满"欠缺感"。当两个人是亲密的好朋友时，彼此都有满足的心境。但当两个人一旦成为情人时，虽然初期会有一时的充足感，可不久之后就会产生不满足感，总希望有更强烈的爱情保证，经常有一种"莫名的欠缺"尾随着，有着某种着急的感觉。

在友情与爱情中间，两者可以是相互独立的，也可以是相互关联的。

三、性

（一）性的定义

《辞海》中对"性"的解释是：从一般意义上解释为事物的性质或特性；从生物学的角度解释为有关生物的生殖或性欲，以及雌性、雄性个体差异以及它们的生殖活动等。在《英汉辞典》中与"性"有关的解释有sex：性别，男和女的总称；性活动，关于性行为的内容、两性的交媾；sexual：关于两性的一切；sexuality：性的特性等。

从生物学的角度认识性，性是人类一切性活动的生物学基础。人类正是由于具有性特征和性能力，才有了彼此结合。而男女的结合使人类延续进化，这是性的自然属性，属于 sex 的层面。但是，性行为作为人的一种本能，又不是孤立存在的，社会因素和个体的心理因素都会影响这种本能，使其表现出区别于自然属性的特性"sexuality"。在这个意义上，性（sexuality）是指人的"性"——性别、性别认同与性身份、性取向、性爱倾向、情感依恋、性爱和生殖的核心方面。它以思想、幻想、欲望、信仰、态度、价值、行为、实践、角色和关系予以体验或表达。

所以，性是生物的、心理的和社会的诸因素相互影响的结果。从人类性的生物学属性、心理学属性和社会学属性的三维角度，"性"的科学含义可以概括为：人类的性是指以健康的性生理机能为基础，以健全的性心理为引导，受特定的社会关系影响的性活动。

（二）性的本质

1.受社会性制约的自然属性

从人类的起源来看，人类和其他动物一样，为了生存、繁衍，就要生殖。但是人类和动物在对待生殖问题上，却有着根本的不同。动物的生殖、繁衍纯粹是一种本能的生理活动，它受发情期的制约，但究竟繁殖多少与动物本身的需求毫无关系，更不可能考虑这种繁殖的结果会给自身的生存带来的利弊，动物的繁殖与自然界所能提供的生存条件完全是被动地适应关系。而人类从进行社会性的生产劳动开始，其生殖后代就有了明确的目的性，其一，原始初民们为了战胜强大天敌的侵袭，必须有足够的群体力量，所以多生多育是为了扩大劳动群体战胜自然的力量；其二，在人类早期生产力低下的状况下，劳动力多少也是衡量其生产力强弱的尺度，因此，生育的又一明确目的是为了增加劳动力。从这两个方面的目的来说，人类起源在其生殖繁衍方面的本质在于社会性。与动物的性本能不同，人类在求偶时讲究的是赏心悦目，既要受一定文化背景的影响，又要与求偶者心目中的偶像吻合；追逐异性的目的也不仅仅是为了发泄性欲、繁衍后代，更多的是为了情感的依托，还为了获得愉悦的性体验和享受性爱的乐趣。

性的自然属性在人类中表现为性本能。人类的性本能主要包含两个方面的内容：一部分是由遗传决定的性别差异，表现为性成熟后的求偶欲望及具备进行性交的能力，表现为生理上的阴茎勃起、阴道润滑及性反应的周期活动；另一部分则是社会学习方面，例如，受不同文化背景影响造成的择偶标准的差异，比动物交配丰富得多的性交体位及姿势等。

从行为学的角度来看，性本能行为可划分为两个阶段：第一阶段，性欲求行为，是较为灵活的性定向反应，如接近异性、选择对象、恋爱结婚等，这是性本能表现的前奏；第二阶段，性完成行为，是指能使性本能行为完成定型的行为，如阴茎勃起、插入阴道，直到性交结束的行为动作。这些看似纯生物性的行为，要受到人类个体性心理的支配，要考虑性伴侣的感受，要承担性行为的责任，这些内容包含了更多的社会学成分。

所以，我们不能离开人的社会性单纯地去理解人类性活动的自然属性。正如马克思所说："吃、喝、性行为等等，固然也是真正的人的机能。但是如果这些机能脱离了人的其他活动，并使他们成为最后的和唯一的终极目的，那么，在这种抽象中，它们就是动物的机能。"也就是说，从物质的范畴把握人类的性，其生物属性为人类的性活动提供了生理的机能和物质基础。显然，它不是人类性的内在本质属性，人类的性和动物的性有着本质区别。

2. 受社会性支配的心理属性

动物的性活动在任何情况下都可以堂而皇之地公开进行。而这种情形若在人类出现，那就会遭到唾弃。人类亲密行为的对象、时间和地点都绝对不能随便。人类的性活动首先产生于心理的体验，而如何去从事这一活动，又受大脑的支配，由此产生了人类性活动特有的性意识和性观念，是人类个体的动机、态度、情绪、人格及行为的综合体现。这是人类性活动区别于动物性活动的重要特性。

在性科学上，我们把人类性活动的上述特征概括为性的心理属性，这是从精神的范畴来把握人类的性，从心理学的角度来认识人类的性。显然，人类性的心理属性是受到特定社会文化的影响，有很大的民族文化、地域文化、历史文化的差异。

3. 区别于动物的社会属性

人类性的社会属性是指在一定的历史条件和具体的社会关系中，人类性活动所表现出来的性别角色、性的社会化、性活动与环境的关系、性观念、性习俗、性文化等特性。

人类一生的性爱活动方式都是通过社会活动表现出来的。如两性间的社会交往、相互吸引、性欲发动、恋爱、结婚以及生儿育女，都与人类的社会生活实践有着密切的联系。即使是男女两性间直接的性交活动，虽然表现形式是个人活动，不管他自己是否意识到其活动的目的，也总是离不开社会。这种离不开社会的性，被概括为性的社会属性。

性及两性关系活动，从来就是人类社会生活最基本最重要的方面之一，历史事实表明，它曾成为威胁、破坏乃至毁灭社会的力量之一。美国学者艾迪对此感叹道："人世之间再没有第二件事比性的问题更能激动人心、更能影响人们的祸福；同时，再没有第二个问题，它的内容中充满着愚昧、缄默和谬误，犹如性问题那样严重。"

人类对自身性活动的控制，在不同的时代、不同的社会发展时期，都要受到与之相适应的道德观念、制度和法律的制约。现在，包括性社会学在内的性科学系统，已经成为当代社会文化的一个重要组成部分。无论性文化的色彩如何斑斓而令人陶醉，归根结底，它是受制于一定的社会条件。社会属性才是人类性的本质属性。

综上所述，人类的性是由生理-心理-社会因素形成的一个整体，在这个整体的内部，生理属性是性活动的物质基础，性生理因素的正常与否是人类性活动的前提，其为性心理因素的健全提供了可靠的物质基础，并通过其社会属性表现出来；心理属性是人类的性区别于动物的特性，性心理因素的健康发展又有赖于性社会因素的作用；而社会属性则使生理属性和心理属性既相互区别，又相互联系、相互作用、相互影响。因此，人类的性活动是生理、心理、社会三重因素共同作用的结果，任何单一因素都难以说明人类性的本质。所以，在人类性的三个因素中，起决定性作用的是性的社会因素，人类性的本质属性在于它的社会性。

（三）性的特征

1.普遍性与重要性

人类性的普遍性主要表现为：世界上没有一个人与性活动无关，每个人都是性活动的产物；人类的繁衍也与性交有关，任何一个男人或女人都是由父母生殖细胞中的染色体组合决定产生的；性作为一种自然的生理现象，在正常的情况下，每个人都有性需求，在人的一生中都有性的爱欲、情意。

人类性的重要性表现为：性活动是人类的基本活动之一，是人类延续后代的必要手段；性需求是人类的第二自然本能，人们在满足性需求的过程中获得极大的愉快，直接影响到每一个人的身心健康；人类两性关系的和谐，决定了作为社会细胞的婚姻家庭关系的和谐与稳定，进而影响并决定了人类社会的和谐、稳定与发展。

2.长期性与无季节性

长期性是指性活动伴随着人的一生而存在。个体从幼儿时期开始就有性意识，这种性意识到青春期时迅速增强，结婚以后付诸实践。即使到了七八十岁，多数人还有性意识、性需求和性行为，只是表现形式和中、青年时期稍有不同而已。

无季节性是指人类的性交已没有了低等动物受发情期制约的特性。社会属性使人类发情期逐渐消失，人类在一年四季的任何时候都能产生性欲。但除人以外的其他高等动物都有发情期，它发生于一年中的少数特定季节和时期，只有在这短暂的时期里才产生性欲，才能实现性交。而人类随着社会化程度的提高，心智也随之发达，对自己的性活动日趋专注，生物学的行为动机日趋消失，不再像动物一样有规律地从事性活动，只要通过感官接收到性信息，便可以激发性欲，从而导致性活动。

3.选择性与排他性

选择性是指人类性活动的对象、目标乃至方式都经过了有意识的选择。尽管人们在性的价值观上出现了多元化取向，性的商业化使人们的性态度、性观念发生了变迁，使性爱与情爱、性爱与婚姻也发生了异化，但就人类普遍的性特征而言，情爱和婚姻仍是性交的主要背景，这是人类性特征的选择性特点。

与选择性相关联的就是排他性，恩格斯在《家庭、私有制和国家的起源》一文中指出："性爱按其本质性来说，是排他的。"这就是说，男女两人之间一旦形成性爱关系，就不能容忍第三者介入，也不能容忍其中的任何一方涉足第三者。只要男女双方中的任何一方在性爱过程中脚踏两只船或朝秦暮楚，爱情就会立即死亡。人类性的这种排他性有心理上的原因，也有社会控制的原因，符合法律程序的性爱关系，受到社会和法律的保护。

4.羞涩性与隐蔽性

羞涩性是性的一种特有的心态。羞涩性是人类性心理的特性，既具有人类个体在性活动中的道德和人格价值，也具有美学价值的特征。

隐蔽性由排他性和羞涩性决定。性行为不仅不能涉及第三者，而且不能让第三者看见，这样就表现出性行为的隐蔽性。而羞涩性将人类的性活动限定在固定的对象、特定的时间和空间，既是为了保护当事人性活动的隐私，也是为了规避在社会公共场合对他人的冒犯，这些与动物不分时间、地点、场合的性交媾行为有本质区别。

性的隐蔽性发展到畸形的程度，就产生了性神秘感、羞耻感和肮脏感。于是把科学的性学研究、符合教育学和人才学的性教育也视为不可实施的活动，这就阻碍了人类性科学研究与性教育的推行。社会发展到今天，科学的曙光已经冲破了封建色彩的性神秘感，但性行为作为个人私生活的一部分，仍不失其隐蔽性。

5.多样性和间接性

多样性是指人类的性有诸多的功能。主要表现在以下几个方面：第一，生殖的功能；第二，男女双方愉悦身心和享受性爱的功能；第三，男女双方情感交流的手段，在维系夫妻关系上起到纽带的作用；第四，满足人的心理需要，维护心理平衡和心理健康；第五，由于每一个社会、每一种文化都有自己公认的正统性活动方式及性行为模式，又使性活动具有了绚丽多样的形式。此外，在某些活动中还具有达到性以外某种目的（政治的、经济的、文化的等）的功能。

间接性是指性信息刺激的间接性，即人类除了可由第一信号系统直接传递的性信息引起性兴奋外，还有动物不具备的第二信号系统——语言、文字、图像等间接传播性信息所引起的性兴奋。此外，人类的智力已经发展到这样的程度，即使没有上述事物的刺激或信号刺激，人类也可以通过自己大脑对性活动场面的想象（如性梦、性幻想等）引起性兴奋。

6.责任性和补偿性

责任性是指人类的性爱过程最终以结为稳定的配偶关系为归宿。人类个体在追求性爱与情爱的阶段，往往延续几周、几个月、几年，甚至长达几十年，才形成钟情于一个人的稳固感情，最后才进入一个长期的共同的性生活阶段。这种钟情于某一人的漫长过程使人具有结偶的本性。在双方结合组成婚姻家庭，尤其是在养育后代的阶段，结偶关系就更加牢固。因为孩子从出生到发育成人约需十八九年，甚至更长时间。在这个过程中，需要结成配偶关系的双方共同承担抚育子女的职责，履行当初不弃不离的承诺。在允许生育多子女的国家，如果家庭没有稳定的结偶关系，任何一方都不可能担负起这样艰巨的任务。在实施计划生育政策的国家，越来越多负责任的父母已经充分认识到，不稳定的结偶关系对子女的身心健康乃至终身幸福都有难以预料的灾难性影响。为了下一代的健康成长，双方必须不断学习、不断调整、不断适应而结成牢固的结偶关系。这是其他动物都不可能如此长期保持的关系。

补偿性是指人类能够从与性爱密切相关的文学艺术作品的描写中获得满足的弥补特性，它是结偶性的补充。英国著名女动物学家苔丝蒙德·莫里斯指出：性补偿是人类所专门具备的性特征。性补偿是在行为上接受了性规范的"多元性感动物"——人类个体的精神需要。性补偿的涉性文学艺术作品有：人体绘画、通俗歌曲、言情小说、爱情诗及有关的电影、电视等文学艺术作品。此外，还包括性服饰和美容化妆等。

四、婚姻

（一）婚姻的概念

一对相互爱慕和眷恋的男女，交往到一定时期，内心世界就会产生一种相互属于、不可分离的感情。他们在兴趣、需求、价值观和理想方面有诸多共同之处，希望永远结合在一起，一道去生活共度人生，一辈子同舟共济，而要建立这种持久的伴侣关系的最佳途径便是结婚。婚姻形态在不同时代、不同国家、不同民族，各自具有其不同的情况和特点。自人类建立起相对稳定而与其他动物相区别的男女两性关系之时，便可认定婚姻之事实已出现。然而，婚姻之概念出现则甚晚，是人类进入阶级社会、法律出现之后的事。

在我国古代典籍中，"婚姻"常被记作"昏姻"或"昏因"。《礼记》中认为"婿为婚，妻为姻"。中国古代对婚姻的解释不外乎三种含义：一是指嫁娶的礼仪；二是指夫妻的称谓；三是指姻亲关系。我国古代没有对婚姻概念的规定，只说明了其形式上是什么。现代出现了两种关于婚姻概念的歧见。一种观点认为，婚姻是男女以夫妻名义同居生活，并为当时社会制度所承认的社会形式。另一种观点认为，婚姻是男女以夫妻名义同居生活，形成当时社会群众认为是夫妻关系的两性结合的社会形式。还有人认为，婚姻是男女两性以永久共同生活为目的的结合。即有狭义和广义两种观点。

在西方，古罗马对于婚姻的学说常见于各法学家的著述之中。如莫德斯汀认为，"婚姻是男女间的结合"；乌尔比安认为，不仅要有同居，而且要有婚意，婚姻方可成立。且当事人的结合可因双方同意和朋友作证而获得婚姻效力，即使其没有举行任何结婚典礼或其他所有的结婚仪式。中世纪教会法时期曾长期坚持完成一项婚姻无须任何形式要件的主张。当事人双方自己便是"婚姻圣事的执行人"。特兰特宗教会议之后，教会法规定明确而严格的结婚宗教仪式，欠缺结婚仪式的婚姻无效，但由于当事人具有结婚的意思，可以通过重新履行法定的方式使之有效化。可见，古罗马和中世纪的教会法规定的婚姻的核心是婚意和同居，而不包括各种仪式和程序。

现代的婚姻概念比人类初期的婚姻概念要复杂得多。在现代，婚姻一般指男女得到了社会及法律承认的结合之后夫妻关系的建立和存在，其基本点是社会所承认的性关系。婚姻是产生家庭、亲属的前提和基础，家庭、亲属是婚姻发展的必然结果。

（二）婚姻的本质

婚姻概念的发展由古至今遵循着一条从重实质到逐渐向管理制度倾斜的轨迹。虽然，婚姻缔结所要求的形式要件不断发展变化，但其中仍有其不变的实质，即婚姻中的本质性的、不随时代而变迁的根本性质，也就是说，婚姻的本质是男女两性的生理差别和人类性的本能。婚姻是人类社会两性结合的形式。它是由两个不同性别的人，以爱情为基础组成的，包含规范性行为及以繁衍后代为目的的人类社会生活共同体。它是家庭的基础。

（三）婚姻的类型

婚姻的类型主要有以下几种：

1.爱情型

爱情型包括两种类型。一类是美貌与性吸引而导致的结合。这种类型潜伏着一种风险，美貌及性魅力会逐渐减退，假如婚姻缺乏其他基础，或不能过渡到以双方人格相似性为基础的爱情，那么婚姻出现危机的可能性很大。另一类是人格型夫妻，是以人格的相似性或互补性为基础的结合。由于人格具有相对稳定性，不像身材、性魅力等那样易变，所以这样的结合一般较平稳而幸福。

2.功利型

这类婚姻是以爱情之外的出身、学历、财产、社会关系等条件为基础的结合。当双方收益与成本基本平衡时，婚姻可以持续。但风险是收益与成本不平衡时，会出现不满、危机，且双方理性色彩浓厚，很难得到爱情享受，在关系紧张时容易寻找婚外情，从而导致关系破裂。

3.平等合作与分工型

前者夫妻双方平等分担家务，后者是双方根据各自特点，分工料理家务。这两类的夫妻双方都进入角色，并相互期待，肯定对方在家庭中的价值，有较强责任感，家庭生活较为和谐。

4.建设型

这种类型的夫妻双方在创家立业、教育子女等共同目标下勤奋工作和生活，密切合作，达到一个目标后又追求新的目标，在共同努力中感受生活的意义，使婚姻维持和发展。他们可能遇到的问题是精神生活不够丰富，当目标达成后，才可能因满足而懒散，以致出现婚姻裂痕。

5.惰性型

这种类型的夫妻迅速对婚姻失去热情。他们不能发现存在的问题，不愿进行新的尝试，只希望按老样子生活。没有紧张、冲突，没有乐趣，缺乏享受和乐趣会对婚姻有涣散作用。

6.失望型

这类夫妻对婚姻有很高的期待，但现实生活中有种种不满意，"现实不理想，理想不现实"，生活中对方始终无法达到自己的期望，往往对对方的表现感到失望从而影响夫妻关系。

7.一体型

这种类型的夫妻在较长的共同生活中相互体贴、合作，在性格、爱好等各方面有很好的契合，双方都将对方视为自己的一部分，相互恩爱，相互支持，关系稳定、美满。不足之处是较为封闭，感情集中，如一方离去，另一方会寂寞难耐。

（四）婚姻的动机

婚姻是家庭成立的基础和标志，婚姻关系是一种特定的人际关系和社会关系。婚姻行为决定于婚姻动机。婚姻动机不仅是以社会认可的方式满足夫妻双方的性需要，继而生儿育女、繁衍后代，而且包含经济方面的考虑。婚姻的动机一般来说有三种：经济的动机、生育子女的动机和情感的动机。有的学者认为：上古时代，经济第一、生育第二、情感第三；中古时代，生育第一、经济第二、情感第三；现代社会，情感第一，生育第二、经济第三。现代社会中，由于妇女地位发生了变化，个人自由成为社会生活的主要追求，爱情变为婚姻的主导动机，而后是繁衍和经济动机。

（五）婚姻的基础

婚姻的基础是婚姻发展的根本和起点。根据社会学家的观点，婚姻的基础包括感情基础与物质基础。在现代婚姻中，双方的感情是婚姻成立的关键，两个人只有通过相互了解、依赖、倾慕，建立紧密的感情纽带，才能走进婚姻的殿堂，而完全没有感情基础的纯功利性婚姻是无法长期存在的。我国《民法典》第一千零七十九条款规定："人民法院审理离婚案件，应当进行调解；如果感情确已破裂，调解无效的，应当准予离婚。"这进一步在法律中体现了感情是婚姻的基础。

婚姻的物质基础在人类从古至今的婚姻中都有体现，从古时候结婚所必需的三书六礼，到今天结婚所需要准备的房子、车子和票子。法律虽未明确对彩礼做出规定，但人们都认为婚姻必须具备一定的物质基础，以便婚后生活能够顺利进行，养育子女才有物质保障。要特别提醒的是法律明确规定了禁止买卖婚姻和借婚姻索取财物，但目前我国很多地方仍保留有订婚送彩礼的习惯，且礼金也在不断提高，小到金银首饰，大到上万元的现金、汽车、住房等。一旦双方最终不能缔结婚姻，彩礼的处置问题往往引发纠纷，诉诸法院的案件也逐渐增多。

（六）婚姻的经营

婚姻不但需要事先的学习和准备，也需要不断地经营。

1. 保持忠诚

相互忠诚是成就幸福婚姻最基本，也是最重要的要素。因为人在情感方面有极强的占有欲，同时这也涉及个人价值及尊严。在实际婚姻中，夫妻双方会面临来自个人情感、家庭矛盾、工作困难等各种各样的问题，同时也面临着各种诱惑，当痛苦与诱惑来临时，双方是否能保持身体与心理上对情感的忠诚，决定着这段婚姻未来的走向。

2. 降低期待

人们总是带着一切美好的想象和憧憬走进婚姻，这种美好的想象是我们踏入婚姻的动力，但也会给现实的婚姻生活带来挑战。因为这种过高的期望与现实婚姻生活本身就有很大的差距，如果在现实生活中双方没有良好的调试这种差距的能力，就会给婚姻带来很大的危机。因此，要从实际出发，怀着对婚姻美好的期待，也准备好接受现实婚姻的磕磕绊绊，来勇敢面对婚姻中的挑战。

3. 相互适应

有一个词叫"夫妻相"，是指夫妻生活久了，会在生活习惯乃至面容、气质方面很相似。事实上，夫妻越来越像对方，还有一个生理原因：双方的生活习惯、饮食结构相同，喜怒哀乐也趋于一致。因此夫妻俩相同的面部肌肉得到锻炼，笑容和表情逐渐趋于一致，让原本有差异的两个人看起来也有了相似之处。因此"夫妻相"也是夫妻有默契的表现，双方在生活中，相互谅解，相互支持，共同承担，在生活目标和人生价值上达到高度一致。夫妻双方的支持，甚至妥协，是婚姻生活能够良好运转的奥秘。

4. 共同成长

由于婚后两个人没有在相应的职业、事业和机遇方面获得同样的机会，得到共同的成长、共同的进步，导致双方差距变大，这并非是个体的错误，彼此相爱的双方要能够理解这样的差异，体谅对方在发展过程中的失落和失衡的心理，帮助对方在其他方面获得两人能齐头并进、一起骄傲的动力。美好的婚姻需要两个人不断努力，在个性、能力、事业、价值观上获得同步成长，增强自身的魅力，才能长期让自己具备对对方的吸引力。

5.有效沟通

研究表明，婚后的最初五年是婚姻关系的"危险期"，特别是最初两年双方矛盾冲突最多，最容易发生感情上的危机，这段时间的离婚率也非常高。婚后双方多巴胺的分泌渐渐减少，性吸引逐渐减弱，而现实婚姻的问题日益明显，双方不再相互迎合迁就，对自己的缺点也不再掩饰，婚前造就的"理想对象"形象破灭导致双方的形象都有不如婚前的感叹。同时婚姻与恋爱最大的不同在于，婚姻中有更多的责任和义务，这样给婚姻生活带来了很大的压力。

夫妻之间必须保持良好沟通才能有效地度过"婚姻危险期"。因为"婚姻危险期"的出现意味着夫妻关系的失衡，意味着夫妻双方各自的需求没有得到有效满足。有效的沟通能化解夫妻双方的误解，促进相互了解，更能让"婚姻危险期"成为婚姻走向幸福的磨刀石，让双方获得幸福。

6.和谐的性生活

和谐的夫妻性生活是幸福婚姻的重要基础之一。具有和谐的性生活既是婚姻功能健全的条件之一，也是夫妻关系亲密的一种表现。性需要是人类最正常而又基本的需求。现代人要正视性需要在婚姻中的功能和作用，将其纳入经营好婚姻的合理范畴，使其成为滋养婚姻和增进夫妻感情之必需，并努力学习性的沟通，才能让爱情之花常鲜不败。

第二节　大学生恋爱

大学生在校期间，充分认识怎样正确对待爱情，怎样正确处理恋爱与人生、恋爱与事业的关系，对于大学生的健康成长和家庭幸福，有着极其重要的意义。

一、大学生恋爱的特点

大学生恋爱是大学校园普遍存在的一种文化现象，已经成为大学校园生活的一部分。恋爱问题是当代大学生除完成学业、找工作之外最受关注的问题之一。

大学生正当青春激荡的美好年华，大学校园里优美的文化环境，为大学生释放体内聚集的青春激情提供了一个十分适合的场所，这时大学生谈恋爱就成为特定年龄特定环境的产物，谈恋爱也就成了大学生情感生活的重要组成部分。

对于大学生恋爱的特点，可以从恋爱心理和恋爱行为两个方面来分析。

（一）大学生恋爱的心理特点

1.注重恋爱过程

大学生在恋爱过程中，普遍存在一种"不求天长地久，只求曾经拥有"的恋爱心理。他们只注重恋爱过程中的美好体验，不在乎结果如何。这样，就造成很多大学生简单、幼稚地对待恋爱，没有长远打算，忽视给予、责任等爱情的关键因素。

2.恋爱观念开放

受各种文化因素的影响，大学生的恋爱观念越来越开放，他们已经完全抛弃了遮遮掩掩、羞羞答答的面纱，恋爱方式日渐开放。他们激情洋溢，热情奔放，大胆追求爱情，不再担心因谈恋爱而受到别人的嘲讽和老师的批评，甚至还有自豪和荣耀的心理。

恋爱观念开放还有一种表现是多角性的恋爱，即恋爱双方在交往的过程中，仍与对象以外的异性进行交往，潜在地把他们作为自己的恋爱对象加以考虑，只是暂时没有公开。

3.主观学业第一，客观爱情至上

在对待学业与爱情的关系上，大多数的大学生能够正确地看待学业与爱情的关系，大都没有忘记学业，总想把学业放在首要位置。但是，这些想法只是大学生主观上、思想上的愿望而已。经过调查研究发现，真正在客观上、行为上能够正确处理好学业与爱情关系的大学生虽然也有，但为数不多。更多的是一旦坠入情网就不能自拔，强烈的感情冲击一切，学习同样受到严重影响。很多大学生一旦坠入情网，就没有了成就事业的热情，生活的唯一追求只有爱情。

4.自控力和耐挫力较弱

大学生在恋爱的过程中，往往缺乏理智的驾驭能力，不善于控制自己的情感，耐挫折性也较低。部分同学尤其是女同学一旦陷入热恋之中，便任感情随意放纵。他们对交往对象过分依赖，稍有波折便痛苦不堪。自控能力和耐挫力差在失恋时表现得最明显。尽管多数大学生面对失恋的挫折，经过一段时间后心理能逐步趋于正常，但也有一些人长期陷于失恋的焦虑、痛苦情绪中难以自拔，有的甚至滋生"寻机报复"和自杀的念头。

5.恋爱目的多样化

恋爱双方要具有相互的道德责任感。调查显示，大学生单纯因感情而恋爱的只占49.4%，其他非感情因素包括"体验爱情的甜蜜""证明自己魅力""满足虚荣心""孤独""空虚""寻求刺激""体现自我""从众"等，使当前大学生情感体验呈现复杂化、多样化的特点。有的大学生很少顾及恋爱的责任和义务，功利化色彩越来越明显，交往对象的家庭背景和经济状况往往成为他们关注的重点，把前途寄托在从对方那里得到好处。显然，这样的感情往往经不起时间的考验。

6.性观念的开放程度变化显著

性观念是人们对性问题的较为稳定的看法及所持有的态度评价，既包括个体对性的看法，也包括在一定时代的社会背景下，人们对性问题的评价、态度、看法的总体趋势。当代大学生受西方思潮和社会不良风气的影响，传统道德逐渐淡化，对婚前同居、婚前性行为持开放、理解和宽容的态度。在一项对婚前性行为态度的调查中，支持婚前性行为的占到25%，持无所谓态度的有30%。由此可见，随着社会环境发生变化，当代大学生的性观念也日益开放。

（二）大学生恋爱的行为特点

1.低龄化

过去，高校的管理制度中对大学生的思想和行为约束比较严，大学生一般在大学高年级甚至是即将毕业时才谈恋爱。如今，低年级、低年龄的大学生恋爱呈明显上升趋势。有些同学进入大学后发现，原来严肃紧张的中学生活一去不复返了，呈现在面前的是多彩的世界，男女交往不再有家长的"草木皆兵"、老师的谆谆教诲、同学的异样目光，便开始追求自己理想中的爱情。

2.公开化

随着2005年教育部《普通高等学校学生管理规定》的颁布实施，高校对于学生在校期间谈恋爱的态度由"反对"到"不赞成、不反对"。高等院校对在校大学生谈恋爱的态度逐渐变得宽容，甚至认可，这使得大学生谈恋爱从"地下"转到"地上"，不再是"犹抱琵琶半遮面"。

大学生大都向往自由自主地生活，喜欢无拘无束地表达自己的爱意，于是许多热恋中的大学生，一扫传统的以含蓄、内在、深沉唯美的形式，在众目睽睽之下，旁若无人地以各种形式表达自己的情感。大学生恋爱行为逐渐公开化，出入成双成对，行为上也不遮掩，携手漫步于校园，上课、吃饭、自习形影不离，甚至在校园的各个角落，如安静的自习室、优美的人工湖、飘香的食堂都能做出一些亲热的行为。

3.轻率化

当代大学生在恋爱的过程中，恋爱态度比较轻率。有些学生以选择理想对象为由，见异思迁，频繁更换对象；少数学生出现"三角恋"或"多角恋"，甚至在同学之间造成感情纠纷，以致发生冲突。大学生在恋爱过程中，容易片面追求爱情的浪漫，而忽视爱情的义务和道德，认为恋爱与婚姻无关。殊不知，人类的任何情感都是具有一定道德责任的，只有以高尚的道德为基础建立起来的爱情，才是真正的爱情。

4.浪漫化

大学期间谈恋爱离现实生活、建立家庭还存在一定的差距，大学生没有对挣钱艰辛的切身体验，再加上大学生具有较高的文化，喜欢追求富有诗意的浪漫恋情，这就造成了大学生在恋爱中往往只注重追求轰轰烈烈的恋爱过程，很少考虑甚至不考虑长远发展以及自己应承担的责任和义务。大学生恋爱的这种浓重的浪漫色彩，遮蔽了理想与现实之间存在的矛盾，使恋爱缺少必要的现实基础和对挫折的磨合，一旦遇到困难，恋爱关系很容易破裂。

5.不成熟与不稳定性较强

大学生尤其是低龄（大一、大二）学生社会阅历较浅，思想单纯，对于自己的人生目标还缺乏清晰的认识，对恋爱的认识也比较简单、幼稚，甚至盲目。他们在择偶标准上，更加注重外表，轻内在；在恋爱形式上，更加注重形式，轻内容；在恋爱行为中，更加注重过程，轻结果，重享乐，轻责任。这种恋爱问题上的不成熟性，加之在就学期间经济上尚未独立，使他们恋爱过程中的情感和思想易变，极易造成恋爱的周期性中断，影响其学习和生活。

（三）影响大学生恋爱的非爱情因素

大学生恋爱的原因是多方面的，有主观原因，也有客观因素，真正出于爱情而恋爱的仅占38.0%左右，有相当比例的恋爱是出于非爱情因素。大学生恋爱的非爱情因素主要有以下几个方面：

1.好奇心理

由于生理发育成熟，性冲动与性亲近要求日益强烈，往往被对方吸引，出于了解异性或想尝试恋爱滋味而恋爱。但是这种性爱的好奇心理是不会持久的。他们或许只因某方面的相互欣赏和认可就走到了一起，也或许仅仅因为某一点小事看不惯就分手了。殊不知，要达成多方面的默契是需要时间的，要建立一份永久的幸福爱情是需要相互理解、共同努力的。

2.依赖心理

考上大学后，中学时代的升学压力已不复存在，突然失去精神支柱，生活、心里感到空虚；习惯了他人的呵护与关爱，突然失去家长的关心，顿感孤独。许多大学生为了得到心理补偿或寻求心理平衡而恋爱。"情感寄托型"的恋爱动机，由于缺乏独立意识和自立能力，极易受挫。

3.虚荣心理

有的大学生看到周围一些同学恋爱时的那种幸福和浪漫，便产生了攀比和虚荣心理，觉得自己的各方面条件都不亚于别人，却是孤身一人，怕被别人瞧不起而盲目恋爱。

4.从众心理

有的大学生自己没有主见，人云亦云。看到同学恋爱或受到早恋、文学作品等的影响而不假思索地盲目效仿。

5.占有心理

这与高校聚集着才华、风度、美貌于一身的特殊人群直接相关。有些男大学生固执地认为：毕业后还没有男朋友的女孩都是别人挑剩下的。越早挑选，余地就越大。看到自己梦中的"白雪公主"，就迫不及待地想"先下手为强"，占为己有。有些女性看见自己所钟情的"白马王子"时，认为"过了这个村，就没有这个店了"，抓紧行动，于是主动献出贞操，试图以最宝贵的圣地换取最忠诚的爱。也有的女性受到"大龄青年"的影响，认为年龄大了就不好找对象，趁现在年轻主动出击。

6.功利心理

有的大学生恋爱的动机是希望从所爱的人那儿获得某种利益，如在社会地位、经济等方面的补偿，或是在分配中占据有利地位。

二、大学生恋爱的类型

（一）恋爱的类型

大学生恋爱已经是大学校园比较普遍的现象，其恋爱的类型大体可归纳为以下五种类型：

1.志同道合型

志同道合型的恋爱也可称理想型或事业型，这种恋爱类型是建立在双方共同的理想、信念和事业的基础之上的。双方为了维系爱情的发展，不使对方失望，往往对自己要求更高，学习和工作更勤奋。其成功率也是非常高，往往毕业以后能携手走出校园。

2.情投意合型

情投意合型的恋爱也可称情感型。这种恋爱类型主要以共同的情趣、爱好为基础，一般感情专一、互敬互爱，遇到困难能够共同分担。成功率也是比较高的。

3.尝试型

进入大学校园的青年大学生，由于生理和心理的原因，逐渐产生了接近异性、追求爱情的欲求。另外，由于社会环境的影响，驱使他们产生了对"异性交往"的神秘感探求的欲望，加之大学自由宽松的客观条件，于是他们便产生了想了解和尝试爱情的想法。尝试型的大学生，由于缺乏正确的恋爱观，而容易出现"单相思"，以致影响学业。

4.弥补型

大学生由于学习的枯燥，班级、学校文化活动的不足，容易感到精神空虚和惆怅，于是便寻求恋爱来弥补。这种类型的大学生由于两人形影不离，不愿参与集体活动，容易遭同学的议论和不满。由于其恋爱的基础只是精神空虚的补偿，毕业后恋爱关系易破裂。

5.虚荣型

一些大学生特别是男大学生认为，谈恋爱、有朋友或被异性追求是有本领、有能耐，反之则是无能的表现。在这种心理压力下，一些人从虚荣出发，匆匆在同学中寻觅"知音"。虚荣型的恋爱，由于只追求一时的感情满足和快乐，缺乏明确的爱情基础和目标，极易破裂，也易走上歧途。这种类型的大学生较多地在学业上不思进取，自制力差，学习成绩差，生活上比阔气、讲排场。可以说这种心理谈恋爱的成功率最低，因为他们只是出于某一种目的，所以很难成功。

（二）网恋

1.网恋与网恋者的内涵

有学者将网络恋爱划分为精神恋爱和网络一般恋爱两种，通过研究后认为，在网恋过程中，有恋爱倾向的男女，以超越时空的现代信息和互联网作为载体或交往工具，对情感对象进行虚拟性或者虚拟性和现实性兼而有之的理性选择的"交易过程"。还有学者把"网恋"现象区分为"网络恋爱"和"网恋"两种不同的概念。"网络恋爱"的依据是恋爱所使用的交流工具，无论恋爱最初发生在哪个空间，只要曾经通过网络进行交流感情，就是"网络恋爱"。而"网恋"，则是指网络时代才出现的"一种新型的人际关系"，主要是指"人与人之间在网络中的一种依恋之情"。

网恋者的定义也有三种观点：第一种观点认为，凡是通过网络相识而后无论是在网络还是在实际交往中产生爱情的人都称为网恋者；第二种观点认为，在网络中相识相知相爱的人无论其是否有过现实中的接触都称之为网恋者；第三种观点认为，仅仅在网络中相爱的才可称之为网恋者。

2.大学生网恋

由于在校大学生的综合素质相对较高，网络知识丰富，大学生的网恋更具神秘性和浪漫性，大学生又属于特殊群体，"网恋"则更容易受到社会各界的广泛关注。大学生网恋是指"网恋"的主体是在校大学生，以互联网作为交流平台，以跨越时空和年龄为基础，通过网络聊天、网络游戏、网络论坛、网络博客、网络交友、即时通信、搜索引擎以及电子邮件等形式在网上进行相互间的联系、沟通、情感上的交流，直至最后发展成为网恋。相对于其他网恋，大学生网恋是一个专有概念，特指在校大学生群体。但是，当代大学生的网恋更具有浪漫性、神秘性、开放性、偶遇性、瞬时性、戏剧性、泛爱性以及虚拟性、交互性、符号互动性等特性，大学生的网恋则更加虚幻莫测。

3.大学生网恋的特点

大学生是一个特殊的社会群体，受校规校纪、行为道德规范以及社会环境等因素的影响，还受自身条件以及环境因素的限制，大学生的接触面比较窄，许多大学生热衷于网恋。目前大学生的网恋呈现出以下特点：

（1）匿名性。目前大学生之所以热衷于网恋，其中最主要原因是网恋的匿名性。任何一位网民都可以通过匿名的方式同对方建立网上恋爱关系，并可以肆无忌惮地向对方表白倾诉自己的心声和爱慕之情，没有因真实姓名和真实身份所带来的尴尬和不愉快局面。

（2）开放性。在现实生活中，大学生受学习、生活以及交友范围的限制，接触面相对比较狭窄。但是，互联网为大学生的交友提供了广泛的空间，全球的适龄网民都可能成为大学生网恋的选择对象，并且随着大学生恋爱观念的转变，他们变得愈加开放，不仅主动将自己网恋的"秘密"公之于众，且在大庭广众之下携其网恋的异性朋友四处走动，以示炫耀，也在网络上与同学或朋友商讨、评论网恋过程中的得与失，进行交流和切磋，共同探讨网恋中赢得异性"芳心"的奇招妙计，以增加网恋成功的机会。

（3）情感至上性。大学生的生活和成长始终处于单纯的象牙塔之内，对现实生活和各种行为所产生的后果缺乏考虑，常常将情感放在首位，强烈的思想情感会压倒一切，一旦陷入网恋之中便不能自拔，并影响到正常的学习和生活。有些大学生对网恋如痴如醉，整天沉寂在甜言蜜语之中，且想入非非。有些大学生利用一切可以利用的时间，加班加点上网，将全部精力都倾注在网恋中，以至于在上课过程中，浑浑噩噩、无精打采，影响了学习成绩和思想进步。许多大学生涉世较浅，对现实社会理解不透，通常将网恋看作是纯粹唯美、至高无上的恋情。

（4）轻率性。轻率性是目前大学生网恋中的主要情形之一，许多大学生由于缺乏社会阅历，对情感之事理解不透，因此对网恋显得比较轻率，通常表现的是"一网"情深，通过一两次的网上聊天，就急于见面并表现出相见恨晚的心理状态，很轻率地就与网友确定恋爱关系。从网上相识到网上热恋，从网上聊天到电话约会，网上热聊建立"虚拟"家庭，网下见面同居，所有这一切都是在极短的时间之内发生的，对建立正确的恋爱观、婚姻家庭表现出不以为然，有时甚至将其当成儿戏。

（5）速成性。大学生网恋的速成性是指大学生通过网络传播速度快、影响面广、网络交流内容丰富等特点，能够在较短的时间内建立联系并确定恋爱关系。当代大学生敢爱敢恨，加之网恋中没有面谈时被拒绝的尴尬场面，因而在网恋中就肆无忌惮地向对方表白自己的"忠心"和"诚意"。男生的甜言蜜语以及富有"诱惑力"的言辞，使女生很快被"俘虏"，进而互留联系方式，速战速决，约定网上或网下见面时间并进一步确定二者之间的"恋爱"关系。

（6）虚幻性。网络作为现代知识和信息技术传播的工具，在为人类生活提供便利的同时，也构建了许多虚拟的网络世界，网恋的魅力和危害就存在于网络的虚幻之中。大学生的想象力极其丰富，在相当一部分大学生的心中，网恋是抽象的，也是虚拟的"恋爱"，因此，许多大学生利用网络的虚幻性，或多或少地戴着面具，以虚假形象构筑浪漫的网上恋情，将网恋作为"寻找乐趣"和"打发寂寞"的乐土，并将其控制在"虚幻"的情境之中，通过抽象的网恋寻找精神寄托。

4.大学生网恋的原因

大学生产生网恋的原因是多种多样的，既有自身的原因，也有学校、家庭以及社会的原因，更有网络、法律和社会伦理道德的原因。

（1）自身原因。自身原因主要包括生理因素和心理因素两个方面。

第一，生理原因。大学生的年龄一般在19～24岁之间，正处于青春期的大学生身体和性生理发育已经成熟，性意识已经被唤醒，基本上度过了心理上的不平衡状态，并萌发出具有社会道德意义的恋爱意识。其最主要特点是渴望与异性交往。在我国传统的道德观念中，"性"是神秘的，是不能公开的。而大学生的好奇心较强，越是"神秘"的东西就越要进行探究和尝试，网恋又具有匿名性和很强的隐蔽性，越来越多的大学生在恋爱的初始阶段选择了匿名的网恋，既可以避免由于直接见面所产生的"不愉快"，也能够在网上尽情地表白"自己"和谈论"性知识"，博得对方的好感。

第二，心理原因。大学生正处于人生的转折时期，也是从未成年人向成年人心理过渡的最关键时期。在这一阶段，大学生的心理看似成熟但并未完全成熟，强烈的求知欲和识别能力不强，情绪冲动和情感理智，强烈的性意识、性冲动和性道德以及正确处理与异性朋友之间关系的矛盾比较突出。因此，他们将网络当作化解矛盾和探索"性"知识的课堂，通过网恋进一步丰富自己的各种知识。网络的虚拟性使得那些自卑且多愁善感的大学生在现实生活中交往的羞怯得到弥补，更容易陷入网恋。许多大学生将网络作为情感宣泄和释放压力的工具，现实生活中的不如意或心理压力难以承受，就会在网络上进行宣泄或释放，一旦在网上遇到异性网友的关心和爱护，感觉得到了"温暖"，就会全身心地投入并发生网恋行为。调查显示，78.53%的大学生认为，感情遭受挫折或压力过大之时，更容易发生网恋行为。

（2）恋爱价值观原因。爱情是从古至今不变的主题，恋爱又是大学生面临的重要人生课题，恋爱价值观的正确选择影响着大学生的幸福和社会稳定发展。恋爱价值观原因是引发大学生网恋的基本原因，网恋作为一种基于现代化手段的恋爱方式，与传统的面对面恋爱方式完全不一样，网络的特点是可以满足各种各样价值观实现的需要，即使是那些不怀好意上网恋爱的人，也能通过网恋实现自己不正确的恋爱价值观；当然，那些怀着真实恋爱目的的人也能通过这个手段满足自己。这就是说，网恋的流行是基于至少两个方面的理据，一是主体具有恋爱或者与恋爱相关的某种想法（无论是真实的或者错误的），二是网络可以实现这些想法，即使是邪恶的想法。因此，揭示网恋的真实原因在于揭示大学生恋爱观以及网络的本质。

（3）学校、家庭以及社会原因。高校原因是目前大学生产生网恋的一个重要原因。许多大学生利用业余时间通过上网聊天的方式来消磨时间，久而久之便产生了网恋。家庭原因是由于目前网络已经进入普通家庭，而家长又疏于管理，让子女任意在网络上"翱翔"，浏览色情网站，观看成人电影等不良上网行为，使大学生产生了偏激的心理状态，通过网恋寻求心灵上的慰藉和平衡，且家长和子女又缺乏交流与沟通的平台，学生只有通过网恋弥补精神生活的不足。社会原因是促成大学生网恋的一个重要因素，社会上的很多方面逐渐被商品化，尤其是在婚姻中金钱至上观念，使大学生的择偶心理和择偶伦理观念也受到了影响，结婚不一定拥有爱情基础，也不一定要求年龄、职业、相貌等相匹配，重要的是要有"金钱"作基础，因此直接影响到了大学生的"网恋"观念。

（4）法律和伦理道德原因。受社会思潮和当今社会不良伦理道德因素的影响，大学生网恋中的伦理道德行为也颇为随意，不仅影响了正常的社会生活秩序，对大学生的身心健康产生了不良影响，也对传统的社会伦理道德产生了一定的冲击和影响。

5.网恋对大学生成长的影响

网恋已成为现实社会无可逃避的交往方式，任何一个现象的产生都必然带来利弊两面影响，所以需要大学生在网恋中规避消极的一面，更好地在网络中找到真正的爱情。

（1）大学生网恋的积极一面。

①网恋有助于大学生树立良好的恋爱价值观。网恋虽然具有虚拟性和非真实性的特点，与现实中的恋爱过程完全不同，但网恋能够帮助大学生树立积极正确的恋爱价值观，引导大学生理智地对待恋爱过程，理智地处理恋爱过程中产生的各种问题和矛盾，妥善解决恋爱中的情感纠纷问题。当今大学生面临就业压力，使得多数大学生在选择恋爱对象时只在乎经济条件，只关心能否让自己过上优质生活，而忽略了感情基础。而网络的虚拟性，恰好弥补了这一点，在网上交往初期双方都可以隐瞒彼此的情况，逐步发展到恋爱，在完全不知对方真实条件的情况下，仅仅因为思想的共鸣和性格的互补才走向恋爱，这就使得大学生不像传统的恋爱那样功利。

②网恋能促进大学生体会恋爱的精神性。网恋是一种精神和心理的体验过程，不仅能弥补精神生活的空虚，也能够使网恋者在网络中尽情地发挥自己的特长，表达自己的爱慕之情以赢得对方的喜爱。在网恋中，恋爱双方完全抛弃了现实恋爱中的"情面"，尽情地展示自己的才华和智慧，使大学生能够真正从网恋中得到精神的慰藉和快乐，体

验到现实生活中恋爱所无法体验到的情感与温馨。

网恋抛开了身体的接触，使得恋爱双方在交往时完全依靠彼此的思想默契和相同的兴趣爱好等精神方面的志同道合。而面对面的恋爱是从切身体验开始，然后再慢慢投入感情以及精神层面的交流，一旦发现性格不合，就分道扬镳，这样的恋爱会让彼此尤其女性受到伤害，所以网恋能为恋爱打好感情的基础，避免很多悲剧上演。

③网恋是大学生现实恋爱的有益补充。网恋作为一种时尚、极具吸引力的恋爱方式，充斥着大学校园，并对当代大学生的恋爱价值观念产生了重要影响。当代大学生思想观念和恋爱观念虽然比较开放，大学生谈恋爱的现象也比较普遍，但是受到条件的限制，大学生的恋爱范围比较狭窄。网恋突破了时空界限，恋爱范围无限地扩大，大学生网恋的选择性更加广阔，真正实现了"千里姻缘一线牵"的人类美好夙愿。

网络可以在较大程度上实现自主恋爱，虽然成功率较低，但是可以通过网恋熟悉恋爱过程，积累相应的恋爱知识和经验，为将来进一步发展的现实恋爱奠定基础。通过网恋，还可以使大学生进一步明辨是非，分清网络恋爱中所表现出的善恶与美丑，长时间考察和认真分析对方的言谈和行为表现，可以有效预防现实恋爱中的不良行为，防止上当受骗。

（2）大学生网恋的消极一面。

①网恋的虚幻性可能激发大学生恋爱的草率性。网络的虚幻性在很大程度上造成了当代大学生恋爱的草率性。大学生正处于生理和身体发育的成熟期，也是人格的成长再造期，内隐精神的丰富、成长与发展，使大学生产生了极强的好奇心理。对于喜欢自我炫耀和表现并富有冒险精神的大学生而言，网络的诱惑是无法阻挡的，也是大学生勇于探索的一个新奇"世界"，网络的神奇和诱惑力使有些大学生深陷网络世界而不能自拔。大学生在精神生活感到空虚的情况下，便通过网恋的方式寻找精神寄托和情感支撑。一旦在网络上找到自己的"意中人"，便不惜一切代价，疯狂地追求，非常草率地决定自己的恋爱和婚姻大事，这与网络超越时空和地域界线具有直接的联系。

②网恋的无约束性可能激发大学生恋爱的欺骗性。由于网络的匿名性和虚假性，网恋者在恋爱的初始阶段所使用的大多是虚假信息，网恋者可以无拘无束地在网络上同时与多个网友谈恋爱，且不受任何形式的约束和限制。因此，在网络恋爱以及进一步交往中，一些网恋者丧失了伦理道德，别有用心的人则利用网络资源的普及性和网络通信的便捷性以表明真诚的思想感情和爱慕之心为面具，对网络恋人进行欺骗，进行多种虚伪的甚至是违法犯罪的行为。

③网恋造成大学生正常两性接触的缺失。网恋整个过程，从相识到相处，再到发展成为网络恋人都是在虚拟的网络空间实现的。只有在网恋双方的思想感情发展到一定程度才能够走下网络，在现实生活中见面和接触。网恋过程中缺乏两性之间的接触，其最直接影响的是恋爱一方的真挚情感以及婚姻基础。网络的交往只是一种表面现象，许多网恋者从虚幻的网络中走入现实，"美丽的谎言"在现实中被无情击碎，网上的他（她）和现实中的她（他）形成巨大的反差而无法接受，因此也引起了一系列的社会问题。

④网恋会使大学生偏离正常的恋爱价值观。大学生网恋，往往是"初始"的恋爱行

为，恋爱的价值观还处于朦胧阶段，而网恋的负面影响对大学生正常恋爱价值观的形成会起到一定的反作用，并对人生的健康成长产生不良影响，甚至会影响到大学生今后的恋爱以及婚姻问题。网恋双方可以互相隐瞒真实情况，一些虚荣的人往往把自己的条件夸大，让对方误以为很优越，产生潜在心理暗示，对对方抱有幻想。长此以往，一旦到现实中，夸大的一方就会产生强大的心理落差，发现网上如鱼得水，而网下却落寞无比、无人问津，这就导致部分大学生的各种价值观和思想观念走向扭曲。一些大学生对待网恋呈现出很轻率的态度，"只在乎曾经拥有，不在乎天长地久"是部分大学生恋爱态度的体现，还有些大学生把恋爱描述为"浪漫的体验"，表现为恋爱中只重浪漫过程的享受，忽视恋爱中的责任和义务，重享受而不懂得付出，造成许多因感情态度随便而产生的悲剧。

三、大学生恋爱中的误区

（一）恋爱中的不当行为

大学生的爱情应该是"高尚的、神圣的、美好的"，必须"慎重"对待，"不可强求"。但在大学生恋爱中，存在一些不符合社会道德规范和社会习俗要求的不良行为。

1.公共场所亲昵行为过度

在恋爱中，公共场所亲昵行为要高雅，不能太粗俗。有的学生在校园公共场所、大庭广众之下，目无他人，恋爱行为过度亲密。对此，部分大学生们也是反对的，有的学生在调查问卷中对这些行为进行指责，认为这种"大学生的爱情不是爱情，只是一种潮流、炫耀的资本"。违背道德规范与文明要求的恋爱行为表现不是"前卫"，而是损害了大学生应该具备的有教养的形象。

马克思说："真正的爱情是表现在恋人对他的偶像采取含蓄、谦恭甚至羞涩的态度，而绝不是表现在随意流露热情和过早的亲昵。"恋人间的举动并不是评定感情是否深厚的标准，这种较私人的行为并不适宜在公共场合公开表露，同时也侵占了公共空间。

2.三角恋和多角恋

三角恋和多角恋是指一个人同时与两个或多个人保持恋爱关系，或者是同时被两个或多个人所追求，再或者是同时追求两个或多个人。三角恋和多角恋极易引发矛盾、纠纷乃至刑事案件，对当事人产生严重的负面影响。

由于有些大学生对"三角恋"和"多角恋"持宽容态度，致使少数学生自以为有竞争的实力，不但不断更换恋爱对象，还扮演"三角恋"或"多角恋"的角色。这种以恋爱为游戏、玩弄别人感情、造成学生之间争风吃醋的行为是不道德的。

恋爱具有强烈的排他性，大学生年轻气盛、血气方刚，在爱情问题上有很强的冲动性。在大学生恋爱中，一些学生对待爱情不严肃，打着"自由恋爱"的旗帜，玩弄异性和爱情，认为自己同时拥有几个男友或女友是自己有魅力的表现，结果在同学之间造成情感纠纷，发生冲突。陶行知先生曾经说："爱之酒，甜而苦。两人喝，是甘露；三人喝，酸如醋；随便喝，要中毒。"缺乏了专一和严肃的爱情不是真正的爱情，失去了爱情的本质。

3.婚前性行为

性行为是一个比较宽泛的概念，并非专指性交行为，性科学研究按照性欲满足程度可以分为三种类型：一是核心性行为，即两性性行为；二是边缘性行为，如接吻、拥抱、爱抚等；三是通过眼神等表达爱意的类性行为。

婚前性行为在恋爱中的大学生看来，这是他们感情的升华，是爱情的延续。学者们对大学生的性行为进行了调查研究，半数学生认为婚前性行为应该被禁止，其余半数认为在双方相爱、关系稳定、有结婚意愿的基础上发生婚前性行为是可以接受的。

（二）恋爱中存在的问题

大学生在爱情价值观方面，从总体上看他们能够摆正爱情在人生中的位置，能够处理好爱情与事业、爱情与学业的关系。但是也有一些大学生在恋爱时会产生一些心理问题。

1.分不清友情和爱情的区别

爱情错觉是指在异性间接触往来的过程中，一方错误地认为对方对自己"有意"，或者把双方正常的交往和友谊看成是爱情的降临，并且一厢情愿地笃定这就是冥冥中的缘分。爱情错觉是认知和情感上的一种失衡。可能由于彼此的兴趣爱好相投，外加平时也比较喜欢推心置腹地交谈，就会让其中一方产生误会，盲目地认为这是一方在向自己传达爱意的一种方式，进而错误地以为这就是爱情的信号。久而久之，自己也分不清爱情和友情的区别，从而进入了爱情误区，出现了空虚、烦恼和寂寞之感。

2.不能正确处理爱情与学业的关系

爱情是人生和生活的重要部分，但并不是生活的全部。很多大学生在恋爱时就被爱情冲昏了头脑，把爱情当成生命中最为重要的事情，每天享受风花雪月的浪漫，考虑的是如何赢得对方的开心，从而完全忽略了自己真正的身份。处理不好爱情和学业以及事业之间的关系，每天心里想的念的全都是对方，将每天两个人的快乐生活看成生活上全力以赴追求的目标，更有甚者为此荒废了学业，经常逃课挂科，只为寻找两个人的私人空间。

3.过早发生婚前性行为

随着对外开放的不断发展，中西方文化的相互融合，人们的价值观念也潜移默化地发生着变化，传统的道德观念受到冲击，当前大学生的婚前性行为也日渐增加。他们可能由于一时冲动而过早尝试婚前性行为，却缺少对以后的考虑，给双方心理上带来不应有的影响。

4.失恋后的负性情绪

爱情是一件美好的事情，会给人无限的甜蜜感。但是由于性格不合、价值观不同、家人反对、移情别恋等各种因素导致一段感情终结时，很多大学生却没有勇气面对这种无言的酸楚。他们无法适应亲密关系的结束，更不能理解曾经亲密无间的两个人会形同陌路。在失恋时如何调节自己的心态以及如何应对这种打击是在大学生中不可避免的苦恼事情。据不完全统计，在大学生恋爱过程中，有超过一半的人经历过失恋的打击，校园恋情很多时候是比较短暂的，但是失恋引发的一系列心理转变却是不容忽视的。失恋带来的焦虑、无助、抑郁、恐慌、茫然等情绪会给当事人造成极大的打击和伤害。更有甚者会出现报复心理、自卑心理、仇恨心理等各种负性情绪，这些短时间内可能影响一个人的情绪起伏，更严重者将影响其身心健康及人格发展。

第三节　大学生恋爱问题的调适

一、恋爱心理的自我调适

大学生作为特殊群体，在恋爱这一特殊阶段，其情绪易受各种因素的影响会经常波动。因此大学生应该学会自我心理调整，以保持良好的心理状态。

（一）正视自己的情感

不同的人对情感的要求程度不同，但有一个普遍的共识，即不断地压制情感会导致心理障碍，包括心理矛盾、心理压抑、情感纠葛、自我否定、模糊不清、飘浮不定的忧虑。随着青年生理和心理的发育成熟，爱情会自然而然地降临，大学生应该学会正视自己的情感。

1.承认恋爱的合理性

恋爱作为人生的必经之路，作为人的正常发展阶段的客观社会现象，在大学生中的存在是顺其自然的。承认大学生恋爱现象的存在，有利于异性之间的正常交往，有利于大学生的心理发展。近年来，大学生恋爱呈增长趋势，这带来了大学生的恋爱观、道德伦理乃至社会文明风尚的建设等一系列亟待解决的问题。但我们应该承认，恋爱是大学生成长发展的正常需要。

2.允许自己体验恋爱

对于大学生而言，恋爱是一种正常的社会现象。但现实中大学生谈恋爱存在极度两极化现象：一方面一些人极度简单化、闪电化，视感情为玩物；另一方面一些人又极度在乎这若即若离的感情，甚至造成自杀的悲惨结局。这些不良现象造成许多大学生对爱情持怀疑甚至排斥态度。所以，在恋爱过程中，大学生应该既不能认为爱情至上，也不能过分压抑自己的情感，强迫自己疏远爱情以免产生变态心理。

（二）调节恋爱情绪

恋爱会造成情绪的变化，如激动不安、忧虑紧张、焦急思念等，这些正常的心理反应若是过于强烈和持久则不利于身心健康，甚至会导致身心疾病。所以大学生应当注意不能被爱情弄得神魂颠倒、坐立不安、茶饭不思、夜不能寐、精神恍惚。恋爱是两性间的感情交流，随着双方日益了解，心理相容程度的提高，感情更加炽热，一些恋人特有的亲昵行为会使双方更亲热，更增加恋爱的愉悦感和幸福感。但若是双方情感尚未成熟而过早地采取亲昵行为，反而对感情发展不利。因此，在恋爱过程中，大学生应该学会调节情绪。

1.保持适度情绪水平

关于情绪调节人们很容易想到对负面情绪的调节，如愤怒时需要克制，悲伤时需要调整等。其实，正常情绪在某些情况下也需要调节。一般来说，情绪调节主要是调节高水平、过于强烈的情感体验，如狂怒会使人失去理智，甚至导致越轨行为。总之，成功的情绪调节就是管理情绪体验和行为，使之处在适度水平。所以说情绪调节不仅指某些情绪的抑制、削弱和掩盖，也指对某些情绪的维持和增强。在恋爱过程中，过于高亢或过于消沉的情绪都不利于恋爱双方的感情发展和学业进步，都需要自我调节。

2.采用多种方式调节情绪

在恋爱过程中，大学生可以采用以下两种调节方式：一是抑制和掩盖不适当的，或不易被他人接受的情绪；二是表情的控制，是为了呈现适当的交流信号。经研究者发现，脸部表情的操作可以引起或增强相应的情感体验，我们要学会控制自己的情绪。

（三）理解和尊重对方

每个人的人格都是平等的，每个人都应受到同等的尊重。尊重他人就意味着尊重对方平等的人格，这是人与人交往的基本要求，也是每个人对待他人的态度和方式。当前，大学生的恋爱呈现低年级化趋势，其恋爱特点为不成熟与不稳定。他们在恋爱过程中感情和思想易变，缺乏妥善处理恋爱中情感纠葛的能力，最终给对方和自己造成心理上的困惑。因此在大学生恋爱过程中，尊重和理解对方是不容忽视的。

1.信任对方

信任是一种有生命的感觉，信任也是一种高尚的情感，信任更是一种连接人与人之间的纽带。信任亲友是人的天性，而信任他人则是一种美德，人都希望获得信任，否则会心理紧张。要想获得别人的信任，就必须先做个值得别人信任的人。对别人猜疑的人，是难以获得别人的信任的。因此，在恋爱过程中，大学生应该培养双方的信任感，正确认识和理解异性友谊与爱之间的区别，允许自己的恋人与异性正常交往，不能毫无根据地猜疑对方不忠。

2.真诚地赞美对方

每个人都喜欢被赞美和被认可，人与人之间所有情感的互动和彼此间的交流都需要适当地赞美。经常真诚地赞美对方可以为恋爱双方营造良好的关系氛围，能够赢得对方的爱情和情感支持。在恋爱过程中，一定要学会赞美对方，发现对方所有值得赞美的地方，用真心的赞美去让对方改变缺点。

（四）提高性道德水平

爱情与性爱不可分离，爱情是性心理发展的必然结果，但这并不是说爱情等于性欲和性诱惑。恋爱中的性冲动是正常的生理和心理反应，但婚前性行为对于恋爱和婚后心理生活都有消极影响。因此，大学生需要加强自身道德修养，培养高尚的情操和自制力，通过各种方式使其得到减轻或升华。

1.提高性道德认知水平

大学生性道德认知的主要特点是性道德认知模糊、失衡混淆导致判断能力和防御能力低下。因此，在恋爱过程中大学生应该确立正确的性价值观，端正两性的交往态度，同时具有平等的意识，学会自尊、自爱和尊重异性。树立自我保护意识、道德责任意识，并形成自我保护的能力。

2.发展性道德情感

大学生要有意识地培养和发展积极健康的道德情感，即在协调两性关系时处理好和谐与冲突、愉悦与骚扰、奉献与索取、融洽与占有、发展与停滞、创造与束缚这六对性道德范畴之间的关系；追求情感和谐，避免冲突；增加两性相处的愉悦，把握交往中的言行分寸，学会避免和应付性骚扰；在两性之间的个人交往中，只想索取却不懂得奉献，爱情便不可能产生；坚持双方情感互动，让和谐、愉悦、互动成为促进性道德情感的力量，两性之间的情感应随着年龄阶段的增长而不断丰富、发展；拥有共同的情感、意志和理想，会使性爱升华，迸发出极大的创造力。

3.培养性道德意志

性道德意志培养主要包括责任感培养、义务感培养、羞耻感培养。加强大学生责任感教育，使他们知道性的问题不仅是个人的私事，其结果和影响更是一个社会问题。培养义务感，每一个人在性生理、性心理成熟时，都有恋爱和结婚的权利，同时也有相应的义务。培养羞耻感，羞耻感是人所具有的一种伦理调节手段，它不是天生的，而是文化修养的结果。所以要注意培养大学生的羞耻感教育，让他们真正懂得处理有关性的问题时，知道什么是美好的、什么是丑恶的，从而树立正确的荣辱观和美丑观。

二、加强大学生恋爱教育

（一）正确处理恋爱与学习及人生的关系

1.正确认识爱情在人生中的位置

爱情在人生中占有重要地位，没有爱情的人生是不完美的，但爱情不是人生的根本宗旨，更不是人生的全部，只为爱情而活着是苍白的。鲁迅先生曾经对一些爱情至上的青年进行批评："不要为了爱，盲目的爱，而将别的人生要义全盘疏忽了。"列宁也曾经说过："爱情是生活的一方面，但不是全部，人的生存需要爱情但人并非为了爱情才能生存。"人生的主宰应当是事业，只有伟大的事业对人生才具有决定意义。

2.正确认识爱情在大学生活中的位置

大学生应该明确坚持学业第一的观点，明确今天的学习与未来的事业息息相关，也是爱情美满的基础。那种抛开学业谈恋爱的做法，不仅有碍成就事业，也难以获得幸福的爱情，这种做法是愚蠢的，也是可悲的。因此，大学生还必须树立崇高的理想，变"儿女情长"为胸怀大志，用理想的感召力焕发学习的激情，把兴奋中心转移到学习上，把主要的时间和精力投放到学习上，从而真正把学习放在第一位，让爱情服从学业。

（二）建立正确的择偶标准

大学生的择偶标准是多元化的。根据他们的目标取向，我们可以把择偶标准大致分为三种类型：精神标准型、感官标准型和现实标准型。

1.精神标准型

这类学生在寻找恋人时主要以对方的人品、理想、能力为标准，或者以对方的兴趣爱好、脾气、性格为共处的基础。他们对对方的物质经济要求相对淡化，对外貌等也不很看重，以精神的愉悦和满足为标准。

2.感官标准型

这类学生在寻找恋人时主要看重的是对方的外貌和风度，把身高、体重、肤色、体型、器官等外貌因素作为主要标准。

3.现实标准型

这类学生在恋爱时更看重的是对方的经济条件、家庭环境、工作单位等因素。具体说来就是，有的以物质为主要标准，为满足物质需要而恋爱；有的则看重的是对方的地位、职称、称号等荣誉性的东西；有的则具有明确的目标，需要利用恋人达到自己的目的，达到以后就分手。

第一种类型选择的爱情是以精神的满足为标准，这种以共同的志趣为基础，追求感情的和谐，精神的丰足的择偶标准，不仅会给恋爱双方带来莫大的精神愉悦，而且也能让他们体会到爱情的甘甜，获得对爱情本质的感悟和享受。

第二种类型选择的爱情婚姻一般不会持久，因为女性的外表会由于时间的流逝而呈下降的趋势。且对于男女双方来说，长时间的相处会对对方产生审美疲劳，从而降低外表本身的吸引力。

第三种类型是出于一种相互交换、互惠互利的思考。可能会解决自己的物质需要和满足一定的精神需求，但这种标准主要的缺陷在于忽视了恋爱本身是一种情感的交流、心灵的碰撞，缺乏坚实的情感基础，爱情不一定能长久，而且很可能不会真正体会爱情的真谛，在一定意义上来说是对纯洁爱情的抛弃。

（三）树立正确的恋爱观

恋爱观是人生观、价值观在恋爱问题上的集中体现，是指对恋爱和爱情所持的基本观点和态度，是人生观的重要组成部分。霍姆林斯基曾教导儿子："要记住，爱情首先意味着对你的爱的命运、前途承担责任。想借爱情寻欢作乐的人，是贪淫好色之徒，是堕落者。爱，首先意味着献给，把自己的精神力量献给爱侣，为对方缔造幸福。"可见，恋爱是爱的权利和责任的统一体。因此，对大学生加强恋爱教育，必须使他们深刻认识到爱是一种权利，更是一种责任和义务，真正的爱情是相互理解，是相互信任，是责任和奉献。

帮助大学生树立正确的恋爱观念，需要处理好恋爱中的"三个关系"。

1.爱情与人生的关系

爱情能给人带来精神上的鼓励、情绪上的欢愉、生活上的充实，是人生不可缺少的重要组成部分。但它毕竟不是人生的全部，更不是唯一的生活目标。对于大学生来说，要明确爱情在人生中的位置，正确认识爱情与人生的关系。

2.爱情与学业的关系

"爱情、学业两手都要抓，两手都要硬。"渴望爱情是大学生正常的生理和心理反应，但应当看到，大学是装载人生"知识之车"的黄金时期，是事业的摇篮，是决定未来发展的关键阶段，一定要慎重把握。摆正学业与爱情的关系，是大学生难以控制而又必须正确处理的问题。

3.恋爱与婚姻的关系

恋爱是激情性的，受道德意识的规范。而婚姻则更多蕴含着理性，是受法律规范的恋爱当事人之间稳定的、彼此具有了权利与责任制约关系的情感。婚姻是恋爱的完成形式，但不是爱情的完成，婚姻是恋爱关系正常、正当、合法性的提升。要引导和教育大学生抵制"性解放""性自由"。热恋中的男女大学生应该严格控制自己的感情冲动，保持爱情节操，在没有正式履行结婚手续之前，切不可感情冲动，做出违反社会公德甚至触犯法律的事情，要努力让美丽的爱情之花结出甜蜜的幸福之果。

（四）树立正确的恋爱动机

恋爱动机的单纯与端正是恋爱成功的先决条件；恋爱是寻找志同道合、心心相印的伴侣，而不是通过恋爱获得性欲的满足或者得到金钱和权利，更不能把恋爱作为消遣和打发时光的玩具。否则，在不端正的恋爱动机的驱使下盲目恋爱，非但不能品味爱情的纯美与甘甜，反而会形成对爱情的误解，破坏和扭曲了爱情在自己心目中的美好形象。爱情的真谛在于奉献而不是索取，只想索取，不想奉献会丑化爱情中美好的东西。实际上，在恋爱时综合考虑对方的经济、外貌、爱好、家庭、脾气、性格等，这也是正常和必要的。但是，这些不应该成为恋爱动机的决定因素。恋爱动机的单纯和端正体现在把找人品端正良好的人放在首位，因为只有人品好的人，才能看重感情。这里的人品不是一个抽象概念，而是有其具体内涵的，包含勇敢、正直、用心、责任、投入、爱心、奉献、和谐等一系列的品质。只有这样，大学生通过端正的恋爱动机才能建立真正的、经得起考验的爱情，才能从恋爱走向婚姻，美满幸福地相伴一生，才能真正体会到爱情的美好、人生的幸福。

（五）加强恋爱道德教育

爱情与道德是相辅相成的，没有高尚的道德就不会有永恒纯洁的爱情。加强大学生恋爱道德教育主要从以下三个方面着手：

1.培养恋爱道德情感

大学生恋爱道德情感的显著特点是不成熟，表现为缺乏责任感、严肃感、义务感，其实本质是只强调爱的权利而否认爱的责任。他们有强烈的爱的渴求，但在对爱情的认识上道德观念模糊，盲目性较大，只重视恋爱过程中的欢愉，不重视恋爱的结果，一旦遇到困难和挫折就分手，出现过失行为。因此，对大学生进行恋爱道德情感教育，必须使学生明白爱情如果没有"责任"去巩固和深化，就有可能在逆境中被抛弃，导致爱情的扭曲或破裂。爱情并不纯粹是男女两个人之间的关系，它还是一个社会伦理实体，它把道德义务集于自身，使人更强烈地感受到自己的一举一动所负的责任、使命，正是这种道德关系，培养和锻炼着男女之间的爱情。

2.培养恋爱道德意志

大学生的恋爱道德意志的特点是自制能力发展不平衡，表现为意志力强的学生对自己的目标和行动具有明确的认识，对庸俗的东西有较强的抵制力，对恋爱中遇到的挫折能自觉控制自己的情绪，用理智战胜情感；而意志薄弱的学生思想盲目性大，没有明确的方向，缺乏是非分辨能力，感情易受挫折，易误入歧途。因此，培养大学生的恋爱道德意志，必须培养他们自我判断、自我评价、自我监督、自我控制和自我教育的能力，以便使其依靠自身的力量去克服挫折和抵制外部不良诱因的影响。

　　3.培养审美情趣

　　大学生在恋爱过程中，应该保持高尚的情趣和文明的举止。在择偶标准方面，应该把具有共同的理想和追求、共同的生活目标放在择偶的首要地位，把心灵美好、情操高尚作为择偶的第一标准；在恋爱过程方面，应该互敬互助，真诚相待，不朝秦暮楚，不喜新厌旧；在恋爱行为方面，恋爱的行为要含蓄、文明、自尊自重、自制自爱，不做违反大学生行为规范的事情；在恋爱人格方面，应该正确尊重他人的人格。如在求爱中，当你被别人拒绝时，不要纠缠不休，或采取报复的手段，要尊重他人选择恋爱对象的权利；当你拒绝别人时，也不要讽刺嘲笑，把别人的追求当成自我炫耀的资本，要尊重对方的人格；不充当第三者挖别人的墙脚，尊重别人的爱情；在对待失恋问题上做到失恋不失志。

　　（六）加强恋爱挫折教育

　　从心理学的观点看，挫折是指人们在从事有目的活动时，由于受到阻碍和干扰，其需要得不到满足时出现的一种消极的情绪反应。如果这种消极情绪处理不当，它会给人造成心理压力，从而影响学习和生活，损害身心健康。莎士比亚说过："爱是一种甜蜜的痛苦。真诚的爱情不是走一条平坦的道路。"对于大学生来说，恋爱挫折主要体现在单恋和失恋两个方面。

　　如何正确对待恋爱挫折呢？心理学家通过实验发现，在挫折面前，人的意识主要有三种反应形式：一是用强大的力量去克服；二是改变目标并相应地调整自己的行动；三是正视现实，重新审视、评判自我及挫折。所以，大学生在遇到恋爱挫折后应该综合利用这三种形式，积极疏导郁积的情绪，求得心理的平衡。

　　1.大学生对待恋爱挫折的自我调适

　　（1）转移法。这是利用了心理的"补偿效应"的一种方法，即用另一种可能成功的活动来代替自己在某一方面的受挫感、失败感。将自己的情感注意力转移，不是说立即去寻找新的爱情，而是可以到友情中去寻求力量，譬如跟朋友们更密切地交流思想、倾吐心事，求得开导和安慰；和大家一起参加娱乐活动，释放苦闷，陶冶性情。这都能够减少因联想而产生的无意记忆，避免触景生情、睹物思人，沉浸在悲伤中不能自拔。在陌生而美丽的环境中，用新奇感来替代旧的最好能忘却的情感，摆脱它们的纠缠。

　　遇到挫折，伤心总是难免的，不过一定要用理智的"我"来提醒、暗示并战胜感性的"我"，防止一时冲动，造成难以弥补的遗憾。要学会宽容，心平气和地面对现实，找到并承担自己应负的那部分责任。即使在这中间并无过错，也不要怨恨他人，"退一步海阔天空"。宽广的胸襟对别人、对自己都是一剂良方。同时这并不等于说在爱情的道路上碰到一点点小挫折就打退堂鼓，而是说在爱情无法挽回时，不要强求，不要觉得老天爷对自己不公平而自怨自艾或心生愤恨。要知道，当一个机会失去的时候，另外的机会又会展现在你面前。所以，一定要有理性的头脑，"在你爱的时候，你时刻开着理智的闸门"。

（2）追求自我实现。挫折是把双刃剑，会给人们带来痛苦和不幸，也可以使人们在与困难的斗争中获得经验与信心。

从大学生的实际情况来看，对于恋爱和学习、人生的关系似乎没有一个定论，有的同学相互恋爱以后，互相鼓励，互相关爱，非但没有让恋爱影响学习，反而在学业上取得了长足的进步，有的双双考上了研究生，有的毕业后建立了美满的家庭，让人羡慕。但是，我们也必须看到，有的大学生恋爱以后，为恋爱而恋爱，除了恋爱别无他物，无心学习，就业时找不到满意的工作，在今后人生道路上遇到很多挫折。

恋爱对大学生来说是选修课而非必修课，并不是说一个人到了18岁，成年了就必须马上谈恋爱，谈恋爱也需要具备一定的条件。大学生从课堂到书本，从家门到校园，社会阅历浅，很多方面比较肤浅。他们尚处于人生观形成阶段，恋爱时容易冲动，感情用事，往往会把爱情酿成苦酒，后悔终身。大学生的爱情缺乏独立的物质基础，虚荣心强，对恋人不惜一掷千金，有人为了钱财走上了犯罪道路；有人因为恋爱荒废了学业等等。

2.对大学生恋爱挫折的教育

大学生的恋爱受多种因素的制约，因而在追求爱情的过程中遇到各种波折是在所难免的。因此，对大学生进行恋爱挫折教育，提高其恋爱挫折承受能力是非常必要的。通过引导，使大学生找到解决问题的方法和途径，从而在新的追求中确认和实现自己的价值，提高自己的心理承受能力和思想水平。加强大学生恋爱挫折教育主要从以下三个方面着手。

（1）正确对待产生恋爱心理挫折的学生。对处于恋爱心理挫折状态的学生要有正确的分析、认识。恋爱受挫后的某些行为是一种情绪性的反应，往往是在理智程度很低甚至是理智失控状态下表现出来的，我们对之应给予必要的谅解，不能将这时的某些行为与常态下的不良行为等同看待。

（2）为恋爱受挫学生创造和提供情绪宣泄的机会。情绪有猝发性，较之其他心理过程有易过性。给予适当条件，让其发泄出来，事过境迁，受挫情绪便会平息和淡化下来。压抑和郁积不但不能消除挫折感，反而会造成更重的心理和生理负担。为受挫者创造和提供机会，使其适当地表达自己的意见和发泄被压抑的挫折，才能恢复正常状态，这有助于学生消除挫折感。

（3）因地制宜地引导恋爱受挫学生。教师应充分了解和掌握学生的个性特点，注意工作的方式、方法，要做好深入细致的调查研究工作，实事求是，以免造成不必要的误解和冲突，使其产生心理挫折。同时，教师可以向学生介绍和推荐一些心理学、青年心理学方面的书籍，使其既了解客观世界，也了解自身特点，使其能够正确对待挫折，能够主动、自觉地进行情绪调节，迅速脱离消极情绪状态。

三、加强性健康教育

爱与性是一对永恒的矛盾。爱情中包含有性的成分，性爱是爱情的自然基础。性中也是包含有爱的成分，没有爱的性只是低层次的生理需要，性只有在爱情的婚姻中才能得到情感的升华。

近年来，随着社会开放程度的不断提高，传统抑欲主义的性道德开始瓦解，大学生对性的看法也在逐步趋于开放、宽容与分化。大学生应树立什么样的性观念以适应社会的发展和人类的进步，将会对大学生的婚恋观产生直接影响。学校应该建立起与家长有效、及时、定期的沟通机制，以便及时帮助大学生解决恋爱中遇到的各种问题。对已经恋爱的大学生不要简单地指责、干涉，也不要把他们打入另类，而要主动给予关心、教育、指导，帮助他们处理好恋爱中的各类矛盾和问题。加强大学生恋爱道德教育，帮助他们意识到恋爱要对恋人和社会承担责任和义务，并要以高度负责的态度对待恋爱中的"性"问题。

恋爱中的一系列关系，特别是热恋中的恋人，应该严格控制自己的感情冲动，时刻警惕自己理智的闸门失控和道德防线被感情的洪流冲垮的危险。

大学生性教育既是知识的教育，也是身心健康的教育，更是完善人格的教育。性教育的目的，既是为个人的幸福，更是为社会的和谐与安宁。因此性是一种教养，也是一种人格。在教育中，最重要的是如何把握"度"，做到"适时、适度、适量"，整合大学生性教育的内容，把大学生性教育建设成为一门其他课程无法替代的具有独特价值的课程，让大学生能够理性地处理恋爱中的事宜。

（党瑜慧）

参考文献

[1]凯万·怀利.性健康[M].钟影,译.3版.北京:科学技术文献出版社,2018.

[2]朱俊勇.性与健康[M].武汉:武汉大学出版社,2019.

[3]胡瑶,方旭峰.大学生恋爱与情感教育[M].汕头:汕头大学出版社,2018.

[4]艾里希·弗洛姆.爱的艺术[M].刘福堂,译.北京:人民文学出版社,2018.

[5]格雷.男人来自火星,女人来自金星:升级版.2.恋爱篇[M].白莲,译.北京:中华工商联合出版社,2015.

[6]胡珍,刘嘉.恋爱·婚姻·家庭:大学生性教育教材[M].北京:科学出版社,2016.

[7]赖芳,季辉.大学生恋爱与婚姻[M].天津:天津大学出版社,2012.

[8]贾晓明.大学生心理健康[M].北京:北京理工大学出版社,2005:94-96.

[9]程淑华,侯洋,明月.当代大学生恋爱心理问题与对策分析[J].理论观察,2016,9:133-134.

[10]刘瑜,俞璐.关于大学生婚前性行为的伦理思考[J].中国医学伦理学,2015,2(6):996-998.

[11]熊翠婷.大学生网络现象的伦理研究[D].南昌:江西师范大学,2013.

第十章　管理性行为的法律

人类的性关系和性行为虽源于生物本能但又被赋予浓重的社会性，性行为和性关系是社会生活的重要组成部分，是最基本的社会行为和社会关系之一，对人类的发展和社会生活影响至深。它不仅关系到人类自身的延续和发展，而且直接关系到行为人的健康和幸福，关系到社会生产力、生产关系的发展和社会生活的运行。

法律使一个社会的道德合法化、有效化。承认某些特定的伦理学原则、价值观，是我们这个社会发展关于性行为的法律前提。人们或舆论在对何种性行为应该被许可这一问题上总是难以达成一致。实际上，公众总要彼此间做出妥协才能保持社会的平和，比如禁止同性恋的法律越来越少地执行，很多国家已经废除了类似法律。当现存法律与新的道德观念冲突时，尽管缓慢，但还是产生了变化。

性法律，是国家制定和认可，并以国家强制力保证实施的规范和调整性行为、性关系以及其他相关活动的法律规范的总称。人类的性行为、性关系远早于法律的产生。随着国家的发展，科技的进步，法律的逐步健全，有了实体法和程序法；法律内部的分工也越来越细。由于性的问题关系着每个人，必然会对社会产生重大影响，因此，在法律产生之后，性行为与性关系及其他相关活动也随之被纳入法制管理的轨道。但是，性法律的内容、特点则因时代、国家、政治、经济、文化、宗教信仰、地理等因素的差异而不尽相同。

第一节　性权利和性义务

一、性权利和性义务的含义

法是以权利和义务为机制调整人的行为和社会关系的。性权利和义务是性法律的核心内容。性法律授予人们一定的性权利，告诉人们怎样的主张和行为是正当的、合法的、会受到法律的保护；或者人们设定某种性义务，指示人们怎样的行为是应该的、必为的或禁止的，在一定条件下会由国家权力强制执行。

性权利是公民人身权的组成部分，人身权是指法律赋予公民与其人身生命、身份延续不可分离而无直接财产内容的民事权利。公民的性权利是婚姻关系的本质要求，夫妻间的性生活既是彼此间相互享有的权利，又是相互负有的义务。性权利，是指个体在性关系和性活动中能够做出或者不做出一定行为，以及要求他人可以做出或者不做出一定行为的许可保障；性权利是最基本的人权之一，一般由法律确认和设定，并为法律所保护。

性义务，是指个体在性关系中做出或不做出一定行为的责任。性权利和性义务是对立统一的关系。个体所拥有的全部性权利，一部分以他人履行性义务而获得，一部分以自己履行性义务而获得，正所谓"没有无义务的权利，也没有无权利的义务"。所以，性的权利和义务是相互对应、相互依存、相互转化的。相互对应，是说任何一项性权利必然伴随着一个或几个保证其实现的性义务，而不管这个性义务是权利人自己的还是他人的；相互依存，是说性权利依性义务的存在为存在条件，性义务以性权利的存在为存在条件，缺少任何一方，它便不复存在。就像婚姻关系中的男女，缺少任何一方，其夫妻关系便无法结成一样，夫为妻而存，妻为夫而存。相互转化，是说性权利人在一定条件下要承担性义务，性义务人在一定条件下要享受性权利。从一个角度看该个体是性权利人，从另一个角度看，该个体又是性义务人。

二、性权利的特征

（一）独特性

大多数情况下，性权利的对象是异性，特别是指自己的配偶。

（二）限制性

权利是与生俱来的，自然人享有的性权利任何人不可侵犯。但是，这种权利的行使必须符合一定的条件：

1.达到一定的年龄，即具有性行为能力。性行为能力的具备，以自然人的年龄和性成熟为前提，在有的国家性行为能力还以缔结婚姻为前提。根据《中华人民共和国民法典》（以下简称《民法典》）第17条规定"十八周岁以上的自然人为成年人。不满十八周岁的自然人为未成年人。"第18条规定"成年人为完全民事行为能力人，可以独立实施民事法律行为。十六周岁以上的未成年人，以自己的劳动收入为主要生活来源的，视为完全民事行为能力人。"第1047条规定："结婚年龄，男不得早于二十二周岁，女不得早于二十周岁。"这一规定就是考虑到婚姻的自然属性和社会属性要求，只有达到一定年龄结婚，才能具备合理的生理条件和心理条件，才能履行夫妻义务，承担家庭和社会的责任。2020年审议通过的《中华人民共和国刑法修正案（十一）》增加了特殊职责人员性侵犯罪，对负有监护、收养等特殊职责人员，与已满14周岁不满16周岁未成年女性发生性关系的，不论未成年人是否同意，都应追究刑事责任。其他国家关于"知情同意性行为的最小年龄"的规定，不尽相同。例如泰国为13周岁，英国16周岁，美国17周岁。

2.与性权利对象有一定的人身关系，即夫妻关系。

3.遵守法律、道德、社会规范。

（三）平等性

性权利是一切自然人都享有的权利，但是在享有性权利的同时，也要履行相应的义务。

（四）性权利行使的多样性

实施性权利赋予的性行为，不但包括与生育有关的性行为，也包括与生育无关的性行为。

三、性权利与性义务的内容

（一）性权利的内容

WHO生殖健康研究局《性别与生殖权利》中指出：性权利包括国家法律、国际人权文件和其他具有共识的文件已经承认的人权，这些权利是指每个人不应受到压迫、歧视和暴力，并具有可实现的性健康的最高标准。性权利包括性健康和生殖健康服务的可及性；寻求、接受和得到与性相关的信息；身体的完整性得到尊重；选择伴侣；决定要不要性生活；自愿选择性关系；自愿婚姻；决定是否要孩子，以及何时要孩子；追求令人满意的、安全而愉悦的性行为。

1.性关系方面的权利

自主选择性伴侣的权利，拒绝建立某种性关系的权利，在任何性关系中不受侵害与损害的权利，在性关系中受到侵害与损害后要求受到保护和索取赔偿的权利，自愿和自由解除现有性关系的权利等。

2.性行为方面的权利

性行为双方都拥有要求性行为、发起性行为、参与性行为、共享性行为、拒绝性行为和终止性行为的权利，双方都有在性行为中不受侵害和损害的权利，都有坚持或者改变自身性行为方式的权利。

3.性观念表达方面的权利

以自己的方式表达自己的性要求、性特征、性现象、性情感、性观念的权利，拒绝他人针对自己的各种性表现的权利，受到他人性表现侵害和损害时要求保护和索取赔偿的权利。

（二）性义务的内容

1.尊重和不侵害或损害他人权利；

2.不得强迫他人与自己发生性行为；

3.不得出于营利目的与他人进行性行为；

4.不得与配偶之外的人进行性行为；

5.不得与不具有行为能力的人进行性行为；

6.不得在公共场合进行性行为。

第二节　我国性法律的核心及其调控

一、我国性法律的核心

社会主义性法律的精髓是"婚姻自由、一夫一妻和男女平等的婚姻制度"。我国《宪法》第49条规定："婚姻、家庭、母亲和儿童受国家的保护。夫妻双方有实行计划生育的义务。父母有抚养教育未成年子女的义务，成年子女有赡养扶助父母的义务。禁止破坏婚姻自由，禁止虐待老人、妇女和儿童。"《民法典》第1041条规定："婚姻家庭受国家保护。实行婚姻自由、一夫一妻、男女平等的婚姻制度。保护妇女、未成年人、老年人、残疾人的合法权益。"由此可见，婚姻自由是我国法律所规定的公民的一项基本权利，也是我国社会主义婚姻制度的基本内容和主要特征。

婚姻自由包括结婚自由和离婚自由，两者相互补充，缺一不可。婚姻当事人有权按照法律的有关规定，决定自己的婚姻问题，不受任何人的强迫和干涉。如干涉他人婚姻自由，胁迫结婚，或非法限制人身自由的，就是违法行为，若使用暴力进行，则是触犯刑律的犯罪行为。但婚姻自由也绝不意味着两性关系无需社会干涉，也不意味着一个人可以在两性问题上为所欲为。任何以"婚姻自由，两厢情愿"为借口，强调婚姻的自然属性，抹煞婚姻的社会属性的做法都是不符合法律规定的。这也是一夫一妻制婚姻的重要体现。山盟海誓并不是法律，海枯石烂也不受法律保护。男女双方只有到婚姻登记机关进行结婚登记，确定夫妻关系后，才谈得上过性生活。如果未经结婚登记，提前过性生活，就无法受到法律的保护。即使两人在婚姻登记前已有深厚的爱情，也要用法律把爱情和婚姻加以严格区别，切忌因轻率的两性关系而使爱情蒙上阴影。此外，任何形式的重婚、通奸、姘居都是与一夫一妻制相对立的，应受到道德谴责、行政处分，直至法律制裁。

保障离婚自由是巩固社会主义婚姻关系的客观要求，也是婚姻自由的重要内容。合法的离婚应受到法律的保护。《民法典》第1076条规定："夫妻双方自愿离婚的，应当签订书面离婚协议，并亲自到婚姻登记机关申请离婚登记。离婚协议应当载明双方自愿离婚的意思表示和对子女抚养、财产以及债务处理等事项协商一致的意见。"第1077条"自婚姻登记机关收到离婚登记申请之日起三十日内，任何一方不愿意离婚的，可以向婚姻登记机关撤回离婚登记申请。前款规定期限届满后三十日内，双方应当亲自到婚姻登记机关申请发给离婚证；未申请的，视为撤回离婚登记申请。"第1078条"婚姻登记机关查明双方确实是自愿离婚，并已经对子女抚养、财产以及债务处理等事项协商一致的，予以登记，发给离婚证。"第1079条"夫妻一方要求离婚的，可以由有关组织进行调解或者直接向人民法院提起离婚诉讼。人民法院审理离婚案件，应当进行调解；如果感情确已破裂，调解无效的，应当准予离婚。有下列情形之一，调解无效的，应当准予离婚：（一）重婚或者与他人同居；（二）实施家庭暴力或者虐待、遗弃家庭成员；（三）有赌博、吸毒等恶习屡教不改；（四）因感情不和分居满二年；（五）其他导致夫妻感情破裂的情形。一方被宣告失踪，另一方提起离婚诉讼的，应当准予离婚。经人民法院判决不准离婚后，双方又分居满一年，一方再次提起离婚诉讼的，应当准予离婚。"

二、我国性法律的调控

约束性关系的力量有三种：主流文化、伦理道德和法律。在性问题上，我国强调法治和德治相结合的原则。德治就是通过社会的道德舆论等来规范一个人的行为，一些还未触犯法律的两性关系，应通过德治来进行约束。然而，德治的约束力较法治弱，一些严重的性犯罪行为必须通过法律进行强制约束。

法律是约束性关系最后的、最有力的力量。法律是性关系的底线。法律保障每一个具有性本能的人均应享有性行为的平等权利和自由及在此基础上建立的恰当的性关系。但是，必须以不侵害他人平等的性权利和自由为前提。性法律调控是指国家利用各种法律手段，规范人们性行为和性关系的过程。它通过宣传和解释与两性关系有关的法律知识，运用法律手段来规范两性性行为和性关系。

（一）性法律调控的特点

1.规范性

规范性是指性的法律调控的内容由法律条文明确规定。主要体现在如下几个方面：

（1）法律条文明确规定了人们在性行为和性关系方面的权利和义务，具有规范、指导人们的性行为和性关系的作用。只要不违反法律条文的规定，就不会受到惩罚。反之，就会受到法律的制裁。这样，人们就可根据法律条文预见到自己行为的法律后果，事先知道自己行为是否得到法律保护，或是否会受到法律的制裁。

（2）法律条文起着评价人们的性行为和性关系是否恰当的标准的作用。国家有关部门衡量某种性行为和性关系是否违法，必须以法律条文为依据，而不能根据个人的价值观念和主观意愿等为标准。

（3）执法上要求执法人员依照法律规定进行适当的惩罚制裁或量刑定罪，而不能以个人的好恶、情绪等为标准进行处罚。

（4）它只能规范人们的行为，而不规范人们的思想和观念。虽然法律条文中包含着国家期望人们应具有的观念、思想，通过立法的确也在一定程度上引导人们的思想观念，但从效力上讲，法律条文仅仅对人们的行为起作用。而人们思想观念方面的引导更多的是通过道德调控手段来进行的。因此，我国在强调"依法治国"的同时，也强调了"以德治国"。

2.强制性

强制性是指性的法律调控活动是以国家强制力为后盾强制执行的，任何人不得违反。公民必须遵守国家有关的性法律规范，如果违反了这些法律规范，就会受到国家强制机构的制裁。强制性是法律调控与道德调控的重要区别。

3.普遍性

"法律面前，人人平等"是现代社会文明的重要标志之一，也为人们普遍接受。性的法律调控对于国家领土上的所有人都适用。这意味着，在国家领土上的所有人，不论是普通公民，还是国家公务人员，不论是本国人，还是外国人，都同样必须遵守国家相关的性法律规范，不能凌驾于法律之上。不管任何人，如果违反了性法律规范，都一样要受到法律的制裁。

4.多样性

多样性是指国家可以通过多种法律手段调控性行为和性关系的特性。多样性还体现在法律内容上，不同类型的法律对不同的性行为和性关系都进行了明确的规定。

（二）性法律调控的手段

1.行政立法调控

行政立法是指与行政管理有关的法律、法规和行政规章等法律规范的总称。它是性的法律调控中十分重要和常见的调节手段。行政立法主要调控那些社会危害性较小的性行为和性关系，但范围较为广泛，内容十分丰富，对许多与性行为和性关系有关的问题都加以调控。行政手段主要包括如下几个方面：

（1）文化行政调控

性的文化行政调控是指文化行政管理部门对于性违法者的行政控制与管理。内容主要涉及对色情淫秽作品的鉴定，对色情淫秽作品的出版发行、展示和表演等活动进行管制和处罚。

（2）公安行政调控

性的公安行政调控是指公安部门对于性违法者的行政控制与管理。其主要内容涉及卖淫嫖娼人员及其行为的控制与处理。

（3）司法行政调控

性的司法行政调控是指司法行政机关对决定实行劳动教养的性违法者的管理。其主要内容涉及对卖淫嫖娼人员和制作传播淫秽物品者的劳动教养的执行等。

（4）卫生行政调控

性的卫生行政调控是指卫生行政机关对于性行为和性关系有关事项的管理。其主要内容涉及婚前检查、性传播疾病的控制与治疗等方面。

2.民事法律调控

性的民事法律调控是指利用民事立法规范性行为和性关系的活动。它是以明确的民事立法为基础，通过执法机关的执法活动进行的。这些立法包括全国人民代表大会制定和国务院颁布的行政法规、行政规章及其他规范性文件，如《民法典》《婚姻登记管理条例》《中华人民共和国人口与计划生育法》《中华人民共和国妇女权益保障法》等。

性的民事法律调控涉及的内容广泛而复杂，可以概括为对"性权利"和"性义务"的调控。这方面的法律是规范性的，指导人们应该怎样做才能使两性行为合法化，调整和规范人们的性行为。

3.刑事法律调控

性的刑事法律调控是指利用刑事立法规范性行为和性关系的活动。它是性的法律调控中一类十分重要的手段，具有以下特点：

第一，范围较窄。在我国最主要的性的刑事立法是《中华人民共和国刑法》（以下简称《刑法》），它仅调控那些社会危害严重的性行为和性关系。

第二，制裁严厉。性的刑事法律调控是最严厉的法律调控手段，违反刑事法律的性犯罪人员要受到严厉的《刑法》制裁。根据我国《刑法》规定，刑罚分为主刑和附加刑两类。主刑包括管制、拘役、有期徒刑、无期徒刑和死刑；附加刑包括罚金、剥夺政治权利、没收财产等。附加刑可以与主刑同时使用，也可单独使用。

第三节　性罪错行为

人类的性行为和性关系既具有生物学属性，反映人类的本能特征，又具有很强的心理和社会学属性，反映人类复杂的心理和意志过程。恰当的、适合的性行为能够产生多种积极作用，促进人们的身心健康发展和社会文明进步，而不当的性行为则会产生消极的作用，导致人们生活堕落，助长社会不良风气。因此，在当前社会历史条件下，除了要研究恰当的性行为，发挥性行为的积极作用外，也要研究和控制不当的性行为，抑制其不良影响。

性罪错行为又称为不当的性行为，按其严重程度可分为以下三个层次：性越轨行为、性违法行为和性犯罪行为。

一、性越轨行为

（一）概念

性越轨行为（sexual escapade）是指违反重要的性社会规范的行为。

性社会规范是指社会生活中与性行为和性关系有关的社会准则，如性风俗习惯、性道德规范、性宗教规范、性法律规范等。狭义上的性越轨行为又称为错误的性行为，主要是指违反性风俗习惯、性道德规范和性宗教规范等的行为。广义上的性越轨行为包括所有违反性社会规范的行为，即除了违反狭义上的性越轨行为所包含的性风俗习惯、性道德规范和性宗教规范等行为外，还包括违反性法律规范的行为。在通常情况下，人们对性越轨行为只作狭义上的理解。这种行为违反社会道德规范，破坏正常的两性关系，但是法律和法规并未明文规定或者加以禁止，是性错误，应受到社会舆论谴责，如婚前性行为、非婚同居、婚外恋行为、插足他人家庭行为、婚姻欺骗行为等。

（二）特点

1.违规性

性越轨行为所违反的社会规范主要是指违反性风俗习惯、性道德规范和性宗教规范等不成文的社会规范。这些行为大多不为社会所承认和接受，社会中的大多数人不认可、不赞成这种行为。当然，这要排除一些社会亚文化群体支持或赞同这类行为的情况。

2. 相对性

性越轨行为的相对性是指性越轨行为的构成受到特定时间、地点等条件的制约。由于性越轨行为所违反的性风俗习惯、性道德规范和性宗教规范等大多是不成文的社会规范，这些规范随不同的时间、地点、条件的要求而有所不同。因此，性越轨行为也就具有一定的相对性。

某一性行为在一些时代、社会背景或特定时间、地点、条件下可能是越轨行为，但是在其他条件下，可能就不是越轨行为。例如，夫妻在自己的卧室中的裸体行为或观看与性有关的一些资料，不属于越轨行为；但是，如果在公共场所裸体或观看与性行为有关的影片时，就可能被视为性越轨行为。

（三）常见的性越轨行为

1. 婚前性行为

婚前性行为是指没有配偶的异性之间在未履行结婚登记手续的情况下发生的非单方面性行为。婚前性行为的特点是双方自愿进行，不存在暴力逼迫；没有法律保证，不存在夫妻之间应有的义务和责任；容易产生一些纠纷和严重后果。

2. 非婚同居行为

非婚同居即男女双方以非夫妻名义公开或秘密地共同生活的一种两性关系，该种关系在我国不受法律保护。非婚同居分为无配偶者之间的非婚同居和有配偶者与无配偶者或有配偶者的非婚同居两类。对于同居双方都没有配偶的同居行为，现行法律不做干涉，一方或双方都有配偶的同居行为属于违法行为，情节严重的还会构成重婚罪，要受到法律的制裁。

3. 婚外恋行为

婚外恋行为是指已经结婚的人与他人产生恋情后发生的性行为。

（1）婚外恋行为侧重于"恋"，即双方之间有一定的感情基础，双方的关系有一定的持续性，但也往往离不开性行为。

（2）婚外性行为更强调的是纯粹的性行为，而较少反映双方的感情联系。

（3）第三者插足强调的则是第三者对已婚夫妻关系的影响。

二、性违法行为

（一）概念

性违法行为（sexual transgression）是指违反有关法律规范的性行为。性违法行为也可从广义上和狭义上进行理解。广义上的性违法行为是指包括性犯罪在内的一切违反性法律规范的行为；狭义上的性违法行为是指除性犯罪以外的其他性违法行为。通常人们所指的性违法行为是狭义上的概念。这种行为比一般的性越轨严重，但又未构成犯罪，如卖淫、嫖娼等，需要进行必要的行政处分，直至劳动教养。

（二）特点

1.性违法行为具有一定的社会危害性

这种社会危害要比性越轨行为严重，但又比性犯罪行为轻。一方面，由于性违法行为比性越轨行为严重，必须纳入法律调控范围，由国家有关部门加以干预；另一方面，性违法行为所违反的法律是除《刑法》以外的其他法律，如行政、民事等方面的法律法规，与性犯罪相比，它的社会危害性则相对较小，因此不需要国家刑事司法机关进行干预。

2.性违法行为要受到一定的法律制裁

由于性违法行为违反了相关的法律法规，造成一定的社会危害，因此，必然要受到一定的法律制裁。

（三）常见的性违法行为

1.卖淫嫖娼行为

（1）卖淫行为（harlotry）是指为了获取物质和其他方面的利益而自愿与配偶以外的其他人进行的性行为。卖淫的人可以是女性，而且绝大多数是女性，称为妓女；也可以是男性，称为男妓。现在，一般把通过出卖身体而获得某种利益的人统称为"娼妓"。

（2）嫖娼行为（prostitution）是指以财物或其他利益交换为条件与配偶以外的其他人发生性行为而获得性满足的行为。嫖宿娼妓的人通常称为"嫖客"。

（3）卖淫嫖娼具有非婚姻性、交换性、非感情性和自愿性的特点。

一般的卖淫嫖娼行为是违法行为，但不构成犯罪，适用《中华人民共和国治安管理处罚法》（以下简称《治安管理处罚法》）第66条规定进行处罚："卖淫、嫖娼的，处十日以上十五日以下拘留，可以并处五千元以下罚款；情节较轻的，处五日以下拘留或者五百元以下罚款。在公共场所拉客招嫖的，处五日以下拘留或者五百元以下罚款。"2019年12月28日，十三届全国人大常委会第十五次会议通过了《全国人民代表大会常务委员会关于废止有关收容教育法律规定和制度的决定》。该决定废止了《全国人民代表大会常务委员会关于严禁卖淫嫖娼的决定》第4条第2款、第4款，以及据此实行的收容教育制度。同时决定还明确规定，在收容教育制度废止前，依法作出的收容教育决定有效；收容教育制度废止后，对正在被依法执行收容教育的人员，解除收容教育，剩余期限不再执行。

2.性侮辱行为

性侮辱行为（sexual indignity）是指用淫秽下流的语言和动作调戏、猥亵他人，但尚未构成犯罪的行为。

3.性骚扰行为

性骚扰行为（sexual harassment）是指向异性发出不受欢迎的性信息的行为。

4.制作、贩卖、传播淫秽物品的行为

淫秽物品是指具体描绘性行为或者露骨宣扬色情的诲淫性的书刊、影片、录像带、录音带、图片及其他淫秽物品。有关人体生理、医学知识的科学著作则不是淫秽物品。它是从人的生理、心理以及行为、医学等方面来阐释、分析性行为、性生理和性心理，与淫秽无关。包含有色情内容的有艺术价值的文学、艺术作品也不能视为淫秽物品。一部有色情内容的有艺术价值的文学作品与淫秽物品的区别在于色情内容只是作品的极小部分，是为整部作品的主题而写的，作品的主题不是宣扬色情，基本内容不是描绘性行为。至于那些有艺术美感的展现人体美的裸体绘画、裸体雕塑也不能被视为淫秽物品，只有那些露骨地表现性行为的绘画和雕塑才可视为淫秽物品。

《治安管理处罚法》第68条"制作、运输、复制、出售、出租淫秽的书刊、图片、影片、音像制品等淫秽物品或者利用计算机信息网络、电话以及其他通信工具传播淫秽信息的，处十日以上十五日以下拘留，可以并处三千元以下罚款；情节较轻的，处五日以下拘留或者五百元以下罚款。"第69条"有下列行为之一的，处十日以上十五日以下拘留，并处五百元以上一千元以下罚款：（一）组织播放淫秽音像的；（二）组织或者进行淫秽表演的；（三）参与聚众淫乱活动的。明知他人从事前款活动，为其提供条件的，依照前款的规定处罚。"

5.非法性服务行为

在我国，非法性服务行为主要包括卖淫、展示或播放淫秽的文学作品、图片和影视作品以及具有性意味的按摩、性表演等行为。

6.其他性违法行为

其他违反有关性行为和性关系的法律和法规，但尚不构成犯罪的流氓行为均列为性违法行为，例如，在公共场所露阴的行为、窥视他人的裸体和性生活的行为等。

三、性犯罪行为

（一）概念

性犯罪行为（sexual crime）就是违反《刑法》规定并与性行为和性关系有关的犯罪行为，简称性犯罪。在《刑法》中，性犯罪的含义十分明确，所有的性犯罪都是由《刑法》明文规定的，只有在进行了《刑法》明文规定禁止的性行为时，才可能构成性犯罪，否则就不构成性犯罪。

性犯罪是最严重的性违法行为，它是基于个人性欲冲动、性需要的满足，而不择手段地侵犯公民人身权利、民主权利，妨害社会管理秩序，破坏人与人之间的关系。这类犯罪行为大多是由行为人故意进行的，在客观上对社会或他人造成危害，需要通过《刑法》制裁加以控制和预防。目前，性犯罪包括20余种。

（二）性犯罪行为的特点

1.违反《刑法》规定

我国《刑法》明确规定了哪些行为是性犯罪，只有在个人进行了《刑法》规定禁止的性行为时，才有可能构成性犯罪。如果个人进行了与性有关的不良行为、不道德行为或有害行为，但《刑法》并没有禁止这些行为，那么，这些行为就不能构成性犯罪，就不能处以刑罚。但若违反了除《刑法》以外的一些法规或制度等，则仍按其他规定处罚。

2.行为具有故意或过失性

在我国，一些犯罪是过失造成的，一些则可以是故意构成的。过失是指个人应当预见自己的行为可能发生危害结果，由于疏忽大意而没有预见，或者已经预见而轻信能够避免，以致发生危害社会的心理态度。只有在极少数的情况下，性犯罪才由过失构成，如为他人提供书号出版淫秽书刊罪。故意是指个人明知自己的行为会发生危害社会或他人的结果，并且希望或放任这种结果发生的心理态度。大多数性犯罪是故意的，即犯罪人在进行性犯罪时，知道自己的行为会造成危害社会或他人的结果，但仍然进行这样的性行为。

3.符合法律规定的身份

在衡量是否构成性犯罪时，对于犯罪人或被害人往往有一定的身份要求。比如，自2021年3月1日起施行的《中华人民共和国刑法修正案（十一）》规定在"特定情形、特别程序"的前提下，12至14周岁未成年人实施严重暴力犯罪也将承担刑事责任。已满十四周岁不满十六周岁的人，犯故意杀人、故意伤害致人重伤或者死亡、强奸、抢劫、贩卖毒品、放火、爆炸、投毒罪的，应当负刑事责任。又如，在衡量是否构成强奸罪时，要求配偶不具备"配偶"身份，因此在配偶之间是不能构成强奸罪的（尽管一些人主张所谓的"婚内强奸"，但这种主张与现行的法律是不相符合的）。再如，在衡量是否构成奸淫幼女罪时，要求被害人必须是"幼女"身份，即是年龄不满十四周岁的女性。

（三）性犯罪行为的种类

1.强奸罪

强奸罪是指违背妇女意志，以暴力、胁迫，或者其他手段强行与其性交的行为。

《刑法》第236条"以暴力、胁迫或者其他手段强奸妇女的，处三年以上十年以下有期徒刑。奸淫不满十四周岁的幼女的，以强奸论，从重处罚。强奸妇女、奸淫幼女，有下列情形之一的，处十年以上有期徒刑、无期徒刑或者死刑：（一）强奸妇女、奸淫幼女情节恶劣的；（二）强奸妇女、奸淫幼女多人的；（三）在公共场所当众强奸妇女的；（四）二人以上轮奸的；（五）奸淫不满十周岁的幼女或者造成幼女伤害的；（六）致使被害人重伤、死亡或者造成其他严重后果的。"《刑法》第300条"组织和利用会道门、邪教组织或者利用迷信破坏国家法律、行政法规实施的，处三年以上七年以下有期徒刑；情节特别严重的，处七年以上有期徒刑。"《中华人民共和国刑法修正案（十一）》规定：特殊职责人员性侵犯罪，对负有监护、收养、看护、教育、医疗等特殊职责的人员，与已满14周岁不满16周岁未成年女性发生性关系的，不论未成年人是否同意，都应追究刑事责任。

法律保护婚内性关系，但根据现代的人权观，性关系的发生应以尊重对方的意志为前提；在夫妻关系存续期间，如果丈夫违背妻子的意志，强行与之发生性关系就可能构成婚内强奸。

婚内强奸是指在特定的情况下，丈夫违背妻子意志，以暴力、胁迫或者其他手段强行与之发生性关系的行为。这里所说的"特定情况"主要包括以下3种情形：（1）男女双方已经登记结婚，但尚未按当地风俗习惯举行仪式，双方也没有同居发生性关系，后因故女方提出离婚，男方不同意离婚而强行与之发生性关系的行为。（2）夫妻因感情不和而分居，在分居期间，丈夫强行与妻子发生性关系的行为。（3）一审法院已经判决离婚，在判决书生效前，丈夫强行与妻子发生性关系的行为。总之丈夫不能因有合法的婚姻关系就可以不尊重妻子的人格和性权利，强行与之发生性关系，更不可以用暴力与之发生性关系。性在夫妻生活中既是一种义务，也是一种责任。

2.强制猥亵、侮辱妇女罪，猥亵儿童罪

强制猥亵妇女罪是指暴力、胁迫或者其他方法强制猥亵或者侮辱妇女的行为。猥亵儿童罪，是指对不满十四周岁儿童实施猥亵的行为。与强制猥亵、侮辱妇女罪不同的是，构成猥亵儿童罪，并不以暴力、胁迫或者欺骗方法为条件，但如果实施暴力、胁迫或者欺骗方法强制性猥亵的行为，仍可以构成本罪。

《刑法》第237条规定："以暴力、胁迫或者其他方法强制猥亵他人或者侮辱妇女的，处五年以下有期徒刑或者拘役。聚众或者在公共场所当众犯前款罪的，处五年以上有期徒刑。"猥亵儿童的，处五年以下有期徒刑；有下列情形之一的，处五年以上有期徒刑：（一）猥亵儿童多人或者多次的；（二）聚众猥亵儿童的，或者在公共场所当众猥亵儿童，情节恶劣的；（三）造成儿童伤害或者其他严重后果的；（四）猥亵手段恶劣或者有其他恶劣情节的。

3.拐卖妇女、儿童罪

拐卖妇女、儿童是指以出卖为目的，有拐骗、绑架、收买、贩卖、接送、中转妇女、儿童的行为之一的。

《刑法》第240条"拐卖妇女、儿童的，处五年以上十年以下有期徒刑，并处罚金；有下列情形之一的，处十年以上有期徒刑或者无期徒刑，并处罚金或者没收财产；情节特别严重，处死刑，并处没收财产：（一）拐卖妇女、儿童集团的首要分子；（二）拐卖妇女、儿童三人以上的；（三）奸淫被拐的妇女的；（四）诱骗、强迫被拐卖的妇女卖淫或者将被拐卖的妇女卖给他人迫使其卖淫的；（五）以出卖为目的，使用暴力、胁迫或者麻醉方法绑架妇女、儿童的；（六）以出卖为目的，偷盗婴幼儿的；（七）造成被拐卖的妇女、儿童或者其亲属重伤、死亡或者其他严重后果的；（八）将妇女、儿童卖往境外的。"

4.收买被拐卖的妇女、儿童罪

《刑法》第241条"收买被拐卖的妇女、儿童的，处三年以下有期徒刑、拘役或者管制。收买被拐卖的妇女，强行与其发生性关系的，依照本法第236条的规定定罪处罚。收买被拐卖的妇女、儿童，非法剥夺、限制其人身自由或者有伤害、侮辱等犯罪行为的，依照本法的有关规定定罪处罚。收买被拐卖的妇女、儿童，并有第二款、第三款规定的犯罪行为的，依照数罪并罚的规定处罚。收买被拐卖的妇女、儿童又出卖的，依照本法第240条的规定定罪处罚。收买被拐卖的妇女、儿童，按照被买妇女的意愿，不阻碍其返回原居住地的，对被买儿童没有虐待行为，不阻碍对其进行解救的，可以不追究刑事责任。"

5.暴力干涉婚姻自由罪

暴力干涉婚姻自由罪是侵犯他人婚姻自由权利的犯罪行为。《刑法》第257条"以暴力干涉他人婚姻自由的，处二年以下有期徒刑或者拘役。犯前款罪，致使被害人死亡的，处二年以上七年以下有期徒刑。"

6. 重婚罪

重婚罪是指有配偶而与他人结婚或明知他人有配偶而与之结婚的行为。

我国《刑法》第258条"有配偶而重婚的，或者明知他人有配偶而与之结婚的，处二年以下有期徒刑或者拘役。""明知"是指知道或应该知道；如果不知道对方有配偶而与之结婚则无配偶方不构成重婚罪。

"结婚"可以是登记的婚姻，也可以是事实的婚姻；1994年12月14日最高人民法院指出，有配偶的人与他人以夫妻名义同居生活的，仍应按重婚罪处罚。

7. 破坏军婚罪

破坏军婚罪是指明知是现役军人的配偶而与之同居或者结婚的行为。

《刑法》第259条"明知是现役军人的配偶而与之同居或者结婚的，处三年以下有期徒刑或者拘役。利用职权、从属关系，以胁迫手段奸淫现役军人的妻子的，依照本法第236条的规定定罪处罚。"

8. 聚众淫乱罪、引诱未成年人聚众淫乱罪

聚众淫乱罪是指聚集众人一起进行群体性淫乱活动或者多次参加3人以上淫乱活动的行为。凡年满16周岁且具备刑事责任能力的自然人（包括男人与女人）均可构成本罪。引诱未成年人聚众淫乱罪是指引诱未成年人参加聚众淫乱活动的行为。"未成年人"是指不满十八周岁的人。

《刑法》第301条"聚众进行淫乱活动的，对首要分子或者多次参加的，处五年以下有期徒刑、拘役或者管制。引诱未成年人参加聚众淫乱活动的，依照前款的规定从重处罚。"

9. 组织卖淫罪、强迫卖淫罪、协助组织卖淫罪

（1）组织卖淫罪是指以招募、雇佣、纠集、强迫、引诱、容留等手段，控制多人从事卖淫活动的行为。

（2）强迫卖淫罪是指违背他人的意志，迫使他人进行卖淫活动的行为。

（3）协助组织卖淫罪是指帮助组织卖淫活动的人进行组织卖淫活动的行为。协助行为可以是诱骗、招募卖淫妇女，为嫖客"拉皮条"，充当卖淫活动及组织者的保镖，为卖淫活动通风报信、管钱收账等。

《刑法》第358条"组织、强迫他人卖淫的，处五年以上十年以下有期徒刑，并处罚金；情节严重的，处十年以上有期徒刑或者无期徒刑，并处罚金或者没收财产。组织、强迫未成年人卖淫的，依照前款的规定从重处罚。犯前两款罪，并有杀害、伤害、强奸、绑架等犯罪行为的，依照数罪并罚的规定处罚。为组织卖淫的人招募、运送人员或者有其他协助组织他人卖淫行为的，处五年以下有期徒刑，并处罚金；情节严重的，处五年以上十年以下有期徒刑，并处罚金。"

10. 引诱、容留、介绍卖淫罪，引诱幼女卖淫罪

《刑法》第359条"引诱、容留、介绍他人卖淫的，处五年以下有期徒刑、拘役或

者管制，并处罚金；情节严重的，处五年以上有期徒刑，并处罚金。引诱不满十四周岁的幼女卖淫的，处五年以上有期徒刑，并处罚金。"

《刑法》第361条"旅馆业、饮食服务业、文化娱乐业、出租汽车业等单位的人员，利用本单位的条件，组织、强迫、引诱、容留、介绍他人卖淫的，依照本法第358条、第359条的规定定罪处罚。前款所列单位的主要负责人，犯前款罪的，从重处罚。"

11.传播性病罪

传播性病罪是指明知自己患有严重梅毒、淋病等严重性传播疾病而卖淫、嫖娼的行为。

《刑法》第360条第一款"明知自己患有梅毒、淋病等严重性病卖淫、嫖娼的，处五年以下有期徒刑、拘役或者管制，并处罚金。"

12.制作、复制、出版、贩卖、传播淫秽物品牟利罪，为他人提供书号出版淫秽书刊罪

《刑法》第363条"以牟利为目的，制作、复制、出版、贩卖、传播淫秽物品的，处三年以下有期徒刑、拘役或者管制，并处罚金；情节严重的，处三年以上十年以下有期徒刑，并处罚金；情节特别严重的，处十年以上有期徒刑或者无期徒刑，并处罚金或者没收财产。为他人提供书号，出版淫秽书刊的，处三年以下有期徒刑、拘役或者管制，并处或者单处罚金；明知他人用于出版淫秽书刊而提供书号的，依照前款的规定处罚。"

13.组织淫秽表演罪

《刑法》第365条"组织进行淫秽表演的，处三年以下有期徒刑、拘役或者管制，并处罚金；情节严重的，处三年以上十年以下有期徒刑，并处罚金。"

14.走私淫秽物品罪

走私淫秽物品罪，是指以牟利或者传播为目的，违反海关法规，逃避海关监管，非法运输、携带、邮寄淫秽的影片、录像带、录音带、图片、书刊或者其他淫秽物品进出境的行为。

《刑法》第152条"以牟利或者传播为目的，走私淫秽的影片、录像带、录音带、图片、书刊或者其他淫秽物品的，处三年以上十年以下有期徒刑，并处罚金；情节严重的，处十年以上有期徒刑或者无期徒刑，并处罚金或者没收财产；情节较轻的，处三年以下有期徒刑、拘役或者管制，并处罚金。单位犯本罪的，对单位判处罚金，并对直接负责的主管人员和其他直接责任人员，依照上述规定处罚。"

15.盗窃、侮辱尸体罪

（1）盗窃尸体罪是指秘密窃取尸体，置于自己实际支配下之行为。

（2）侮辱尸体罪是指以暴露、猥亵、毁损、涂画、践踏等方式损害尸体的尊严或者伤害有关人员感情的行为。

《刑法》第302条"盗窃、侮辱、故意毁坏尸体、尸骨、骨灰的，处三年以下有期徒刑、拘役或者管制。"第234条之一"违背本人生前意愿摘取其尸体器官，或者本人生前未表示同意，违反国家规定，违背其近亲属意愿摘取其尸体器官的，依照本法第

302条的规定定罪处罚。"

16.非法进行节育手术罪

非法进行节育手术罪是指未取得医生执业资格的人擅自为他人进行节育复通手术、假节育手术、终止妊娠手术或者摘取宫内节育器，情节严重的行为。

《刑法》第336条"未取得医生执业资格的人非法行医，情节严重的，处三年以下有期徒刑、拘役或者管制，并处或者单处罚金；严重损害就诊人身体健康的，处三年以上十年以下有期徒刑，并处罚金；造成就诊人死亡的，处十年以上有期徒刑，并处罚金。"

（刘玲飞）

参考文献

[1]王滨有,李枫.大学生性健康教育[M].北京:人民卫生出版社,2009.

[2]彭晓辉,阮芳斌.人的性与性的人——性学高级教程[M].北京:北京大学医学出版社.2007.

[3]王滨有.性健康教育学[M].北京:人民卫生出版社,2011.

[4]Jerrold S.Greenberg,Clint E.Bruess,Sarah C.Conklin.人类性学[M].胡佩诚,译.3版.北京:人民卫生出版社,2010

[5]高桂云.美丽青春——谈谈健康的性知识[M].北京:中共中央党校出版社,2004.

[6]中共中央宣传部宣传教育局,全国人大常委会法制工作委员会民法室,司法部普法与依法治理局.《中华人民共和国民法典》婚姻家庭编学习读本[M].北京:中国民主法制出版社,2021.

第十一章　性侵犯与性自我保护

第一节　性侵犯概述

一、性侵犯概念

传统的性侵犯是一个狭义的性侵犯概念，是指以暴力、胁迫或者其他方法违背他人意志，强行与其发生性关系或者进行亵渎的行为；特指侵犯行为被严格界定为性犯罪的行为。随着社会的进步和发展，人们对性侵犯的认识也随之发生了变化，性侵犯还包括了道德的范畴。广义性侵犯泛指一切与性相关的，违反他人意愿而进行的性行为，包括强奸、强制猥亵、儿童性侵害、性骚扰、性挑逗、性贿赂及性要挟等行为，露体、窥淫等也算是性侵犯的一种。性侵犯和性虐待的具体形式包括：不恰当的触摸阴道、肛门或口腔插入、强奸、强奸未遂及儿童性骚扰。性侵犯可以是言语的、视觉的或任何形式的强迫某人加入其所不愿的性接触或性行为。在现实生活中，受害者受到的性侵犯有的是程度严重的性攻击，还有些构不成犯罪，如程度较轻的性骚扰、性挑逗、性贿赂及性要挟，这些性侵犯比性暴力更为多见。虽然这些性侵犯似乎对身体伤害较小，但这些性侵犯仍然会对受害者的心理健康造成严重的损害。

WHO 的统计数字显示，2002 年全球有 1.5 亿女孩和 7300 万男孩（均 18 岁以下）经历了强迫性行为和其他形式的性暴力。2013 年全年，我国媒体曝光的性侵儿童案高达 125 起，平均每 3 天就曝光一起，受害者以 8～14 岁居多，侵害人多为孩子身边"熟悉的陌生人"。WHO 2021 年的数据显示，女性一生当中，三分之一的女性（约 7.36 亿）曾遭受亲密伴侣的身体或心理暴力，或来自非伴侣的性暴力；而在过去 10 年中，这一数字基本保持不变，但女性遭受暴力行为的年龄开始得很早。然而，这些被报告出来的数据也只是冰山一角，真实的数据可能要高的多。随着新冠病毒在全球大流行，暴力侵害事件也愈演愈烈。据联合国人口基金会估计，新冠疫情期间 6 个月的封锁，与暴力的伴侣或家庭成员一起居家隔离，可能导致了额外的 3100 万起暴力侵害妇女和女孩的案件。各种形式的侵害行为都会对女性健康和幸福度产生影响。女性除了受到身体伤害外，也更容易患上抑郁症、焦虑症、性传播疾病等，还会意外怀孕；这也会对整个社会产生影响，并带来巨大的负面效应。遭受身体和心理虐待可能导致受害者临床症状增加，比如烦躁不安、沮丧、快感不足、绝望、精神不振、自我毁灭的思想、其他抑郁状态的认知和躯体现象以及强迫症；侵害还会对受害者造成许多其他负面健康后果，包括一系列影响心脏、消化、生殖、肌肉和骨骼以及神经系统等疾病，严重可导致死亡。来自美国犯罪报告的数据表明，大约五分之一的凶杀受害者被亲密伴侣杀死，报告还发现，超过一半的女性凶杀受害者是由现任或前任男性亲密伴侣杀死。

二、性侵犯的类型

（一）暴力型

暴力型性侵犯，是指犯罪分子使用暴力和野蛮的手段，如携带凶器威胁、劫持受害者或以暴力威胁加之言语恐吓，从而对受害者实施强奸、轮奸等，即性攻击。这是最严重的性侵犯，是性犯罪。暴力型性侵犯有如下特点：

1.手段残暴

当性犯罪者进行性侵犯时，必然受到被害者的抵抗，所以很多性犯罪者往往要施行暴力且手段野蛮和凶残，以此来达到自己的犯罪目的。

2.行为无耻

为达到侵害受害者的目的，犯罪者往往会厚颜无耻不择手段，疯狂地任意摧残凌辱受害者。

3.群体性

犯罪分子常采用群体性纠缠方式对受害者进行性侵犯。这是因为人多势众，容易制服被害人的反抗而达到目的，还会使原来单个不敢作案的罪犯变得胆大妄为，这种形式危害极大。

4.容易诱发其他犯罪

性犯罪的同时又常会诱发其他犯罪，如财色兼收、杀人灭口、争风吃醋及聚众斗殴等事件。

（二）胁迫型

胁迫型性侵犯，又称性要挟，是指利用自己相对的优势地位，如权势、社会地位及职务之便，对有求于自己的受害人加以利诱或威胁，从而强迫、控制受害人与其发生非暴力型的性行为。胁迫型性侵犯有如下特点：

1.利用权势、地位、职务之便或乘人之危而迫使受害人就范。

2.设置圈套，引诱受害人上钩。

3.利用过错或隐私要挟受害人。

（三）社交型

社交型性侵犯，是指在自己的生活圈子里发生的性侵犯，与受害人约会的大多是熟人、同学、同乡，甚至是男朋友。社交型性侵犯又被称为"熟人强奸""社交性强奸""沉默强奸""酒后强奸"等。受害人身心受到伤害以后，往往出于各种考虑而不敢加以揭发。

（四）诱惑型

诱惑型性侵犯，又称性贿赂，是指利用受害人追求享乐、贪图钱财的心理，以利益承诺的方式，要求对方与其进行与性有关的行为或与性相关的活动，诱惑受害人而使其受到的性侵犯，这种性侵犯是非暴力的。从表面来看，有的被侵犯者似乎"自愿"迎合性侵犯者，但这种"自愿"往往是屈服于某种"利益或权力"而不得不投其所好，从根本上来看，性活动并非被侵犯者自己真正心甘情愿的，因此仍属性侵犯。

（五）骚扰型

骚扰型性侵犯，即性骚扰，包括性骚扰和性挑逗。所谓性骚扰是指向他人发出不受欢迎的性信息。这些不受欢迎的性信息包括语言、动作、表情及姿势等，如污言秽语、下流举动、讲黄色段子、发淫秽短信、强行触摸身体、暴露性器官及偷窥等都属于骚扰型性侵犯。骚扰型性侵犯的主要形式：一是利用靠近女性的机会有意识地接触女性的胸部，摸捏其躯体和大腿等，或是在公共汽车、商店等公共场所有意识地挤碰女性等；二是暴露生殖器等变态式性骚扰；三是向女性寻衅滋事，无理纠缠，用污言秽语进行挑逗或者做出举动对女性进行调戏、侮辱，甚至可能发展成为集体轮奸。

三、性侵犯的表现形式

（一）语言侵犯

语言侵犯是指使用含有性色彩、性挑逗、淫秽或下流的语言，引起他人的不悦或不安，如色情笑话、下流玩笑、谈及个人性隐私及性生活，对相貌、衣着和身材给予有关性方面的评价等，当这些语言使听者产生心理上的不适或不安感时，即属语言侵犯。

（二）视觉侵犯

视觉侵犯是指通过黄色书刊、视频或暴露性器官等视觉性不良刺激，引起他人心理不适感和心理伤害，如露阴癖者暴露性器官，窥阴癖者偷窥他人洗澡、如厕等，强迫或引诱他人观看性表演、黄色视频、书刊、图画等，当引起心理不安或心理伤害时都属于视觉侵犯。

（三）动作侵犯

动作侵犯是指故意做出具有性暗示、性挑逗、性侮辱等手势、表情和动作，引起他人心理上的不悦或不安，如故意做出下流的手势、性挑逗的表情或动作、不怀好意地吹口哨或发出尖叫声、展示色情书刊和图片等。动作侵犯虽然没有身体上的接触，但同样可引起他人心理上的不安，因此也是一种性侵犯。

（四）环境侵犯

环境侵犯是指蓄意营造一个具有性色彩的环境，令他人处在这个环境中感到心理上的威胁或不安，如在特定场合展示色情刊物和书籍、播放色情影视、引诱或强迫他人共同观看等。

（五）身体侵犯

身体侵犯是指强行碰触他人身体中具有性含义的敏感部位，造成他人身心伤害的行为，包括强奸、猥亵行为、性骚扰等，如在公共汽车上故意紧贴他人身体，在公众场合故意碰撞，或强行拥抱、索吻等。

现实生活中性侵犯的表现形式多种多样，很多时候的性侵犯是综合性的。性侵犯多数情况下可能同时伴有语言、动作、视觉、听觉的侵犯，或身体的侵犯。青少年应注意辨识性侵犯，警惕和防范性侵犯对自己造成的心理及身体上的伤害。

四、性侵犯的伤害

性侵犯会给受害者尤其是青少年造成身体或精神心理上的伤害。心理伤害带来的阴影可能伴随受害者较长时间或一生，使受害者长时期处于恐惧、焦虑和紧张状态。

（一）身体伤害

由于性侵犯通常采用暴力手段，这会对受害者造成身体器官，尤其是性器官的损伤，这种损伤可能是直接的，也有可能是间接的，如暴力型的性侵犯，强奸、性虐待等对受害者的身体器官会产生直接伤害。一些程度较为轻微的性侵犯如性骚扰，虽然不会对受害者身体器官造成直接的严重损害，但受到性骚扰之后的长期消极情绪，会导致相应的躯体疾病，比如头痛、失眠、乏力、消化不良、梦魇盗汗等，这些不良情绪的长期持续，会使受害者身体健康受到严重影响。

（二）不良心理状态

一般侵犯者都采取诱骗、恐吓和暴力的手段，而且如果强奸得逞会给女性带来极大痛楚和恐惧感，这种恐惧往往难以承受，同时焦虑和紧张也是短时期难以消除的心理症状。当短暂的紧张、恐惧稍微平息后，随之而来的是受害人对由此带来的今后一系列问题的焦虑和心悸，受害人常会因此变得情绪低落、冷漠、呆滞，行为退缩、回避，以后会产生强烈的自卑心理，甚至有自杀的倾向。由性侵犯带来的耻辱感会对受害者的自尊和自信产生极大的损伤，使受害者自惭形秽，从而贬损和怀疑自己的价值，使受害者变得自卑自闭，不愿与人交往，对今后的学习、工作、生活产生持久的消极影响。

（三）心理疾病或心理障碍

由于性侵犯是在恐怖气氛中实施的一种违背受害人意志的强迫行为，这种侵害很可能导致受害者产生某些心理疾患。同时性侵犯的过程往往是在暴力的胁迫和野蛮的行为过程中度过，这一切会给受害者留下痛苦的记忆。例如，女性受害者会把对罪犯的恐惧、憎恨与厌恶泛化到其他或全体男性上，当她再与男性交往时，会产生厌恶心理，导致异性交往障碍，或同性恋倾向。这种敌视和防卫心理会扩展到周围其他人，使受害者对周围的人都持猜疑、不信任的态度。这种高度警惕、不信任他人的心态会严重影响人际关系和人际交往，给他们的工作与社会生活带来困难。

（四）工作或学习伤害

由于性侵犯的羞辱和暴力的威胁，受害者常常在心理上留下难以磨灭的创伤，遭受侵害的情景往往历历在目，尤其是当接触到与被施暴时相似的环境条件时，触景生情，心惊肉跳，这种反应会持续较久的时间。如果受害者得不到家长或他人的关注和安慰，将长期在心绪不宁的状态下生活，以致无法再集中精力工作、学习和平静地生活，对其社会生活造成不可挽回的损失。

（五）恋爱婚姻伤害

受害者遭受性侵犯时常伴有恐惧、紧张、厌恶等心理体验，这种不愉快的体验会长期留在其记忆里，并使其对异性产生不良评价，这种不良评价的扩大化会造成其与异性交往中的不信任感，对未来的恋爱婚姻心存畏惧，从而影响与异性的正常交往，进而影响到恋爱结婚。即使今后恋爱结婚，曾经遭受过的性侵犯也会给他们的恋爱婚姻蒙上阴影。

五、儿童青少年是性侵犯的主要受害对象

相对于成年人来说，儿童青少年是社会中的弱势群体，心理及身体发育尚不完善，容易成为性侵犯者的目标与对象。

（一）儿童青少年在社会中处于弱势地位

儿童青少年身体发育尚未完全成熟，生活自理能力不强，自我保护的能力较弱，是社会中的弱势群体。从本质上来看，性侵犯是强势者对弱势者的欺辱。而成年人作为社会结构中的强势群体，容易将儿童青少年弱势群体作为侵犯对象。不良青年也会结帮结派，自恃其强势地位或帮派力量，对比他们弱的同龄对象进行性侵犯。

（二）儿童青少年心理不成熟

儿童青少年缺乏生活经验，社会阅历少，心理发育尚不成熟，无法对诸如恐吓、威胁等暴力行为做出正确的应对，往往因害怕、羞耻等心理影响而屈从于施暴者。这种普遍性的心理弱点给性侵犯者带来了可乘之机。

（三）维权意识缺乏

儿童青少年由于性教育不足或维权意识不足，对性侵犯行为不能正确判断，不知道自己身体的哪些部分是不能被他人碰触的，不清楚哪些行为属于侵犯自己权利的行为，也不能明确地识别和分辨言行和举止属于正常行为还是性侵犯行为，对危险环境及行为缺乏应有的警惕，也缺乏对自己性权利的维护意识。

（四）自我防范能力薄弱

儿童青少年由于缺乏对性侵犯的识别能力及缺乏维权意识，自我防范的意识不强，同时对性侵犯缺少应有的戒备和防范，因此在遇到性侵犯时也不懂得怎样自救；由于缺乏自我保护能力，在遭受性侵犯时，缺乏应有的抵抗能力。

（五）性教育缺乏

儿童青少年缺乏识别性侵犯的能力，维权意识、自我防范意识和防范能力薄弱。造成这种现状的重要原因是性教育的缺乏。在我国，学校、家庭、社会对学生的性教育一直都不够重视，多数家长对性问题讳莫如深，不与子女讨论青春期的性问题，更不会讨论性侵犯的问题。学校教育中性教育及相关性侵犯知识的缺乏，也使学生形成了错误的性观念和性态度，认为性是丑陋的、低俗的、不可言说的。当他们受到性侵犯之后，不会维护自己的权益，甚至不敢告知父母和老师。

（六）性保护关注度不够

在我国，社会、家庭及学校对学生的性保护关注不够。家长和学校往往对学生的学业成绩极为重视，他们将精力和注意力都放在学生或子女的学习上，却往往忽略学生性心理成长过程中需要的关怀，对学生易受性侵犯重视不够，甚至对子女或学生发生的异常情况也难以注意。社会、家庭及学校疏于对学生性知识传递及性保护关注，往往使一些学生成了性侵犯的受害者。

第二节　几种主要的性侵犯及性自我防护

一、强奸

（一）强奸的概念

强奸（rape）的广义含义是指违背他人的意志，使用任何手段与他人发生性交行为。这里说的任何手段包括危及其人身安全、人身自由的强暴或非强暴手段，使受害者处于不能抗拒的状态。无论男女都可以成为强奸行为的加害者或受害者。西方某些国家的法律取此广义的强奸定义。狭义的强奸特指男性使用暴力或非暴力的手段，违背女性的意志，强行与她发生性交行为。我国法律现阶段采纳的是狭义的强奸定义。根据新刑法的具体规定（见第十章），进行强奸的行为人只能是年满14周岁的男性，而强奸的受害人只能是女性，而男性无论年龄多大均不成为强奸的受害者。随着中国社会环境所发生的变化，在社会生活、法理和法律实践中，有必要采纳广义的强奸定义。

强奸的重要特征是违背妇女意志，即强行与不愿发生性关系的妇女发生性关系。这种"不愿"是指妇女对性行为不是出于完全的内心自愿。违背妇女意志的外在表现是男子在实施性行为时对妇女采取了强制手段。强制手段可分为三种：暴力手段、胁迫手段和其他手段。

1.暴力手段，指行为人以暴力直接作用于被害妇女的身体，达到强行性交目的的方法。常见的有：

（1）殴打式伤害的方法：如对被害妇女拳打脚踢，用凶器将被害妇女扎伤、打伤，使被害妇女不能反抗或不敢反抗。

（2）强拉硬拽的方法：将被害妇女强行拉拽到某一特定地点实施奸淫。

（3）捆绑的方法：强制将被害妇女的手、足等部位捆绑使其不能挣扎、反抗，从而达到强行奸淫的目的。

（4）堵嘴、卡脖子、撕扯衣裤的方法：强行堵住被害妇女的嘴巴，用手卡住被害妇女的脖子，使其不能呼救，强行扒下或撕扯被害妇女的衣物以达到奸淫的目的。

2.胁迫手段，指行为人对被害妇女采取威胁、恫吓等精神上强制，迫使妇女不敢反抗而忍辱从奸的方法。常见的有：

（1）以暴力相威胁：向被害人扬言如不同意发生性关系就将其杀害、毁容或使其伤残等。

（2）以加害亲属相威胁：包括被害人的丈夫、子女及其他直系亲属。

（3）以毁坏财产相威胁：威胁烧毁其住房、店铺，毁坏其庄稼，毒死其牲畜等。

（4）以揭发隐私、毁坏名誉相威胁：行为人知道被害人与他人有不正当性关系或违法行为，而以揭发相威胁，迫使被害人与其发生性关系。

（5）利用封建迷信、邪教进行威胁：行为人利用被害妇女的愚昧制造危机、恐慌，从而在精神上控制被害妇女，达到奸淫的目的。

（6）利用妇女孤立无援的境地进行胁迫。

（7）利用从属关系进行胁迫：从属关系包括养育关系、师徒关系、师生关系、上下级关系、雇佣关系等。

（8）乘人之危进行胁迫。

3.其他手段，是指暴力、胁迫手段以外的，使被害妇女无法抗拒或不知抗拒的强奸犯罪方法。主要有：

（1）利用妇女重病无反抗能力强行与之发生性关系。

（2）利用妇女没有性自卫能力实施奸淫。如被害人年幼，或是精神病人、智障者等。

（3）利用妇女熟睡、昏迷、意识不清之机进行奸淫。

（4）以酒醉、药物麻醉等方法实施奸淫。

（5）以治病为名对妇女实施奸淫。

（6）冒充妇女丈夫、未婚夫、情夫进行奸淫。

用何种手段与妇女发生性关系是判断强奸与否的重要标志，也是量刑的依据。

强奸的类别之中，有几种不同的类型。例如，法定强奸是指与一个未到法定年龄的人（我国为14岁，部分国家为16岁）性交；即使双方同意，如果其中一方不到法定年龄，仍然被认为是法定强奸。陌生人强奸是被一个陌生袭击者强奸。如果强奸是由受害者认识的人实施的，这叫做熟人强奸，或约会强奸。按照实施方式，强奸的类型大致可以分为三种：攻击型强奸、淫欲型强奸和冲动型强奸。前两类都具有事先预谋的性质，强奸者对实施强奸的时间、地点、对象和过程都有着明确的安排，因此危害性更大。从心理学、社会犯罪学的角度研究发现，强奸者的动机并不一定都是为了满足性欲，还有如仇恨、控制对方、显示权利或强大、变态性心理等动机。

（二）约会强奸

约会强奸（date rape）是熟人强奸的一种，即他们已经相互认识或短暂认识，或者他们以前曾经约会过，或者他们以前曾经自愿地发生过性行为，但只发生在双方本次约会时的强迫性交，就是约会强奸。美国的统计表明，熟人强奸的发生率高于陌生人强奸，熟人强奸分类中尤以约会强奸的发生率最高。

约会强奸在中国还没有得到足够的认识，人们习惯地认为强奸似乎只会发生在陌生人之间，这是一种极大的误解。因为发生在约会者间的强奸，双方常常是熟识的朋友，因此比较容易以私下和解的方式处理，而不会经法律途径来解决，社会大众因此也较少耳闻此类案件。随着中国女性性别意识的觉醒，这类强奸案的揭露率会逐渐提高，有助于女性对于约会强奸的认知。

传统的性别角色可能助长了熟人或约会强奸的发生，以及阻碍了人们对于这类强奸的辨识能力。如果人们以为，女性必定要服待男性和听从男性，而且把男性当作家中的

"主宰"或是女性在社会上的"统帅"，在这种社会文化背景之下男女约会时，男性强迫女友发生性行为似乎是理所当然的，更何况有时候他们是恋爱关系或密友关系。只有全社会，尤其是当事者双方真正意识到，只要是违背一个人意志的性行为，哪怕是勉强同意的性行为，都是强奸行为。唯有达成这种程度的认识，人们才会以公平的眼光去看待所有的强奸事件。

男性和女性的心理特征和社会性别角色并没有好坏或优劣之分，然而他们在性别角色被塑造的过程中，被过度地"性别化"了。譬如，社会认为女孩子会与人和睦相处，避免伤害别人的情感，要学会顺从他人，不要自以为是。这些特质在一些场合，可能是有价值的。因为它有助于群体中个人的沟通与和谐，促进社交活动顺利进展。然而在另一些场合，比如在一对一的约会场合，如果女孩子在原则问题上还是一味地顺从和谦让，会导致自己陷入被动不利的局面，甚至受伤害。社会培养男孩子，则要求他们有主见，有领导才能，要敢于坦率，善于表达自己的愿望或想法。这些性别角色特征，确实在社会生活中体现出了它们的积极价值。但是，如果在处理男女关系中，把这些特征再过度地演绎下去，自我表现，以至于发展到不考虑女友的想法和情感，就变得非常危险。

具体来说，约会强奸之所以发生，主要原因之一是，对于在约会时是要发生亲密行为还是要发生性行为，男女双方尤其是恋爱双方缺乏沟通，因为许多人对于性都难以启齿，尤其是女性。女性经常不易对所熟识的人即使在恋爱约会时也不愿坦诚地向男友表明态度。如经常有女大学生非常苦恼地谈起自己的男友，说"我们的关系发展得很深了，也确定了恋爱关系。但这时，每次见面，他都要提出那方面的要求。我不想发生那样的行为，但又不想伤了男友的心。不知道我该怎么办？"不幸的是，约会双方之间的强迫性接触总是发生。

某些男性认为他们为了约会或维持恋爱关系，花了钱在女方身上，她就得和他有性交易。还有某些男性错误地认为女方努力挣扎，说"不"其实意味着"是"，因为她们喜欢被一个有主动性或攻击性的男性所追求。有时还因为某些男性感到性行为本来就是他们做男人的权力，所以约会强奸就有可能发生。

美国的青少年危险行为调查关于约会强奸的统计数据显示，关于约会暴力，在调查之前的12个月中，全国约9%的学生曾经被男友或女友故意殴打、扇耳光或施行身体伤害。总的来说，非洲裔美国人中的约会暴力流行率（14%）比白人和西班牙裔美国学生中的（7%）要高；全美范围内，9%的学生曾被暴力强迫参与其所不愿的性交；女生（12%）被迫参与性交的流行率比男生（6%）要高，非洲裔美国人（12%）和西班牙裔美国人（10%）要比白人（7%）的高。

（三）强奸的危害后果

1.强奸创伤综合征

强奸引起的伤害多数时候是以心理伤害为主的，强奸或未遂强奸引起的心理上的伤害被学者称为"强奸创伤综合征"。这一术语是美国的一名护士A.W.伯吉斯和另一位社会学家L.L.霍姆斯特在1974年提出的。

强奸创伤综合征的发展包括两个阶段：第一个阶段称为急性期，第二个阶段称为重组期。

（1）急性期，指一名妇女在刚被强奸后到几星期之内这段时间。在这段时间里，被害妇女情绪非常不稳定，有的大哭大喊，有的表现出明显的恐惧、愤怒、焦虑和紧张，也有的表现出麻木、冷漠、行为呆滞迟缓。具体表现为：

①恐惧：是最主要的情绪。她们在急性期间，一直处于恐惧之中。这里有现实的恐惧，如害怕怀孕、害怕残废、害怕染病、害怕被别人歧视等，也有非现实的恐惧，即没有现实理由的恐惧。

②自责：也是普遍存在的情绪。她们会呆坐着，一连几个小时地责备自己。"我当时如果喊人就好了""如果反抗就好了""为什么当时那么傻，放着那么好的逃跑机会不跑呢？""真不该那么晚了还出去"……甚至不合理地责备自己："我那天真不应该去上班，不然不会遇上那个歹徒"。或者反反复复地想："我本应该这样做，就可以没事了"。表面上看，吸取教训，总结经验似乎是有益的，似乎可以增加女性的自卫知识，防止将来再被害。而实际上并非如此，在刚被害时，多想这些会增加悔恨、痛苦和内疚，使情绪更加低落。

③羞耻：往往也很强烈。被害妇女有时在告发前，先把自己全身拼命洗干净，仿佛想洗掉耻辱。这种举动，会给公安机关的取证带来困难。羞耻感还会引起精神恍惚。"坐在椅子上望着墙，墙上立刻出现自己被强奸的情景，还围了许多人在一边看"。严重的自责和羞耻感有时会引起被害女孩的自伤或自杀。另一种情绪是强烈的愤怒，这种情绪反而不是最多的，一个人如果太恐惧了，就难以有愤怒情绪了。愤怒可以激发被害者去报案，这是其益处。但是很多时候它会使被害妇女不理智地采用非法手段报复。

④自卑：往往是由于封建贞操观引起的，或是由于社会对被害妇女歧视引起的。因为性攻击是无法预料的横祸。被害者平时有一套处世方法，感到自己能应付世界，而这一横祸却使她对此的信心完全破坏。有些被害者表现出紧张焦虑，而大多数人却主要是陷入抑郁之中，不吃不喝、不言不语、终日以泪洗面。有些被害者表面看来比较平静，似乎她们已经很好地处理了自己的情绪。但是我们如果深入她们的内心，就会发现她们是在努力地克制着自己，不让自己的情绪表现出来。因为她们一旦放松了这种克制，就有可能一下子失去控制，坠入严重的情绪混乱之中。这种深埋在心中的痛苦，是随时会爆发的一座地下火山。

（2）重组期，指急性期后的一段很长的时间，往往要持续几个月甚至几年、几十年。在重组期，被害者的情绪平缓下来了，但是，仍旧有许多遗留下来的心理问题。具体表现在：

①没有安全感：她们有了一种难以消除的不安全感。变得十分谨小慎微，把自己的生活圈子缩得很小；性格显得孤僻和冷漠，而且常常变得很沉默。如果她在屋内被害，她会害怕待在屋里；如果在室外被害，又可能会害怕上街。她们还有可能害怕某些颜色或某种器物，原因是这种颜色或这个器物在强奸现场出现过。例如，某女孩被强奸时面前有个酒瓶子，从此她害怕任何玻璃瓶、玻璃杯或者玻璃门。害怕性生活更是极常见的

问题。

②不信任他人：她们对他人的信任也遭到破坏，尤其是对男性，变得戒心重重。有些女孩子从此回避与男性的交往，厌恶追求她的男性。还有些走向另一个极端，变得放荡。这两种反应看起来相反，而实质来源于内心同一种观念："男人是可恨的，不可信任的。"

③损伤自信心：自信心受到严重的破坏。被害人经过这次事变后，对自己的自我保护能力、独立生活能力都产生了严重的怀疑。她们对某个亲人可能会格外依赖。自信心的损伤还会扩展到其他方面，使她产生"女孩子毕竟是个弱者"的观念，从而不再会奋发图强，失去了生命活力。

由于封建贞操观的影响，她们的自尊心也受到了严重打击。被害妇女可能认为自己"肮脏""不纯洁了""不值钱了"，不配再有美好的婚姻和爱情了，从而影响到她未来的家庭生活。

多数被强奸的女性，以后性格沉郁、退缩；但是也有一部分产生了另一种变化，过低的自我认知和评价，她们可能变得放荡、有攻击性，甚至会堕落。

约会强暴是被认识的人强暴，对女孩所造成的伤害包含了明显的、不明显的、即刻的和长远的伤害或心理冲突。当一名女性被男友强暴或被认识的人强暴，她所受到的伤害并不比被陌生人强暴的程度低。在这些暴力犯罪中，不论加害者是谁，女性因此产生的身体上或情感上的痛苦都是很剧烈的。事实上，约会常造成女性特别的伤痕，因为那会使她怀疑自己的判断力，并影响她今后的社交生活。与此类似的，被认识的人强暴同样会使女性感到无法信任任何人，或者是不再相信自己的判断力。这时如果有人伴随在她（他）周围，鼓励和帮助她（他），对其恢复是非常重要的。

2.强奸可能发生的征象

无论实施何种强奸手段，事后男女双方，尤其女方的体表和体内一般都可能会出现异于事前的某些现象，这些现象便是强奸的征象。这些征象不仅是法医学鉴定所要掌握的，当事人了解也是必要的。

（1）身体伤害：强奸过程中，由于强奸者采用暴力，如打击头部、勒颈项部、压口鼻、抠弄外阴等，或被强奸者可能抵抗，强奸者及被强奸者可能有各种类型的身体损伤。由于强奸发生的地点及其他因素的影响，强奸所导致的损伤程度及部位无规律。一般受害人的损伤多发生在两大腿内侧、乳房、臀、外阴及处女膜，有时也发生于背部、手、腕和肘部及头颈部等。

（2）中毒：实施强奸的过程中，如果对被强奸者使用药品（如麻醉剂、镇静催眠药）或其他能消除被强奸者抵抗的物质（如常见的酒），可能造成被强奸者中毒。

（3）阴道内或/和体表、衣物上遗留有精液（斑）：阴道内有精液是性交的可靠证据。受害人的衣物上、体表，尤其外阴及会阴等部位遗有精液（斑）至少能说明发生过非性交的其他性行为（如强奸者尚未接触被强奸者的外阴时已射精）。

（4）其他征象：强奸发生后，有时在被强奸者的外阴、衣物表面附着有从对方身体上脱落的体毛（阴毛、汗毛和头发等）。偶尔，甚至可能在被强奸者的衣物表面发现从对方衣物上脱落的衣物纤维。

（5）如果能够鉴定强奸者，则在强奸者的阴茎外表沾染有被强奸者的血液（痕）或/和阴道内容物（阴茎插入阴道，可能伤及处女膜或阴道壁，或者在插入女子的外部性器官之前即被损伤。因此，阴茎表面可能会沾染上被强奸者的血液痕迹）。同时，阴茎也会沾染阴道分泌物（含脱落的阴道上皮细胞）。

（四）被强奸后的对策

1.强奸受害者的对策

强奸受害者的恢复因事件处理、心理及医疗过程不同而有所差异。统计数据表明，寻求某种咨询（危机干预、应急帮助、临床咨询、个别咨询或小组咨询）服务的受害者恢复得比较快。越晚找人咨询和帮助，恢复过程就越慢和越困难。当然，与人倾诉是从不会晚的。

首先要知道，发生强奸事件绝对不是受害者本人的过错，不应该责备自己或受到他人的责备。

其次要知道，一定不要独自忍受痛苦。有许多通情达理的朋友和社会服务人员一定会帮助受害者渡过难关。对于受害者来说，最重要的是要找到能帮助自己和值得信任的人，能更客观地认清事实，做出正确判断，采取有效的解决途径。最可能给予帮助的人是心理咨询师、老师、家长、监护人、单位领导及其他富有同情心的成人。事情发生后，建议受害者首先找这些人之一倾诉痛苦。如果打热线电话，不必要暴露姓名。

还要认识到，不管强奸犯是谁，即使是自己的熟人或家人，强奸是犯罪。所以，应该尽快打110电话向派出所报案。如果打算向加害人提出赔偿，通常需要在派出所做好笔录。

最后，还要尽快去医院寻求详细检查和及时治疗，一是为了尽快恢复健康，二是要采集强奸的证据。注意：（1）强奸案检查的时效是五天以内。要收集强奸的证据，在五天之内不要淋浴、坐浴、冲洗、换衣服或去检查之前不要熨烫所穿衣物的任何部位。（2）可能需要预防性的治疗和包括HIV在内的性病检查。（3）可能担心会意外怀孕，要知道3天之内进行紧急避孕是有效的。（4）如果怀疑可能被迫服麻醉药（如约会强奸药，也称"迷幻药"），尿液检查得确诊三天。（5）保管好处理危机事件全过程所有开支单据，以备提出赔偿时作结算凭证。

寻求法律途径解决强奸案，对受害者来说，是很痛苦的事情，但确实是解决危机和获得补偿的必要途径。由于可能受到社会观念的影响，公安和司法人员对于熟人或约会强奸案也许难以做出公平的裁决。因此，如何采取法律行动，应当慎重考虑。在决定诉讼法律前，最好从精通法律和社会状况的律师或从司法人员那里获取帮助和建议。

2.受害者家长的对策

孩子受到伤害，如果家长还要责备她，那是非常糟糕的，要知道所发生的事情绝对不是孩子的过错。统计数据表明，大多数女孩不敢向父母说出强奸的真相，就是因为她们害怕父母埋怨和责备。例如，"我曾经告诉过你，不要……""叫你不要在晚上外出，你偏不听话"等，是绝对不合适的。

家长要将受害孩子的痛苦体验和需要看成头等重要的大事。家长，尤其是父母要懂得如何给受害的孩子提供一个宽松、充满爱心和能够依靠的家庭环境，要信任自己的孩子。由于我们的社会对强奸受害者的指导存有极大偏见，如果这时候，家长也不信任她，这无异于在她的"伤口上撒了一把盐"。家长要明确地告诉她，你是相信她的。家，在平时就是孩子们的避风港，遇到危机则更应该是"防空洞"，这个时候，她确实需要家长的支持，要听她的哭诉，让她在愿意的时候认真地听她倾诉。她非常需要朋友的关爱，父母首先就要做她的朋友，其次才是家长。她需要时间明辨事件的性质和后果。在她的脑海里，此时充满着不堪回首的记忆，这得需要时间让她遗忘。布置好家庭居住环境，让家变得更温馨，陪她出去走走，即使不说话，散散心也是有益的。让她自己作选择，不要强迫她做任何事情，因为她刚刚被人强迫过，此时她需要自主。给她处理危机的宽限时间，不要强制她恢复常态。家长向不相干人透露强奸事件是非常不合适的。家长也许认为要向人讨回公道，但也许你想要的"公道"并不是她所需要的公道，所以，不要在获得补偿方面违背她的愿望。如果家长想要获得赔偿，要端正自己的动机，并且与孩子取得一致。尽可能快地找专家咨询、要带她到医院及时检查和治疗。尽量做好各种准备和支持，帮助其渡过难关。

3.受害者朋友的对策

作为受害人的朋友，所能够做的就是要相信，耐心地倾听和支持。别人可能怀疑或责备她，这时她比任何时候都需要朋友。如果你自己不确切知道如何帮助朋友，主动找专家咨询，也可查资料，看是否有可信的参考资料可读，提醒她报案，及时陪她去医院检查和进行相关治疗。这样更能加深你们的关系，成为她更好的好朋友。

4.医生的处理和对策

对于强奸案的受害者，一般的身体检查和治疗，医生能够做出周到的处置。做好强奸的证据收集，即强奸的性法医学鉴定（条件充足特征），则需要遵循一定的规则和专门技能。强奸的性法医学鉴定的关键是要证实是否发生过性交或双方性器官是否直接接触。但是，切记注意，医生检查所收集到的证据，只能证明是否发生了性交，而证明不了是否强奸。强奸案的必需特征是性交违背了妇女的意愿，或被奸淫对象是14周岁以下的幼女，或失去防卫能力的女精神病人或女弱智者。只有把上述条件充足特征和必需特征联合在一起考虑，强奸方能确立。

二、强制猥亵、侮辱妇女

强制猥亵、侮辱妇女是除强奸之外对妇女最为严重的性侵犯，是国家为保护妇女人身权利，通过《刑法》严厉打击的刑事犯罪。

我国《刑法》第237条规定："以暴力、胁迫或者其他方法强制猥亵他人或者侮辱妇女的，处五年以下有期徒刑或者拘役。聚众或者在公共场所当众犯前款罪的，处五年以上有期徒刑。猥亵儿童的，依照前两款的规定从重处罚。"所谓"强制"就是行为人采取了违背妇女意志的方法，对妇女进行猥亵或侮辱。这些方法包括暴力方法、胁迫方法和其他方法。

何谓"猥亵"和"侮辱"？"猥亵"妇女的含义是指以妇女作为侵害对象而实施的，能够刺激、兴奋、满足行为人或第三人性欲、损害善良的社会风俗，违反良好的性道德价值观念，且不属于奸淫妇女但又具有明显"性"的内容的行为。猥亵的行为内容只包括抠摸、舌舐、吮、亲吻、搂抱、鸡奸妇女等行为。侮辱的含义是指行为人基于性动机，针对妇女实施的各种淫秽下流的语言或动作，致使妇女的人格尊严受到侵害且不属于奸淫的行为。常见的侮辱妇女的犯罪行为有：追逐、堵截妇女或者结伙持械追逐、堵截妇女；在公共场所偷剪或强制剪妇女的头发、衣服；向妇女身体上泼洒腐蚀物、涂抹污物；在公共场所强制扒光妇女的衣服或故意使妇女的隐秘身体器官暴露；用暴力或胁迫手段迫使妇女显露生殖器官或者用生殖器官顶擦身体等。

强制猥亵、侮辱罪的主体是年满16周岁、具备刑事责任能力的自然人。犯此罪的人大多数情况下是男性。但是在特殊情况下，妇女也可能犯此罪。妇女教唆或帮助男子强制对其他妇女进行猥亵，就可成为此罪的共犯。妇女如果直接实施强制猥亵、侮辱其他妇女等，就会单独成为此罪的犯罪主体。强制猥亵、侮辱罪的重要构成要件是行为人采取了强制方法，没有采取强制方法的不构成此罪。一般性的猥亵、侮辱妇女则违反《中华人民共和国治安管理处罚法》和《中华人民共和国妇女权益保障法》的规定。《中华人民共和国治安管理处罚法》第44条规定："猥亵他人的，或者在公共场所故意裸露身体，情节恶劣的，处五日以上十日以下拘留；猥亵智力残疾人、精神病人，不满十四周岁的人或者有其他严重情节的，处十日以上十五日以下拘留。"《中华人民共和国妇女权益保障法》第20条规定："妇女的人格尊严不受侵犯。禁止用侮辱、诽谤等方式，损害妇女的人格尊严"。第28条规定："禁止通过大众传播媒介或者其他方式贬低损害妇女人格。"要指出的是，我国《治安管理处罚法》第44条规定的"猥亵他人"中的"他人"，既包括妇女也包括男人。就是说受到猥亵的人可能是妇女，也可能是男人。侵犯的主体可能是男人，也可能是妇女。男女性之间都有可能因猥亵他人而犯法。在日常生活中要培养法制观念，尊重他人的人身权和人格权，不可因无知或法盲而犯法。

还需要指出的是，强制猥亵、侮辱妇女罪侵害的妇女是14周岁以上的女性，如果是14周岁以下的女性，则构成猥亵儿童罪。猥亵儿童罪的构成要件中不包括强制方法，行为人没有采取强制方法，而采取诱骗或给予等手段猥亵儿童的，都构成此罪，并从重处罚。此处所讲的"儿童"包括女童，也包括男童。

三、儿童性侵害

（一）儿童性侵害概述

儿童性侵害（child sexual abuse）是指对少年儿童在性方面的侮辱和伤害，加害者以权威、暴力、金钱或甜言蜜语引诱、胁迫儿童及少年，与其发生性活动。这些性活动包括：猥亵、乱伦、强暴、性交易、媒介卖淫等。也可表述为：一切通过武力、欺骗、讨好、物质诱惑或其他方式，把儿童引向性接触、以求达到侵犯者满足的行为。据美国"全国强奸、虐待、乱伦网"的数据，大约44%的强奸受害者在18岁以下；每

20个受害者中有3个在12岁以下；五至八年级的女孩中有7%，九至十二年级的女孩中有12%的人自述曾经遭受过性虐待；93%的青少年受害者是认识施暴者的；大约有75%的虐待受害者是女孩；将近30%的受害者是在4～7岁。法律执行机关记录在案的强暴中，有7%的受害者在18岁以下；34%的受害者在12岁以下，其中1/6的受害者在6岁以下。

美国某协会指出，儿童性虐待的类别可以分为三种：1.非接触的性侵害。如暴露、展示、提供给儿童色情资料，故意让儿童看到性交动作等。2.有接触的性侵害。使儿童碰触成人的性器官、以阴茎或其他物体插入儿童的阴道或肛门等。3.性剥削。勾引儿童从事性交易行为，或以儿童模特来摄制色情照片、影片等。

香港防止虐待儿童工作小组对儿童性侵犯的定义是：涉及儿童的非法性活动，或虽不属违法，但所牵涉的儿童不能作出知情同意的性活动，就是儿童性侵犯，这包括：1.无论发生在家中或其他地方，任何人直接或间接对儿童作出的性利用或侵犯。2.侵犯者是儿童的父母、照顾者，或其他成人、儿童，他们个别或有组织地进行。3.以奖赏或其他方式引诱儿童加以侵犯。4.侵犯者是认识的人或陌生人。

按照中国新《刑法》的规定，奸淫幼女的受害人是指不满14周岁的幼女。不管幼女同意与否，只要与她发生性交行为或有性器官接触，就构成了奸淫幼女行为。法律之所以作这样的规定，就是为了保护未成年女性的利益，体现对未成年人的特殊保护。因为她们生理发育尚未成熟，而且缺乏辨认是非和自我保护能力，对性交行为和可能产生的后果缺乏真正的了解，容易上当受骗。同时，对幼女的性交行为，往往会严重损害她们的身心健康，影响她们的成长发育。实际上并非只有女童是儿童性侵害的对象，男童也同样有可能成为性侵害的对象；女性也可能成为辱虐、猥亵和奸淫男女儿童的具体侵害者，而不仅是其他男性侵害者的协助者。

（二）儿童性侵害的类型

1.没有碰触的性侵害：包括言语上的性骚扰，色情电话，要求儿童观看色情节目或图画；侵犯者的性展示或强迫被侵犯者性展示、出示性挑逗材料等。

2.碰触的性侵害：包括触摸隐私处、爱抚、口交、性器官插入或企图插入、强暴及乱伦等。

（三）儿童性侵害的特征

1.性侵害者及性侵害方式

性侵害者可以是家庭成员、亲属、家庭朋友或陌生人、成年人或年龄稍大的青少年。侵害的方式有性暴露、猥亵、性玩弄、奸淫等。

2.受性侵害者

女孩多于男孩。女孩多受家庭成员的虐待，发生年龄偏大，其方式多为性抚弄和性交。男孩常受家庭以外成员的虐待，发生年龄偏小，其方式为阴茎－肛门性交，较多地使用暴力和伴有躯体虐待。男女儿童受害的年龄多为10～14岁。

3.性侵害的后果

（1）即时后果：儿童性侵害的即时后果是受害者躯体损伤、精神创伤和行为变化。

躯体损伤包括感染性病、内外生殖系统损伤、女童妊娠等。精神创伤伴有行为变化，主要为一种严重急性心理障碍，表现为恐惧、焦虑、惊跳反应、创伤景象的重现和回忆、睡眠紊乱、情绪抑郁、愤怒；或者出现自伤、自杀、自暴自弃。

（2）后期心理变化：受害儿童的后期心理变化包括自尊心降低、敌意、多疑、抑郁、退缩、猜忌、对周围的人或事缺乏信任感，对成年男性恐惧，尤其对陌生人有所猜忌和不信任。也可出现各种神经症状表现。5岁以下儿童受到暴力性侵害一般会造成惊恐状态和夜惊、抽搐及某些发育障碍。学龄儿童则突然表现焦虑、恐惧、抑郁、失眠、癔症性发作、体重骤降、学习困难、学校适应不良、成绩下降、和同伴关系相处困难、逃学和离家出走；还出现胆小怕事，极端害怕某个亲戚或朋友；或变得具有攻击性或恶意伤害他人，常在内心认为自己是坏孩子。青春期受到性侵害除上述症状外，还表现出强烈的反抗意识，特别是对母亲的强烈反抗。

（3）远期后果：男孩较少出现精神创伤，较多出现各种恶习和反社会行为，女孩则较多表现为焦虑和抑郁等情绪异常，如果没有得到适宜的帮助，她的噩梦会长期伴随。远期后果还包括不良性心理发展，如青春期出现过度自娱、过早发生性行为，甚至从事商业性性交易。成年后其性自尊降低、性功能可能紊乱，也可发展为同性恋、性行为变异或性犯罪。

（四）儿童性侵害的防范

在我国，整个社会还没有建立一个有效的机制来防范儿童性侵害，甚至有关儿童性侵害的立法也不健全，同时性教育的水平及普及范围也很低。

儿童性侵害的预防需要全社会关注。帮助儿童识别性侵害的实际情况和揭发辱虐行为，提高他们的应对能力是非常必要的。除此之外，家长和学校应该寻找适当的方法帮助儿童学习性侵害问题以及防止性侵害的基本方法，例如指导儿童和成年人分辨合适与不合适的接触，教导他们向不情愿和不舒服的接触说"不"，教育儿童将他们经历的不合适的接触告诉其信任的成年人，同时说服他们接受家庭和社区支持系统。

通过系统科学的性教育，教会孩子认识自己的身体。让儿童知道身体某些部位属于个人隐私，是别人不可随意触碰的，如胸部、两腿之间的私处、臀部等。教会儿童学习分辨不同形式的触碰，哪些是可以的，哪些是不可以的，如可以摸头、肩膀，但不可以触摸个人隐私的部位等。

教导儿童树立正确的性观念，任何人提出的性接触，都要断然拒绝。让儿童知道不正当的触摸可能来自陌生人，也可能来自熟人，应避免独自在无人的场所逗留。不要向网络上的陌生人透露个人信息，不要与网友私下会面；如果一个陌生人停下车问问题，不要靠近他的车；不要搭陌生成年人的便车，也不要单独与陌生成年人去任何地方；成年人不应以任何令人迷惑的或令人害怕的方式要求触碰你或要求你触碰他/她；如果发生这样的事，拒绝并立刻告知父母；如果以上事情发生了，自己没有按照上面去做的话，也不是自己的错，不会受到惩罚。

（五）受性侵害儿童的救助

教育家长、教师以及其他成年人应该学习发现儿童身体上或行为上的性侵害标志，并且注意儿童相关的反应。身体上的标志包括痛苦和生殖器部位的伤害。行为上的标志包括愤怒、紧张、带有侵略性、充满敌意和针对成人尤其是父母的破坏性行为。单一标志的出现并不一定就说明有性侵害的迹象，但是如果多个标志同时出现，就需要考虑是否遭到性侵害了。需要注意的是，成人应该相信孩子，保持冷静，不要责骂孩子，而且应该知道去哪里咨询及寻求帮助。成人还需要帮助孩子认识：有些秘密是不能保守的；有时候成年人也会犯错，做一些不应该做的事情；有时候要主动寻求帮助，有时候要帮助有需要的朋友。

受性侵害儿童的救助原则：

1.及时将受害儿童保护起来，安抚和解除孩子的紧张和不安，避免再受到伤害或加深心理创伤。

2.告诉孩子，不是她（他）的过错，不必过于内疚和自责。

3.及时带孩子到医院接受身体检查和治疗，以最大程度减轻对儿童身体的伤害。

4.寻找相关的警政、社会福利机构和心理专家等资源，一起协助验伤、破案、法律和心理咨询及治疗等需求。

联合国儿童基金会发布的一份题为《从虐待中受益》的报告显示：在全世界范围内，每年有上百万未成年人被强迫进行性交易。联合国儿童基金会执行主任卡萝尔·贝拉米在报告中说，这些孩子"像奴隶一样被贩卖，在国内或跨国从事交易，被迫从事卖淫、儿童色情业或成为买卖婚姻的受害者"。1989年通过的《联合国儿童权利公约》规定，儿童有权利受到保护，不受任何形式的性侵犯和性虐待。目前，该公约已经得到191个国家和地区的批准。

四、性骚扰

（一）性骚扰的概念和起源

性骚扰（sexual harassment）一词最早由美国密歇根大学教授凯瑟琳·麦金侬（Catharine A. Mackinnon）提出。1974年，美国一位女职员为逃避上司的性挑逗，不得不辞去工作而成为失业者。在当时属于因"个人原因"辞职，按规定她无权享受失业救济，为此她求助于麦金侬教授。麦金侬对这位女职员的遭遇感到气愤，在处理这一案时，她第一次使用"性骚扰"一词，并将其定义为：性骚扰是指处于权力不平等条件下强加的讨厌的性要求，其中包括言语的性暗示或戏弄，强行接吻，以使雇工失去工作的威胁作后盾，提出下流的要求并强迫发生性关系。同时麦金侬还指出，性骚扰是性别歧视的一种方式，是性暴力的一部分或延伸。

此后，各国（地区）的法律及理论界的相关研究对"性骚扰"作了相应的界定和表述，但由于各国社会制度、文化风俗、历史传统各异等原因，对性骚扰的理解也存在较大差异。

美国是最早将性骚扰纳入法律的国家，早在1964年就将其内容写入了《人权法》。

1975年，美国联邦法院将"性骚扰"定义为"被迫和不受欢迎的与性有关的行为"。1980年，美国平等就业机会委员会（Employment Opportunity Commission）在《性别歧视指南》中宣告，性骚扰是美国1964年民事权利法中所指出的性别歧视的一种，并对性骚扰作出了原则性界定：凡任何不受欢迎或不想要的性接近、性要求和其他具有性意味的言语或者身体行为，发生于下列任一情况都称为性骚扰：①明示或暗示把屈从这类行为作为个人雇佣（包括筛选、录用、升迁、考核、退休等）的条件；②以屈服或拒绝该行为作为判定雇佣（包括录用、升迁、考核、退休等）的基础；③这类行为影响个人的工作表现，或制造一种压迫性、具敌意或侵犯性的工作环境。《性别歧视指南》被认为是最早对工作环境中性骚扰加以界定的文件。

　　随着性骚扰案件在形式和内容上的日趋多样化，美国通过判例的形式不断扩大性骚扰的内涵与外延，将受害者由受雇者扩大到非受雇者，由仅限于女性和异性扩大到包含了男性和同性，骚扰方式也由工作场合的性骚扰扩大、延伸到非工作场合的性骚扰。例如，美国妇女教育课程国家顾问委员会专门对校园性骚扰作出界定："学术界的性骚扰是指教师使用权威去强调学生的性状态与性认同，致使学生无法享有完整的教育机会、权益与范围。"

　　此外，一些国际组织也对性骚扰这一话题给予高度关注。1993年联合国《消除针对妇女的暴力宣言》第2条第2款指出：性骚扰是在工作场所发生的对妇女的一种歧视形式。联合国《消除对妇女一切形式歧视公约》第19号建议将性骚扰定义为："一种不受欢迎的与性相关的行为，例如身体接触和接近、以性为借口的评论、以文字或者行为表现出来的与色情和性相关的要求。"国际劳工组织专家委员会采纳的性骚扰定义更为宽泛，认为性骚扰是指非本人意愿的性关注，包括：侮辱、评论、玩笑、暗示等以及对人衣着打扮、体形、年龄和家庭状况的不适当的品评等；与性相关联的淫荡的表情或者姿势；无必要的身体接触，例如：触摸、爱抚、拧捏或者伤害等。欧盟于2002年9月23日制定的《关于落实男女平等待遇条例》将性骚扰定义为：性骚扰是指任何不是当事人所期待的、口头的或非口头的或身体的、带有性内涵的、对人的尊严带来损害，并造成一种威吓性的、侮辱和羞辱性的、敌视性工作氛围的行为。

　　我国直到20世纪末期才逐渐引入了性骚扰这个概念，使之成为人们关注的话题和研究的课题。我国香港地区在1995年通过的《性别歧视条例》中关于性骚扰的定义是：一方向另一方做出不受欢迎、与性有关的冒犯行为，包括不情愿的身体接触、性贿赂，提出与性相关的行为作为给予某种利益的条件，此外还包括不涉及身体接触的言语、图文展示、眼神及姿势等。香港《公务员性骚扰投诉指引》定义：如果对女性提出不受欢迎的性需要或获取性方面的好处的要求，或对女性做出不受欢迎的涉及"性"的行径，并预期对方会感到受冒犯、侮辱或惊吓，就是对女性做出性骚扰。

　　我国台湾地区在2001年2月，成立的"性骚扰防止委员会"拟定的"性骚扰防治法案（草案）"将性骚扰定义为："对他人实施违反其意愿而与性或性别有关的行为，包括性侵害犯罪和要求他人服从与性有关的行为，并以此作为他人获得工作、教育、训练或服务有关权益的条件，以及以展示或播送文字、图画、声音、影像或其他物品的方式或以歧视、侮辱的言行，使人心生畏惧、感受故意或冒犯的情况，影响他人工作、教育、训练或服务的进行。"2002年台湾"两性工作平等法施行细则"中，将母法中第12条的性骚扰进一步定义为："以轻佻、兴奋或满足与性有关之不受欢迎且令人感觉不舒服、不自在或有被侵犯之言语、肢体或视觉之明示或暗示行为之态度。"2002年台湾在《两性工作平等法》中，对工作场合的性骚扰给予规定："本法所谓性骚扰，谓下列二款情形之一：①受雇者于执行职务时，任何人以性要求、具有性意味或性别歧视之言词或行为，对其造成敌意性、胁迫性或冒犯性之工作环境，致侵犯或干扰其人格尊严、人身自由或影响其工作表现。②雇主对受雇者或求职者明示或暗示之性要求、具有性意味或性别歧视之言词或行为，作为劳务契约成立、存续、变更或分发、配置、报酬、考绩、升迁、降调、奖惩等之交换条件。"2005年2月5日台湾公布的《性骚扰防治法》第2条规定："本法所称性骚扰，系指性侵害犯罪以外，对他人实施违反其意愿而与性或性别有关之行为，且有下列情形之一者：①以他人顺服或拒绝该行为，作为其获得、丧失或减损与工作、教育、训练、服务、计划、活动有关权益之条件。②以展示或播送文字、图画、声音、影像或其他物品之方式，或以歧视、侮辱之言行，或以他法，而有损害他人人格尊严，或造成使人心生畏惧、感受敌意或冒犯之情境，或影响其工作、教育、训练、服务、计划、活动或正常生活之进行。"

目前，我国大陆地区性骚扰的概念更多的是学者的理论探讨或是对国外性骚扰定义的沿用。1999年3月九届全国人大二次会议上，江西省人大常委会副主任陈癸尊等32名代表正式提交了《中华人民共和国反性骚扰法》的议案。在议案中，陈癸尊对"性骚扰"行为作了如下界定：性骚扰是指在工作中影响对方尊严和健康的非需要的带有性特征的行为或以性为基础的其他行为，包括不受欢迎的身体、语言等行为。我国学术界较为一致的认识是："性骚扰是违背当事人的意愿，采用一切与性有关的方式去挑逗、侮辱和侵犯他人的性权利，并给他人造成损害的行为。其行为方式包括口头性骚扰、行为性骚扰和环境性骚扰。"

（二）性骚扰与强奸及其他性暴力攻击行为的关系

一些国家，如以色列将强奸及其他暴力性攻击行为也归入性骚扰范畴。而包括我国在内的更多的国家，强奸和强制猥亵、侮辱妇女等其他性暴力攻击行为属刑法制裁范围，有其单独的罪名和相应的罚则。一般认为，性骚扰与强奸及其他暴力攻击行为的区别在于：第一，强奸及其他性暴力攻击行为必须通过暴力的方式实施，使受害者不能反抗、不知反抗、不敢反抗，而性骚扰行为不以暴力强制为要件；第二，强奸及其他性暴力攻击行为的目的是欲与受害者发生性关系，而性骚扰行为则不一定具有奸淫的目的；第三，强奸及其他性暴力攻击行为以违背妇女意志为犯罪构成要件，而只要受害者不欢迎就可以构成性骚扰。当然，在某些特定情况下，性骚扰、强制猥亵、强奸可以是一个连续的发展过程。实施者往往对看中的目标先进行长期持续的性骚扰，时机成熟或者遇到机会就进行强制猥亵，甚至实施强奸。

（三）同性的性骚扰

性骚扰在工作场所对女性来说的确是一个问题，有时也针对男性。大多数情况，我们听到的都是有关异性的性骚扰。但是，越来越多的同性性骚扰事件也被记录在案，而美国初级法院也在他们的发现中出现了前后矛盾的情况。一个法官驳回对性骚扰违法者的诉讼仅仅是因为受害者是同性恋。美国平等受雇机会委员会几年来一直认为民权法案并不关心性别问题。1998年高级法院驳回了一位工作在石油岗位上的男性对其他两位男性同事对他进行辱骂和威胁强奸的上诉。

男性和女性处理性骚扰的方式往往不一样。女性可能更倾向于告发骚扰的行为，而男性传统的处理方式则是选择不告发。男性的这种态度很有可能是导致男性之间骚扰事件告发量少的原因。

同性的性骚扰案例很有可能成为媒体大肆报道的对象。而我国关于同性性侵害方面缺乏相应的法律条文和规定。

（四）性骚扰的危害

性骚扰行为，无论是对受害人，还是对侵害人，乃至对整个社会造成的危害都十分严重。

1.对受害者的危害

（1）心理伤害。性骚扰会对受害者的心理健康产生不良影响，包括耻辱感、恐惧感、自我封闭和盲目依赖。屡次遭受性骚扰所带来的耻辱感，损害了受害者的自尊和自信，混淆了其自身的价值标准，使其变得自惭形秽。对于女性而言，遭受性骚扰会增加其对男性的恐惧以及影响其对整体男性的看法；有的受害者还会有意识地把自己封闭起来，拒绝恋爱和结婚，成为性骚扰的牺牲品；由于胆小和恐惧，受到性骚扰的女性很可能产生盲目依赖感，急于想置身于某个男性的保护之下，增加不幸婚姻的可能性。由于性骚扰多数具有持续性和长期性，受害人长期忍受着巨大的心理压力，造成严重的心理创伤如精神紧张、失眠、忧郁、焦虑等，严重的甚至导致自杀。

（2）身体损害。在遭受性骚扰以后，受害者不仅会产生消极的情绪体验，还会发生相应的身体反应，包括头痛、恶心、消化不良、梦魇、盗汗、失眠紧张、浑身无力等，这些症状若长期存在，会严重影响被害人的身体健康。

（3）利益损害。性骚扰导致受害人生活在一种压抑的工作、学习氛围中，严重地干扰了其正常的工作和学习。在职场中长期遭受性骚扰者会因工作效率下降或拒绝性骚扰而辞职或被解职、降薪、降级等。就学生而言，性骚扰可以导致不良的学业经历，主要包括变动课程表、主修专业、项目，以及转院系和改变职业意向等；另外，性骚扰还可以导致道德感降低、旷课、对学校的满意度下降、成绩下降以及丧失升学机会等一系列不良后果。

2.对侵害者的危害

（1）促成人格的偏颇。性骚扰者实施性骚扰是因为性骚扰行为能带来满足感，而对这种满足感的追求则成为其实施性骚扰的动力。当因为实施了性骚扰行为而得到性快感时，就有可能陷入一种难以自拔的境地，一而再地对他人实施性骚扰。当性骚扰行为成为一种习惯时，就形成了性骚扰心理。具有性骚扰心理的人，兴趣爱好集中于性事上以及与异性有关的事物，故而造成了与社会、他人严重不相容性和不适应性，导致其人格的偏颇，甚至心理变态，而这种变态又反作用于人的品性，进一步促成其不良品行的形成与固化。

（2）引发性犯罪。性骚扰者的性骚扰心理，是诱发各种性犯罪的心理诱因之一。性骚扰心理一旦形成会成为一种自我放纵的心理习惯，使其不能自我克制各种性的诱惑。随着性骚扰快感的不断体验，这种不正常的性刺激不断强化，其生理的性冲动与伦理道德、社会规范、社会行为形成严重的矛盾。这一矛盾的进一步发展，就会导致性意志力的薄弱，遇到时机，就会由性骚扰心理外化为性犯罪行为。

（3）造成利益损失。发生在职业场所的性骚扰可以给侵害者带来利益损失，例如，性骚扰丑闻被揭露后，可能受到降职、降薪、调动、辞退等处罚，影响个人职业生涯和声誉；也会受到社会舆论的谴责；还会因此破坏其现有的恋爱、婚姻、家庭关系，影响本人的整体人格形象。

3.对社会的危害

（1）败坏社会风气。性骚扰行为，尤其是男性对女性的性骚扰，不仅在客观上助长了社会不尊重女性的习惯，更在一定程度上败坏了社会风气。发生在职场中的性骚扰，特别是领导对下属的性骚扰，严重影响、破坏上下级关系，造成上下级之间的心理隔膜，影响单位的工作效率，败坏了单位的风气，损害了单位的声誉。发生在公共场所的性骚扰，会在更大的社会层面造成不良影响，败坏社会风气。

（2）危害社会治安。公共场所的性骚扰，不仅侵害了受害者的权利，也扰乱了社会治安秩序。性骚扰者面对对方的反抗、拒绝，可能会采取不正当手段报复，由此产生和激化更多的社会矛盾。被骚扰者面对骚扰方的骚扰行为，有时会采取极端的犯罪手段反抗，酿成血案。因此，性骚扰行为本身不仅是一种违法行为，也是引起其他犯罪的罪魁祸首之一。

（五）性骚扰的防范和应对

1.工作场所性骚扰的防范和应对

如果你正在遭受性骚扰，有多种方法可以阻止它继续发生。对它不理不睬并不会保证以后不发生。因为骚扰者会以为你没有表示反抗就是默许或鼓励。根据美国反性骚扰机构的建议，通常有如下措施，值得我们借鉴。

第一，不要责备自己。不要假定是受害者的所作所为引起了性骚扰。记住性骚扰者的意向更多地在于实现自己的控制欲，他们的性需求则在其次。然而，在我国，社会比较普遍地认为可能是由于受害者自己的某些言行对性骚扰者起着"激发"作用，而受害者本人也往往羞愧和自责。这种观点应该得到纠正。

第二，要理直气壮地拒绝和反对。明确申明性骚扰者的行为使自己感到厌恶。当性骚扰发生时口头表示反对，如果骚扰者仍然继续他们的性骚扰，受害者要将反对意见写下来并复制一份，尤其是要将自己所讨厌的骚扰行为详细地写下来，还可以将性骚扰事件的日期、时间、地点、行为、性骚扰者的言行、受害者自己所表达的反对意见和目击证人用日志或日记的形式记录下来。在我国，受害者更是不愿意或不敢对性骚扰说"不"，而且国人保存证据的意识更差。除了上述保存证据的方法外，还可以使用手机录音、录像来收集证据。

第三，不要自己在痛苦中保持沉默。应将性骚扰事件告诉朋友和家人，让他们关心和支持。我国文化背景和社会环境一般对性骚扰受害者的理解和同情心不够，这是许多受害者保持沉默的原因之一。男性受害者更不愿意"泄露"自己受到性骚扰的事件，因为很少有人会相信一个男人也会受到性骚扰。

第四，把性骚扰事件告诉同事。既然性骚扰者一般会重犯，可能会获悉同一个性骚扰者的其他受害者，同时会支持受害者和为受害者提供保护，如果他们有足够的警觉，他们可能会为受害者所受到的性骚扰作证。

第五，将性骚扰事件告诉工会干事。如果由于某种原因，受害者觉得不便于告诉工会干事，或受害者确信所在机构的工会干事不会对性骚扰事件做出适当的反应，可以与所在机构的职工代表联系。另外，还可向单位工会反映，所在的工会领导应该能够提供帮助。

第六，要坚持所提出的"解决方案"对自己没有负面影响。例如，雇主可能提出将受害者从性骚扰者身边调离。如果新工作是在不方便的地方，或对受害者的资历权利或提升机会不利时，受害者有权利坚持不是自己而是性骚扰者应该承担这个结果。

第七，目前为止，我国大陆地区国家层面只有三部法律法规具体提到了性骚扰，一是2012年国务院出台的《女职工劳动保护特别规定》，其中第11条提到，"在劳动场所，用人单位应当预防和制止对女职工的性骚扰"。二是2021年1月1日开始实施的《中华人民共和国民法典》第1010条也提到了性骚扰，指出违背意愿是性骚扰的构成要件，并突出强调了权力不平等关系中的性骚扰问题。三是2023年1月1日开始实施的修订版《中华人民共和国妇女权益保障法》（以下简称《妇女权益保障法》），其中第23条、第24条、第25条，均做出了与性骚扰相关的规定。指出了"性骚扰"可以是言语、文字、图像、肢体行为等各种方式。

《妇女权益保障法》对禁止性骚扰作出了规定，对保护妇女权益具有重大的现实意义和深远的历史意义。但总体而言，我国现行法律规定仍存在立法缺陷，如立案难、取证难、赔偿难、未制订任何惩罚性骚扰犯罪的条文等。只靠现行的法律、法规等来防止性骚扰问题，效果欠佳且进程缓慢。如果问题得不到解决，可以采取以下措施：

（1）可以向上一级的机构或组织、政府的信访办提出控诉。

（2）向有性骚扰案件代理经验的律师咨询。我国各个地方还有法律援助机构可以给予经济困难者提供法律援助。

（3）如果性骚扰者的行为包括了袭击、殴打或强奸，可以向公安机关提出犯罪指控。

2.学校内性骚扰的防范和应对

以下是美国大学妇女协会（American Association of University Women）主要针对中小学学生所提出的防范和对策，这对我国中小学校园性骚扰事件具有借鉴意义。

第一，正告性骚扰者停止他（她）的所作所为。明确告诉他/她，你对其所作所为感到讨厌。如果你觉得直接面对性骚扰者感到不舒服，就用文字告诉他。

第二，将性骚扰事件告诉家长、所信任的老师或学校指定的处理性骚扰事件的负责人。要有耐心和执着的态度。如果第一位学校领导对事件没有回应，找另外的领导，直到引起某位领导重视并采取行动为止。无论是同学，还是成年人性骚扰你，法律规定学校必须维护你的权利和采取必要的行动。

第三，切记性骚扰是错误的、违法的和应当被制止的。不要认为（或相信他人说）发生性骚扰是你的过错。不要对正在发生的性骚扰事件采取忽视的态度，也不要指望它会自动停止。

第四，切记你正在约会的人、你过去约会的人或希望和你有某种关系卷入的人可能会骚扰你。如果你感到恐惧、不安或因被某人用某种方式"挑逗"感到了威胁，告诉你信任的朋友或成人以获得帮助。

第五，把自己所受到的性骚扰的经历记录下来。因为这将在你需要的时候帮助自己回忆起某些细节。也可以将自己的感受写下来，它可能使你会感到好过一些。如果骚扰你的人或他的同伙给你任何纸条、电子邮件等，将它们保存下来，因为这些东西可能在证实性骚扰事件时会对自己有用。

第六，帮助受害者和干预任何你所目击的性骚扰事件，并告诉你所信任的成年人。不要做旁观者！

第七，了解和熟悉学校性骚扰防治规则。它会告诉你如果经历性骚扰或目击性骚扰该怎样应对和作证。

五、性自我防护

性侵犯的防范包括两个方面，一方面是社会对性侵犯的防范，另一方面则是青少年学生自身的防范。

（一）社会对性侵犯的防范

1.营造健康和安全的环境

社会、学校和家庭要为学生成长营造一个健康、安全的环境，避免学生遭受性侵犯。严厉打击性侵犯者，对其从严从重惩处，是制止这类犯罪的有效措施。严厉的惩处，使性侵犯者畏惧刑罚的威严，而停止作恶，也起到"惩前毖后"的效果，对有潜在犯罪动机的人具有警告和预防作用。同时，对侵害者的严厉刑罚，也可以使受害者受到的痛苦和愤怒的感情得到一定的平复。

校园也较易成为性侵犯的高发地带，教师利用职务之便对儿童青少年实施性侵犯也屡有报道，所以必须加强对拥有教育和管理权力的教师的思想道德建设，提高他们的道德素质。同时，进一步完善行之有效的规章制度，防止个别"害群之马"混入教师队伍。

2.家长、学校要尽职尽责，保护学生不受侵害

保护学生是家长、监护人和学校的职责，我们不仅要关心学生的身体健康、交通意外，也要预防学生受到性侵犯的威胁。家长、监护人和学校要加强法制教育和性教育，

要教导学生分辨哪些接触是正当的，哪些是不正当的，学会分辨一个人的行为是否合理，让孩子知道遇到危险时大声呼叫，采用正确的方法，并及时向家长和老师反映情况。

3.加强青春期性保护教育，帮助儿童青少年学会性保护

社会、学校和家庭都要加强青春期性教育，通过青春期性教育课程，帮助儿童青少年学会性保护。首先是要帮助他们树立正确的性观念和性态度，这样当其受到性侵犯后就不会讳莫如深，难以启齿，能够及时告知家长或教师，因而能有效遏制性侵犯的进一步发生。其次，性保护教育要帮助儿童青少年明确自己的性权利，知道自己的隐私部位是不容他人故意碰触的，如女孩的乳房、阴部、臀部和男孩阴囊、臀部等，都是属于自己的隐私部位，个人有权保护这些部位，任何人都无权出于任何目的的摸、观看或者亵渎。再次，要教给儿童青少年一些防范性侵犯的方法和技巧，使他们能够远离性侵犯或者当性侵犯发生时能够有效地保护自己。

4.关怀儿童青少年性心理成长，及时发现异常情况

家长和学校要关心儿童青少年的心理成长，要和子女或学生保持经常的交流与沟通，能够及时发现异常反应。通常情况下，当事人被性侵犯后，一般都会有即时的情绪反应，如震惊、恐惧、不安、焦虑等，并且情绪波动，学习成绩下滑。而有些受性侵犯的儿童青少年可能出现明显的退缩性行为，变得依赖性极强，胆怯、自卑。还有一些受害者身体上可能会有身体或器官的伤害，如性器官有明显的红肿、发炎，甚至染上性传播疾病、怀孕等情况，这些都是明显的信号。有些受害者可能没有太大的情绪反应，但可能出现不明原因的身体疾病如头痛、胸闷、晕倒等，但其心理仍可能受到很大的伤害。当发现学生的行为及情绪反应有异时，应该及时地与其真诚沟通，表达我们的担忧与关心，特别是家长要以充分信任的态度，鼓励孩子讲出实情，给孩子以心理支持和精神温暖，对那些性侵犯情节严重的要向有关部门报告。

（二）性侵犯的自我防范

1.坚决拒绝熟识男孩的非分要求

由于未成年人心理尚未成熟，阅历较浅，尚无法完全驾驭、把握复杂的情感生活，尤其是处于青春期的男孩，在与女孩单独相处时，往往容易产生某些性幻想与性冲动，如果自制力不足，很可能向女孩提出某些非分要求，甚至做出一些傻事。因此，未成年女孩在与熟识男孩交往时，应注意掌握以下一些原则：不单独和熟识男孩相处过久；不与熟识男孩一起看"少儿不宜"的黄色影片、光碟、书刊等；不与熟识男孩谈论有关身体隐秘部位的敏感话题。衣着得体，不要过度化妆或与年龄不相适宜的装束；举止沉稳大方，行为朴实。过分亲昵接触有可能进一步发展为性行为，尤其是无准备的性行为，会对女孩造成伤害。当遇到熟识男孩向自己提出过分要求时，应保持镇定，用理智的态度坚决拒绝，态度鲜明，并尽快离开令双方感到暧昧的环境。

2.在人际交往中要具有一定的防范意识

从社会心理学的角度看，性侵犯是一种人际互动，是在人际接触和交往过程中产生的。所以女孩要在交往过程中特别是在与异性交往的过程中要有足够的性保护意识。与

人接触、交往时态度要落落大方、不卑不亢，与异性保持适度的距离和交往频度。对那些喜欢探询隐私，对性话题特别感兴趣的人，或者目光、表情、行为举止暧昧的人应特别警惕，尽量避免与其单独相处。在接触、交往过程中对于对方的不礼貌、不尊重，决不可姑息和迁就或委曲求全，当发觉对方有性侵犯的企图时，要把自己的拒绝态度表示得明确而坚定，不要犹豫不决，不管对方是陌生人还是熟人，是老师还是亲友。过分顾及面子，很容易陷入被侵犯的境地。

女孩与年长的男性交往时应注意以下原则：拒绝与其单独会面；未经家长同意，拒绝接受任何年长异性的礼物；不搭乘陌生异性的车辆；独自在家，拒绝陌生异性进门。

3.避免到容易产生性侵犯的场所

心理学研究表明，不同的情境会对个体的行为产生不同的作用。一些情境会产生抑制作用，迫使个体暂缓或者放弃某种行为，而另一些情境则会产生助长作用，促使个体进行某种行为。性侵犯行为发生也是如此。比如单独相处的情境及灯红酒绿的娱乐场所等，都有可能引起性侵犯者的行为动机，诱发性侵犯行为。因此，女孩要学会管理自己的行为，如上学、放学或外出游玩，应结伴而行；不独自一人到河边、山坡、树林等偏僻处读书、写生；不在深夜单独一人在偏僻小巷行走；不要单独和（或）陌生人相约到茶座、咖啡屋、KTV、网吧、酒吧、通宵电影院等潜在不安全因素的地方娱乐。

4.树立自尊自强的个人形象

性侵犯是一种人际互动行为，既然是互动，必然会相互影响，即性侵犯影响被侵犯对象，被侵犯对象也会影响性侵犯者。一个人的个性特征、言行举止、衣着打扮等都会对性侵犯者产生不同的暗示作用。一般来说，那些内向、胆怯自卑，缺少良好人际交往和人际关系的学生，或者举止轻浮随便，衣着暴露，喜欢与异性打打闹闹，贪财、爱占小便宜的学生较易成为性侵犯的对象；而那些一身正气、自尊自强、洁身自好的学生则会使性侵犯者望而却步。为了预防和避免性侵犯行为的发生，平时应当注意生活要检点，言谈举止要恰当，穿着不要过分暴露，同时自信自强，建立起良好的人际关系。

（三）性侵犯的应对方法

1.遇到性侵犯行为时，头脑要冷静

许多性侵犯行为发生的初始阶段，比如那些非暴力性、发生在熟人之间的性侵犯或性骚扰往往是试探性的，性侵犯者会用一些带有性意味的言行来试探被侵犯者的态度，而其后的性侵犯行为是及时终止还是继续发展，取决于双方之间接着发生的相互作用。如果被侵犯者惊慌失措、一味退让，会强化侵犯者的侵犯行为，提高侵犯动机水平，使侵犯行为进一步发展；若能够冷静应对，态度明确，坚决拒绝或反抗，则使侵犯者受到挫折，会降低侵犯动机水平，使侵犯者终止进一步的侵犯行为。因此，当遭遇性侵犯时，一定要沉着冷静，保持头脑清醒。

2.拒绝和反抗性侵犯行为时，方法要恰当

性侵犯发生时，被侵犯者要保持头脑冷静，根据当时的周围环境迅速思考对策。除非迫不得已，尽量避免与性侵犯者正面对抗，硬对着干有可能受到更大的伤害。若性侵犯发生在公共场所，可以大声斥责侵犯者，以引起周围人的关注。一般来说侵犯者在公共场所大都不敢有进一步的举动。在晚上无人的场所，遇到性侵犯时一定要朝灯光明亮的大街或行人往来较多的地方跑，并大声呼救。坏人常常心虚，当遇到反抗和大声喊叫时，通常就会放弃侵犯行为。如果不能避免与侵犯者发生冲突，必须勇敢反抗，可以运用一些防身技巧，比如用脚猛踢侵犯者的下身，用手使劲捏捻侵犯者的阴囊，或打击侵犯者的下颌骨、眼睛等较为脆弱的部位以自救。同时还可狠抓侵犯者的脸部皮肉，同时记下对方的特征，如方言、容貌、个头等，设法留下证据以便侦破。

在遭遇性侵犯后，应尽快寻求帮助，必须及时告知家人或其他值得信任的人。获得他们的情感支持，增强战胜困难的信心和勇气，同时获得应对性侵犯的建议与策略，以免性侵犯进一步发生。还可以寻求法律和政府有关部门的帮助，运用法律和社会的力量来解决问题。对严重的、恶劣的性侵犯行为，如强奸、猥亵等性犯罪，必须通过法律进行惩处。

3.遇到性侵犯或性骚扰时要注意收集相关证据

当性侵犯或性骚扰证据收集不易时，一般可以用以下几种方式来收集证据，以便以后采用法律或警告的手段制止性侵犯或性骚扰的发生。主要有：

（1）对于不堪入耳的黄色笑话进行的性骚扰，可以用录音留下证据，也可请在场的同事或朋友作证。

（2）对于用不堪入目的刊物进行的视觉侵犯，可将刊物扣下作为证据，如有同事朋友在场，可请其作证。

（3）对于不当的触摸，当场将不当之手抓住，请其他人评理，当场对质，或请在场之同事或朋友作证。

（4）对于以待遇、职位升迁作为代价而要求性服务时，应将这种要求录音存证，或者因为拒绝提供性服务，以至于待遇被减低、职位被调降，应明确要求主管说明原因，并将减薪之前待遇或者降职之前职位，以及现工作以记录形式留存。

（5）对于不幸遭遇强制猥亵或强奸时，立刻向警察机关报案，并到医院做检查。

附：国外的经验

（一）怎样保护自己不被性侵犯？全美预防犯罪委员会的一些小建议：

1.留意你的四周，谁在那儿，正在发生什么事。

2.走路充满自信。你看起来越自信，你就显得更强大。

3.专断一点，不要让任何人侵犯你的空间。

4.相信自己的直觉。如果你在周围的环境里觉得不舒服，离开那里。

5.即使只离开几分钟，也要锁好门窗。

6.留意自己的钥匙。不要借给别人，不要落下，不要丢失，也不要把名字和地址留在钥匙圈上。

7.当心不速之客。弄清楚谁在门的另一侧之前不要开门。

8.小心孤立的场所，如地下车库、下班后的办公室及公寓洗衣房。

9.避免独自走路或慢跑，尤其是晚上，留心自己的路线。

10.待在交通通畅、照明良好的地方。

11.走到家、汽车或者工作的地方，之前就准备好钥匙。

12.在照明良好的地方停车，锁好车，即便只离开几分钟。

13.在路况良好的街道上驾车，关好车门和车窗。

14.绝不搭便车或者让别人搭便车。

15.保持你的车状态良好，注满汽油。若车出了问题，用手机打电话求助。如果没有手机，那么关闭敞篷锁好门，在车后镜上贴上一个写着"求助！请报警！"的旗子。

（二）帮助遭受强奸和性虐待的受害者

即使你不是一个专业的心理咨询师，如果遭受强奸或性虐待的人与你讲起他们的经历，你仍然可以帮助他们，只要你记住以下几点：

1.用支持而不带偏见的方式聆听他们的诉说，向他们表示你的同情与关怀。问问题但不要争论。

2.鼓励他们说出自己对事件的看法。

3.控制你自己的情绪。不要反应过激，也不要质疑受害者的判断。

4.表示你相信所发生的事。

5.让受害者知道并不是他们的错，也不应该怪他们自己。

6.表示安慰和支持。

7.帮助受害者集中精力在对帮助受害者有用的行为上，例如寻求医学治疗或向警察报案。

8.不要打断他们或者是问很多问题。

9.在没得到当事人同意之前不要告诉其他人。

10.受害者应该决定自己该怎么做，你不能逼他们或替他们做任何决定。

11.帮助他们找到专业的受害后的服务——专业的咨询，危机中心或家庭暴力指导中心，法律援助，继续的医疗帮助，同时陪伴他们，如果他们认为合适且需要的话。

12.遭受强奸和性虐待的人可能有不同的反应。他们可能歇斯底里，可能惊人地平静，或者有以上两者之间的反应。几乎所有的反应都是（或不是）"正常的"。

13.让他们知道如果将来需要什么帮助，你随时可能为他们效劳。

14.经常做必要的观察，看受害者恢复的过程进行得怎么样。

（薛红丽）

参考文献

[1]王滨有,李枫.大学生性健康教育[M].北京:人民卫生出版社,2009.

[2]彭晓辉,阮芳斌.人的性与性的人[M].北京:北京大学医学出版社,2007.

[3]王滨有.性健康教育学[M].北京:人民卫生出版社,2011.

[4]Jerrold S.Greenberg,Clint E.Bruess,Sarah C.Conklin.人类性学[M].胡佩诚,译.3版.北京:人民卫生出版社,2010.

[5]高桂云.美丽青春——谈谈健康的性知识[M].北京:中共中央党校出版社,2004

第十二章　性传播疾病

第一节　概论

性传播疾病（简称性病）指的是通过性行为或类似性行为及间接性接触而传播的一组传染性疾病。目前，已经确认了有超过 20 种性传播疾病。按照我国原卫生部 2012 年 11 月 23 日发布的《性病防治管理办法》规定，我国纳入法定监测管理和重点防治的性病有梅毒、淋病、生殖道沙眼衣原体感染、尖锐湿疣、生殖器疱疹和艾滋病等。性传播疾病还包括性相关疾病，如非淋菌性尿道炎（宫颈炎）、软下疳、性病性淋巴肉芽肿、生殖器念珠菌病、滴虫病、阴虱病、乙型肝炎等。性相关疾病可能由生活在健康身体中的微生物引起。这些微生物在一些条件下能够致病，如在压力、糖尿病、吸毒和其他健康问题下，身体的化学平衡被打乱，使生殖系统发生疾病。性相关疾病是可以通过性行为传染给性伴侣的。

一、性传播疾病的流行状况与危害

性传播疾病既是人类最古老的疾病之一，也是全球范围内发病最广泛的传染病。据 WHO 估计全球每年新发性传播疾病病例及引起的并发症，约占总人口数的 7%～10%。新中国成立前，性病在我国曾猖獗流行，除梅毒外，淋病、软下疳和腹股沟肉芽肿等病种普遍存在，估计有性病病人 1000 万。新中国成立后，在政府部门的努力下，我国性传播疾病流行得到了基本控制。近年来性传播疾病再度复燃。据 WHO 估计，全球每天有超过 100 万人感染性传播疾病，由于感染者的症状不一定典型，不一定就诊，以及医生的诊断能力和实验室条件有限等多种原因，我国存在大量性传播疾病漏诊和漏报现象。

我国常见的性病为淋病、梅毒、生殖道沙眼衣原体、生殖器疱疹、尖锐湿疣和艾滋病等，列入法定报告传染病的性病为淋病、梅毒和艾滋病。其中梅毒、淋病近两年位居法定报告传染病的前列，应视为重要的公共卫生问题之一。

2021 年，梅毒、淋病和艾滋病在我国的发病率分别为 34.05/10 万、9.07/10 万和 4.27/10 万。近几年，我国每年的梅毒报告发病数在 50 万例左右，以隐性梅毒为主，一直位居法定报告传染病的第三位。近几年，全国每年报告的淋病病例数在 12～14 万范围内，且男性报告发病率远远大于女性。目前，我国尚未针对尖锐湿疣和生殖器疱疹进行全国范围内的病例报告，但从近几年监测点的结果来看似乎有下降趋势。

随着经济发展，家庭与社会联系日益松散，对性行为的传统限制减弱了。越来越多的家庭双亲都在工作，青少年在一个缺乏成人监督的环境中成长。然而，青春期是身心迅速发展的时期，青少年各方面发展速度不一致，生理比智力、社交能力和情感更快地成熟。当今社会价值观念有所改变，"人人都这么做"的思想减弱了人们的责任感，人们对性行为的态度也有所改变。未成年人渴望独立，经常做出与性相关的行为，这使得他们可能会发生一些危险的性行为，但他们承担不了这些行为所带来的身体和情感上的后果。而更加频繁和过早的性行为意味着可能会有更多的人感染性病。此外，青少年对性健康和疾病传播的知识知之甚少。这些因素使得更多的青少年参与到了性行为中，导致了更高的性病感染率。

性传播疾病已成为当今世界严重的社会问题和公共卫生问题。尽管大多数性传播疾病不属于致死性疾病，但会对人的身心健康、家庭和谐以及社会发展构成威胁。无论是不是因为性行为而导致性病，都会给病人精神带来很大影响。一些人会觉得感染性病的人不干净、邪恶、不道德，性病是对性行为的惩罚，只有那些社会经济地位低、受教育程度低的人才会患病。绝大多数性传播疾病病人都会有不同程度的紧张、不安、担忧、自卑等心理障碍。

二、性传播疾病传播的基本环节

（一）传染源

引起性传播疾病的病原体种类很多，至少有50种，包括如病毒、衣原体、支原体、真菌、螺旋体和寄生虫等。主要病原体包括淋病奈瑟菌、梅毒螺旋体、沙眼衣原体、单纯疱疹病毒、人类乳头瘤病毒和杜克雷嗜血杆菌等。它们广泛存在于自然界中，必须在适宜的温度与湿度等条件下才能生长繁殖。而人体生殖器官具备这些条件，当与性传播疾病感染者发生性接触时，由于双方生殖器、肛门和口腔等部位的皮肤黏膜紧密接触摩擦，从而形成温暖潮湿的接触面，且生殖器官相对比较脆弱，性传播疾病病原体很容易由感染者传给非感染者，从而引起性传播疾病的传播。其次，过度频繁地清洁外生殖器官，会破坏人体天生的防御机制和适宜的酸碱环境，增大性传播疾病传染的可能。

人类是性传播疾病病原体的唯一宿主，性传播疾病病人和无症状感染者均是性传播疾病的传染源。

（二）传播途径

性传播疾病的传播途径主要包括性接触传播、血液及血液制品传播、母婴垂直传播和间接性接触传播。

1.性接触传播

无防护性接触（性行为）是性传播疾病最主要的传播途径。不同性行为方式传播性传播疾病的概率存在差异。性行为方式主要包括以下几种。

（1）性自慰（手淫）：自己通过手、性工具或其他物品，刺激自己的生殖器达到性快感。如果一个人单用性工具或物品，感染疾病的机会不大，但要防止被性具伤害。

（2）性互慰（互相手淫）：两人或多人通过手、性工具或其他物品，刺激对方生殖器达到性快感。与他人共用无消毒处理的性工具或物品，可以引起性传播疾病的感染。

（3）阴道交：阴茎插入阴道发生的性行为，只能在男女之间进行。无保护性的阴道性交可引起性传播疾病传播。性传播疾病从男性感染者一次传染给女性的概率通常明显高于从女性感染者传给男性的概率。

（4）肛交：阴茎插入肛门发生的性行为。肛交可以发生在男男之间，也可发生在男女之间。不使用安全套等无保护性肛交是引起性传播疾病／艾滋病感染与传播的最危险性行为。此外，肛交还可以传染甲型肝炎、乙型肝炎及隐孢子虫病等。

（5）口交：口腔与生殖器接触发生的性行为，包括用口刺激男性性伴的阴茎（用口刺激女性外阴）。口交也可引起性病的传播。

2.血液及血制品传播

被输入含某种性传播疾病病原体的血液或血制品，或共用注射器、针头等也可引起某些性传播疾病的传播，如艾滋病。

3.母婴垂直传播

有些性传播疾病的病原体可以通过胎盘传染给胎儿或在胎儿出生时经母亲产道接触感染，或出生后因哺乳而感染。

4.医源性感染

未经消毒或消毒不彻底的医疗器械等均可作为间接传播的媒介。

5.间接接触感染

接触被感染者污染的衣物、被褥、便器及浴盆等，可能经破损皮肤或黏膜造成感染，尤其幼女。一般日常接触，如握手、拥抱、共餐等不会传染性传播疾病。性传播疾病是否引起间接传播在很大程度上取决于各种病原体在人体外存活的能力，一般性传播疾病病原体离开人体后，环境中许多不利因素如干燥或大量水的冲洗，使之不能存活或被稀释而分散。只有在病原体离开病人很短的时间内再接触到其他人的易感部位，才能造成传播。如淋球菌在完全干燥的条件下1～2小时就能死亡，在共用被褥的条件下，该菌死亡前要到达健康成人尿道或宫颈黏膜引起感染的概率极低，几乎不可能形成传播。

（三）人类的易感性

人对性传播疾病病原体普遍易感，且无年龄和性别差异。人对性传播疾病既无先天性免疫力，也无稳固的后天获得性免疫力，可以反复感染性传播疾病。人感染性传播疾病后，若得不到及时有效地治疗，可迁延不愈，反复发作。

（四）与性传播疾病感染有关的高危行为和高危行为人群

1.与性传播疾病感染有关的高危行为

（1）本人的高危性行为：过去1年内有多个性伴；过去3个月内有新性伴或更换性伴；过去1年内得过其他性传播疾病；有买卖性经历等。

（2）本人其他危险行为：使用毒品，包括静脉滴注毒品和吸食毒品；输血；皮肤刺伤；酗酒等。

（3）性伴的危险性行为和其他危险行为：与其他性伴有无保护性行为；性伴使用毒品；男性伴有男男性行为；性伴有性传播疾病等。

2.性传播疾病高危行为人群

较一般人具有更易感染性传播疾病高风险行为的人（或人群）称为性传播疾病高危行为人群。一般认为，性工作者及其顾客、男男性行为者、多性伴者、毒品使用者和性传播疾病感染者的性伴等，属于性传播疾病高危行为人群。性传播疾病高危行为人群并不等同于性传播疾病，是否感染性传播疾病不取决于是哪一类人群，而主要取决于性伴是否已感染性传播疾病、性伴数量的多少、所采取的性行为方式和是否使用了屏障工具如安全套等安全措施。

三、性传播疾病的预防

大多数性传播疾病与其他疾病一样有有效的治疗方法；但有些性病却无法治愈（如生殖器疱疹）。现在有些性病仍然没有有效的治疗方法，不可避免地会导致残疾和死亡（如艾滋病）。有些性病即使治愈了，也会影响到他们的一生，如不育。因此，性传播疾病最好的方法是预防。

1.节欲

尽量避免一时冲动，不发生不安全性行为。

2.减少性伴侣

与越多的人发生性行为，感染性传播疾病的可能性就越大，减少性伴可以降低感染性病的概率。

3.少喝酒，不吸毒

酒和毒品会干扰人们做决定的能力，可以降低自制力，影响人的正常判断。因此，要预防性病也应节制可以降低自控力的药物。

4.与新的性伴侣讨论性病问题

在性行为之前应与新的性伴侣讨论性病问题，如以前是否感染过、是否有高风险行为及检查的结果都应该互相告知。这样的讨论可以引起性伴侣警觉，并一起做出限制性行为的决定。

5.检查自己和性伴侣

检查自己和性伴侣可以抑制性病的传播。检查一下外阴的皮肤，看有没有疥疮、水疱或受感染的痛处。生殖器疣、软下疳和疱疹都可以这样被发现。注意异味。对于男性，可以挤一下尿道看有没有异常分泌物。你可以握住阴茎，轻柔但有力地挤一下尿道。对于女性，可以检查一下外阴，看有没有一些感染的外在迹象。另外，可以把手指插入阴道看有没有异常的分泌物。如果检查中你有所怀疑，应当限制性行为或使用避孕套来预防。

6.使用避孕套

避孕套的气孔小，引起性病的微生物无法穿透。因此性交和口交时使用乳胶避孕套是减少感染性病的有效方法。但是避孕套只能降低感染的风险却不能消除性病传播。避孕套不能预防那些通过身体其他部位传染的性病如疱疹、疣或体外寄生虫感染。

7.避免高危行为

引起性病的微生物存在于精液和阴道分泌物中，未使用避孕套会使含有病菌的精液留在伴侣的体内。没有使用避孕套或阻隔膜的口交也会引起这样的问题。肛交是特别高风险的性行为，因为摩擦引起的裂隙会使病菌直接进入血液。另外，由于病菌存在于血液中，用含有一个人血液的针头或其他制品会使另一个人有感染疾病的可能。共用针头是感染HIV的常见方式之一。

8.其他保护措施

性生活前和性生活后都应该清洗生殖器。定期进行体检。定期检查生殖器。不与他人共用剃须刀和针头。不接触刚被其他人接触过的毛巾，湿的床上用品和内衣物。如果发生性行为后尿道口、阴道或肛门等出现异常的分泌物、溃疡、水疱或赘生物等，请及时到正规医院的性病门诊或皮肤科进行检查。同时，暂停一切性活动。试图自己诊断和治疗是不明智的。遵照医生吩咐包括按时吃药和再次就医非常重要。如果你感染性病，应马上告知你的性伴侣，否则会造成性病的传播。

第二节　艾滋病

艾滋病，全称是获得性免疫缺陷综合征（acquired immunodeficiency syndrome，AIDS），是由艾滋病病毒即人类免疫缺陷病毒（human immunodeficiency virus，HIV）引起的一种病死率极高的恶性传染病，最早是在1981年被一位美国医生发现的。AIDS是一种免疫力低下引起的各种条件性疾病，它的特点是多种条件性疾病，而不是单一的疾病。获得性免疫缺陷综合征，也因它攻击并缓慢摧毁机体的免疫系统而得名。

一、艾滋病的病原学

艾滋病病毒即人类免疫缺陷病毒（HIV）呈球形或卵形，是带有包膜的RNA反转录病毒，属逆转录病毒的一种。HIV主要攻击人体的辅助T淋巴细胞系统，一旦侵入机体细胞，将会和人体细胞整合在一起，终生难以消除。目前，已发现HIV-1和HIV-2两种分型，后者主要分布在西非。

HIV对外界的抵抗力较弱，较乙型肝炎病毒对外界的抵抗力低得多；HIV对热很敏感：在56 ℃下经30分钟可灭活，60 ℃以上可被杀死；实验室条件下：HIV在干燥的环境中很快失去活性，但1～3天后仍可检出；在血液中可存活几周；对紫外线不敏感；HIV对化学品十分敏感：50%乙醇或乙醚、0.2%次氯酸钠、0.1%家用漂白粉、0.3%双氧水、0.5%来苏处理5分钟即可灭活；70%酒精溶液处理1分钟后HIV被灭活；30%的酒精溶液需5分钟。

二、传播

艾滋病主要通过三种方式传播：

1.性接触传播

全球的艾滋病病毒感染约75%是通过性接触传播的。包括同性之间或异性之间的性接触。在世界范围内，异性性接触是艾滋病感染的主要方式，80%以上的成人HIV感染者是通过异性性接触引起的。

AIDS最初就是在同性恋者中发现的。相关研究发现，男性同性恋人群艾滋病病毒感染率在1%以上。该人群的感染率较高与男男性行为方式和多性伴有关，且同性恋者避孕套使用率很不均衡，一般低于15%。在不同的性交方式中，肛交是最危险的性接触传播途径。这与男性肛门直肠和女性阴道的解剖组织不同有关。直肠黏膜是柱状上皮，与阴道的复层鳞状上皮相比，抵抗力较脆弱。直肠、肛门的弹性度也低于阴道，因而容易受到创伤，精液中的HIV通过细小创面进入血液循环，从而造成感染。

近年来，中国的艾滋病病毒感染方式有了较大变化，性接触传播途径已成为中国艾滋病的主要传播方式。从2005年至今，中国注射毒品传播和经血液途径传播艾滋病的比例在逐年下降，性传播比例则持续攀升。在2011年全国估计现存活的艾滋病病毒感染者和病人中，63.9%是通过性途径传播的。其中，同性间性传播比例飙升，达到17.4%。在全国31个省会城市，新报告的感染者中，男男同性恋占的比例，全国平均为51%。在北方城市，像北京、哈尔滨、长春，男男同性恋传播占将近80%或更高。在中小城市，异性传播占65%左右，同性传播占32%～33%。在农村地区，异性传播占75%。在贵州、广西等农村地区，异性传播占90%。传播途径在全国各个地方分布不均衡。所以，在一些省会城市，男男性行为人群已经成为传播艾滋病病毒最危险的人群。

60岁以上群体、青年学生在报告中所占比例上升，这是一个新特点；当前我国艾滋病感染几乎波及所有人群，60岁以上"艾滋老人"和20岁出头的"艾滋学生"数量逐年增加。

2.血液传播

包括输入血液制品、接受器官移植、共用静脉注射针头吸毒或被HIV污染的针头刺伤皮肤等。最常见的方式是吸毒（共用静脉注射针头）。

3.母婴传播

感染了HIV的母亲可通过胎盘、经产道分娩、哺乳等途径把疾病传染给胎儿和新生儿。

已经证明，HIV可经过血液、血液制品、精液和阴道分泌物、乳汁传播，而经唾液、粪便等途径传播的可能性还有待研究。一般性的社会接触，如握手、拥抱、共餐、共用毛巾等生活用品、在同一办公室工作等不传播HIV。

三、流行情况

2019年，WHO估计全球艾滋病病毒感染者3800万人，新增170万人，因艾滋病相关疾病死亡69万人。全世界范围内，艾滋病在死因谱中排在第四位。

从性别来看，女性HIV感染者在全球所占的比例为50%，在非洲，女性感染者多于男性。从地区范围来看，撒哈拉以南的非洲地区仍然是全世界HIV感染最严重的地区，15～49岁人群的发病率超过了4%。其次是美洲地区，HIV的发病率约为0.4%～0.6%，欧洲地区发病率约为0.4%。而亚洲拥有的HIV感染者数量居全世界第2位。阿拉伯世界的HIV发病率不高于0.1%，为全球最低。

不同群体感染HIV的风险并不相同。对于15～24岁的人来说，AIDS是排名第八的死亡原因；对于25～44岁的群体来说则排名第六。这表明HIV是在十几或二十几岁感染，并在几年后发病。男同性恋、性工作者、吸毒人群等高风险人群感染HIV的风险远高于一般人群。男同性恋及其他男男性行为人群、性工作者、注射吸毒人群和跨性别人群感染HIV的风险分别比一般人群高26倍、30倍、29倍和13倍。

我国自1985年发现首例HIV感染病例以来，截至2019年底，全国报告存活感染者96.3万，死亡31.6万例。2020年，全国新发病例62167例，发病率为十万分之4.4，死亡18819例，死亡率为十万分之1.3。不同地区之间疫情分布并不平衡。截至2019年10月，云南、四川、河南、广西、广东等地区报告存活HIV感染者和艾滋病病人较多，均超过6万例。我国西南、西北部地区HIV感染者主要为吸毒人群，中部地区以流动人口或有偿供血人员等为主，而东南沿海地区或大城市主要以性病病人、暗娼等为主。目前，性传播是HIV的主要传播途径，2019年报告感染者中经异性传播占比为73.8%，经男性同性传播占比为23.3%。近年来，我国新诊断报告艾滋病感染者中95%以上通过性途径感染，异性传播约占70%，男性同性性行为者每100人中约有8人感染艾滋病，不安全性行为是导致艾滋病性传播的主要原因。从性别分布上看，全国HIV感染者男性多于女性。从年龄分布上看，青壮年是艾滋病影响的主要人群。然而，近年来感染HIV的老年人数量迅速增长。如陕西地区2019年1～10月报告的HIV感染者中60岁以上老年人占11.5%，报告数是5年前的4.2倍。

值得注意的是，近年来青年学生群体感染HIV的数量快速增长。根据中国疾病预防控制中心的数据，近年来，中国大学生群体中新感染HIV的人数正以每年30%到50%的增长率上升。2017年，全国高校新增HIV感染者3077例，其中81.8%经同性性行为传播。2019年1～10月，安徽、湖北和天津分别有84名、149名和62名青年学生感染HIV。青年学生感染者中大多数是男性，以男男同性性行为为主要传播方式。

四、临床表现

艾滋病的病程可以分为四个阶段。

1.急性感染期

本期的症状为非特异性，一般在感染HIV后2～6周出现，大约50%～90%的感染者出现明显的急性感染期症状。病毒进入机体后，感染巨噬细胞、树突状细胞和其他黏膜组织中CD4受体的细胞，刺激机体细胞免疫系统活化，出现临床急性感染。此时，病毒大量复制，病毒复制大约持续2个月，因此，很容易在血液和淋巴液中检测出病毒。

病人主要表现为发热、皮疹、淋巴结肿大；还会发生乏力、出汗、恶心、呕吐、腹泻、咽炎等；有的还出现急性无菌性脑膜炎，表现为头痛、神经性症状和脑膜刺激征。上述表现多在1～2个月内消失。

研究证实，如果在首次暴露HIV 72小时内，通过预防性服用抗病毒药物可以降低HIV的感染发生的风险。而且，药物越早服用，效果越好。

艾滋病病毒进入人体后，需要经过一段时间，血液才会产生艾滋病病毒抗体或达到能被检测出的浓度，在此期间抗体检测呈阴性，这段时间即为"窗口期"，通常是2～3个月；感染者体内的HIV数量会在这时达到一个峰值，具有较强传染性。急性感染期时，症状常较轻微，容易被忽略。急性感染期后，临床上出现一个长短不等的、相对健康的、无症状的潜伏期。

2.潜伏期

潜伏期，又称无症状感染期，指的是从感染HIV开始，到出现艾滋病临床症状和体征的时间。感染HIV后，一般经历多年后才出现症状，艾滋病的平均潜伏期，现多认为是2～10年，大约10%的HIV感染者在感染的2到3年内发展成艾滋病，约5%的感染者感染12年以上无临床症状。多数人从感染HIV开始到出现艾滋病临床症状和体征的时间为平均8～10年。潜伏期的长短差异的原因与个体的年龄、遗传、机体感染HIV的剂量、型别、感染途径、毒株的毒力以及其他病原微生物感染的影响、个体免疫状态和一般营养健康状态有关。一般认为经血途径感染者此期较短（数个月至5年，平均2年），经性途径感染者较长（6～10年，平均8年）。

感染者在潜伏期内可以没有任何临床症状，但潜伏期不是静止期，更不是安全期，病毒在持续低度复制繁殖，具有强烈的破坏作用。患者表面上可以是完全健康的，但血液、精液或阴道分泌物中存在着大量HIV病毒，有很强的传染性。

HIV感染者在潜伏期内无明显的临床症状和体征，这对早期发现病人及预防造成很大困难。

3.艾滋病前期

潜伏期后开始出现与艾滋病有关的症状和体征，直至发展成典型的艾滋病的一段时间。除了有持续性全身淋巴结肿大外，还有非特异性全身症状和轻微的"机会性感染"。此时，感染者血浆中病毒载量开始上升，CD4$^+$细胞减少速度明显加快，传染性较强。对没有接受抗转录病毒治疗者，从严重的免疫抑制到发展为艾滋病的平均时间是12～18个月。临床表现主要有：

（1）淋巴结肿大，主要是浅表淋巴结肿大，是此期最主要的临床表现之一。约30%的病人临床上只有浅表淋巴结肿大，而无其他全身症状。

（2）全身症状：病人常有病毒性疾病的全身不适、肌肉疼痛、疲倦无力、周期性低热、夜间盗汗和间歇性腹泻等症状，约1/3的病人体重减轻10%以上；有的可出现反应性精神紊乱；3/4的病人可出现脾肿大。

（3）各种感染：患者经常出现各种特殊性或复发性的非致命性感染，多表现于口腔、皮肤黏膜，如鹅口疮、牙龈炎、口腔毛状黏膜白斑病、带状疱疹等。

4.典型的艾滋病期

艾滋病病毒感染的最终阶段，是艾滋病的终期，免疫功能全面崩溃，病人出现各种严重的综合病症，直至死亡。其主要特征是体内免疫系统严重破坏，CD4$^+$细胞明显下降，多伴有各种机会性感染和恶性肿瘤。此期临床表现极为多样化，具有三个基本特点：

（1）严重的细胞免疫缺陷：出现持续的不规则低热，持续的慢性腹泻，出现盗汗、全身乏力严重等持续时间更长、程度更严重的全身性症状。

（2）发生各种致命性机会性感染：卡氏肺孢子虫肺炎、结核病、隐孢子虫肠炎等。

（3）发生各种恶性肿瘤：卡波西肉瘤、伯基特淋巴瘤、免疫母细胞性淋巴瘤等。

五、诊断

如果怀疑自己感染了HIV，应当进行艾滋病检测。由于有"窗口期"的存在，应当等待2～3个月后再去检测。也可以立即检测，如果结果是阴性，应在2～3个月后再去做一次检测。HIV/AIDS的诊断需结合病史、临床表现和实验室检查等进行综合分析，慎重做出诊断。应尊重病人的隐私权，不能擅自透露其诊断的任何信息。

HIV的检测包括筛查实验和确诊实验。不是所有酶联免疫试验（Enzyme Linked Immunosorbent Assay，ELISA）检测为阳性的结果都是准确的，所以蛋白质检测或者重复检测对于确认一个人的HIV感染状况是必要的。筛查试验具有较高的灵敏性，而确诊试验具有较高的特异性。最常用的筛查实验是ELISA，最常用的确诊实验是免疫印迹试验（Western Blot，WB）。此外，常用的检测方法还有免疫荧光试验、聚合酶链式反应、间接荧光抗体分析、放射免疫沉淀试验和p24抗原检测等。ELISA和Western Blot方法是要检测体内是否出现了对抗HIV的抗体，HIV抗体检测结果的准确率是99.5%。另一种发展的新方法是快速检测。传统的检测方法常常需要一周甚至更长时间才会出结果。快速检测（有血液和口腔两种）在现场进行，半小时后能读出结果。快速检测结果阳性要求做第二次检测，如酶联免疫试验，还要做确诊实验，如免疫印迹试验。如谨慎操作的话，快速检测的准确率与酶联免疫试验一样高。任何人检测结果若为阳性，应该返回做确诊实验。

六、治疗

迄今为止在全世界范围内还没有根治艾滋病的有效药物，也没有能有效预防HIV感染的疫苗。现有治疗多采用综合治疗：即抗HIV治疗、预防和治疗机会性感染、增加机体免疫功能、支持疗法及心理咨询。其中以抗病毒治疗最为关键。抗病毒治疗可最大限度地抑制病毒复制，重建机体免疫功能，提高感染者生活质量，从而降低与HIV相关疾病的发生率和死亡率。随着高效抗逆转录病毒联合疗法的应用，大大提高了抗HIV的疗效，显著改善了患者的生活质量和预后。

抗HIV药物可分为以下三类：

（1）核苷类逆转录酶抑制剂。通过抑制病毒复制所必需的逆转录酶在早期阻止HIV

的复制。这类药物有齐多夫定、拉米夫定和阿巴卡韦等。

（2）非核苷类逆转录酶抑制剂。这些药物直接抑制逆转录酶。目前有奈委拉平（维乐命）、地拉委定和依非韦伦（施多宁）等三种药物被批准用于临床。怀孕最初三个月的女性不应服用依非韦伦，因为其对胎儿健康有影响。

（3）蛋白酶抑制剂。通过干扰 HIV 蛋白酶来阻止 HIV 在其生命周期后期的复制。这导致体内的艾滋病病毒结构紊乱并且不易传播。这类药物有沙奎那韦、利托那韦和洛匹那韦等。

对于艾滋病的抗病毒治疗，开始是单用一种抗病毒药物。1995 年美籍华人科学家何大一，首先提出将几类抗艾滋病病毒的药物中的 2～3 种药物组合在一起使用，即为"鸡尾酒疗法"，又称"高效抗逆转录病毒疗法"。此方法可有效降低耐药性，显著提高疗效，延长存活期。但是，这种方法也存在无法彻底清除 HIV，副作用较多，须长期服药，价格高等缺点。

2003 年，我国加大了对 HIV 感染者和艾滋病病人的关怀救助，出台了"四免一关怀"政策，即对农村居民和城镇未参加基本医疗保险等保障制度的经济困难人员中的艾滋病病人免费提供抗病毒药物；在全国范围内为自愿接受艾滋病咨询检测的人员免费提供咨询和初筛检测；为感染 HIV 的孕妇提供免费母婴阻断药物及婴儿检测试剂；对艾滋病病人的孤儿免收上学费用；将生活困难的艾滋病病人纳入政府救助范围，按照国家有关规定给予必要的生活救济。国家积极扶持有生产能力的艾滋病病人。全社会避免对 HIV 感染者和艾滋病病人的歧视。

七、预防

在能够治愈艾滋病之前，努力预防 HIV 感染对控制此传染病至关重要。目前预防有两个要点：①减少人们感染 HIV 风险的行为；②改变行为方式来降低接触 HIV 后被感染的概率。提倡 ABC 安全健康性观念（A，abstinence，禁欲；B，befaithful，忠诚；C，condoms，安全套）。

主要预防措施有：

（1）避免与 HIV 感染者/艾滋病患者及艾滋病高危人群进行性接触、提倡使用安全套。

（2）禁止与静脉药瘾者共用注射器、针头、不滥用血液制品。

（3）养成良好的个人卫生习惯，不与他人共用牙刷、剃须刀等生活用品。

（4）医务人员在临床工作中可能接触 HIV 感染者，要重视职业暴露防治。

（5）采用母婴传播阻断措施。

（6）暴露后预防也就是 HIV 暴露后的阻断。如果觉得有高危行为或暴露，有可能感染 HIV，一定要去定点医院接受咨询并进行阻断治疗。HIV 阻断的最佳时间是暴露后 2 小时之内，最好不要超过 72 小时。AIDS 治疗的药物如核苷类逆转录酶抑制剂、非核苷类逆转录酶抑制剂、蛋白酶抑制剂和整合酶抑制剂都可以用作 HIV 感染的阻断，最常用的是替诺福韦＋恩曲他滨＋多替拉韦组合，也可以用替诺福韦＋拉米夫定＋依非韦伦组合。药物需要连续服用28天，中间不可间断。部分人服用后可能会有一些不良反应，但多数都能耐受，而且停药后不良反应就会自行消失。阻断药物持续服用28天后需检测阻断效果。

第三节　梅毒

梅毒（syphilis）是由梅毒螺旋体引起的一种慢性、系统性传染性疾病。梅毒可侵犯全身各组织器官或通过胎盘传播引起死产、流产、早产和胎传梅毒。

梅毒在全球范围内广泛流行。在1949年前，梅毒是我国最主要的性病。新中国成立后，曾在1964年基本消灭了梅毒；改革开放后，又死灰复燃。近几年我国梅毒发病率呈增长趋势。中国疾病预防控制中心数据显示，2018年我国梅毒发病和死亡人数分别为494867例和39例，发病率和死亡率分别为35.6251/10万和0.0028/10万。新疆、青海、福建等地发病率较高，华北地区发病率较低。

一、病原学

梅毒螺旋体又称苍白螺旋体，是一种小而纤细的螺旋状微生物。梅毒螺旋体以横断分裂方式进行繁殖，其复制时间为30～33个小时。其最适宜生长温度为37℃，其生长需要温暖潮湿的环境，对人体皮肤黏膜有很强的亲和性。接触这种病菌几个小时后，病菌就可以侵入血液系统。但梅毒螺旋体系厌氧微生物，离开人体不易生存，煮沸、干燥、日光、肥皂水和一般消毒剂如过氧化氢溶液、酒精等均可迅速将其杀灭。但其耐寒力强，4℃可存活3天，-78℃保存数年仍具传染性。

二、传播

梅毒螺旋体只感染人类，人类是其唯一自然宿主。梅毒传染源主要是早期活动性梅毒病人和潜伏梅毒感染者。梅毒主要通过性行为、血液和母婴垂直传播。

性接触是梅毒传播最主要的传播途径，约95%的患者通过性接触由皮肤黏膜微小破损传染。阴道性交、肛交和口交等性交方式都有可能传染梅毒。未经治疗的患者1～2年内具有强传染性，随着病期延长，传染性越来越小，感染4年以上的患者基本无传染性。

如果母亲感染了梅毒，通过胎盘可以传染给自己的胎儿（胎传梅毒）。一般在妊娠的前4个月，由于一层叫做细胞滋养层的保护，胎儿不易受梅毒螺旋体感染；所以，如果母亲在怀孕四个月之前接受治疗，胎儿不会感染梅毒。妊娠4个月后，由于细胞滋养层萎缩，梅毒螺旋体可通过胎盘及脐静脉由母体传染给胎儿，可引起流产、早产、死产或胎传梅毒，其传染性随病期延长而逐渐减弱。未经治疗的一期、早期潜伏和晚期潜伏梅毒孕妇垂直传播的概率分别为70%～100%、40%和10%。胎儿出生时经过母亲产道接触以及出生后哺乳均有传染的可能性。

冷藏3天以内的梅毒患者血液仍具有传染性，输入这种患者血液可能发生感染。少数患者是由于接触到梅毒螺旋体污染的衣裤、被褥、毛巾及浴具等而感染。

三、临床表现

梅毒早期即可侵犯全身各组织器官，但主要表现为生殖器和皮肤损害。若不及时彻底治愈，晚期梅毒可引起人体所有组织器官的损害和病变，导致死亡。

根据梅毒传染途径的不同，分为后天梅毒（获得性梅毒）和先天梅毒（胎传梅毒）。

（一）后天梅毒

1.一期梅毒

一期梅毒一般无全身症状，主要表现为硬下疳和硬化性淋巴结炎。硬下疳又称梅毒初疮，潜伏期一般为2～4周。多见于外生殖器部位，男性好发于冠状沟与包皮系带的两侧或包皮内面，有时发生于龟头、阴茎、阴囊等处；女性好发于大小阴唇、阴蒂和子宫颈部位。因性交方式不同，硬下疳偶尔见于口唇、舌、咽、肛周、直肠、乳房及腋窝等处。但由于创伤经常隐藏于生殖器中，梅毒难以被发现。不管治疗与否，创伤都会在3～8周内消失，消失后多无明显痕迹。硬化性淋巴结炎又称无痛横痃，发生于硬下疳出现1～2周后。硬下疳对应的一侧或双侧腹股沟淋巴结逐渐肿大，一个或多个，质硬、无痛、互相孤立不粘连、不化脓破溃、可移动、可自行消退，但消退过程比硬下疳慢。

2.二期梅毒

一期梅毒未经治疗或治疗不彻底，多在感染后9～12周，梅毒螺旋体由淋巴系统进入血液循环引起螺旋体菌血症，从而导致皮肤黏膜及系统性损害。最典型的特征是全身性的皮疹。皮疹呈多形性、广泛对称分布，轻度浸润，多无自觉症状，可自行消退。常见皮疹有斑疹、斑丘疹、丘疹、脓疱疹及鳞屑性皮损等多种疹型。这种皮疹内含有大量梅毒螺旋体，传染性很强。有时在这个阶段可以在口腔中看到黏膜斑块。患者可能会抑郁、高热、脱发。50%～80%的患者出现全身淋巴结无痛性肿大。在25%的中期梅毒病例中，脑脊液也可检查出阳性。这个阶段通常持续2～3个月。二期梅毒未治疗或治疗不当，各种症状消失后当人体免疫功能降低时，皮疹又会重新出现。

3.三期梅毒

即晚期梅毒。早期梅毒未经治疗或者治疗不充分，经过3～4年（最早2年，最晚20年）的发展，40%的患者发展为三期梅毒。最典型的特征是梅毒性树胶肿。多见于小腿。有些患者可见长骨骨膜炎和眼部各种炎症。10%的患者感染后3～20年出现神经系统症状和体征。

（二）先天梅毒

又称胎传梅毒。其发病经过与后天梅毒相似，特点是不发生硬下疳。

1.早期先天梅毒

患儿常早产，年龄小于2岁发病，约2/3病儿在出生后3～8周发病。表现为：①营养障碍：消瘦，皮肤松弛貌似老人，发育迟缓。②皮肤黏膜损害：皮损多在出生后3周左右出现，表现为水疱-大疱型皮损、斑疹、丘疹及脓疱等类型，多见于掌跖、口周、臀部。口周及肛周皮损常融合成深红色浸润性斑，皮肤弹性降低，常形成放射性皲裂，愈后形成具有特征性的放射状瘢痕。③其他：包括梅毒性鼻炎，骨软骨炎、骨膜炎、梅毒性指炎及虹膜炎等。多伴全身淋巴结肿大、肝脾肿大等。

2.晚期先天梅毒

年龄大于2岁发病，多在5～8岁发病。13～14岁相继出现各种表现。

（1）炎症性损害：损害仍有活动性。包括间质性角膜炎、神经性耳聋、鼻或腭树胶肿、克勒顿关节和胫骨骨膜炎等。

（2）标志性损害：损害无活动性。包括前额圆凸、马鞍鼻、佩刀胫、胸骨关节增厚等骨骼畸形；桑葚齿、哈钦森齿（上齿排列稀松、前后径大、上宽下窄、牙釉质薄，呈"螺丝刀"样）、牙齿畸形；口周皮肤放射状瘢痕等。

（三）潜伏梅毒

即隐性梅毒。没有可见症状或者临床表现已消失，可以持续数年。梅毒血清学反应阳性，脑脊液检查也正常。其发生可能与机体免疫力较强有关。

四、诊断

若怀疑感染了梅毒，可进行实验室检查。包括梅毒螺旋体检查、梅毒血清学试验、脑脊液检查、影像学检查及组织病理学检查等。其中，梅毒血清学试验是梅毒的主要检查方法和确诊主要依据。不要认为硬下疳的消失就意味着没有感染梅毒。然而，在感染初期的血清学检查结果可能会是阴性的；在硬下疳出现后2周左右，才开始逐渐转为阳性。因此应该重复检查。有条件的话，取早期梅毒皮损表面分泌物等做暗视野显微镜检查，找到有活动能力的梅毒螺旋体来确诊是否感染。

五、治疗

青霉素是治疗梅毒的首选药物，对青霉素过敏者可选用头孢曲松钠、四环素类和大环内酯类等替代药物。

（一）治疗原则

1.及早发现，及时治疗。早期梅毒力争彻底治愈，晚期梅毒要控制症状，保护器官功能，延长寿命。

2.剂量足够，疗程规范。

3.治疗后严格定期随访，追踪观察。

4.对所有性伴侣应尽可能进行检查和治疗。

（二）判愈标准

梅毒经正规治疗后，需定期随访2～3年，包括全身体检和复查梅毒螺旋体抗原血清学试验滴度，以了解梅毒治疗是否有效、是否治愈或复发。第一年每3个月复查1次，1年后每半年复查1次。非梅毒螺旋体抗原血清学试验以往为阳性，以后数次复查均为阴性，无症状复发，脑脊液检查阴性，为治愈。如出现非梅毒螺旋体抗原血清学试验由阴性转为阳性，或滴度升高2个稀释度（4倍）以上，或临床症状复发，可为治疗失败或再感染。均应加倍剂量重复治疗，延长疗程（2个疗程，间隔2周）。此外，还应考虑做脑脊液检查以了解是否存在神经梅毒，并排除有无HIV感染。

六、预防

1.加强对梅毒预防知识的宣传，避免不安全（性）行为是预防梅毒的主要措施。

2.重点发现一期梅毒病人，及早治疗，防止传播。

3.对性伴进行检查和治疗，根据不同情况给予抗梅治疗或预防性抗梅治疗，治疗期间避免性接触。

4.严格挑选血源，供血者均做梅毒血清学检测。

5.对一些高危性行为人群定期进行血清学检测，及早发现感染者。

第四节　淋病

淋病（gonorrhea）通常指由淋病奈瑟菌（简称淋球菌）感染引起，主要导致泌尿生殖系统的化脓性感染，也可有眼、咽、直肠、盆腔等其他部位的淋球菌感染。淋病潜伏期短，传染性强，可导致多种并发症和后遗症。

淋病为最古老的性病之一，历史悠久，何时起源不清。淋病在世界范围内广泛流行。20世纪70年代末，淋病为我国性传播疾病发病率最高的病种。我国1977年开始报告13例淋病，1991～2006年期间，全国共报告淋病247万余例，年均发病率为13.62/10万。1991～1999年期间发病率持续上升，1999年形成发病高峰，达22.78/10万；2000年开始下降，虽然2003年有所回升，2004年又形成一个发病高峰，但发病率只有17.34/10万，之后迅速下降至2006年的12.14/10万。中国疾病预防控制中心数据显示，2018年我国淋病发病和死亡人数分别为133156例和1例，发病率和死亡率分别为9.5858/10万和0.0001/10万。其中，浙江、海南、广东、福建等地发病率较高，北京、天津、西藏等地发病率较低。

一、病原学

淋病是由一种名为淋病奈瑟菌的细菌引起的，这种细菌也叫做淋球菌。淋球菌呈肾形或卵圆形或圆形，以长轴分隔分裂繁殖。这种细菌生长于黏膜中，黏膜是身体各孔道的保护膜。淋球菌容易在口腔、喉、阴道、宫颈、尿道及直肠黏膜中生长。当受淋球菌感染的黏膜在性活动中与另一人的黏膜发生接触时，传染就会发生。因此，口交、肛交、阴道性交及接吻都会引起淋病的传播。

淋球菌对外界理化因子抵抗力较弱，不耐干与热，对各种消毒剂也很敏感。因此，淋球菌在体外只能存活几秒，通过厕纸、杯子、毛巾及其他物品传播的可能性几乎为零。有时淋球菌在人与人之间传播过程中还会死亡。因此，接触并不意味着感染。

二、传播

人对淋球菌普遍易感，人是淋球菌的唯一天然宿主。病人及带菌者是主要传染源，其中轻症或无症状者更具传染风险。

淋病主要经不安全性行为传播。成人淋病几乎均是通过性行为感染。有报道，淋病从男性感染者传给女性的概率达90%以上，而从女性感染者传染给男性的概率为20%左右；间接传播主要是通过被淋球菌污染的物品传染，幼女多见（男：女 = 1：5）。患淋病的产妇通过产道可将淋球菌传染给新生儿，引起新生儿眼炎等。

有人认为男性在一次与感染淋病的人性接触中，有10%的概率受到感染。而女性则有40%的概率受感染，因为阴道黏膜面积大，易受淋球菌感染，任何的黏膜刺激都会使淋球菌迅速进入女性体内。不管男性女性，多次性接触会使感染的概率上升到80%～90%。口交还会引起男性或女性淋菌性咽炎（喉咙淋病）。

少数儿童淋病可因性虐待感染。性虐待在西方国家是在新生儿期后、青春期前儿童淋病最常见的原因；在我国，儿童淋病多为与患淋病的父母密切接触和共用浴室用具而被感染，性虐待非我国儿童淋病的常见原因，但也应引起注意。

三、临床表现

淋病可发生于任何年龄，但多发于性活跃的青、中年。潜伏期一般为2～10天，平均3～5天，潜伏期内具有传染性。据文献报道，感染淋病后20%左右男性病人、60%左右的女性病人可长期无症状，或症状轻微，因此多不主动就医。

男性比女性更易暴露出淋病症状。男性最常见的感染部位为尿道及直肠。症状包括突然的尿频、尿痛和尿道流脓。一些男性还会有腹股沟压痛和淋巴结肿大。肛门淋病还会出现黏膜疼痛、流脓和便痛。如果没有及时治疗，感染可逐渐上行蔓延至生殖道、尿道后部、前列腺、精囊和附睾。有时会引起急性前列腺炎，并伴随盆腔压痛、高热和尿潴留。20%可发生附睾炎，睾丸有坠重感，阴囊发炎，睾丸下部有时还会肿大，有可能引起不育。

宫颈是女性主要感染的部位，尽管有可能受感染，但症状可能不明显。主要表现为宫颈红肿、糜烂、触痛，有黄绿色脓性分泌物流出，有时可见出血。但很多时候可能被忽视，很多被确诊的女性患者不是因为怀疑性传播疾病而就医的。例如，许多女性在性伴侣被感染后或接受涂片培养的例行淋病检查后才知道自己感染淋病。盆腔炎是女性淋病的常见并发症。症状包括大于38℃的高热，偶尔的非月经性子宫出血，输卵管发炎及继发感染，阴道分泌异常，腹痛等。由于机体防御机制，输卵管留下创伤，引起不孕。

泌尿生殖系统外淋病主要有淋菌性眼炎（新生儿多见）、淋菌性咽炎（主要由于口交或舔阴所致）、淋菌性直肠炎（主要由肛交传染）等。

四、诊断

本病应根据详尽的病史，系统地查体和实验室检查确定。实验室检查包括涂片直接镜检、淋球菌培养、药敏试验和核酸扩增实验。

五、治疗

常用药物主要为头孢类药物（如头孢曲松钠、头孢克肟等）。

（一）治疗原则

1.早期诊断、早期治疗。

2.遵循及时、足量、规则的用药原则，根据不同病情采用相应的治疗方案。

3.性伴侣如有感染应同时接受治疗。

4.治疗后应进行随访和判愈。

5.应注意同时有无衣原体或其他性传播疾病病原体感染。

（二）判愈标准

治疗结束后2周内，在无性接触史情况下符合如下标准：①临床症状和体征完全消失；②治疗结束后7日、14日从患病部位取材做涂片及培养，均为阴性。

无并发症淋病患者经推荐方案规则治疗后，一般不需复诊作判愈试验。治疗后症状持续者应进行淋球菌培养，如分离到淋球菌，应做药物敏感性试验，以选择有效药物治疗。经推荐方案治疗后再发病者，通常是由再感染引起，提示要加强对患者的教育和性伴的诊治。持续性尿道炎、宫颈炎或直肠炎也可由沙眼衣原体及其他微生物引起，应进行针对性检查，以做出判断，并加以治疗。部分淋菌性尿道炎经规则治疗后，仍有尿道不适者，查不到淋球菌和其他微生物，可能是尿道感染受损后未完全修复之故。

无合并症淋病及时正确治疗，极易治愈。若治疗不彻底或不治疗，可发生严重合并症，导致前列腺炎、盆腔炎、尿道狭窄、宫外孕、不育、失明等。播散性淋病所致脑膜炎、心内膜炎，可引起生命危险。若合并HIV，则预后极差。

六、预防

1.提倡安全性行为。

2.执行新生儿硝酸银溶液或其他抗生素滴眼制度，防止发生淋菌性眼炎。

3.完整的性传播疾病诊治服务还包括"4Cs"，即劝说病人遵医嘱完成治疗（Compliance）、向病人提供有关性传播疾病/艾滋病防治知识的咨询（Counseling）、性接触者追踪（Contact Tracing）、建议病人使用安全套（Condoms）并演示使用方法。

第五节　非淋菌性尿道炎（宫颈炎）

非淋菌性尿道炎（宫颈炎）（nongonococcal urethritis，NGU）指淋病奈瑟菌以外的其他病原体（主要以衣原体和支原体为主）感染引起的尿道炎，又称非特异性尿道炎。通常男性在性交后几日或几周发生尿道脓性或黏液脓性分泌物，可有尿道刺痒和尿痛，但分泌物镜检和培养均不能发现淋球菌。如发生在女性则宫颈可见水肿及黏液脓性分泌物，可有腹痛，白带多等症状，亦可无症状，称非淋菌性宫颈炎。

20世纪60年代以来，非淋菌性尿道炎（宫颈炎）发病率急剧升高，在欧美是报道最多的性传播疾病。我国自2001年以来，本病亦已居性传播疾病首位。衣原体感染每年发病人数不断在增加。

一、病原学

非淋菌性尿道炎（宫颈炎）病原体中，约80%以上为沙眼衣原体和解脲支原体，10%～20%为滴虫、念珠菌、疱疹病毒、大肠杆菌或人乳头瘤病毒等微生物，由于这些病因所占比例小，这里暂不讨论。沙眼衣原体呈球形或椭圆形，对热敏感，在56～60℃可存活5～10分钟，对低温抵抗力强，在-7℃可存活数年之久，冻干可保存30年以上。常用消毒剂（如0.1%甲醛液、0.5%苯酚和75%乙醇等）均可将其杀死。解脲支原体无细胞壁，形态多样，个体小，对外环境的抵抗力较弱，56℃下加热，5～10分钟即可将其杀死，常用消毒剂如甲醛、苯酚、来苏尔等极易将其杀死。

二、传播

病人及带菌者是主要传染源，其中轻症或无症状者更具传染性。主要经不安全性行为传播。少数也可通过接触病人分泌物污染的衣物、床单、毛巾、浴盆和公共浴具等间接传播。另外，还有医源性传播，即通过消毒不彻底的检查器械传播。新生儿可经产道分娩时感染。男女性均可发生无症状感染，无症状感染者可能比有症状者更多。女性感染率高于男性，且感染后未经治疗的女性病情比男性更严重。

三、临床表现

泌尿生殖道衣原体感染被称为"沉默的性病"。这种疾病的早期症状通常很轻微，不易察觉。大多数病人无症状。有症状的病人一般在感染1～3周后才出现症状。对于男性，最常见的症状与淋病相似但程度较轻。包括排尿时的疼痛或灼热感，阴茎出现水样的排泄物。对于女性，常见症状包括尿痛、阴道分泌物增多，非月经期或性交后出血。

经母体产道使婴幼儿感染沙眼衣原体，可发生结膜炎，甚至间质性肺炎。

由于衣原体感染没有症状，或与淋病症状相似，许多衣原体感染病人没有得到治疗或治疗不当。女性没有治疗会引起盆腔炎，男性则会得附睾炎，还有可能引起不育。

四、诊断

本病应根据病史，典型的临床表现和实验室检查确定。实验室检查包括涂片直接镜检、细胞培养、抗原抗体检测和核酸扩增试验等。

五、治疗

早期衣原体感染比较容易治疗。治疗可以口服阿奇霉素，也可采用红霉素或氧氟沙星等。为降低二次感染的风险，病人的性伴侣也应接受体检与治疗，且不应与未接受治疗的性伴侣进行性生活。二次感染最需警惕。研究人员发现近20%受衣原体感染过的青年女性在两年内再次被感染。

（一）治疗原则

1.根据不同病情采用相应的治疗方案。

2.及时、足量、规则用药。

3.性伴侣如有感染应同时接受治疗。

（二）判愈标准

症状消失，无尿道分泌物，尿沉淀物涂片无白细胞。在判愈时，一般不做病原体培养。

六、预防

预防的关键是杜绝不洁性生活，减少性伴数。此外，不与别人共用洗阴部的毛巾、盆具，不混用内衣裤。家中有婴儿者，要对手和物品严格消毒，以防通过密切接触传播。

第六节　尖锐湿疣

尖锐湿疣（condyloma acuminatum，CA）又称生殖器疣或性传播疾病疣，是由一组叫做人乳头瘤病毒（human papillomaviruses，HPV）的病毒引起的，常出现于外生殖器及肛门周围的皮肤黏膜良性增生。对于女性，它常出现于阴唇、阴道下部、子宫颈和肛门外周；对于男性，它常出现于龟头、包皮、阴茎、阴囊及肛门外周。

尖锐湿疣是全球范围内广泛流行的性传播疾病之一，近年来发病率急剧上升。据估计，美国有超过2000万妇女患有生殖器疣。我国2008～2016年国家性病监测点尖锐湿疣报告发病率为（24.65～29.47）/10万，低于全球发病率。尖锐湿疣发病率逐年上升，我国年轻人群中患病率可达0.5%～1%。目前已成为我国性传播疾病最常见的病种。

一、病原学

引起尖锐湿疣的病原体是HPV，它是一种DNA病毒。目前采用分子生物学将HPV分为100多种亚型，多数HPV感染无症状或为亚临床感染状态，临床上90%以上的尖锐湿疣是由HPV-6或-11型引起的。HPV可引起肛门周围、外阴、生殖道的良恶性损害。HPV具有潜在致癌性。人是HPV的唯一宿主，该病毒只感染人的皮肤黏膜上皮细胞。

二、传播

尖锐湿疣主要通过性接触传播。患尖锐湿疣的男性，其女性性伴中可有1/2以上受到感染。患尖锐湿疣的产妇在分娩过程中可将病毒经产道传染给婴儿，或婴儿出生后与母亲密切接触而被传染。尖锐湿疣也可以通过污染的内裤、浴盆、浴巾、坐便器等传染，这样的病例占30%。

三、临床表现

大部分尖锐湿疣是亚临床的，就是病变非肉眼能辨认。不易被病人发现，也经常在体检中被医生忽视。

尖锐湿疣潜伏期一般3周到8个月，平均约3个月。潜伏期内也有传染性。好发于任何年龄，16～35岁发病率最高。常见于外生殖器湿润处，如男性的冠状沟、龟头、包皮系带两侧或包皮内面，有时见于尿道口、阴茎、阴囊等处；女性好发于大小阴唇、尿道口、阴蒂、阴道壁、子宫颈、会阴处等。也可发生于肛周、直肠、口腔和乳房等部位，前者多见于有肛交史者。

初发皮疹为淡红色、淡褐色至深褐色带蒂突起或丘疹。逐渐发展为大小不等赘生物，呈乳头样、鸡冠状或菜花样突起，表面凹凸不平，湿润柔软。大多数无自觉症状，有时伴有轻度瘙痒、灼痛等不适感。伴阴道损害者可出现白带增多，刺痒或性交后出血现象。发生于肛门、直肠者可有疼痛和里急后重感。

四、诊断

根据病史和典型临床表现可以诊断本病，如果皮损不典型，可依据醋酸白试验、HPV检测及组织病理检查等实验室方法明确诊断。

五、治疗

治疗方法较多，治疗原则以去除疣体为主。尽量减少和预防复发。可采用激光、冷冻、电灼、微波等物理治疗方法。疣体较小者、尿道口尖锐湿疣等可采用光动力治疗方法。此外，还可以采用咪喹莫特乳膏、鬼臼毒素酊、转移因子、胸腺素等药物治疗。

尖锐湿疣的判愈标准是治疗后疣体消失。一般认为，治疗后6个月不复发者，则复发机会减少。

六、预防

感染人乳头瘤病毒的危险因素包括：多性伴及过早发生性行为；人体免疫功能降低或身体衰弱，HIV 感染致人乳头瘤病毒感染概率增加等。因此，避免高危性行为，提高自我防护意识，不发生不安全性行为是预防尖锐湿疣发生的重要方面。对已治愈的尖锐湿疣病人，要定期检查性伴有无尖锐湿疣或人乳头瘤病毒感染，以减少病人治疗后再感染的机会。因为大多数尖锐湿疣病人的再感染与其性伴患尖锐湿疣和人乳头瘤病毒感染有关。确诊尖锐湿疣后，应将自己患病的情况告诉家庭成员或集体生活中的其他人员，以便适当预防。在尖锐湿疣治愈之前，生活中应注意避免将其传染给他（她）人，做到不要性交，不要在公共浴（泳）池洗澡、游泳，不要乱用他人物品；即使是经过治疗后尖锐湿疣损害已不存在，也应在相当一段时间（至少在半年）内还应坚持做到。配偶患病后要禁止性生活。如果仅进行了物理治疗，虽然外阴部可见到的尖锐湿疣消失了，但仍带有人乳头瘤病毒，还应该接受全身及局部用药综合治疗后复查。在此期间如果发生性行为，可使用安全套进行防护。孕妇患尖锐湿疣后为避免感染胎儿，可选择剖宫产，产后不要与婴儿同盆而浴。

第七节　生殖器疱疹

生殖器疱疹是由单纯疱疹病毒（herpes simplex virus，HSV）感染泌尿生殖器及肛周皮肤黏膜而引起的一种慢性、复发性、难治愈的性传播疾病。

生殖器疱疹在全球广泛流行，已成为重要的公共卫生问题。2012 年，全球 15～49 岁人群中 HSV-2 感染者为 4.17 亿例，感染率为 11.3%，每年新发感染者 1920 万例。2008～2017 年，我国生殖器疱疹的报告发病率为（6.14～8.65）/10 万。

一、病原学

生殖器疱疹是由单纯疱疹病毒感染而引起的，单纯疱疹病毒是 DNA 病毒。分为 1 型和 2 型两个血清型。1 型 HSV（HSV-1）常见于腰以上体表；2 型 HSV（HSV-2）常见于腰以下。大部分（70%～90%）的生殖器疱疹由 HSV-2 引起，10%～30% 由 HSV-1 引起。当 HSV 通过口交传播时，口腔就可以发现疹疮。大部分感染过 HSV-2 的病人会复发。而 HSV-1 感染复发率却远远低于 HSV-2。因此，识别病因还有助于治疗和咨询。单纯疱疹病毒通过皮肤黏膜的裂隙或损伤进入皮肤黏膜或直接接种于皮肤黏膜表面。在入侵部位的表皮内复制、蔓延、破坏细胞，产生病变。单纯疱疹病毒 2 型不稳定，在体外不能生存，人是其唯一的宿主。

二、传播

生殖器疱疹病人或无症状的带毒者是主要的传染源，有皮肤损伤的患者传染性强。

性接触是感染的主要原因，感染概率为50%～60%。HSV病毒还可以通过胎盘传染给胎儿，在分娩时也可将病毒直接传染给新生儿而导致新生儿感染。通过接触有HSV病毒污染的衣物、毛巾等也有可能感染。

三、临床表现

1.原发性生殖器疱疹

初期（第一次感染）感染疱疹可能非常疼痛，也可能完全没有症状。50%的HSV-1感染者和70%～80%的HSV-2感染者没有典型的临床表现，是生殖器疱疹的主要传染源。从暴露至初期的潜伏期为2～14天，平均3～5天。在女性，子宫颈是感染的主要部位，阴道和外阴也可受感染。症状包括宫颈部位出现微小水疱，其中包含清澈的液体，这些部位会变红。水疱形成时也正是病毒最具感染力之时。2～4天后水泡破溃形成糜烂或溃疡，然后自愈，伤口处结痂。在男性，水疱和溃疡可出现于龟头和阴茎，还可能引起尿道炎。不管男女，水疱还可出现于大腿和臀部。有些病人还会感觉到伤口处痒痛、灼痛。还会出现发热、头痛、乏力和腹股沟淋巴结肿痛等症状。病程约2～3周。

抗体产生后，病毒就进入疱疹潜伏期。在这个阶段，病毒沿着传入神经进入骶神经节，处于休眠状态。这个时候患者没有症状，传染也非常少见。

2.复发性生殖器疱疹

生殖器疱疹皮损消退后皮疹会反复发作，也称为生殖器疱疹复发期。许多病人在复发前有前驱症状。如伤口处痒痛、灼痛，复发感染的症状比初期感染轻，持续时间也较短，病程一般7～10天。生殖器疱疹复发的频率不尽相同：有的一生复发一两次，有的一个月内就会有好几次；据估计，40%的病例不再复发。有人推测压力、月经或者疾病会引起复发。然而，要弄清生殖器疱疹复发期的机制还需要更多的研究。

3.单纯疱疹病毒与妊娠

近年发现，妊娠3个月内，患生殖器疱疹的孕妇可出现流产、早产，胎儿畸形或死胎；如胎儿幸存，出生时可发生先天性疱疹病毒感染。如出生时经产道感染（原发性生殖器疱疹20%～50%，复发性生殖器疱疹8%），出生后数日至数周可无临床症状，早期症状有吮奶较差，兴奋，随后可发生毒血症及脑炎，重者可导致死亡。如果妊娠时发现感染疱疹病毒，应采用剖宫产。

4.与艾滋病、宫颈癌的关系

生殖器部位单纯疱疹病毒感染伴发HIV感染的阳性率比其他性传播疾病伴发HIV感染的阳性率高。

一些传染病学的研究表明，感染HSV-2的妇女患宫颈癌的风险是常人的5倍，HSV-2与宫颈癌的发生可能有关，但目前尚无足够证据证实两者有必然联系。

四、诊断

根据病史、典型临床特征和实验室检查结果进行诊断。实验室检查可采用细胞学检查、病毒抗原检测和病毒培养等方法。其中，病毒培养的阳性率为85%～95%，高于其他的实验室诊断方法，是诊断生殖器疱疹的金标准。

五、治疗

患生殖器疱疹的病人应接受一系列的抗病毒治疗，或通过抑制性的抗病毒治疗来减轻症状。生殖器疱疹没有治愈之法，目前常用的抗病毒药物阿昔洛韦可减轻症状，缩短病程和控制疱疹的传染与复发。判愈标准为患处疱疹损害完全消退，疼痛、感觉异常以及淋巴结肿痛消失。

六、预防

1.许多生殖器疱疹患者没有自觉症状，有些病人不知自己已受感染，加之复发期无症状，因此始终在性交中使用避孕套是预防感染的最有效途径。

2.病人有伤口或症状时应限制性生活并告知性伴侣。

3.因为有传染至胎儿的可能性，孕妇感染者应告知医务人员。

4.由于生殖器疱疹和宫颈癌之间可能的联系。因此感染生殖器疱疹的妇女应每6～12个月接受一次巴氏涂片检查。

5.不管检查结果如何，性伴侣都应接受检查和进行咨询。

6.病人应被告知其更易受HIV病毒感染。因此，引起HIV感染的高危行为应受限制。

第八节　其他可以通过性行为传播的疾病

一、细菌性阴道病

细菌性阴道病（bacterial vaginitis，BV）是目前育龄期妇女常见的阴道感染之一，是阴道内正常菌群失调所致的一种混合感染，主要由加特纳杆菌和某些厌氧菌共同引起。其发病可能与多个性伴侣，频繁性交或阴道灌洗使阴道碱化有关。

该病是一种可通过性传播的疾病。有调查资料显示：患病的女性，从丈夫尿道检出加特纳菌者占90%，尿培养阳性率高达80%，丈夫未经治疗，其妻子重复感染率很高。国内资料显示：性关系混乱的女性，本病发病率高达40%，阴道炎的妇女到妇科检查，发现20%～30%为本病。

（一）病因

健康妇女阴道内附有众多菌群，包括乳酸杆菌、葡萄球菌、大肠杆菌、棒状杆菌、白色念珠菌等不少于37种，阴道内各种微生物之间相互制约，保持着协调平衡的状态，其中乳酸杆菌为优势菌，健康育龄妇女阴道内乳酸杆菌占90%以上，加特纳杆菌和厌氧菌在正常阴道内可有少量存活，以乳酸杆菌为主要的控制菌群能产生过氧化氢，杀死厌氧菌，控制其过度繁殖。当人体内分泌功能失调或免疫功能降低，性关系混乱，性生活过度等因素下，促进阴道内的环境发生改变，厌氧菌大量繁殖，增长到正常时的1万到10万倍，可抑制乳酸杆菌生长以致减少，不能控制加特纳菌过度繁殖而引发细菌性阴道病的发生。

细菌性阴道病还多见于老年妇女，这主要是因为老年妇女雌激素水平降低，局部抵抗力下降。当大量致病菌进入阴道或阴道处有外伤时，中年妇女也可能患此病。

（二）症状

细菌性阴道病没有很典型的症状，10%～50%感染者临床上没有任何症状。有些患者可见到阴道分泌物异常增多，呈稀薄均质状或稀糊状，为灰白色、灰黄色或乳黄色。阴部发出腐烂鱼虾的腥臭味。病人自己或靠近病人身边的人可以闻到，当病人坐了片刻起身走时，臭味发散更为明显。此外，由于碱性前列腺液在精液中进入阴道内与分泌物接触后，可分解出胺，故表现为性交时或性交后这股恶臭加重。月经期阴道pH值升高，故经期时或经期后臭味也可加重。此外，有些患者伴有不同程度的外阴瘙痒，一般无明显时间性，但在休息状态及心情紧张状态下痒感更加明显。

（三）治疗

治疗细菌性阴道病有不少有效药物，可选用甲硝唑治疗本病，最有效。但停药后容易复发。其他尚有替硝唑、氨苄西林、氧氟沙星等药物可以治疗。

（四）预防

预防细菌性阴道病要注意个人卫生和性卫生，尤其是在经期、产褥期禁忌性生活。患本病后，性伴侣要同时检查治疗，未治愈前，不要过性生活。定期的妇科检查可以预防和早期发现可能的妇科疾病。

二、阴道毛滴虫病

阴道毛滴虫病是由阴道毛滴虫引起的炎症性疾病，是妇科常见的疾病。阴道毛滴虫为单细胞微生物，寄生于阴道黏膜下，亦可寄生于泌尿道下部（尿道及尿道旁腺）及子宫颈管内，引起滴虫病。阴道毛滴虫病是最常见的性传播疾病，不同国家和地区的发病率差异较大，范围为0.3%～20%。我国阴道毛滴虫病的发病率较低。

（一）传播

阴道毛滴虫病由于可通过性接触传染，被世界卫生组织划为性传播疾病。WHO估计阴道毛滴虫病几乎占全世界可治愈的性传播疾病的1/2。国外资料表明，滴虫感染率与性接触次数有关，成年处女感染率为零。阴道毛滴虫病通常伴发其他性传播疾病，是高危性行为的敏感性标志。

常见传染方式是性交传播，如果女方患有毛滴虫病，性交时毛滴虫随着分泌物黏附在男性生殖器表面并进入尿道口内。同样，男性尿道内的毛滴虫可随着精液进入女性阴道内。也可因长期暴露在潮湿中而感染（如湿浴巾、毛巾或其他衣物）。孕妇或服避孕药的妇女更易感染滴虫病。这些女性体内孕激素浓度高，而孕激素可以增加阴道碱性，有利于毛滴虫生长。然而，据国内相关报道，不洁性接触传播较间接接触传播更为普遍。

（二）症状

阴道毛滴虫病主要症状是阴道会分泌有气味和气泡的、白色或黄绿色白带，从而刺激阴道和外阴。滴虫病经常会伴随着尿道炎，出现尿道刺痒，排尿不畅。男性患阴道毛滴虫病后，50%～90%的病人无明显临床症状，即使出现症状也很轻微。因此，男性患毛滴虫病往往得不到应有的重视。男性主要的症状是尿道炎，其表现与其他原因引起的尿道炎症状很相似。

（三）治疗

对分泌物的显微镜检查可以查明病因。由于此疾病可以在伴侣间传来传去（乒乓效应），双方都应在确诊滴虫病后同时治疗。

甲硝唑（灭滴灵）是治疗阴道毛滴虫病的最有效药物。也可选用替硝唑或奥硝唑治疗。甲硝唑会降低白细胞数量，短期内可以恢复。如果需要第二轮用药，建议检查白细胞数。因为甲硝唑不能在怀孕前三个月使用，用药前一定要做妊娠检查。另外，使用甲硝唑时应同时戒酒，以免出现头痛、恶心等不良反应。

有滴虫病史的妇女有较高的患宫颈癌的风险。拖延、不治疗或治疗不充分可能会有更高的患癌症的风险。

（四）预防

1.加强卫生宣传教育，开展普查普治工作，消灭传染源。

2.注意清洁卫生，消毒内裤。

3.提倡淋浴，病人不能进入公共游泳池。不要用出租游泳裤衩和浴巾。

4.对病人的性生活对象进行检查和治疗。病人未治愈前，禁止性行为，使用安全套可起预防作用。

三、念珠菌感染

生殖器念珠菌病是一种由真菌白色念珠菌引起的疾病，是一种易复发性的常见病、多发病，可以通过性行为传播。生殖器念珠菌病包括女性外阴阴道念珠菌病和男性念珠菌性龟头炎。许多国家念珠菌阴道炎是妇女最常见的阴道感染，美国念珠菌阴道炎仅次于细菌性阴道病，是滴虫性阴道炎的4倍。一些资料表明，在没有症状的健康育龄妇女中，取阴道分泌物检查，约15%～30%发现念珠菌，平均为20%。未来月经的少女及绝经后的妇女阴道念珠菌发病率较低。据统计，有3/4的妇女在一生中至少发生过一次念珠菌性阴道炎，其中，40%～50%可发展成为慢性。一些包皮偏长、生殖器局部温暖湿润，又不注意个人卫生的男性，也常会导致生殖器念珠菌生长。

（一）病因

念珠菌寄生于阴道中，是健康人体的正常菌群之一。它还会存在于口腔和肠道中。当有利于阴道的乳酸杆菌数量减少，念珠菌就会大量生长并超过其他细菌。正常情况下，阴道中有乳酸杆菌生长，它可以维持正常的阴道偏酸性环境，抵抗许多致病性微生物的感染，特别是由细菌引起的尿道和结肠感染。乳酸杆菌会由于健康状况恶化、免疫力降低、过度清洗和抗生素的使用（除了杀死目标细菌外还杀死乳酸杆菌）

而减少。正常的酸性环境改变后，念珠菌会大量生长，产生病变，造成白色凝乳状的分泌物。

　　念珠菌病的传染方式主要是肠道传播、性传播、间接物品传播。性生活后，pH 为 7.0 以上的男性精液可中和偏酸性的阴道微环境，使阴道 pH 值升高，念珠菌大量繁殖。因此，女性性生活过频者，易发生阴道念珠菌病。过度清洗是诱发和加重外生殖器念珠菌感染的重要外在因素。过度清洗，会加重阴道局部微环境失衡。加上一些洗剂本身的刺激作用，阴道及外阴部皮肤保护层被破坏，不仅加重炎症症状，而且由于局部组织结构破坏，更有利于念珠菌的侵袭而致病。

　　（二）症状

　　患病后女性主要表现为外阴瘙痒、灼痛，严重时坐卧不宁，异常痛苦，感染时间久后会有性交痛和尿道灼热与不适感。部分患者阴道分泌物增多。分泌物特征为白色稠厚呈凝乳或豆腐渣样，妇科检查可以看到阴道壁上附有一层微白色的物质。外阴可见红斑，水肿，常伴有抓痕。

　　男性患者主要表现为念珠菌性包皮龟头炎，包皮或龟头发红、干燥光滑，有刺痒。检查可见包皮内侧、龟头出现红色的小丘疹和白色奶酪样的分泌物，部分病人出现包皮水肿，间有散在的浅表的糜烂和小溃疡，反复发作者，包皮可出现干裂。

　　（三）治疗与预防

　　当女性出现外阴瘙痒或阴道分泌物改变，男性包皮部位或龟头出现异常后，应该及时去医疗服务机构进行检查和正规治疗。80%～90% 女性患者阴道局部用药可使症状减轻。对部分复发患者可配合口服抗真菌药并需要较长疗程。性生活对象也需要同时治疗。

　　口服避孕药和阴道除味喷雾剂可以改变阴道内环境，使其更有利于念珠菌的生长。穿紧身牛仔裤或难以吸收水分的内外裤、长时间接触潮湿的合成布料制成的浴巾会阻碍外阴周围空气的流动，使阴道分泌物长时间与阴道组织接触，有利于念珠菌的生长。另外，如果毛巾上的物质到了阴道，会使人易感染念珠菌，因为毛巾是念珠菌隐藏的地方。棉质衣物可以吸收正常分泌物。切断传染途径，不发生不洁生活接触。因此，好的卫生条件、卫生习惯和穿着棉质内裤对预防念珠菌感染是有利的。此外，应积极进行体育锻炼，提高机体免疫力。

（艾世伟）

参考文献

[1]王英,倪大新.2004—2007 年中国法定报告性传播疾病流行病学特征分析[J].疾病监测,2008,23(8):481-483.

[2]宋琴,袁家麟.我国艾滋病流行现状、流行因素及其防治对策[J].职业与健康,2012,28(23):2974.

[3]王滨有.性健康教育学[M].北京:人民卫生出版社,2011.

[4]华嘉增,朱丽萍.现代妇女保健学[M].上海:复旦大学出版社,2012.

[5]张学军,郑捷.皮肤性病学[M].北京:人民卫生出版社,2018.

[6]尹梦芸,郭庆兰.世界卫生组织提醒:全球每天有100万人感染性传播疾病[J].中国感染与化疗杂志,2020,20(2):180.

[7]国家卫生健康委员会.2022中国卫生健康统计年鉴[M].北京:中国协和医科大学出版社,2022.

[8]陈祥生,姜婷婷.我国性传播疾病的流行与防治[J].皮肤科学通报,2021,38(1):1-7.

[9]岳晓丽,龚向东,李婧,等.2008—2016年中国性病监测点尖锐湿疣流行特征分析[J].中华皮肤科杂志,2017,50(5):321-325.

[10]中国中西医结合学会皮肤性病专业委员会性病学组.生殖器疱疹中西医结合诊疗共识(2020年)[J].中华皮肤科杂志,2020,53(3):180-183.

[11]中华医学会妇产科学分会感染性疾病协作组.阴道毛滴虫病诊疗指南(2021修订版)[J].中华妇产科杂志,2021,56(1):7-10.

第十三章　生殖系统感染和肿瘤

第一节　常见女性生殖系统感染

一、急性宫颈炎

急性宫颈炎（acute cervicitis）是宫颈受到病原体感染时所引起的急性炎症反应，也可以继发于子宫内膜或阴道的感染，多见于产褥感染及感染性流产。急性宫颈炎过去少见，近年来，随着性传播疾病发生率增高，急性宫颈炎的发病率也较之前明显升高。

子宫颈上皮由宫颈阴道部的鳞状上皮及宫颈管黏膜的柱状上皮组成。鳞状上皮对炎症的抵抗力强，而宫颈管黏膜柱状上皮抵抗力弱，易受病原体的侵袭。

（一）病因及病原体

临床最常见的急性宫颈炎为黏液脓性宫颈炎，特点是进行妇科检查时，子宫颈管或宫颈管棉拭子标本上肉眼见到脓性或黏液脓性分泌物，用棉拭子擦拭宫颈管时，容易诱发宫颈管内出血。黏液脓性宫颈炎的病原体主要为淋病双球菌及沙眼衣原体。近年来，随着性传播疾病的增多，过去一些不常见的病原体也被发现与急性宫颈炎有关。有学者发现脑膜炎奈瑟菌与急性宫颈炎的发生关系密切。还有学者认为，急性宫颈炎患者的宫颈分泌物中常能发现2型疱疹病毒（herpes simplex virus-2，HSV-2），这说明HSV-2与急性宫颈炎发病有关。另外，人乳头瘤病毒HPV-6、11、13、18型等也可引起宫颈炎；HSV-2、HPV和宫颈癌有密切相关性。其次，急性宫颈炎可继发于急性子宫内膜炎及感染性流产，病原体沿着子宫内膜蔓延至宫颈管黏膜上皮。还有一种比较常见的病因是阴道内异物，如棉球，纱布等，使细菌大量繁殖，引起急性化脓性阴道炎、宫颈炎。此外生殖器疱疹病毒，阴道毛滴虫也与宫颈炎有关。细菌性阴道病与宫颈炎有关，即使没有同时出现阴道炎症。据报道，其他感染性病原体，如罕见的细菌、病毒、真菌和寄生虫也可以引起宫颈炎。

（二）症状和体征

部分患有急性宫颈炎的人没有自觉症状。有症状的女性主要表现为阴道分泌物明显增多，常呈黏液脓性。由于阴道分泌物的刺激，常有外阴瘙痒及灼热感，也可能会出现月经间期出血。有些女性出现下腹坠胀，腰酸并常有尿频尿急等下尿道感染症状。有些患者有性交痛，性交后出血，并可有体温升高等全身症状。妇科检查见宫颈充血、水肿、黏膜外翻，有脓性分泌物从宫颈管流出，宫颈触痛，质脆，触之易出血。如果为淋病双球菌感染，因可累及尿道旁腺、前庭大腺，可见尿道口、阴道口黏膜充血、水肿以及多量脓性分泌物。

（三）治疗

急性宫颈炎若治疗不及时、不恰当，可向上蔓延发展为急性子宫内膜炎、急性输卵管炎，进而发展为急性盆腔炎甚至败血症。如果治疗不彻底，可能会转变为慢性宫颈炎，所以治疗一定要及时、有效。根据症状及妇科检查结果，急性宫颈炎不难诊断。治疗方法主要是根据不同病原体对症治疗。

（四）预防

加强日常清洁卫生，重视洁身自好，避免性传播疾病。特别是在机体抵抗力下降的情况下应重视和加强自我保健。

二、慢性宫颈炎

慢性宫颈炎（chronic cervicitis）是妇科疾病发病率最高的疾病，半数以上已婚妇女均不同程度患此病。根据2019年《中国卫生健康统计年鉴》公布妇女病查治情况显示，我国女性宫颈炎的患病率从2010年的12.1%下降到2018年的5.8%。近年来的研究报道显示宫颈癌的发生与慢性宫颈炎有密切关系。

（一）病因及病原体

慢性宫颈炎病因复杂，迄今未完全阐明，多由急性宫颈炎未治疗或治疗不彻底转变而来，急性期潜伏在宫颈腺体或黏膜皱襞内的细菌未彻底清除而引起慢性炎症。部分患者无急性宫颈炎病，直接表现为慢性宫颈炎。主要病原体为葡萄球菌、链球菌、大肠埃希菌及厌氧菌。分娩、流产或宫腔手术或性生活损伤了宫颈，削弱了生殖道局部的生理防御功能，增加了感染机会和条件，可使病原体侵入而引起感染。性传播疾病的病原体，如淋病双球菌、沙眼衣原体。衣原体感染在女性生殖道中以宫颈内膜感染最多见，宫颈有黏液脓性分泌物者，衣原体的阳性检出率可达34%～63%。其次，慢性宫颈炎的发生与人乳头瘤病毒（human papilloma virus，HPV）、单纯疱疹病毒（herpes simplex virus，HSV）以及衣原体感染也密切相关，慢性宫颈炎患者HPV、HSV、衣原体的检出率达74%，同时检出2种或3种者占32%，明显高于正常人群。卫生不良或雌激素缺乏，局部抗感染能力差，也易引起慢性宫颈炎。

（二）病理类型

慢性宫颈炎可分为以下五种类型。

1.宫颈糜烂子宫颈柱状上皮异位和子宫颈鳞状上皮内病变

宫颈糜烂是慢性宫颈炎最常见的一种病理改变。宫颈外口处的宫颈阴道部外观呈细颗粒状的红色区，称为宫颈糜烂。糜烂面为完整的宫颈管单层柱状上皮所覆盖，因柱状上皮较薄，其下间质透出，呈红色，并非真性糜烂。由于宫颈管柱状上皮抵抗力低，病原体易侵入发生炎症。宫颈糜烂发生机制仍不明确。值得注意的是在一些生理情况如青春期、妊娠期或口服避孕药妇女，由于雌激素水平增高，宫颈管柱状上皮增生，原始鳞柱交界外移，可见宫颈外口呈红色，细颗粒状，形似糜烂，为生理性宫颈糜烂。当雌激素水平下降，柱状上皮又可退回宫颈管。宫颈糜烂根据糜烂深浅程度分为3型：在炎症初期，糜烂面仅为单层柱状上皮所覆盖，表面平坦，称为单纯性糜烂；随后由于腺上皮过度增生并伴有间质增生，糜烂面凹凸不平呈颗粒状，称为颗粒型糜烂；当间质增生显著，表面不平现象更加明显呈乳突状，称为乳突型糜烂。根据糜烂面积大小可将宫颈糜烂分为3度：轻度为糜烂面小于整个宫颈面积的1/3；中度为糜烂面占整个宫颈面积的1/3～2/3；重度为糜烂面占整个宫颈面积的2/3以上。

除慢性宫颈炎外，子宫颈的生理性柱状上皮异位，子宫颈鳞状上皮内病变，甚至早期子宫颈癌也可以表现为子宫颈糜烂样改变。生理性柱状上皮异位是阴道镜下描述子宫颈管内的柱状上皮生理性外移至子宫颈阴道部的术语，由于柱状上皮薄，其下间质透出而呈肉眼所见的红色。曾将这种情况称为"宫颈糜烂"，并认为是慢性宫颈炎最常见的病理类型之一。

2.宫颈息肉

慢性炎症长期刺激使宫颈管局部黏膜增生并向宫颈外口突出而形成息肉，息肉可为一个或多个不等，色红，呈舌形，直径一般约1 cm，质软而脆，易出血，蒂细长。根部多附着于宫颈外口，少数在宫颈管壁。光镜下见息肉中心为结缔组织伴有充血、水肿及炎性细胞浸润，表面覆盖单层高柱状上皮，与宫颈管上皮相同。由于炎症存在，除去息肉后仍易复发。宫颈息肉极少恶变，恶变率＜1%。

3.宫颈黏膜炎

病变局限于宫颈管黏膜及黏膜下组织，宫颈阴道部外观光滑，宫颈外口可见有脓性分泌物，有时宫颈管黏膜增生向外突出，可见宫颈口充血、发红。由于宫颈管黏膜及黏膜下组织充血、水肿、炎性细胞浸润和结缔组织增生，可使宫颈肥大。

4.宫颈腺囊肿

在宫颈糜烂愈合过程中，新生的鳞状上皮覆盖宫颈腺管口或伸入腺管，将腺管口阻塞；腺管周围的结缔组织增生或瘢痕形成压迫腺管，使腺管变窄甚至阻塞，腺体分泌物引流受阻、潴留形成囊肿。部分宫颈腺囊肿可发生于生理性宫颈糜烂愈合时，而并非炎症表现。检查时见宫颈表面突出多个青白色小囊泡，内含无色黏液。若囊肿感染，则外观呈现淡黄色小囊泡。

5.宫颈肥大

由于慢性炎症的长期刺激，宫颈组织充血、水肿，腺体和间质增生，还可能在腺体深部有黏液潴留形成囊肿，使宫颈呈不同程度肥大、硬度增加，但表面多光滑，有时可见到宫颈腺囊肿突起。

（三）症状与体征

慢性宫颈炎的主要症状是阴道分泌物增多。分泌物呈乳白色黏液状，有时呈淡黄色脓性，可有血性白带或性交后出血，有时为慢性宫颈炎的唯一症状。当炎症涉及膀胱下结缔组织时，可出现尿急、尿频。若炎症沿宫骶韧带扩散到盆腔，可有腰骶部疼痛、下腹坠痛等。宫颈黏稠脓性分泌物不利于精子穿过，可造成不孕。妇科检查时可见宫颈有不同程度糜烂、肥大、充血、水肿，有时质较硬，有时可见息肉及宫颈腺囊肿。

由于宫颈糜烂与宫颈上皮内瘤样病变和早期宫颈癌从外观上难以鉴别，需常规做宫颈刮片、宫颈管吸片，必要时做阴道镜检查及活组织检查以明确诊断。

（四）治疗

慢性宫颈炎主要以局部治疗为主。根据不同的病理类型采用不同的治疗方法。物理治疗是宫颈糜烂最常用的有效治疗方法。常用的方法有激光、冷冻、红外线凝结及微波等，各种治疗方法大同小异。局部药物治疗适用于糜烂面积小和炎症浸润较浅的病例。宫颈息肉要进行息肉摘除手术。

（五）预防

慢性宫颈炎的预防措施包括：

1.大力开展生殖健康教育，普及妇女卫生保健知识和性知识。

2.培养良好的生活方式与健康的行为模式，认识慢性宫颈炎的早期改变，提高自我预防能力，注意性生活卫生，避免多个性伴侣。在月经期、流产后及阴道炎患病和治疗期间，禁止性生活。

3.避免早婚早育，做好避孕节育，避免人工流产，因意外怀孕或自愿要求进行人工流产术，要保证在正规医疗机构进行手术，以免造成子宫颈损伤等；生产时注意保护，避免分娩时器械损伤宫颈，产后发现宫颈裂伤及时缝合。

4.保持外阴清洁，每天用清水清洗，避免过度使用冲洗液，以免造成阴道酸碱紊乱，造成阴道天然防护屏障的破坏，尽量避免穿过紧的内裤造成局部不通气。

5.定期体检和进行妇科检查，外阴瘙痒和白带异常者及时进行妇科检查，出现白带增多、颜色由透明状变成白色或黄白色脓性或带血及有异味等症状，应警惕慢性宫颈炎的可能，定期检查以保持自身生殖系统的健康。

6.患有急性宫颈炎应该积极采取有效和正规的治疗。

三、盆腔炎症

盆腔炎指女性上生殖道及其周围组织的炎症，主要包括子宫内膜炎、输卵管炎、输卵管卵巢脓肿、盆腔腹膜炎。炎症可局限于一个部位，也可同时存在于几个部位，最常见的是输卵管炎、输卵管卵巢炎。盆腔炎大多发生在性活跃期、有月经的妇女。初潮前、绝经后或未婚者，一般很少发生盆腔炎。盆腔炎有急性和慢性两类。急性盆腔炎发展可引起弥漫性腹膜炎、败血症、感染性休克，严重者可危及生命。慢性盆腔炎症往往是急性期治疗不彻底迁延而来，其发病时间长，病情较顽固，并可反复发作，导致不孕、输卵管妊娠、慢性盆腔痛，严重影响妇女健康。

（一）病因及病原体

盆腔炎的病原体有两个来源：①内源性病原体，来自原寄居于阴道内的菌群，包括需氧菌及厌氧菌，可以仅为需氧菌或仅为厌氧菌感染，但以需氧菌及厌氧菌混合感染多见。主要的需氧菌及兼性厌氧菌有金黄色葡萄球菌、溶血性链球菌和大肠埃希菌；厌氧菌有脆弱类杆菌、消化球菌和消化链球菌。厌氧菌感染后容易形成盆腔脓肿、感染性血栓静脉炎，脓液有粪臭并有气泡。②外源性病原体，主要为性传播疾病的病原体，如衣原体、淋病双球菌及支原体，还有绿脓杆菌和结核杆菌等。

（二）症状与体征

1.急性盆腔炎

可因炎症轻重及范围大小而有不同的症状。较轻者无症状或症状轻微。常见的症状为下腹部痛、发热和阴道分泌物增多。腹痛表现为持续性、活动或性交后加重。若病情严重可有高热、头痛、食欲不振。有些患者有腹膜炎症状，如恶心、呕吐、腹胀和腹泻等消化系统症状。月经期发病可出现经量增多、经期延长。若有脓肿形成，可有下腹包块及局部压迫刺激症状；膀胱刺激症状，如排尿困难、尿频；直肠刺激症状，如腹泻、里急后重感和排便困难。

2.慢性盆腔炎

主要表现为：①慢性盆腔痛；有腹部坠胀、疼痛及腰骶酸痛等症状，常在劳累、性交后及月经前后加剧。②可以造成不孕及异位妊娠，输卵管粘连阻塞可导致不孕或异位妊娠，盆腔炎是输卵管阻塞的主要病因。有文献报道盆腔炎后不孕发生率为20%～30%。③月经异常：慢性盆腔炎有时表现为月经异常，如月经量增多，月经失调等。部分病程时间较长患者可出现神经衰弱症状，如精神不振、失眠、周身不适等。当患者抵抗力差时，盆腔炎会再次急性或亚急性发作。

（三）治疗

目前急性盆腔炎主要的治疗方法为抗生素药物治疗。经恰当的抗生素积极治疗，绝大多数急性盆腔炎能彻底治愈。慢性盆腔炎由于病程长，多采用综合治疗。

（四）预防

盆腔炎症主要的高危因素有不当的宫腔内手术操作后感染，如刮宫术、输卵管通液术等，由于手术消毒不严格或术前适应证选择不当，导致下生殖道内源性菌群的病原体上行感染。有些下生殖道的性传播疾病，如淋病双球菌性宫颈炎、细菌性阴道病与盆腔炎症密切相关。有研究表明支原体、衣原体感染的女性易患盆腔炎症。其次，盆腔炎多发生在性活跃期妇女，尤其是性交年龄早、有多个性伴侣、性交过频，性伴侣有性传播疾病者。此外，不注意性卫生。使用不洁的月经垫、经期性交等均可以引起盆腔炎症。因此预防盆腔炎症要重视个人的性卫生保健，预防高危性行为的发生。选择正规合适的妇科医院或门诊进行性相关疾病的治疗是保障个体性健康的明智选择。一旦患有急性盆腔炎症时，应该遵循医嘱，及时治疗，彻底治愈，防止转变为慢性盆腔炎。

第二节　常见男性生殖系统感染

一、前列腺炎

前列腺炎（prostatitis）是泌尿外科最为常见的疾病，多见于青壮年男性。1995年，美国国立卫生研究院（National Institutes of Health，NIH）制定了一种新的前列腺炎分类方法，将前列腺炎分为4型。Ⅰ型：急性细菌性前列腺炎，是一种前列腺的急性感染，有严重的前列腺炎症状，前列腺液白细胞阳性，细菌培养阳性。Ⅱ型：慢性细菌性前列腺炎，是前列腺的慢性感染或前列腺复发的感染，前列腺炎症状一般，前列腺液白细胞阳性，细菌培养阳性。Ⅲ型：慢性非细菌性前列腺炎/慢性骨盆疼痛综合征，进一步分为ⅢA型（炎症性慢性骨盆疼痛综合征）和ⅢB型（非炎症性慢性骨盆疼痛综合征），两者都有前列腺炎的盆底部疼痛症状，细菌培养阴性；前者在患者的前列腺液、精液或前列腺按摩后的尿液中发现有诊断意义的白细胞，后者则不存在具有诊断意义的白细胞。Ⅳ型：慢性炎症性无症状性前列腺炎，患者没有客观症状，是在其他相关疾病检查中发现前列腺液、精液或者前列腺按摩后的尿液中发现具有诊断意义的白细胞。其中非细菌性前列腺炎较细菌性前列腺炎更多见。

国外文献报道慢性前列腺炎的发病率为2.0%～16.0%。慢性前列腺炎的终生患病率约为1.8%～8.2%。国内有学者对北京、安徽、西安、广州和甘肃5省市15000例男性开展调查，发现我国男性慢性前列腺炎症状的比例为8.4%。发病率存在两个高峰，即30～39岁为第1个发病高峰，发病率为34.4%，60～69岁为第2个发病高峰，发病率为36.4%。

尽管前列腺炎是泌尿外科诊断最多的疾病之一，但报道的发病率却有可能低于实际情况，因为：①慢性前列腺炎并不会威胁生命，大部分患者对其危害认识不够，不一定及时寻求医疗帮助；②患者的症状不典型且复杂多样化，容易造成误诊；③无症状的慢性前列腺炎患者几乎很少在临床发现，一般是体检、尸检或有性功能障碍的男性就诊时才被发现；④医生的水平和对前列腺疾病的认知差异也影响了慢性前列腺炎的准确诊断。

（一）病因及病原体

只有少数患者有急性病史，多表现为慢性、复发性经过。Ⅰ型及Ⅱ型前列腺炎主要致病因素为病原体感染，病原体随尿液侵入前列腺，导致感染。Ⅲ型发病机制未明，病因学十分复杂，存在广泛争议。多数学者认为其主要病因可能是病原体感染，排尿功能障碍，精神心理因素，神经内分泌因素，免疫反应异常，氧化应激学说，下尿路上皮功能障碍等。Ⅳ型缺少相关发病机制的研究，可能与Ⅲ型的部分病因与发病机制相同。最近研究还发现尿液的尿酸盐不仅对前列腺有刺激作用，还可沉淀成结石，堵塞腺管，作为细菌的庇护场所。这些发现一定程度上阐明前列腺炎综合征其实是多种疾病的共同表现，而且临床表现复杂多变，可产生各种并发症，也可自行缓解。

（二）症状与体征

Ⅰ型，又称为急性细菌性前列腺炎，症状较典型，多发生于青壮年，表现为盆部及会阴部疼痛，伴尿频、尿急、尿痛以及排尿困难等症状，甚至可出现尿潴留及血尿，大部分患者有明显的全身症状如高热、寒战等，不积极治疗可出现败血症。Ⅱ型和Ⅲ型临床症状相似，表现为疼痛：经常会出现在会阴、肛门周围、下腹部，也可出现在阴茎、睾丸、腹股沟等处，而且在膈下，膝以上都可能有不同程度的反射痛。尿路刺激症状：

如尿频、尿急、尿痛以及尿末滴白等；性功能障碍症状：如早泄、射精后疼痛和血精等，同时可出现精神紧张等症状。Ⅳ型无前列腺炎的相关临床症状，往往是在做其他病症检查，如前列腺增生、血前列腺特异抗原（prostate specific antigen，PSA）升高等，前列腺组织活检、精液常规等检查时发现有炎症表现。

（三）治疗

目前对前列腺炎的治疗方法主要为抗感染治疗及对症治疗。但多数抗生素不能进入前列腺，以及致病因素的性质、病理变化、患者机体的生理状态和对治疗药物的反应性不同等，目前的临床治疗效果并不理想。

（四）预防

有学者研究认为食用辛辣刺激食物、酗酒、吸烟、长时间久坐、憋尿习惯、骑跨动作、频繁性生活等饮食习惯和生活方式是前列腺炎发病的一些高危因素。因此，良好的生活习惯，不吸烟酗酒，避免高危生活方式是预防前列腺炎的关键。

二、急性附睾炎

急性附睾炎是男性生殖器非特异性感染之一，也是前列腺手术后及经尿道操作尤其是长期留置导尿管后常见的并发症，与男性不育症密切相关。随着性传播疾病的增多，性传播疾病相关的急性附睾炎也相应增多。急性附睾炎诊治不及时可能转化成慢性附睾炎，双侧慢性附睾炎可诱发不育症，并可成为慢性性病的传染源，还可并发性功能障碍，严重危害男性的健康和家庭幸福。

急性附睾炎多于青壮年男性发病，还可在多个年龄阶段发病，从婴幼儿到老年人均可发病，但大多数发病患者的年龄在30岁左右；中、老年男性发病率相对较低，多是由经尿道的操作及留置导尿管所引起。

（一）病因及病原体

急性附睾炎可由多种病原菌所引起，大多是细菌感染所导致，即附睾的非特异性感染性疾病。致病菌以大肠杆菌、链球菌等革兰氏阴性杆菌和葡萄球菌等少数革兰氏阳性球菌多见。另一类引起附睾炎发病的病原体，主要是引起性病尿道炎的沙眼衣原体、解脲支原体、淋球菌等病原体。急性附睾炎也可由真菌引起，但少见，是全身性真菌感染的一部分。极少数急性附睾炎还可由结核杆菌引起。在发达国家35岁以下青壮年急性附睾炎主要由沙眼衣原体、淋球菌等病原体所致，感染的途径主要是性传播感染；而35岁以上男性、小儿及医源性急性附睾炎多由革兰氏阴性杆菌引起，革兰氏阳性球菌常常是血行性急性附睾炎的致病菌，通常是由肠道病原体感染所致。

近年来，由于青壮年男性工作压力大、夜生活多、体力过度消耗，性生活不检点，性传播疾病引起的附睾炎发病率逐年升高，尤其是淋球菌性附睾炎。发病可能与无规律的性生活、勃起后不射精、性交中断或长途骑车、长时间坐位工作致局部充血、血液瘀滞和受压等有关。急性附睾炎也可由白塞病、多发性结节性动脉炎、Henoch-Schonlein紫斑、脉管炎等因素引起。膀胱肿瘤术后，经尿道化疗药物的灌注，亦可引起急性附睾炎。阴囊外伤后致附睾血肿也可引起急性附睾炎发生，也有少数特发性急性附睾炎与过敏反应有关，部分尚无明确原因。

（二）症状与体征

急性附睾炎一般起病突然，有的可在夜间睡眠时发病。患侧阴囊胀痛不适，沉坠感，局部疼痛较重。阴囊皮肤明显红肿、发热、肿胀、疼痛，疼痛可向同侧精索、下腹部以及会阴部放射，还可出现腰骶部、耻骨、腹股沟区的酸胀感。站立或行走时加剧，可影响行走。全身症状明显，常有寒颤、高热，体温可达40 ℃，并伴有恶心、呕吐；疲惫乏力，同时可有周身不适；还可伴有尿频、尿急、尿痛等尿路刺激症状。

急性附睾炎可能导致局部脓形成和睾丸梗死。前者一般是由于治疗不当或治疗不及时所致；后者可能是精索血管血栓形成所致，还可能是精索血管受压所致的睾丸缺血性坏死。另一个主要并发症就是不育，多见于双侧附睾炎，淋病性附睾炎不育发生率更高，此外约27%的附睾炎病人血清中发现有抗精子抗体。急性炎症也可致附睾管堵塞，影响精子输出，从而导致不育。双侧急性附睾炎及时治疗后，附睾大小虽可恢复正常、无硬结，但也可导致生育能力下降以及不育。

（三）治疗

治疗急性附睾炎，目前使用抗生素、精索封闭治疗，局部理疗、热敷、抬高阴囊等保守方法。严重时采用手术治疗。急性附睾炎给予及时诊断并恰当地治疗后，治愈率高，较少出现并发症。早治疗不仅可以缩短疗程，而且可以提高治愈率，一般可恢复正常而不发生并发症。但少数急性附睾炎未彻底治疗而转化成慢性附睾炎，导致不育及性病的传播等并发症。因此，及时有效的治疗是关键。

欧洲泌尿外科协会推荐：对由性传播感染风险引起的急性附睾炎使用头孢曲松和多西环素联合治疗，由肠道病原体引起的附睾炎患者推荐使用（左）氧氟沙星，对同时有性传播感染和肠道病原体感染风险的患者使用氟喹诺酮和头孢曲松联合治疗。

第三节　生殖系统常见肿瘤

一、子宫肌瘤

子宫肌瘤（uterine myoma）是女性生殖器最常见的良性肿瘤，也是人体最常见的肿瘤。主要由平滑肌细胞增生而成，其间有少量纤维结缔组织。多见于30～50岁妇女，以40～50岁最多见，20岁以下少见。其发病率较难统计，根据尸检资料，35岁以上妇女约20%有子宫肌瘤，因很多患者无症状，或因肌瘤很小，因此临床报道的发病率远较其真实的发病率低。子宫肌瘤按照肌瘤与子宫肌壁的关系分3类：肌壁间肌瘤，肌瘤位于子宫肌壁内，周围均被肌层包围，占60%～70%；浆膜下肌瘤，肌瘤突起在子宫表面，约占20%；黏膜下肌瘤，肌瘤向子宫内方向生长，突出于宫腔，仅由黏膜覆盖，占10%～15%。

（一）病因

确切病因尚不明确。细胞遗传学研究显示25%～50%的子宫肌瘤存在细胞遗传学的异常，子宫肌瘤细胞中雌激素受体和组织中雌二醇含量较正常子宫肌组织高。实验结果证明肌瘤是一种依赖于雌激素生长的肿瘤。雌激素可促进子宫肌瘤增大，故子宫肌瘤多发生于生育年龄妇女，尤其是在高雌激素环境中，如妊娠、外源性高雌激素等情况下生长明显，绝经后肌瘤停止生长，甚至萎缩。孕激素可刺激子宫肌瘤细胞核分裂，促进肌瘤生长。

（二）症状

症状出现与肌瘤部位、生长速度及肌瘤变性关系密切。多无明显症状。症状与肌瘤大小，数目多少关系不大。常见症状有：

1.月经改变

为子宫肌瘤的主要症状，出现于半数或更多的患者。其中以周期性出血（月经量过多、经期延长或者月经周期缩短）为多，约占2/3，而非周期性（持续性或不规则）出血占1/3。出血主要由于壁肌瘤和黏膜下肌瘤引起。周期性出血多发生在壁间肌瘤，而黏膜下肌瘤则常常表现为不规则出血，浆膜下肌瘤很少引起子宫出血。

2.腹部包块

有些患者会出现腹部胀大，下腹部正中摸到块状物。当清晨充盈膀胱将子宫推向上方时更易触及，质地坚硬，形态不规则。

3.白带增多

肌壁间肌瘤使宫腔面积增大，内膜腺体分泌增多，并伴有盆腔充血致使白带增多；悬吊于阴道内的黏膜下肌瘤，其表面易感染、坏死，产生大量脓血性排液及腐肉样组织排出，伴臭味。

4.压迫症状

根据肌瘤部位不同及肌瘤大小，可压迫膀胱出现尿频、排尿障碍、尿潴留等。压迫输尿管可致肾盂积水。压迫直肠可致排便困难等。

5.不孕

文献报道约有25%～40%的患者出现不孕。可能是肌瘤压迫输卵管使之扭曲，或使宫腔变形，妨碍受精卵着床。

6.贫血

由于长期月经过多可能导致继发性贫血。

（三）治疗

根据患者年龄、生育要求、症状、肌瘤大小等情况全面考虑治疗方式。肌瘤小且无症状，通常不需治疗，尤其接近绝经年龄患者，雌激素水平降低，肌瘤可自然萎缩或消失，每3～6个月随访一次。对于肌瘤较大或者症状明显的患者，可以采取药物和手术治疗。

（四）预防

子宫肌瘤的形成与长期大量雌激素刺激有关。动物实验表明，高脂肪食物促进了某些激素的生成和释放，故肥胖妇女子宫肌瘤的发生率明显升高。因此培养良好的饮食习惯，坚持低脂肪饮食，对子宫肌瘤有一定的抑制作用。

二、宫颈癌

宫颈癌（cervical cancer）又称宫颈浸润癌，是由宫颈被覆上皮和腺上皮发生的恶性肿瘤，是最常见的妇科恶性肿瘤，占女性生殖系统恶性肿瘤的半数以上，其死亡率为妇女恶性肿瘤的首位，发病率仅次于乳腺癌，位居第二位。由被覆上皮发生的主要是鳞状细胞癌，简称鳞癌；由腺上皮发生的是腺癌。宫颈癌中95%的都是鳞癌，且几乎都发生在已婚多产的妇女。宫颈癌中5%为腺癌，未婚女性中发生宫颈癌者常为腺癌。国际癌症研究机构（International Agency for Research on Cancer，IARC）发布的2020年全球癌症负担报告中指出2020年全球新增癌症病例数1929万，新发宫颈癌病例604127例，其中109741例在中国；2020年因宫颈癌死亡病例数341831例，其中59060例在中国。宫颈癌的发病率呈稳步上升和年轻化趋势。由于性观念改变、环境污染和不良卫生习惯，小于30岁的宫颈癌患者明显增多。由于宫颈癌有较长的癌前病变阶段，因此宫颈细胞学检查可使宫颈癌得到早期诊断与早期治疗。近40年国内外均已普遍开展宫颈脱落细胞学筛查，宫颈癌发病率明显下降，死亡率也随之下降。WHO发布《加速消除宫颈癌全球战略》宣告，全球194个国家将携手在2030年实现：90%的女孩在15岁前完成HPV疫苗接种；70%的妇女在35岁和45岁之前接受高效检测方法筛查；90%确诊宫颈疾病的妇女得到治疗。我国卫生健康委员会表示，中国支持《加速消除宫颈癌全球战略》，将通过疫苗接种、筛查和治疗三级防治路径，努力达成目标。

（一）病因

宫颈癌病因至今尚未完全阐明。研究发现通过性交感染某些病毒如单纯疱疹病毒Ⅱ型、人乳头瘤病毒（human papilloma virus，HPV）、人巨细胞病毒等可能与宫颈癌发病有一定关系。分子生物学研究结果显示90%以上的宫颈癌伴有HPV感染；某些高危型HPV感染与宫颈癌的发病密切相关。此外，宫颈癌还与种族因素有一定关系，例如犹太人宫颈癌发生率极低；也与性生活紊乱、过早性生活、早年分娩、密产、多产、经济状况低下、种族和地理环境因素有关。研究发现，初次性交年龄在15岁以前，且有≥6个性伴侣者，其患宫颈癌的危险性将增加5～10倍；在未婚及未产妇中，宫颈癌发病率明显较低。多次结婚也是高危因素。高危男子是宫颈癌危险因素的论点已被重视，凡配偶有阴茎癌、前列腺癌或其前妻曾患宫颈癌均为高危男子，与高危男子有性接触的妇女，易患宫颈癌。

（二）病理改变

多数宫颈癌起源于宫颈移行带。移形带区成熟的化生鳞状上皮对致癌物的刺激相对不敏感。但未成熟的化生鳞状上皮代谢活跃，在一些物质（如HPV、精子或精液组蛋白等）的刺激下，可发生细胞分化不良、排列紊乱，细胞核异常、有丝分裂增加，形成宫颈鳞状上皮内瘤变（cervical intraepithelial neoplasia，CIN）。随着CIN继续发展，突破上皮下基底膜，浸润间质，则形成宫颈浸润癌。

早期HPV感染时，病变的宫颈上皮变成典型的挖空细胞。在这些细胞中可见大量的HPV-DNA和病毒壳抗原。随着CIN病变严重，HPV复制减少，病毒壳抗原消失。但具有转录活性的HPV-DNA片段可整合到宿主细胞，导致宿主细胞的恶性转化。HPV感染多不能持久，常自然被抑制或消失。许多HPV感染妇女并无临床症状。临床上可见许多CIN自然消退。当HPV感染持久存在时，在一些其他因素（如吸烟、使用避孕药、性传播疾病等）作用下，可诱发CIN。随着分子生物学发展和临床研究深入，发现CIN并不会全部发展为宫颈癌。CIN I（轻度不典型增生）较少发展为浸润癌；CIN II（中度不典型增生）和CIN III（重度不典型增生）可能发展为浸润癌。CIN I主要与HPV亚型6、11、31和35有关；CIN II和III主要与HPV-16、18和33有关。目前已知：HPV-6、11、42、43、44属低危型，一般不诱发癌变；而HPV-16、18、31、33、35、39、45、51、52、56或58属高危型，可诱发癌变。

（三）症状与体征

早期宫颈癌常无症状，妇科检查也无明显体征，于性交、妇检后产生接触性出血，与慢性宫颈炎无明显区别，有时甚至见宫颈光滑，尤其是老年妇女宫颈已萎缩者。有些宫颈管癌患者，病灶位于宫颈管内，宫颈阴道部外观正常，易被忽略而漏诊或误诊。随着疾病的发展，患者主要的症状有：

1.阴道流血

阴道不规则出血是宫颈癌病人的主要症状（80%～85%），尤其是绝经后的阴道出血更应引起注意。年轻患者常表现为接触性出血，发生在性生活后或妇科检查后出血。出血量可多可少，根据病灶大小、侵及间质内血管的情况而定。早期出血量少，晚期病灶较大，表现为多量出血，一旦侵蚀较大血管可能引起致命性大出血。年轻患者也可表现为经期延长、周期缩短、经量增多等。老年患者常出现绝经后不规则阴道流血。一般外生型癌出血较早，血量也多；内生型癌出血较晚。

2.阴道分泌物增多

宫颈癌病人的主要症状。多发生在阴道出血以前。表现为阴道白带增多，最初阴道分泌物可以没有任何气味，随着癌瘤的生长，癌瘤继发感染、坏死则分泌物量增多，如淘米水样或混杂血液，并带有恶臭味。晚期因癌组织破溃、坏死，继发感染有大量脓性或米汤样恶臭白带。

3.晚期癌的症状

根据病灶侵犯范围出现继发性症状。病灶组织延伸，侵犯骨盆壁，压迫周围神经，临床表现为坐骨神经或一侧骶、髂部的持续性疼痛。肿瘤压迫或侵蚀输尿管，管道狭窄、阻塞导致肾盂积水，表现为尿频、尿急、一侧腰痛，甚至剧痛，进一步发展为肾衰竭，以致尿毒症。淋巴系统受侵袭导致淋巴管阻塞，回流受阻而出现下肢水肿和疼痛等症状。病灶压迫直肠时，患者肛门坠胀、大便秘结、里急后重。到疾病末期，患者出现恶病质。

外生型宫颈癌最常见。妇科检查可见宫颈口形状如菜花状凸出组织。开始时为息肉样或乳头状隆起，继而发展为向阴道内突出的菜花状赘生物，较脆，触之易出血。合并感染时表面覆有灰白色渗出物，触之易出血。内生型癌灶向宫颈深部组织浸润，使宫颈扩张并侵犯子宫峡部。宫颈肥大而硬，表面光滑或仅见轻度糜烂，整个宫颈段膨大如桶状。

（四）治疗

宫颈癌确诊后，应拟定最恰当的综合治疗方案。早期一般以手术治疗为主，中晚期采用放射治疗或放射与手术相结合的综合治疗为主，可配合化疗及中医药治疗。

（五）预防

普及防癌知识，开展性卫生教育，是减少宫颈癌发病率的有效措施。凡已婚妇女，特别是围绝经期妇女有月经异常或性交后出血者，应警惕生殖道癌的可能，及时就医。凡有性生活者应每1~2年妇科检查一次，做到早发现、早诊断和早治疗，应常规做宫颈刮片细胞学检查，有异常者应进一步处理。积极治疗中、重度宫颈糜烂；及时诊断和治疗CIN，以阻断宫颈癌的发生。

资料显示，有70%的宫颈癌是由HPV-16和HPV-18这两种亚型病毒引起的，每年全球因此死亡的女性近24万人。HPV感染者发展为宫颈癌的概率是0.2%。感染该病毒后，一般要经过10~15年才发展为宫颈癌，因此一级预防和二级预防很重要。一级预防是疫苗，全球第一个肿瘤疫苗即宫颈癌疫苗已经诞生，该癌症疫苗的推出，是人类首次真正尝试通过疫苗将一种癌症消除的医疗方式。目前有三种宫颈癌疫苗，分别是二价HPV疫苗、四价HPV疫苗，以及九价HPV疫苗。二价HPV疫苗针对HPV-16、18，9~45岁女性都可以注射；四价HPV疫苗针对HPV-6、11、16和18，适用于20~45岁的女性；九价HPV疫苗除了针对四价HPV疫苗的宫颈癌类型，还包括HPV-31、33、45、52和58。但疫苗介导的保护作用的类型特异性不是绝对的，特别是通过接种二价HPV疫苗可以得到显著的交叉保护。在最近的研究中显示，在接种二价疫苗五年后的随访中，HPV-31、33、45的发病率在下降，实现了交叉保护。

三、卵巢肿瘤

卵巢肿瘤（ovarian tumor）是女性生殖器常见肿瘤。卵巢恶性肿瘤是女性生殖器三大恶性肿瘤之一。至今缺乏有效的早期诊断方法，在全球范围内，卵巢恶性肿瘤是妇女最常见的七大癌症之一，也是第八大癌症死亡因素，五年生存率低于45%。卵巢恶性肿瘤5年存活率仍较低（25%~30%）。随着宫颈癌及子宫内膜癌诊断和治疗的进展，卵巢癌已成为严重威胁妇女生命的肿瘤。卵巢肿瘤组织学类型多且有良性、交界性（低度潜在恶性瘤）及恶性之分。卵巢位于盆腔深部，肿瘤不易早期发现，预后差，应提高警惕。

（一）卵巢肿瘤的类型

卵巢肿瘤的种类繁多。其中最常见的有以下几种：

1.上皮性肿瘤较常见，占卵巢肿瘤的50%~70%，其中以浆液性肿瘤最多见，其次为黏液性肿瘤。以其组织学及细胞学特点，各有良性、交界性及恶性之分，其恶性类型占卵巢恶性肿瘤的85%~90%。

2.生殖细胞肿瘤来源于胚胎时期的生殖细胞，约占卵巢肿瘤的25%，在生殖细胞肿瘤中，良性有成熟型囊性畸胎瘤（皮样囊肿），恶性有内胚囊瘤、未成熟畸胎瘤及无性细胞瘤等。

3.性索间质肿瘤占卵巢肿瘤的5%，主要有颗粒细胞瘤、卵泡膜细胞瘤及纤维瘤。

4.继发性（转移性）肿瘤约占5%～10%，最常见的是来自胃肠道的转移癌，镜下可见印戒细胞，又称库肯勃氏瘤。

（二）病因

卵巢肿瘤的病因尚不十分清楚。高危因素有：

1.持续排卵

目前认为"持续性排卵"可导致卵巢表面上皮不断损伤与修复，诱导上皮细胞恶性转化。基于此理论，未产妇、初潮过早、绝经延迟的女性在其一生中由于排卵次数过多，卵巢癌风险增加；而妊娠与哺乳期卵巢长期无排卵，为卵巢癌的保护性因素。流行病学调查发现多次妊娠、母乳喂养及口服避孕药可减少卵巢癌的发病率，可能与排卵次数减少有关。有研究显示经产妇与未生育女性相比，卵巢癌发病风险下降且随产次增加风险持续降低，每妊娠1次卵巢癌风险降低10%～15%。

2.激素替代治疗

有研究认为激素替代治疗可增加卵巢癌发病风险。绝经后女性使用单纯雌激素替代治疗，卵巢癌风险显著增高，并且风险值与激素替代治疗持续时间有关。

3.遗传因素

在所有的高危因素中，遗传因素与卵巢上皮性癌的风险最确切。随着遗传学、分子遗传学以及分子生物学等学科的发展，越来越多的证据充分证明了遗传因素在卵巢癌发病中的作用。有证据显示5%～10%的卵巢癌与遗传因素有关。普通人群女性一生中罹患卵巢癌的风险为1.4%，而如其一级亲属中1人曾患卵巢癌，其罹患卵巢癌风险增加为5%，如一级亲属中2～3人曾患卵巢癌，其风险增加为7.2%。

常见的有BRCA1、BRCA2基因突变的遗传性卵巢癌综合征。BRCA1突变携带者在70岁前患卵巢癌的风险估计为40%～50%，BRCA2突变引起的风险为10%～20%。其他基因的突变也会引起卵巢癌发生的风险增大，包括BRIP1、RAD51等。

4.饮食

高脂肪饮食以及肥胖为卵巢癌高危因素，而多食蔬菜以及水果等素食的人群卵巢癌风险降低。发达国家饮食结构中肉食较多，其卵巢癌发病率较发展中国家高。有研究表明，进肉食多与进肉食最少的女性相比，卵巢癌风险增加；相反，蔬菜水果对卵巢癌具有保护作用。澳大利亚的一项研究显示，超重与肥胖为卵巢癌高危因素。有报道，咖啡与糖可增加卵巢癌风险，而饮茶对卵巢癌具有保护作用，且随着饮茶时间的延长，其保护作用越强。其他饮食因素如纤维素、胡萝卜素以及维生素等均被认为可在一定程度上降低卵巢癌风险，但目前尚未定论。

（三）症状与体征

1.卵巢良性肿瘤

发展缓慢。早期肿瘤较小，多无症状，腹部无法扪及，往往在妇科检查时偶然发现。肿瘤增至中等大时，常感腹胀或腹部扪及肿块，逐渐增大，块物边界清楚。妇科检查在子宫一侧或双侧触及球形肿块，囊性或实性，表面光滑，与子宫无粘连，蒂长者活动良好。若肿块占满盆，腹腔出现压迫症状如尿频、便秘，以及气急、心悸等，腹部隆起，块物活动度差，叩诊呈实音，无移动性浊音。

2.卵巢恶性肿瘤

早期无明显症状，常因其他原因做妇科检查时偶然发现。一旦出现症状常表现为腹胀、腹部肿块及腹水等。症状轻重取决于：①肿瘤的大小、位置、侵犯邻近器官的程度；②肿瘤的组织学类型；③有无并发症。肿瘤若向周围组织浸润或压迫神经，可引起腹痛、腰痛或下肢疼痛；若压迫盆腔静脉，出现下肢浮肿；若为功能性肿瘤，产生相应的雌激素或雄激素过多症状。晚期时表现为消瘦、严重贫血等恶病质征象。三合诊检查在阴道后穹窿处及盆腔内散在质硬结节或肿块，肿块多为双侧，实性或半实性，表面高低不平，固定不动，常伴有腹水。有时在腹股沟、腋下或锁骨上可触及肿大的淋巴结。

（四）治疗

首选手术治疗。根据患者年龄、对生育的要求、肿瘤性质、临床分期以及患者全身情况等综合分析而确定手术范围。若为恶性肿瘤，依据术中冰冻检查确定的病理类型，决定手术范围及术后辅以相应的化学药物治疗或放射治疗。

（五）预防

卵巢恶性肿瘤的病因尚不清楚，难以预防。积极采取下述措施，会有所裨益。

1.高危因素的预防

提倡合理膳食，控制高脂肪食物的摄入。

2.开展普查普治

30岁以上妇女每年应行妇科检查，高危人群最好每半年检查一次，以排除卵巢肿瘤。若配合B型超声检查，CA125、AFP检测等更好。

3.早期发现及处理

卵巢实性肿瘤或囊肿直径 > 5 cm者，应及时手术切除。青春期前、绝经后期或生育年龄口服避孕药的妇女，发现卵巢肿大应考虑为卵巢肿瘤。盆腔肿块诊断不清或治疗无效者，应及早进行腹腔镜检查或剖腹探查。

4.预防性药物

目前有多种药物被认为可降低卵巢癌风险，包括维生素D、非甾体消炎药、口服避孕药等。其中口服避孕药研究最为广泛，被认为效果最确切。口服避孕药可抑制排卵，其对卵巢癌的保护作用已被大量研究所证实。卵巢癌高危人群可以口服避孕药来预防。

四、前列腺癌

近年来，我国男性前列腺癌（prostate cancer）的发病率明显升高。前列腺癌发病率存在着地域和种族差异。到目前为止，非洲裔美国男性前列腺癌的发病率是世界上最高的，生活在出生地的亚洲男性（包括日本、中国）发病率最低。这表明前列腺癌的发生与生活行为方式有较大联系。前列腺癌与年龄的相关性在上皮性肿瘤中是最高的。男性在40岁左右，前列腺癌的发生率开始增加，然后持续呈对数增长。

根据2016年全球疾病负担癌症合作组织提供的资料显示，2015年全球前列腺癌的发生病例数为160万。前列腺癌在发达国家尤为常见，在中等收入国家，79岁前的诊出率为1/47，在发达国家诊出率为1/6。但就死亡率来看，欠发达地区的死亡率高于发达地区，前列腺癌死亡率最高的是加勒比地区及非洲中部和南部地区。在亚洲地区，特别是东亚和中南亚地区前列腺癌的死亡率最低。

（一）病因

前列腺癌是遗传因素和环境因素共同作用的多因子遗传病。流行病学研究表明，前列腺癌患者的一级男性亲属，患此病的危险性提高2～3倍；与没有家族史的男性相比，有2个前列腺癌患者的一级亲属，危险性提高5倍；有2个以上的，危险性提高10倍以上。研究资料表明，雄激素受体基因，甾类Ⅱ型5α-还原酶基因、CYP17基因和维生素D受体基因的变异可能与前列腺癌的发生有关。环境因素中饮食、疾病等因素也可能是前列腺癌的高危因素。一系列研究发现，高脂肪摄入与前列腺癌危险性有关。脂肪摄入较高的人群发生前列腺癌的危险性高于脂肪摄入低的人群。此外其他饮食方式如肉类、牛奶等乳制品的摄入也与前列腺癌发生有关。生活方式也会增加前列腺癌发生的风险，如阳光照射、化学品接触、吸烟、肥胖、饮酒、过低体力活动水平，有输精管切除史的男性也会使前列腺癌的发生风险提高。前列腺癌危险性增加与性传播疾病史有关，尤其是淋病，有此病史的男性，前列腺癌危险性增加2～3倍。另外，雄激素浓度过高可能也与前列腺癌的发生有关。

（二）症状与体征

前列腺癌早期可无症状，随肿瘤增长和疾病发展可出现下列症状：①膀胱出口堵塞或输尿管堵塞可出现尿频、尿急、尿失禁、排尿困难和脓尿。②肿瘤或转移的淋巴结压迫均可出现下肢水肿。③骨转移可出现骨痛、病理性骨折和神经压迫症状。

（三）治疗

前列腺癌的治疗方法有手术治疗、放射治疗、内分泌治疗、化疗、免疫治疗及冷冻治疗等，具体方案应根据病人年龄、一般状况和肿瘤分期而定。

（四）预防

高脂肪摄入和前列腺癌的发生有一定关系。控制脂肪摄入，合理膳食可以在一定程度上预防前列腺癌的发生。前列腺特异抗原（prostate specific antigen，PSA）是一种发现早期前列腺癌的有效筛查手段。50岁以上男性进行PSA筛查可以早期发现前列腺癌病人，对早期治疗及提高前列腺癌病人的预后都有积极意义。

五、乳腺癌

乳腺癌（breast cancer）是发生在乳腺腺上皮组织的恶性肿瘤，是女性主要恶性肿瘤之一。全球乳腺癌发病率自20世纪70年代末开始一直呈上升趋势。各国因地理环境、生活习惯不同，乳腺癌的发病率有很大差异。北美和北欧大多数国家是女性乳腺癌的高发区，南美和南欧一些国家为中等，而亚洲、拉丁美洲和非洲的大部分地区为低发区。在北美、欧洲等发达国家，女性乳腺癌的发病率居女性恶性肿瘤发病率的首位。

中国不是乳腺癌的高发国家，但近年来乳腺癌的发病率明显增高。2019年《中国卫生健康年鉴》数据，我国乳腺癌的患病率从2010年的10.1/10万上升到2018年的44.3/10万。根据研究报道，乳腺癌在我国各地区的发病率不同，沪、京、津及沿海地区是我国乳腺癌的高发地区，以上海最高。乳腺癌的发病，病例呈现东、中、西部的阶梯分布特点，2015年东部地区女性常见恶性肿瘤的第一位是乳腺癌，发病人数为14.6万人，中部地区乳腺癌发病人数也位于女性恶性肿瘤发病的第一位，发病人数为9.5万人，西部乳腺癌位于女性恶性肿瘤发病人数的第二位，发病人数为6.3万人。女性乳腺癌年龄别发病率0～24岁年龄段处较低水平，25岁后逐渐上升，50～54岁组达到高峰，55岁以后逐渐下降。

（一）病因

乳腺癌的病因尚未完全明确。绝经前和绝经后雌激素变化是刺激发生乳腺癌的明显因素。

1.遗传因素

乳腺癌家族史是乳腺癌发生的危险因素，在以下情况应高度怀疑妇女具有乳腺癌的遗传素质：父系或母系中有多个亲属患乳腺癌，同时有乳腺癌和卵巢癌家族史，有双侧或早期乳腺癌家族史；以及携带与乳腺癌相关的突变基因，现已知的乳腺癌相关突变基因有BRCA1、BRCA2，还有P53、PTEN、HER2、EGFR、c-My以及Ras家族中的H-ras、K-ras、N-ras等。与这些基因突变相关的乳腺癌称为遗传性乳腺癌，占全部乳腺癌的5%～10%。

2.乳腺腺体致密

近年发现乳腺腺体致密也是乳腺癌的危险因素。

3.婚姻月经因素

未婚是乳腺癌的危险因素之一。据报道，修女、独身女性、结婚较迟和婚姻持续时间短的女性，乳腺癌的发病率普遍较高。初产年龄大于30岁将增加乳腺癌的危险性。哺乳月数多对乳腺癌的发生有抑制作用，有研究表明，泌乳在5年以上，可以使乳腺癌的危险性降低30%。研究证明初潮年龄在13岁以前者，比在13岁以后者患乳腺癌危险性增加4倍以上。45岁绝经比50岁绝经者，患乳腺癌的危险性减少30%。

4.乳腺良性疾病

乳腺癌的危险性与乳腺良性疾病的组织学类型有关，非增生性病变，并不增加乳腺癌的发病率，而增生性病变发生乳腺癌的相对危险性升高。

5.生活方式因素

长期服用外源性雌激素，绝经后肥胖，长期过量饮酒，摄入过量肉类、煎蛋、黄油、奶酪、甜食和动物脂肪等可增加乳腺癌危险性；摄入绿色蔬菜、水果、鲜鱼、低脂奶制品则可减少乳腺癌的危险性。乳腺癌死亡率与人均年脂肪消耗量成正比关系。有研究对比分析了乳腺癌发生率高的美国居民与乳腺癌发生率低的中国居民的饮食构成，结果发现总脂肪每人每日消耗量，美国人是中国人的2.5倍。

6.年龄增长

随着年龄增长，乳腺癌的发病率也随之提高。根据相关研究显示，2016年，美国所有乳腺癌相关的死亡病例中40岁以上和60岁以上的女性所占比例分别是99.3%和71.2%。所以40岁以上的女性有必要做乳腺筛检。

（二）症状

乳腺癌早期往往没有典型症状和体征，不易引起重视，常通过体检或乳腺癌筛查发现。以下为乳腺癌的典型体征。

1.乳腺肿块

80%的乳腺癌患者以乳腺肿块首诊。患者常无意中发现乳腺肿块，多为单发，质硬，边缘不规则，表面欠光滑。大多数乳腺癌为无痛性肿块，仅少数伴有不同程度的隐痛或刺痛。

2.乳头溢液

非妊娠期从乳头流出血液、浆液、乳汁、脓液，或停止哺乳半年以上仍有乳汁流出。

3.皮肤改变

乳腺癌引起皮肤改变可出现多种体征，最常见的是肿瘤侵犯了连接乳腺皮肤和深层胸肌筋膜的Cooper韧带，使其缩短并失去弹性，牵拉相应部位的皮肤，出现"酒窝征"，即乳腺皮肤出现一个小凹陷，像小酒窝一样。若癌细胞阻塞了淋巴管，则会出现"橘皮样改变"，即乳腺皮肤出现许多小点状凹陷，就像橘子皮一样。乳腺癌晚期，癌细胞沿淋巴管、腺管或纤维组织浸润到皮内并生长，在主癌灶周围的皮肤形成散在分布的质硬结节，即所谓"皮肤卫星结节"。

4.乳头、乳晕异常

肿瘤位于或接近乳头深部，可引起乳头回缩。肿瘤距乳头较远，乳腺内的大导管受到侵犯而缩短时，也可引起乳头回缩或抬高。乳头湿疹样癌，表现为乳头皮肤瘙痒、糜烂、破溃、结痂、脱屑、伴灼痛，以致乳头回缩。

5.腋窝淋巴结肿大

初期可出现同侧腋窝淋巴结肿大，肿大的淋巴结质硬、散在、可推动。随着病情发展，淋巴结逐渐融合，并与皮肤和周围组织粘连、固定。晚期可在锁骨上和对侧腋窝摸到转移的淋巴结。

（三）治疗

多年来，临床实践已经证实，对大多数癌瘤来说，若想提高治愈率，单靠改进治疗方法，收效是难以令人满意的。就乳腺癌来讲，近数十年来，国内外在治疗方法上虽然经过了多方面改进，但其病死率未见明显下降。究其原因，最主要仍是由于就诊较晚，在所治疗病人中，中晚期病例占多数所致。因此提倡检出早期癌以减少晚期癌的出现，这是提高乳腺癌生存率的有效途径。现代对早期乳腺癌的诊断要求应是微小癌（直径≤0.5 cm）和临床上触不到肿块的T_0癌，因为此类癌甚少转移，经手术治疗后，其10年生存率一般可达90%以上。早期检出此类癌，将有可能对生存率起到积极作用。

随着对乳腺癌生物学行为认识的不断深入，以及治疗理念的转变与更新，乳腺癌的治疗进入了综合治疗时代，形成了乳腺癌局部治疗与全身治疗并重的治疗模式。医生会根据肿瘤分期和患者的身体状况，酌情采用手术、放疗、化疗、内分泌治疗、生物靶向治疗及中医药辅助治疗等多种手段。

（四）预防

乳腺癌的病因尚不完全清楚，所以还没有确切地预防乳腺癌的方法。从流行病学调查分析，乳腺癌的预防可以考虑以下几个方面：

1.建立良好的生活方式，调整好生活节奏，保持心情舒畅。

2.坚持体育锻炼，积极参加社交活动，避免和减少精神、心理紧张因素，保持心态平和。

3.养成良好的饮食习惯。婴幼儿时期注意营养均衡，提倡母乳喂养；儿童发育期减少摄入过量的高蛋白和低纤维饮食；青春期不要大量摄入脂肪和动物蛋白，加强身体锻炼；绝经后控制总热量的摄入，避免肥胖。平时养成不过量摄入肉类、煎蛋、黄油、奶酪和甜食等饮食习惯，少食腌、熏、炸、烤食品，增加食用新鲜蔬菜、水果、维生素、胡萝卜素、橄榄油、鱼和豆类制品等。

4.积极治疗乳腺疾病。

5.不乱用外源性雌激素。

6.不长期过量饮酒。

7.了解一些乳腺疾病的科普知识，掌握乳腺自我检查方法（见第二章），养成定期乳腺自查习惯，在乳房部位发现可疑肿块及时去医院就诊。

8.及时进行乳腺癌的筛检可以降低乳腺癌的死亡率，对于一般人群可使用X射线进行筛查，对于高危险人群可以使用磁共振成像（magnetic resonance imaging，MRI）进行筛查。

（汪燕妮）

参考文献

[1]贾金铭.中国中西医结合男科学[M].北京:中国医药科技出版社,2005.

[2]刘继红,熊承良.性功能障碍学[M].北京:中国医药科技出版社,2004.

[3]谢幸,孔北华,段涛.妇产科学[M].9版.北京:人民卫生出版社,2018

[4]Allen, M., Identifying acute cervicitis in an era of less-frequent routine gynecologic examinations[J].Jaapa,2018.31(2):50-53.

[5]Pilatz, A., et al. Acute epididymitis revisited: impact of molecular diagnostics on etiology and contemporary guideline recommendations[J].Eur Urol,2015. 68(3): 428-35.

[6]Webb, P.M., S.J. Jordan. Epidemiology of epithelial ovarian cancer[J].Best Pract Res Clin Obstet Gynaecol,2017. 41: 3-14.

[7]Ramus, S.J., et al. Germline Mutations in the BRIP1, BARD1, PALB2, and NBN Genes in

Women With Ovarian Cancer[J].J Natl Cancer Inst,2015. 107(11).

[8]Song,H.,et al. Contribution of Germline Mutations in the RAD51B,RAD51C,and RAD51D Genes to Ovarian Cancer in the Population[J].J Clin Oncol,2015. 33(26):2901-2097.

[9]Sun,Y.S.,et al. Risk Factors and Preventions of Breast Cancer[J].Int J Biol Sci,2017.13 (11):1387-1397.

第十四章　生殖损伤的表现和预防

　　随着生育水平的下降和逐步过渡到人口零增长，人口素质、分布和结构方面的问题逐渐凸显出来，提高人口素质特别是出生人口素质已经成为一个十分紧迫和重要的人口问题。当今世界各国的竞争是以经济和科技实力为基础的综合国力的较量，而科技进步、经济繁荣和社会发展，最终取决于劳动者素质的提高。因此，人口素质是当代的重大问题，它包括健康素质、科学文化素质、思想品德素质等多个方面。而健康素质是人口素质的基础，包括先天的和出生后的躯体和智力的生长发育、疾病、寿命、死亡等因素。实现优生可为提高健康素质提供生物学基础。优生是人类长期进化和发展过程中在生育上的理想要求，因此，人类生殖健康越来越受到重视。

　　人类多种生殖系统疾病与外源化学物或药物有关，甚至于机体接触有毒有害化学物在尚无明显中毒迹象时，可能已对生殖发育造成不良影响。生殖损伤的机制较为复杂，既有直接的毒性作用，如对父母生殖系统、胎盘及胎儿结构与功能的损伤，也有间接的毒性作用，如引起母体发热而造成的胎儿出生缺陷等。

　　人类对环境因素影响生殖和胎儿发育的认识，是经历由环境因素引起畸胎的一系列悲剧之后，随着现代科学技术的进步逐渐成熟的。通过对可能致生殖损伤的化学物及其他有害因素进行动物实验研究，主动探讨生殖损伤的机制，可以为预防环境中有害因素致生殖损伤提供一定的线索。只要采取得力的措施，诸多有害环境因素对胚胎、胎儿及出生后的婴幼儿生长发育造成的危害实际上是可以预防的。

第一节　常见致生殖损伤的环境因素

　　环境是指人类的生存环境，包括自然环境和生活环境。广义上讲，环境是指与人类生存有关的物理、化学、生物、行为、社会经济因素以及人类自身状况的总称，是一个非常复杂的体系。良好的自然环境为人类和其他生物提供了生存和发展的条件。但当环境因素的强度或浓度超过或低于一定剂量，对人体健康，包括生殖健康产生不良影响时，则称之为环境危害因素。对人类生殖系统产生损害作用（生殖毒性）的环境危害因素很多，涵盖了原生环境、环境污染、生活环境以及生产环境中所接触的各种环境有害因子，按照其性质主要分为化学、物理和生物因素。常见的化学因素有铅、汞、锰、镍及砷等金属及类金属，乙醇、苯、甲苯和二甲苯、双酚 A（bisphenol A，BPA）、多氯联苯（polychlorinated biphensyls，PCBs）和多环芳烃（polycyclic aromatic hydrocarbons，

PAHs）等有机化学物；常见的物理因素则包括电离辐射和微波辐射等。

一、原生环境

（一）碘缺乏

碘缺乏病是由于自然环境中缺乏碘而引起的疾病。孕妇缺碘可导致流产、早产、死产和先天畸形儿，更重要的是碘缺乏可以严重影响胎儿大脑的正常发育，造成胎儿和婴儿不可逆的脑损伤，以及儿童精神运动发育障碍。因此，妇女和儿童是缺碘的主要受害者。

（二）高碘

高碘是指碘摄入过多。2001年世界卫生组织（WHO）提出尿碘中位数≥300 μg/L为碘过多。碘过多症是指一次大剂量碘或长期持续性摄入较高剂量的碘所引起的一系列功能、形态和代谢障碍的疾病，常表现为高碘甲状腺肿。碘过多可推迟女性月经初潮；高碘病区的孕妇摄入碘过量时，可导致胎儿的甲状腺肿大，伴有或不伴有甲状腺功能减退。多项人群流行病学调查结果显示，高碘地区儿童的智力水平明显低于碘适宜地区。

（三）高氟

氟在自然界中广泛分布，由于地质性的原因，常形成一些高氟区。高氟是指饮水中含氟量超过1.0 mg/L。WHO提出，每人每日从环境中（如饮水、食物、空气等）摄入的总氟量，以不超过2 mg为宜，水中氟适宜浓度为0.5～1.0 mg/L。

流行病学调查显示，高氟区人群血清黄体生成素（luteinizing hormone，LH）、卵泡刺激素（follicle stimulating hormone，FSH）显著升高，血清睾酮（testosterone，T）水平则显著降低，表明高氟能够影响成年男性的生殖内分泌功能；高氟地区妇女月经异常、不排卵、不孕、流产和死产、死胎、先天性缺陷发生率和围生期婴儿死亡率高于对照地区。氟能通过胎盘屏障进入胎儿，影响胎儿的生长发育，如地方性氟中毒流行区出现乳牙氟斑牙，表明氟在胎儿和（或）新生儿体内蓄积，并可达到对牙齿有害的剂量，乳牙氟斑牙是先天性缺陷。研究表明，地方性氟中毒流行区中，胎儿大脑、海马及小脑皮质神经细胞发育较差，细胞体积小，分布密集，胎儿体内的氟可透过血-脑屏障蓄积于脑组织中，脑内去甲肾上腺素、5-羟色胺和α1受体含量明显降低，致使神经组织细胞发育迟缓。

二、常见的环境污染物

（一）铅

铅是人体非必需的，具有神经毒性的微量元素，广泛存在于环境中。空气、土壤、水、食物、生活用具、油漆、汽车尾气、化妆品以及某些药物都含有铅，因而非职业接触人群的体内可以普遍检出铅。孕妇和儿童是铅污染的敏感人群。孕妇铅接触不仅可以影响自身健康，也会引起自然流产和死产等。对儿童而言，生命早期铅暴露不仅危害其智能和行为发育，而且对成年后骨质疏松及阿尔茨海默病也有影响。许多研究证明，铅的毒性作用存在剂量-效应关系。孕妇血铅或新生儿脐血铅超过0.483 μmol/L时，可能影响新生儿神经行为能力，包括视听能力；血铅在 0.483～0.965 μmol/L 时可产生脑损伤；随着孕妇体内铅水平的增加，对其胎儿及出生后婴儿的影响越大，铅影响胎儿脑发育，或使婴儿的听力减退、智力低下，或记忆、思维、判断功能产生不可恢复的损伤等；铅可以通过乳汁对乳儿产生影响。铅对男性生殖系统的影响也屡有报道，一项研究对不育男性精液中铅含量检测发现，随着铅浓度上升畸形精子数相应增加，且两者呈明显的正相关。

（二）砷

砷在自然界中分布很广，多以重金属砷化物和硫砷化物形式混存于金属矿石中。由于地质的演变，这些砷化物溶于地下水中，形成高砷地下水；含砷的矿物在冶炼和焙烧时或含砷的煤燃烧时，砷以蒸气状态逸散，在空气中迅速形成氧化砷污染空气；工农业生产中，砷被用来制造砷酸盐、硬质合金、药物、杀虫剂、除草剂等，含砷农药的喷洒及工业废水的排放造成土壤、空气和水的污染。砷的化合物可经消化道、呼吸道和皮肤进入人体。国际癌症研究所（IARC）已将砷及其化合物定为 A 类致癌物，即人类致癌物。很多研究资料表明，砷是已肯定的生殖毒物之一，并且其生殖发育毒性较强。炼砷的妇女出现月经周期延长、经期缩短、经量减少及痛经。子宫内砷暴露还会干扰胚胎的正常发育，导致流产、死产、出生缺陷及低出生体重等不良妊娠结局。高砷地区流产率和妊娠异常者显著高于对照区。砷亦可经胎盘进入胎儿体内，导致胎儿畸形发生。据报道，瑞典含砷量较高的金属冶炼厂周围地区，先天畸形儿及多发畸形儿的发生率明显升高。哺乳期妇女服含砷药物后，乳汁中可发现砷；母亲砷中毒，吃母乳则可引发婴儿砷中毒。病例–对照研究结果显示，精子正常不育患者尿液中五价无机砷（Asi V）、三价无机砷（Asi Ⅲ）、一甲基化砷（MMA）、二甲基化砷（DMA）、砷甜菜碱（As B），以及总无机砷及总砷的浓度都显著高于对照组，而且进一步研究发现，尿液中五价无机砷浓度高和砷甲基化指数低的受试者具有更高的正常精子不育风险，表明环境剂量下低水平砷暴露与正常精子不育的风险呈现正相关性，且人体内砷代谢过程的紊乱能对男性生殖能力产生损伤。

（三）甲基汞

甲基汞是有机汞中的烷基汞类，进入人体后遍布全身器官组织中，主要损害神经系统，最严重的是脑组织，其损害是不可逆的。甲基汞是公认的"全球性环境污染物"。随着工农业的发展，汞的用途越来越广，氯碱工业、塑料工业、电子电池工业排放的废水是水体汞污染的主要来源，环境中任何形式的汞（金属汞、无机汞和有机汞等）均可在一定条件下转化为剧毒的甲基汞，如汞矿冶炼排放含汞废水，可污染土壤，最终转移到水体中沉降于底泥，水体和底泥中的无机汞在微生物的作用下可转化为甲基汞，水生生物摄入甲基汞并蓄积在体内，通过食物链逐级富集，鱼、贝体内甲基汞浓度高出水中甲基汞浓度数万倍，人们因食用污染的鱼、贝而中毒；有些工业（氯乙烯、乙醛）可直接排放甲基汞废水；有机汞农药的使用，也是造成大气、土壤、水体和粮食中汞污染的重要来源。已证明甲基汞是人类的致畸物。妊娠期妇女甲基汞暴露不仅可导致死胎和自然流产等不良妊娠结局发生，还可通过胎盘屏障及血–脑屏障，引起发育中的胎儿弥漫性脑损伤，导致中枢神经系统发育障碍，出现幼儿智力低下、精细行为和运动障碍等症状。甲基汞中毒症状与摄入量有关，急性中毒妇女可不孕；亚急性或慢性中毒孕妇可发生流产、死产；轻型或不典型中毒孕妇可分娩先天性水俣病儿；摄入更少量甲基汞孕妇可分娩精神迟钝儿。在日本甲基汞污染地区，除诊断为先天性水俣病外，还有大量精神迟钝儿，感觉障碍，或说话、动作笨拙。先天性水俣病是世界上第一个因水体污染甲基汞而发生的先天缺陷。患儿主要临床表现：严重精神迟钝，协调障碍，共济失调，步行困难，语言、咀嚼及咽下困难，生长发育不良，肌肉萎缩，癫痫发作，斜视等。多在出生3个月后发病，先天性水俣病儿在接受母乳喂养时，可加重甲基汞的危害。

（四）环境内分泌干扰物

环境内分泌干扰物（environmental endocrine disruptors，EEDs）也称环境激素，是指可通过干扰生物或人体内保持自身平衡和调节发育过程中天然激素的合成、分泌、运输、结合、反应和代谢等，从而对生物或人体的生殖系统、神经系统和免疫系统等功能产生影响的外源性化学物质，主要是通过人类的生产和生活活动排放到环境中的有机污染物。目前，已知的EEDs已达上百种，主要来源于石油、电子、塑料、涂料、农药等产品，以及某些食品和洗化用品中。EEDs主要以除草剂、杀虫剂、杀菌剂、防腐剂、塑料增塑剂和软化剂、洗涤剂、医用品和药物、食品添加剂、残留农药、化妆品、汽油排放物及日常生活用品等形式进入环境中。EEDs可通过食物链或直接接触等途径进入人体，在脂肪中蓄积。胎儿经胎盘从母体获得，婴儿通过母乳可受到影响。单个EEDS具有很弱的激素样作用，但数种EEDs在体内的协同作用很强，可达数千倍。出生前后和青春期是敏感期。EEDs可通过干扰内源性激素的合成、代谢和生物利用度，或者改变下丘脑神经内分泌功能和神经递质活性，以及直接损伤睾丸和卵巢细胞而对人体产生有害作用。流行病学研究资料表明，人类精子数量减少和质量下降，生育力降低，某些生殖系统肿瘤如前列腺癌、睾丸癌和乳腺癌、子宫癌发生率的增加，不孕不育症、子宫内膜异位症、早产、出生缺陷发生率的增加等，均可能与化学物质的内分泌干扰作用有关。EEDs还可能与神经功能异常、甲状腺癌、青春期早熟和肥胖等有关。

三、主要不良生活接触

（一）吸烟

吸烟是一种成瘾性行为，可引发多种疾病和死亡，如心脏病发作、脑卒中、肺癌和慢性阻塞性肺部疾患等。我国有3亿多烟民主动吸烟，还有无数被动吸烟者。妇女和儿童在家中或在公共场所，被动接受烟气的机会很多。不吸烟者每次被动吸烟15分钟以上，则称为被动吸烟者。香烟燃烧过程中会产生很多有害物质，如一氧化碳、尼古丁（烟碱）、焦油、放射性物质、重金属（如镉、铅）等。其毒性作用是复杂而多样的，可以有单独作用，也可产生联合作用。主动吸烟和被动吸烟的毒性作用是一样的。妇女吸烟可影响卵巢功能，可导致月经初潮推迟、月经周期紊乱、痛经和绝经期提前等；吸烟者的流产发生率高于不吸烟者；吸烟是否可诱发先天畸形，目前还没有一致的报道。孕期吸烟量与婴儿出生体重降低呈剂量-反应关系，而且不论孕妇年龄、产次、体重、身高、孕周、社会经济状况等的差别如何，都存在这种关系。在围生期死亡中，胎盘早剥、前置胎盘、早产和肺炎等死因在吸烟产妇中占较大比例。吸烟与儿童期癌症有关，香烟中多环芳烃、亚硝胺是经胎盘致癌物。吸烟孕妇（包括被动吸烟）血及胎儿脐血中已检出苯并芘。有报道儿童急性白血病增高与其母亲吸烟有关。丈夫吸烟造成自身生育能力的异常及怀孕妻子被动吸烟，可导致妻子不良妊娠结局及新生儿出生缺陷的发生。每天吸烟20支以上的男子，其子代唇裂和心脏缺损等先天缺陷的发生率是不吸烟者子女的2倍，尿道狭窄发生率是不吸烟者子女的2.5倍。吸烟对男性精子参数及其生殖力可产生不利影响，甚至也会改变精子的运动能力，影响最终的生育能力。人群流行病学研究显示，吸烟可以减少精液量和精子数量，降低精子活动度以及影响精子形态，且随吸烟量和时间增加，精子质量显著下降。而且，吸烟不仅对自身有不良影响，对其子代也有影响。

（二）酗酒

酒的主要成分为乙醇（酒精），乙醇为公认致畸物，过量饮酒可损伤机体的多种器官。有资料表明，男性酗酒可引起睾丸萎缩、不育、精液参数及精子功能异常、性欲低下、阳痿和乳房女性化等，而且研究认为起始年龄越小，酗酒量越大，时间越长，影响越大。长期酗酒者性功能障碍的患病率为8%～58%，性欲丧失为31%～58%。此外，酗酒者中还会出现原发性睾丸功能不全、精子生成障碍以及代偿性的FSH、LH分泌增高现象。另据报道，酒精摄入量在1.5g/kg体重时，饮酒后10～16小时，血浆T水平下降25%，男性酗酒者在出现肝脏疾病之前就可能出现性功能障碍。酒精中毒肝硬化的男子常见有睾丸萎缩、精子生成严重障碍。酒精对女性生殖功能也有明显不良影响，酒精在体内的代谢产物乙醛对下丘脑-垂体-性腺轴、肝脏均有明显损害，造成内分泌紊乱、排卵障碍、月经不调、闭经，以及早绝经。母亲饮酒其母乳中酒精水平与母血中水平相似，通过哺乳可影响乳儿的智力发育等；孕期饮酒也经常发生妊娠并发症，如自然流产、胎盘早剥、胎儿窘迫症、羊水感染、胎粪污染等；慢性酗酒者尿锌排出量增加，可引起胎儿锌、B族维生素和氨基酸缺乏；孕早期接受高浓度乙醇时可以改变胎儿激素合成类型，或释放一种引起胎儿形态异常的物质；妊娠末三个月酗酒者，其下一代可出现生长迟缓和智力低下。

胎儿酒精综合征（fetal alcohol syndrome，FAS）是指由于母亲长期大量饮酒，或者在受孕前亲代一方大量饮酒发生慢性或急性酒精中毒，导致其后代躯体、精神、行为、智力等方面的诸多异常，其中以中枢神经系统的异常表现为主。世界范围内FAS的发病率平均为1‰。

（三）吸毒

吸毒又称药物滥用，是指非医疗滥用一些具有成瘾性的药物。吸毒这一社会公害对全世界构成严重威胁。随着我国女性吸毒人数的增加，亦对下一代造成严重危害。目前世界上主要滥用的毒品有大麻、海洛因、阿片、可卡因和苯丙胺等。妇女吸毒可导致中枢神经系统及下丘脑功能失调，造成月经紊乱甚至闭经；吸毒一个月即可出现月经不调，吸毒时间越长，月经紊乱发生率越高，即使停止吸毒后数月也不能恢复。吸毒母亲常合并有性病、肝炎、艾滋病等，是给胎/婴儿传播艾滋病病毒、肝炎病毒或梅毒的高风险人群。孕妇吸毒，毒品可经胎盘进入胎儿体内，一般1小时后即在胎儿体内测出毒品。滥用阿片、吗啡、海洛因和冰毒等成瘾性较强的毒品都可致畸，危及胎儿大脑、心脏、生殖器和四肢等；孕妇吸毒后胎盘发生病理性改变，绒毛基底膜增厚，血管内膜损伤，血流灌注不足，造成胎儿宫内发育迟缓的发生率高。妊娠中晚期因停止吸毒使子宫敏感而导致一些孕妇早产，出生低体重或出现新生儿药物戒断综合征而导致婴儿死亡率高。胎儿期接触毒品的儿童会出现学习困难和语言障碍。

新生儿药物戒断（停药）综合征：妇女孕期吸毒可导致胎儿药物依赖，出生后离开了母体原有的环境，常出现新生儿药物戒断综合征。主要症状有：出生后数小时可出现烦躁不安、尖声哭闹、喂奶困难、打哈欠、出汗、心动过速，严重者可四肢抽搐、强直或因惊厥而死亡。这些症状在出生后2～4天达到高潮，持续时间从几天到数月不等。症状出现与否与母亲滥用药物的剂量、时间（特别是分娩前最后一次用药剂量和时间）和方式有关。

流行病学调查显示，参与美沙酮维持治疗与仍在持续吸毒男性的性功能有所下降，表现在性欲要求、性生活频率方面显著低于对照组人群；同时，参与美沙酮维持治疗与仍在持续吸毒男性勃起功能异常人数比例也较高。实验研究则证实，美沙酮药物和吗啡能通过血睾屏障对小鼠的精子发育产生抑制作用，致使成熟精子生成减少。

四、其他环境问题

（一）医疗照射

孕期子宫内胎儿受到电离辐射照射称宫内照射或胎内照射。医疗照射中以X射线诊断的影响最大，如节育环透视、放射性介入、CT等，是公众所受电离辐射的最大外照射人工来源。外照射是指来自体外的放射线对机体的照射；内照射是放射性核素进入体内，对机体的电离辐射作用。研究表明，小剂量照射性腺时，会出现生殖功能的改变，如妇女月经周期延长而血量减少。停止接触后可以恢复且不影响受孕。大剂量照射性腺时，一般认为吸收剂量大于3.0Gy时，可造成性腺不可逆的损伤，甚至闭经而导致不孕。孕妇受射线照射可引起流产、早产或先天畸形等。据报道，孕12周以前受1.0～2.0Gy照射可引起神经系统、眼和骨骼的严重畸形，如小头症、小眼等；妊娠20周以后接受同样剂量照射，其子代未见明显畸形出现。电离辐射引起的发育障碍，其严重程度和特点与受照射时的胎龄和所受剂量大小密切相关。宫内照射与儿童期癌症的关系目前研究结果并不一致。避免或减少医疗照射是最好的保健措施。

（二）家用电器

目前，电冰箱、电视、电脑、微波炉、电磁炉、空调、电热毯等家用电器已进入大多数家庭。已知各种家用电器、医疗保健器、移动通信设备，只要处于使用状态，周围就会产生电磁辐射。电磁波按照频率由低到高组成整个电磁波谱：音频（甚低频）、视频（低频到高频）、射频（低频到超高频）、微波（特高频到超高频）。对人体的危害，高频以热效应为主；低频以非热效应为主。家用电器所发生的电磁辐射，多属于低频、低强度，产生长期慢性积累的损伤。当积累到一定程度时会出现神经衰弱综合征、以心血管系统为主的自主神经系统改变、造血系统改变及免疫系统改变等。研究发现，人体对电磁辐射最敏感期是胚胎器官发生期，胎儿对电磁场的敏感性较成人高2～3倍，其中又以发育期的脑对电磁场最敏感。

目前研究较多的是视频显示终端（Visual Display Terminal，VDT）作业以及电热毯对生殖健康的影响。

VDT作业：VDT作业的女性月经异常发生率明显升高，主要表现为经前周期缩短、经期延长、痛经和紧张综合征等。调查显示，北京地区不同行业女性计算机操作人员月经异常率为28.87%、妊娠剧吐发生率为15.29%、先兆流产率为13.44%以及自然流产率为8.47%，均显著高于对照组。另一项病例-对照研究结果显示，VDT作业女工月经周期延长和痛经发生率显著高于对照组。VDT作业女工自然流产、妊娠合并贫血的发生率明显升高，分别是对照组的5.03倍和3.36倍。

电热毯：电热毯是家用电器中人体暴露于电磁场强度较大，且时间较长的电磁辐射发生源。对合格的电热毯进行测试时发现，躺在电热毯上的人体存在感应电压，其值可达40～70伏特，电流15微安，能使试电笔发光，这个电流虽然微小，但对孕妇腹中的胎儿则存在潜在危险。有报道，电热毯有可能使流产增多，胎儿发育迟缓。流行病学研究发现，妊娠12周以内，使用电热毯，与自然流产率增高有关联。孕早期使用电热毯最易使胎儿的心脏、神经、骨骼等重要器官组织受到影响。母体于整个孕期暴露于电热毯，可影响子代出生后早期脑内神经递质的代谢。电热毯温度越高，电磁场对胎儿的影响越大。

微波炉：微波炉是电磁波最强的一种电器。国内外均有报道，因微波炉质量不好或使用不当造成微波泄漏，对孕妇和胎儿可能有不良影响，有导致流产或致畸的个案报道。一般情况下，孕妇接触微波炉，未见对胎儿有不良影响的报道。

（三）化妆品

现今，化妆品种类颇多，化学成分复杂，已潜伏大量隐患。据报道，化妆品中有些组分属毒性化合物，如冷烫液中的硫代甘醇酸，染发剂中的对苯二胺、2,4-二氨基苯甲醚等属高毒类化合物，对皮肤和眼有强刺激作用。某些化妆品还可能含致癌、致突变、致畸物质，如美国对127种化妆品的毒性分析表明，其中有一半产品含过量的致癌物质亚硝基二乙醇胺。化妆品在生产或流通过程中可受到微生物污染或化学物质污染，如铅、汞、砷、镉等重金属污染。涂抹化妆品时的吸附、渗透作用，如口红的油脂通常是羊毛脂，可吸附空气中的微生物、微量铅及其他的重金属离子，通过羊毛脂的渗透作用或唾液可使有毒、有害物质进入体内影响健康。此外，化妆品行业最常用的多聚氯乙烯（polyvinyl chloride，PVC），常含高达40%的增塑剂邻苯二甲酸二乙基己酯（Di-2-ethyl-hexyl phthalate，DEHP），研究证明DEHP对男性和女性生殖系统可产生不利的影响，如孕期及哺乳期DEHP暴露可导致子代雄性大鼠精子质量下降等。

一般用途化妆品的毒性很低，而特殊用途化妆品，如美白祛斑、染发、烫发、除臭等化妆品的安全问题应引起高度重视。长期化妆、染发和烫发的育龄妇女，怀孕前建议停用含铅、汞等的化妆品；孕妇慎用化妆品，不宜使用染发剂、烫发精等特殊用途的化妆品。

（四）食品污染

食品在种植、养殖、生产、加工、贮存、运输、销售、烹饪等环节中，有可能受到有害物质的污染。常见的食品污染来源主要有生物性污染、化学性污染及放射性污染。化学性污染的来源很广，包括工业三废不合理排放，造成汞、镉、铅、砷等金属类毒物污染；农药使用不当，造成二噁英及其类似物（包括PCBs）对粮食作物、蔬菜、瓜果的污染；劣质包装中的有害物质对食品的污染；滥用食品添加剂对食品的污染等。生物性食品污染，包括致病性微生物、寄生虫以及霉菌毒素造成的食品污染等。食品污染对生殖健康的影响主要表现为致畸、生殖系统肿瘤，以及引起子代发育异常。目前已知与食品污染有关的致畸物质有：甲基汞可引起先天性水俣病，导致胎儿脑损伤，中枢神经系统发育障碍等；PCBs、农药、环境激素、铅、砷等，通过母体可影响胎儿发育或使胎儿畸形等。据报道，有机氯农药的蓄积量与乳腺癌的发病有关；二噁英可能与子宫内膜异位症的发病有关。黄曲霉毒素B1主要污染粮油食品，是强致癌物。亚硝酸盐主要来自不新鲜的蔬菜，亦可来自添加硝酸盐或亚硝酸盐作为发色剂的腌肉；胺类来自肉、鱼等动物蛋白质的分解产物。亚硝酸盐可造成人体尤其是婴幼儿的血液失去携氧功能，出现中毒症状；还可与胃肠中的胺类物质合成极强的致癌物质——亚硝胺，常导致胃癌和食道癌；另外，一些加工食品如熏鱼、腌肉、腊肠、酸菜、啤酒及发酵食品均含有一定量的N-亚硝基化合物，含量一般在5 μg/kg以下，个别腊肠、腌肉及咸鱼中含量较高。亚硝胺是一类很强的致癌性物质，有的甚至可通过胎盘或乳汁影响下一代。

（五）咖啡因

咖啡因是一种中枢神经兴奋剂，广泛存在于咖啡、各种饮料、茶、可乐和药物中。孕早期接触咖啡因，可影响胎儿生长发育。流行病学调查表明，妇女饮入大量咖啡因，可增加不孕的发生率。据报道，咖啡因能通过胎盘屏障；由于咖啡因具有收缩血管的作用，可使胎盘绒毛膜血流量显著减少，可引发流产、胎儿发育迟缓等；宫内发育不良的新生儿或低出生体重儿，围产期的发病率和死亡率均较高。咖啡因可通过乳汁影响乳儿的生长发育，乳母饮茶或咖啡后的1小时之内，乳汁中咖啡因含量可达到峰值。孕妇、哺乳期妇女和儿童应少喝含咖啡因的饮料；某些受孕困难的妇女应限制咖啡的饮用量；建议孕妇每天最多饮两杯煮咖啡或更少。

五、职业有害因素

人一生的职业活动期与生育期是重叠的。生殖系统在解剖、结构、代谢和功能上都十分复杂，具有独特的成熟过程。职业有害因素可以影响生殖活动的各个环节，不仅影响劳动者本身，而且可通过劳动者影响子代的发育和健康。常见的职业有害因素包括化学、物理和生物有害因素。化学性有害因素包括金属及类金属物质铅、汞、镍、镉、锰和砷等，有机溶剂环己烷、苯、甲苯、乙醇、乙醚和二硫化碳等。物理因素包括高温、低温、电离辐射和噪声等。生物因素包括霉菌和支原体等。此外，某些特殊职业环境中如高原缺氧、高强度作业等也可能面临更多的生殖健康问题。

（一）化学性有害因素

女性的皮肤柔嫩，皮下脂肪丰富，而且在特殊生理条件（月经、妊娠、哺乳及更年期）时，机体发生代谢改变，使妇女对有毒化学物质的敏感性增加。此外，有的化学物可以经过胎盘屏障或乳汁分泌而影响下一代的健康。化学性因素种类繁多，危害严重。

1.金属及类金属

（1）铅：铅是一种古老的工业毒物，早在1929年，Nordstrom就报道收音机、电视机生产过程中接触铅的女工自然流产率显著高于正常值。铅作业工人，特别是铅中毒或铅吸收的工人，精子数减少，精子畸形率增高，精子活动力下降。有研究显示，职业性铅暴露男工的血清T水平显著低于对照组，而血清FSH水平显著高于对照组，提示铅暴露可能通过影响下丘脑-垂体-睾丸轴的性激素分泌功能，从而对男性生殖系统产生内分泌干扰作用。此外，父亲接触铅可影响胎儿发育，男女任何一方从事铅作业，均可使女方流产、早产发生率增高。

（2）镍：镍化合物对男工和女工的生殖机能均有不同程度的影响。镍可引起男性性功能障碍如性欲降低、阳痿和早泄等。流行病学调查结果，镍精炼厂电解车间电解女工（即镍暴露组）受孕率为29%，而非镍暴露组女工受孕率为39%；电解女工先兆流产率为16%，而非镍暴露组女工仅为8%；电解女工子代畸形率为17%，非镍暴露组女工子代畸形率仅为6%。

（3）镉：重金属镉被广泛用于电镀、化工和核工业等领域，容易通过废水、废气等环境介质释放到环境中，是一种对人类和动物具有高度毒性的环境污染物。镉可引起女性体内性激素紊乱，影响子宫的发育及卵巢功能。人群研究发现，镉是乳腺癌、子宫内膜癌等雌激素依赖性疾病的潜在致病因素。

（4）锰：接触过量的锰会对机体造成损害，主要见于职业性慢性锰中毒。流行病学调查显示：从事锰作业的男性工人，其妻子自然流产率和死胎率可随着丈夫接触锰时间的增长而升高；部分男性工人在从事含锰职业后可出现阳痿、早泄、性欲改变、生精困难等症状；电焊男性工人后代患睾丸生殖细胞肿瘤的风险随父亲在电焊烟尘中的暴露量和时间增加而升高。

（5）汞：对男女性腺功能均有毒性作用。职业性接触汞的妇女可引起月经紊乱及异常妊娠（自然流产、早产、难产及畸形）发生率明显增高。慢性汞中毒可致女性卵巢严重萎缩、卵泡消失。职业性汞暴露女工可发生月经经期、周期和经量的改变，以及增加痛经现象。此外，职业汞暴露还会影响妊娠及其子代发育，导致其子代低体重和发生出生缺陷。

（6）砷：长期砷暴露可使妊娠高血压及妊娠高血压并发心脏病的发生率增加，并导致不良妊娠结局，出现如早产、流产、死产等。此外，砷能透过胎盘进入胎儿体内，尤其是有机砷极易透过人体胎盘。长期严重砷暴露者还增加胎儿畸形的发生率。Nordstrom等报道，瑞典北部某金属冶炼厂的女工妊娠期间接触砷，新生儿先天畸形发生率和多发畸形的新生儿都高于对照组。

2.有机溶剂

有机溶剂用途广泛，种类繁多，包括各种脂肪族烃（如汽油、环己烷）、芳香烃（如苯、甲苯、二甲苯）、醇类（如甲醇、乙醇）、醚类（如乙醚）、酮类（如丙酮、丁酮）、酯类（如硫酸二甲酯）、酰胺类（如二甲基甲酰胺）、二硫化碳等。接触有机溶剂的作业有油漆、干洗、清洁去油污、艺术品制作等。大多数有机溶剂易通过胎盘屏障。二硫化碳对女性生殖功能和胎儿的神经系统发育有不良影响，PCBs暴露则可导致胎儿发育迟缓。苯作业女工、混苯（苯、甲苯、二甲苯）作业女工均显示出月经异常的发生率明显高于对照组。

3.农药

职业人群在农药生产、运输、保存和使用的过程中会接触到农药，整个社会人群还可与被农药污染的食品、饮水等接触。农药的种类繁多，世界范围内已登记的农药有效成分有数千种，我国目前使用的也有近千种。我国在农药的使用过程中，配伍使用的现象非常普遍，达到使用品种的60%以上，农药的毒性相差悬殊，混配使用的时候往往产生相加甚至协同作用，增加农药的危害。有机磷酸酯类农药是我国生产和使用最多的一类农药，也是农药中职业危害较严重的一类。有机磷酸酯为脂溶性，女性吸收快且在机体内储存时间较男性长，能通过胎盘屏障进入胎儿体内，也可通过抑制胎盘中酯酶活性，影响胎儿营养的利用。此外，有机磷农药还可以影响母体激素水平，如马拉硫磷能降低机体甲状腺素水平，母体接触这类物质后有可能通过多种途径导致胎儿和新生儿甲状腺素缺乏，从而影响生长发育。

4.其他因素

（1）抗癌药物：许多抗癌药物，如环磷酰胺、甲氨蝶呤、长春新碱等，均具有致畸性。对职业接触的医院护士的流行病学调查结果显示，子代出生缺陷患病率显著增高。

（2）性激素：己烯雌酚的职业接触为制药工业，女工可出现雌激素水平升高，表现为月经间期出血、乳房增大及压痛。妊娠期间服用DES还会导致女性后代的阴道透明细胞腺癌。

（二）物理性有害因素

1.高温与低温

女性体内脂肪含量高，体重较轻，使其在体温调节和热适应方面与男性有所差异，在高温或低温作业时的不适感较男性严重。长期高温作业会引起女性卵巢功能降低，雌激素活性下降，表现为月经周期延长。而女性从事低温作业，尤其是月经期会使子宫淤血，经血减少、痛经、闭经或月经淋漓不断。大量研究表明，温度过高对睾丸的精子生成具有明显的不良影响。

2.噪声

长期接触一定强度的噪声对人体健康的影响是全身性的。接触噪声的女工多有月经紊乱现象，具体表现为月经周期异常、经期延长、出血量增多及痛经等。妊娠期接触噪声，出现妊娠剧吐、妊娠期高血压疾病的发病率增高。噪声对胎儿发育也有不良影响，Lalande等曾报道，噪声可影响胎儿的听觉发育，发现妊娠期接触85dB以上的噪声，子代听力损失的发生率明显增高。噪声还会使子女的智力发育受到一定影响。

3.电离辐射

生殖细胞对电离辐射的敏感性较高，可发生基因突变和染色体畸变，表现为不孕、流产、死产和先天畸形，以及某些遗传学疾病。着床前期电离辐射的主要效应是致死效应，能引起细胞死亡而被吸收，或造成流产；器官形成期，电离辐射的主要效应是发生畸形；胎儿期抗辐射的能力增强，此时电离辐射的效应是发育障碍，包括神经系统和生殖系统发育障碍等。许多放射性物质可通过乳汁分泌。宫内照射致儿童期癌症的潜在危险目前尚无定论。

4.微波

通常把波长在1mm～1m的电磁波称为微波，以功率密度（mW/cm²）衡量其辐射作用的强弱。微波对机体的影响很广泛，可对生殖系统产生不良作用。职业性接触微波照射时，部分男工有性功能减退。睾丸局部接受微波照射后，可出现精子数量明显减少，并表现为暂时性的不育。一般在脱离照射后3个月，多数人都可恢复。

5.视屏作业

VDT作业的职业危害，特别是对生殖功能的影响曾一度在国际上引起恐慌。随着工作的深入，机器防护设备的改进和防护知识的普及，人们已有初步了解。对3000台以上的视屏进行测定，其X射线最大剂量低于卫生标准。VDT作业对生殖系统的影响迄今尚无明确结论，但不能认为其对孕妇及其子代毫无作用，尽管VDT作业所产生的电离辐射、射频辐射等强度均在标准以下，甚至无法用辐射仪器测出，但是否有联合作用，有待进一步研究。如何进行VDT作业妇女孕期保健，应慎重对待，建议孕妇尽量减少VDT作业的时间，每周不超过20小时，每天不超过4小时。

（三）繁重劳动及不良体位

从事搬运重物等负重作业时，腹压增高会影响女性的生殖功能，引起盆腔淤血、月经失调，主要表现为月经过多。此外，还会使盆底肌肉韧带松弛，子宫颈下降，子宫体部向上后方倾斜、后屈，造成子宫变位，甚至子宫脱垂。如有分娩损伤或体质较弱等因素，则更易引发子宫脱垂。孕妇从事负重作业易导致流产和早产、胎儿宫内发育迟缓等。对未成年女性来说，可使髋骨受到极大负担，影响骨盆的正常发育，如骨盆狭窄或扁平骨盆。

长期立位作业会影响下肢静脉回流，导致盆腔内脏器充血，同时腹压增高，导致月经不调，以至痛经，甚至子宫后倾。如果劳动组织不合理，还会引发流产或早产。长期坐位作业，会导致盆底组织松弛无力，易引起便秘和痛经。同时，长期坐位作业由于下肢静脉回流受阻，可致盆腔充血，也会引起月经异常，如果发生感染，会加剧盆腔内生殖器官的炎症。

（四）职业紧张

女性的家庭责任和工作责任同时存在，参加职业活动的妇女与男性相比，处于多重任务的紧张状态下。妇女参加职业活动虽然能增强自尊感和应对能力，但同时也增加了职业紧张，如工作压力大，冲突明显等。日本劳动部曾报告有52%的妇女正经历着职业紧张状态。适度的紧张是个体必需且有益的，但长期过度紧张不仅会影响作业能力，还会使健康受损，导致机体出现心理、生理和行为异常。紧张能够导致月经稀少、闭经、痛经，早产、胎儿低出生体重、流产。研究发现，职业紧张是女性卵巢早衰的危险因素之一；职业紧张是胚胎停育、稽留流产的危险因素；丈夫职业紧张，其妻子发生胚胎停育的危险性显著增加；职业紧张可使男性血清T降低，FSH升高。

　　总之，在生活环境及职业环境中，能够影响性与生殖健康的因素众多。1991年WHO组织召开了环境对生殖健康影响的国际研讨会，提出了生殖系统对环境中有害因素特别敏感。从配子发生到更年期的每个阶段，均有可能受到危害，导致不良的生殖结局或健康影响。生殖是高度复杂的生命现象，诸如细胞和组织特异的基因表达与调控、细胞的增殖分化、细胞间的识别和作用，细胞凋亡、细胞外基质的局部合成降解，血管发生等，贯穿了生殖和发育的全过程。多年来，人类利用整体动物实验和体外试验，对雄性或（及）雌性生殖发育毒性表现和机制进行的研究，显示生殖毒性在分子、组织、器官和系统层面均有所体现，毒性作用也往往表现在多环节、多部位，这为人类生殖保健提供了线索。

第二节　人类生殖损伤的表现

　　人类从生活环境及职业活动中，常常接触到外源性有害因素。近年来就环境有害因素对生殖毒性影响的研究越来越受到人们的关注和重视。据估计，美国有20%的夫妇发生非自愿性不育，30%以上的胚胎在发育早期死亡，大约15%的已知妊娠出现自发流产，出生时大约有3%的存活胎儿有各种发育缺陷，1岁时增加到6%～7%，学龄期则高达12%～14%。迄今为止，关于金属与类金属、有机化合物、农药、药物等化学因素和物理因素，以及生物因素对人类生殖健康的影响屡有报道。

　　一、男性生殖损伤的表现

　　环境有害因素对男性生殖毒性主要有生殖器官、性腺轴及性激素水平、精子质量、性行为与生育力和对其配偶妊娠结局及其子代的影响等。主要表现：

　　（一）男性不育

　　男性不育（male sterility）是指夫妇同居一年以上，未使用任何避孕措施，由于男方因素造成的女方不孕。当前，男性不育症发生率为10%左右。在男性不育症中，最严重的就是无精子症。有数据显示，无精子症在人群中的发病率约为1%且发病率有上升的趋势。生精上皮为快速分裂细胞，故容易受到理化因素损害。因此，凡能够影响精子发生和功能的化学物均可能与男性不育有关。杀虫剂二溴氯丙烷、滴滴涕（Dichloro diphenyl trichloroethane，DDT）和二噁英等可损伤生殖细胞导致少精或无精症。物理因素热和放射线等均可使生精上皮脱落，或影响间质细胞和支持细胞功能，妨碍生精过程。环磷酰胺、氮芥等化疗药物直接损害生精上皮和间质细胞功能。某些环境毒素与天然激素有类似的作用或结构，例如PCBs、四氯联苯、DDT、DES等可导致男性精子的数量和质量持续下降。据报道，近半个世纪以来，由于环境、心理、社会等因素的影响，男性精子数量和质量出现了明显的下降趋势，男女不育不孕的比例也由3∶7上升到5∶5，男性生殖健康正受到严重威胁。此外，吸烟、酗酒、睡眠不规律等不良生活习惯，或者身体肥胖，在一定程度上会影响男性生育功能。研究表明，吸烟越多，精子的参数越差，同时吸烟还会增加精液氧化应激，降低精子浓度与活力、精子DNA质量，增加不育症风险。

（二）男性性功能障碍

性功能障碍是指性生活各有关环节的功能发生了改变，从而影响正常性生活的总称。常见的男性性功能障碍有：性功能减退、性欲低下、勃起功能障碍、早泄、不射精、遗精、逆行射精等。正常的生殖器官及神经内分泌调节等是维持男性正常性活动的基础，性行为很大程度上依赖于神经与内分泌系统的相互作用。二噁英、DES、PCBs以及某些抗高血压药物可通过干扰或抑制血清T的分泌而影响男性正常的性功能。某些重金属及类金属（如铅、汞、镉、锰和砷等）可直接作用于生殖细胞，导致内分泌功能失调，从而引起男性性功能障碍。研究发现，镍暴露组男工同时具有一种以上性功能障碍的发生率为33.3%，明显高于对照组的10%，其性欲降低、阳痿和早泄等性功能障碍的发生率分别是对照组的9.5、5.1和4.4倍。

二、女性生殖损伤的表现

（一）激素水平及月经异常

女性生殖内分泌系统主要由下丘脑-垂体-卵巢轴组成，凡能够干扰这一反馈环路的化学物，都可影响LH、FSH、E2及孕酮（progesterone，P）的合成和分泌。人群研究显示，高氟区（饮水含氟量为4.03～4.96 mg/L或5.50～10.2 mg/L）女性人群血清E2和LH水平较非高氟区（饮水含氟量<1.0 mg/L）女性人群明显降低；大于30岁的BPA接触组女工血清P水平异常者所占比例显著高于对照组。女性血清激素水平异常则进一步造成异常月经周期的发生。正常月经周期为24～35天，经期持续2～7天，平均失血量为20～60 mL。在初潮2年后，月经周期超过42天或小于21天及出血超过7天应被视为不正常。出现重度痛经也为月经异常。人群研究结果发现，甲基叔丁基醚接触女工月经周期天数明显缩短或经期天数延长，月经异常发生率可达19%～23%，而对照组月经异常发生率仅为3%～6%；接触苯作业、工龄1年以上的已婚育龄女工月经周期异常现象明显增多，其月经异常率为13.8%，对照组异常率仅为5.5%；蓄电池镉接触女工的月经异常率亦显著高于普通女工。

（二）不孕

正常妊娠需要健康的配子，精卵成功结合、适合孕卵着床和发育的内环境，其中任何条件发生变化，都可能导致不孕。化学物可能通过干扰生殖内分泌的调节间接干扰排卵，也可能直接作用于卵巢引起卵母细胞破坏，使正常卵子无法形成而导致不孕。某些化学物可能通过阻断精卵结合而无法形成受精卵，而另外一些化学物可能通过影响体内激素的合成与分泌，改变子宫腔内环境，使早期妊娠失去所需的激素支持而引起受精卵着床困难或发育不良。极低频电磁场也可损伤卵子的发育能力，从而降低女性的生殖能力。

（三）不良妊娠

目前化学因素对胚体发育的威胁越来越引起人们的关注。化学物引起的不良妊娠结局通常包括自然流产、先天缺陷、死胎、低出生体重儿等，可能都与化学物引起的生殖系统损伤有关。自然流产是指胚体或胎体因某种原因自动脱离母体而排出。引起自然流产的危险因素包括染色体异常、卵巢黄体分泌黄体酮不足、吸烟和饮酒等。有研究证实，母体中较高的镍浓度与妊娠期缩短相关，可增加早产的风险。汞也能引起自然流产率和早产率等不良妊娠结局的增加，比如汞暴露可使胚胎着床能力下降，甚至导致胚胎流产或胚胎停止发育等。高频微波辐射可以明显增加不孕不育，以及导致死胎、畸胎和流产发生。

（四）对女性生殖器官肿瘤的影响

流行病学调查研究显示，接触塑料作业的女工卵巢癌发生风险明显增高；病例对照研究结果发现，接触滑石粉是女性恶性上皮性卵巢肿瘤的危险因素，其 OR 值为3.4；高脂食物和经常静坐均明显增加卵巢癌发生的危险性，其 OR 值分别为1.9和1.98。

三、对胚胎/胎儿发育的影响

（一）表现

1.生长迟缓

生长迟缓指胚胎的发育过程较正常的发育过程缓慢，即胎儿宫内生长迟缓，亦称胎儿营养不良综合征。胎儿生长发育与遗传、营养、环境及调节胎儿生长的激素等很多因素有关。当胎儿生长受到某些不利因素影响时，即可发生胎儿宫内生长迟缓。凡孕周超过37周，胎儿体重不足2500 g者即为胎儿宫内生长迟缓。胎儿宫内生长迟缓严重者可发生远期智力低下或运动神经系统功能障碍，是围生儿发病及死亡的重要原因之一。许多环境因素也会增加低出生体重的危险性。

2.结构异常

结构异常是指胎儿形态结构异常，即畸形。致畸作用所表现的形态结构异常，在出生后通常立即可被发现。在妊娠期接触能引起子代畸形的外源化学物称为致畸物。如果诱发的畸形是在无明显母体毒性剂量下出现的，那么该物质就可能是一种选择性致畸物。某些化学物品因素，如清洁剂、美发用品、化妆品、食品添加剂等过量使用，很容易导致胎儿发育畸形。

3.功能缺陷

功能缺陷即生理、生化、免疫、代谢、神经活动及行为的缺陷或异常。大多在出生后一定时间才被发现，如听力或视力异常、行为发育迟缓等。

4.发育生物体死亡

发育生物体死亡包括受精卵未发育即死亡或胚泡未着床即死亡（早孕丢失），或着床后发育到某一阶段死亡。早期死亡被吸收或自子宫排出（自然流产），晚期死亡称为死胎。能引起胚体死亡和畸形的毒物多数能引起生长迟缓。在胚胎发育初期，胚胎对治疗药物和环境因素的影响极为敏感，此时各种有害因素都可导致胚胎的损伤甚至丢失。

（二）影响因素

1.母体因素

化学毒物对妊娠母体的有害效应，表现为增重减慢、功能异常、临床症状甚至死亡；也可直接（特异）或间接（非特异）地影响子代的发育过程。其影响因素主要包括遗传、疾病、营养、应激等，也可以通过胎盘毒性影响发育。

（1）遗传因素：孕母的遗传结构是影响发育结果的一个决定性因素，如唇腭裂的发病率依赖于母体基因型而非胚胎基因型，白人的发病率比黑人更高。

（2）疾病：未控制的母体糖尿病、某些母体感染，可经过疾病相关的母体变化或直接经胎盘感染对胎儿产生不利影响，如巨细胞病毒感染与胎儿死亡、小头畸形、智力发育延缓、先天性失明和耳聋有关联。在人类妊娠最初三个月内母体发热与中枢神经系统畸形有关。

（3）营养：已知蛋白质、热量、维生素、微量元素及辅酶因子的缺乏对妊娠有不利的影响。美国医学研究理事会研究发现，有生育神经管缺陷（neural tube defects，NTDs）婴儿危险的妊娠妇女，孕期每日补充0.4 mg叶酸，NTD再发率降低70%以上。

（4）应激：不同形式的母体毒性可通过诱导生理学的应激反应产生发育毒性。

（5）对胎盘的毒性：胎盘是母体和胎儿进行物质交换的结构，提供营养、气体交换和废物移出。胎盘还产生维持妊娠的关键激素，而且能代谢和（或）储存外源化学物。胎盘也可成为毒作用的靶器官。

2.父亲因素

人群流行病学研究发现，某些出生缺陷也与男性因素有关，这种出生缺陷被称为父源性出生缺陷。

（1）遗传缺陷：有出生缺陷的男性，其后代出现出生缺陷的概率是正常人的2倍，甚至高于母亲有出生缺陷的后代，其中患与父亲相同缺陷的危险性是正常人的7倍。20～24岁的父亲所生的后代，与25～29岁的父亲所生的后代相比更容易患腹裂畸形，40岁以上父亲所生的后代患13号染色体三体综合征较少，但患乳腺癌的概率增加。

（2）环境因素：父源性暴露可以引起的子代发育异常，包括流产、死胎、低出生体重、畸形、功能障碍等，甚至可能与儿童期肿瘤相关。人们很早就发现电池厂、铅矿和职业性接触二溴氯丙烷、有机溶剂等工厂的男工，其妻子流产、死胎的发生率也有增加。父亲杀虫剂暴露与隐睾病相关，可增加儿童神经系统肿瘤危险性；父亲吸烟与尿道下裂相关；油漆工父亲其子代神经系统肿瘤发生危险增高；木工增加儿童白血病的危险。

（3）不良生活习惯：近年来，人们越来越关注父母嗜酒引起的出生缺陷，即胎儿酒精综合征，典型的表现为面部畸形、宫内和产后生长迟缓、精神运动和智力发育障碍等。研究表明，不仅母亲孕期饮酒可以引起胎儿酒精综合征，而且孕前父亲大量饮酒也可影响胚胎发育，引起流产、死胎、低出生体重、智力发育障碍和哭闹、多动等行为异常。吸烟也能影响精子发生，并具有发育毒性。每天半包烟或以上能够使精子数目减少20%，可以引起精子DNA损伤，染色体畸变，精子畸形率增加。吸烟引起的胚胎毒性表现有流产、死胎、低出生体重、疾病易感性增加等，还有报道父亲严重吸烟的婴幼儿生存能力下降，儿童肿瘤发病率增加35%。

3.污染物的理化性质

污染物进入母体是否能透过胎盘影响胎儿发育取决于该物质的理化特性，如物质的相对分子质量大小、电荷、脂溶性与蛋白结合力以及组织贮存等。相对分子质量小、极性小、高脂溶性、电荷呈中性的化学物质易通过胎盘。如甲基汞能迅速通过胎盘，分布在胎膜、子宫壁、胎儿脑和脊髓等部位，对中枢神经系统产生一系列损害。

4.致畸物强度

致畸物在阈值量以下无致畸作用，同一发育阶段随致畸物的剂量或强度增加致畸频率也升高或致畸范围增大，剂量再增大可使胚胎死亡。

5.胚胎发育阶段的敏感性

妊娠3～8周（胚期）为器官形成期，是发生结构畸形的关键期，也叫致畸敏感期。大多数器官对致畸作用有特殊的敏感期，即所谓的时间"靶窗"。器官形成期暴露也可能引起胚胎死亡。在这一时期外源化学物发育毒性的表现以结构畸形最为突出，也可以有胚胎死亡和生长迟缓。不同器官、组织或系统的致畸敏感期见图14.1。

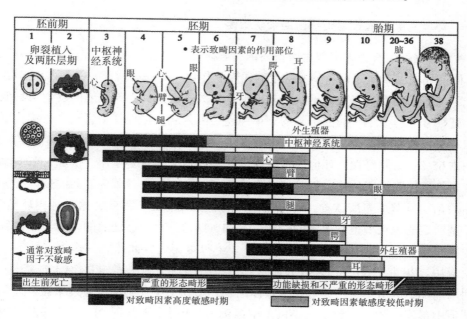

图14.1　不同器官、组织或系统的致畸敏感期

引自：李继承,曾园山.组织学与胚胎学[M].9版.北京:人民卫生出版社,2018.

从妊娠56～58天开始直到分娩为胎儿期。胎儿期以组织分化、生长和生理学的成熟为主。在胎儿期接触发育毒物很可能对生长和功能成熟产生影响，如免疫系统、中枢神经系统和生殖器官的功能异常等。这些改变出生前表现不明显，需要出生后对子代进行仔细观察和检查才能发现。某些结构变化在胎儿期也能发生，但是通常是变形（干扰先前正常的结构）或异常而非畸形。在胎儿期毒性暴露的一些效应可能需要多年才变得明显。所以，胎儿期外源化学物的不良作用主要表现为生长迟缓、特异的功能障碍、经胎盘致癌，偶见死胎。

第三节　环境因素致生殖损伤的预防

出生缺陷是影响出生人口素质的重要问题之一。我国在出生缺陷预防和干预方面已做了不少工作。主要体现在：

1.开展了婚前检查和优生及遗传咨询；

2.实施了孕产妇系统管理，进行围生期保健；

3.开展了病残儿鉴定；

4.引进和推广了一些适宜的干预技术，开展出生缺陷的产前筛查和新生儿筛查等；

5.加强了优生优育的健康教育，提高了人民群众的优生保健知识和意识；

6.其他公共卫生活动，如加强卫生监督、控制职业危害、治理环境污染、性病控制管理等，对预防出生缺陷的发生起到一定作用。

一、环境有害因素致生殖损伤的预防策略

（一）加强环境有害因素致生殖损伤的科学研究

1.研究环境因素在先天缺陷发生上的病因学作用

先天缺陷的病因，多数尚不清楚。根据近代医学观点，先天缺陷的发生与其他疾病一样，往往并非由于单一病因引起的。单纯遗传因素起决定性作用者约占25%；单独环境因素起决定性作用者约占10%；大多数出生缺陷是遗传和环境两种因素相互作用的结果，约占65%。由此可知，环境因素在先天缺陷发生上的重要作用。例如，苯丙酮尿症是一种常染色体隐性遗传病，但其能否发病，却与是否摄入含苯丙氨酸的饮食有关。胎儿出生后采用低苯丙氨酸饮食，可控制其致病基因使患儿不发病，这是利用环境条件，使不良基因型的表现型得到改善的例子。又如，DES是目前已证实的人类经胎盘致癌的物质，也是第一个被证明的经胎盘致癌物。自1938年合成此药后，作为安胎剂在孕妇中广泛应用。20世纪60年代末有人注意到，患有阴道细胞腺癌的青年妇女，其母亲多有孕期用过DES的历史。用放射性核素标记DES动物实验证明其可通过胎盘，并能于胎仔生殖道中蓄积达相当的数量；小鼠于孕第9～16天时皮下注射DES，其仔鼠出现生殖道病变；雄性仔鼠可出现附睾囊肿、睾丸硬结、小阴茎畸形及发生不育等。上述实验表明了DES在经胎盘致癌的病因学上所起的重要作用。

2.识别环境中致生殖发育损伤的物质

随着现代科技和工业的高速发展，环境污染的加剧、生态环境的恶化、药物的毒副

作用等都是世界范围的严重问题。目前的研究已肯定，有些环境因素如电离辐射、宫内感染、甲基汞、铅和某些药物等都具有发育毒性作用。但对众多环境有害因素的发育毒性还处于未知阶段。据估计，约20%的人类畸形是由于已知遗传性疾病所致，另有3%～5%是由于染色体畸变所致。已知环境因素可致畸的有：辐射（<0.1%），感染（2%～3%），母体代谢异常（1%～2%），药物和环境化学物（4%～6%）、环境因素与基因相互作用的结果或不明原因者占65%～70%。而唯有能够识别影响发育的环境有害因子，才能设法加以控制。对于一些新合成的化合物，由于缺乏其对人类危害的资料，动物实验是获得有关其对胚胎和胎仔发育毒性资料的重要途径。例如，PCBs对胎儿发育的影响，于1968年在日本，由于食用了被PCBs污染的米糠油而引起一次大规模的食物中毒。中毒的孕妇所娩出的新生儿，皮肤黏膜发暗，有色素沉着，有严重痤疮，出生时体重低于正常婴儿。后经动物实验，对恒河猴孕期于饲料中投以PCBs（5.0 mg/kg），发现其子猴在出生后2个月出现PCBs中毒症状，新生子猴体重较轻，生长迟缓。证明了PCBs是致发育毒性物质。美国有人用五大湖流域中PCBs含量很高的鲤鱼配制饲料喂养水貂进行多代繁殖实验，发现0.25 mg/kg、0.5 mg/kg和1.0 mg/kg的PCBs，可使母体体重降低，发情期延迟，分娩率减少；胎仔死亡率增加，重量减轻，存活数减少。

3.研究生殖发育毒性的作用机制

通过发育毒理学实验研究，可认识外源性化学物质（含药物）对胎（婴）儿损伤的作用机制。外源化学物诱发畸形的机制是非常复杂的。尽管人类对外源化学物致畸作用的研究和认识已有30多年的历史，但其确切机制仍未完全阐明。根据目前人们的认识水平，外源化学物的致畸作用机制大致包括以下几个方面：

（1）基因突变和染色体畸变；

（2）生物合成的原料和能量不足；

（3）细胞毒作用；

（4）酶的抑制；

（5）对生物膜结构的损伤；

（6）非特异性发育毒性作用；

（7）干扰母体和胎盘的正常功能。

在环境化学物致畸作用及其机制研究中曾发生过惨痛的教训，使人们对致畸物质的认识逐渐加深。例如，反应停是一种温和的镇静催眠剂，毒性低，对早孕反应具有良好的疗效。在大鼠和小鼠的实验中，未见有致畸作用，但在人类能导致明显的致畸后果，出现短肢畸形。现已证明，反应停本身并无致畸毒性，当在人体内转化为环氧化代谢产物后，就可产生致畸作用，而此转化过程，只在对反应停致畸作用敏感的种群发生。通过发育毒性作用机制研究可加深对环境致发育毒性因子的认识。

4.研究优生保健对策

通过动物实验对发育毒物的发现和毒性作用机制的研究，是制定优生保健对策的基础，应利用发育毒性研究成果，从提高人口素质的角度，对现有的卫生标准进行重新审定，为制定有关优生的母婴保健对策提供科学依据。例如，禁止致畸物质的使用及投放市场、创造良好的环境条件以及合理的营养等都是开展优生保健的重要措施。

5.发育毒性物质危险度评价

为了确认和控制环境因素对子代发育的毒害作用，对环境中某些化学物质的发育毒性进行危险度评价是十分必要的。这对于防止环境污染、加强对发育毒性物质的管理，以保证优生优育、提高人类健康素质具有十分重要的意义。

（二）建立与完善出生缺陷监测系统

在妇幼系统医院监测和家庭分娩围生儿监测两种方式的基础上，充分发挥妇幼卫生"三网"监测系统的网络优势，实施出生缺陷的群体监测，掌握出生缺陷发生动态，为及时调整整体干预方案提供有力支持。

（三）加强三级预防

提高出生人口素质的关键是以预防为主。因此，WHO提出预防出生缺陷的"三级"策略，即严格把好孕前、孕期和新生儿保健关，应用孕前高危人群筛查、产前筛查诊断，遗传病诊断及新生儿疾病筛查技术，尽早发现出生缺陷和遗传性疾病，并及时进行妥善处理。

1.健康教育、自我保健、特异预防属于一级预防，是针对出生缺陷的发生原因进行预防，其主要目的是控制和消除病因，以预防出生缺陷的发生。一是为进行健康教育和针对各种引起出生缺陷发生的病因或危险因素采取控制手段，包括婚前检查、遗传咨询、选择最佳的生育年龄、孕早期保健以及特异预防。二是采取干预技术，如孕前和孕早期补充叶酸，预防神经管畸形的发生等；孕前和孕早期通过筛查梅毒以及配套的治疗方案以预防先天梅毒儿的发生等。

（1）健康教育（health education）开展以健康的饮食、健康的行为、健康的环境、健康的妇女、健康的婴儿为主题的优生教育活动。目前健康教育已成为各国实现人人享有卫生保健这个战略目标的一个重要支柱。

（2）自我保健（self-care）指个人在疾病发生前就进行干预以促进健康，增强机体的生理、心理素质和社会适应能力。如孕妇通过合理营养、全面均衡饮食，培养良好的饮食习惯，预防感染、谨慎用药、戒烟戒酒、避免接触放射线和有毒有害物质、避免接触高温环境等来预防出生缺陷的发生。

（3）特异预防（specific prevention）指对明确病因（危险因素）或具备特异预防手段的疾病所采取的措施，在预防和消除病因上起主要作用。预防的方法可分为行为预防、营养预防、疫苗预防、药物预防、手术预防等。

2.产前筛查（prenatal screening）属于二级预防，指早发现、早诊断和早采取措施。其主要目的为预防出生缺陷儿的出生。在孕早期（9~13周）和孕中期（14~20周）通过各种血清学检查、物理诊断或染色体分析等技术，对高危孕妇实施产前筛查，及时发现出生缺陷。

二、职业有害因素致生殖损伤的预防策略

职业因素有关生殖健康的关键问题在于预防职业有害因素对胚胎发生及胎儿发育的不良影响，其影响取决于有害职业因素的质和量。职业有害因素对生殖健康影响的预防也要遵循三级预防原则：一级预防就是要控制职业有害因素，使其强度或浓度降低到对人体无害的水平；二级预防就是要加强健康监护，对职业接触男性或女性的异常现象要做到早期发现、早期诊断、早期治疗，以便获得较好的补救效果；三级预防就是要对已经发生的异常现象进行适当的处理，尽量将损害减少到最低限度。同时加强作业环境监测，做好就业前体检和定期健康检查，切实搞好职业健康保健，提高接触职工的自我保护意识。根据职业特点加强职业妇女的围生保健和职业男性的生殖健康保护。随着科学技术的发展和水平的提高，还应大量开展研究工作，努力发现哪些职业有害因素具有生殖毒性或对胚胎和胎儿发育有不良影响，以便有的放矢地采取有效措施。职业有害因素对生殖健康影响的预防应从以下几方面着手：

（一）改善劳动条件

改善劳动条件，使职业环境中有害因素的浓度（或强度）降低到国家规定的卫生标准以下，这是最根本的劳动保护对策，属一级预防，也是职业优生的对策之一。在制订或修订有害职业因素的卫生标准时，必须对其生殖发育毒性进行评价，卫生标准须能保证人类的生殖健康及胎（婴）儿的正常发育成长。

（二）加强职业妇女的保健

除常规的婚育保健，孕期及产前、产后保健外，应着重加强职业妇女经期、孕期保健。

1.经期保健

女职工在经期禁忌从事的劳动范围：

（1）冷水作业分级标准中规定的第二级、第三级、第四级冷水作业；

（2）低温作业分级标准中规定的第二级、第三级、第四级低温作业；

（3）体力劳动强度分级标准中规定的第三级、第四级体力劳动强度作业；

（4）高处作业分级标准中规定的第三级、第四级高处作业。

2.孕期及哺乳期保健

（1）严格遵守《女职工劳动保护特别规定》（2012年）第六条的规定：女职工在孕期不能适应原劳动的，用人单位应当根据医疗机构的证明，予以减轻劳动量或者安排其他能够适应的劳动。对怀孕7个月以上的女职工，用人单位不得延长劳动时间或者安排夜班劳动，并应当在劳动时间内安排一定的休息时间。怀孕女职工在劳动时间内进行产前检查，所需时间计入劳动时间。

（2）女职工在孕期禁忌从事的劳动范围：

①作业场所空气中铅及其化合物、汞及其化合物、苯、镉、铍、砷、氰化物、氮氧化物、一氧化碳、二硫化碳、氯、己内酰胺、氯丁二烯、氯乙烯、环氧乙烷、苯胺、甲醛等有毒物质浓度超过国家职业卫生标准的作业；

②从事抗癌药物己烯雌酚生产，接触麻醉剂气体等的作业；

③非密封源放射性物质的操作，核事故与放射事故的应急处置；

④高处作业分级标准中规定的高处作业；

⑤冷水作业分级标准中规定的冷水作业；

⑥低温作业分级标准中规定的低温作业；

⑦高温作业分级标准中规定的第三级、第四级的作业；

⑧噪声作业分级标准中规定的第三级、第四级的作业；

⑨体力劳动强度分级标准中规定的第三级、第四级体力劳动强度的作业；

⑩在密闭空间、高压室作业或者潜水作业，伴有强烈振动的作业，或者需要频繁弯腰、攀高、下蹲的作业。

（3）女职工在哺乳期禁忌从事的劳动范围：

①孕期禁忌从事的劳动范围的第一项、第三项、第九项；

②作业场所空气中锰、氟、溴、甲醇、有机磷化合物、有机氯化合物等有毒物质浓度超过国家职业卫生标准的作业。

3.开展妇科病防治工作

防治危害妇女健康最常见的疾病，如子宫颈糜烂、子宫脱垂、阴道滴虫、癌症等。对患有妇科疾病的女工，应根据情况适当调整其工作，如子宫位置不正或慢性附件炎症患者应脱离重体力劳动。

4.宣传和普及妇女劳动卫生知识

应大力开展职业妇女健康教育，向各级领导、工会、安监、妇联和女职工本人普及妇女劳动卫生知识，宣传贯彻妇女劳动保护政策，采取切实预防措施，并形成制度，才能保证妇女劳动卫生工作的顺利开展。

5.妇女个人的劳动卫生防护措施

职业性有害因素对健康的效应往往是工作环境、个人生活习惯等因素综合作用的结果，除了法律规定的妇女劳动保护对策外，职业女性在生产和生活过程中也可以通过一些个人行为预防职业性有害因素对健康的危害，例如戒烟、戒酒等。

6.开展妇女劳动保护的科学研究

（1）研究妇女在双重负担中的能量消耗、全身振动对妇女健康的影响、妇女对高温的易患性、体位和静力负荷对下肢血管的影响，特别是对多次分娩妇女的影响，以及人类工效学等。

（2）研究社会心理因素对劳动妇女的影响。

（3）研究化学因素对生殖功能危害的性别差异。

（4）研究化学因素的联合作用等。

（三）加强职业男工的生殖保健

随着我国工业化的快速发展，男性生殖健康备受影响。由于精子细胞形成的复杂机制及精子的特殊结构，导致精子DNA对环境影响有很高的易感性。精子DNA损伤与生殖健康密切相关，包括受精、植入、胚胎质量和自然流产等。因此，待生育男性应在日常生活中注意自我保护，避免接触有毒有害物质，同时应控制个人行为，进行孕前优生检查。

（苏莉）

参考文献

[1]李芝兰,张敬旭.生殖与发育毒理学[M].北京:北京大学医学出版社,2012.

[2]庄志雄.靶器官毒理学[M].北京:化学工业出版社,2006.

[3]孙志伟.毒理学基础[M].7版.北京:人民卫生出版社,2017.

[4]杨克敌.环境优生学[M].北京:人民卫生出版社,2007.

[5]周树森,符绍莲,赵树芬.妇女环境和职业保健[M].北京:中国协和医科大学出版社,
　　2008.

[6]邬堂春.职业卫生与职业医学[M].8版.北京:人民卫生出版社,2017.

[7]任婕.职业紧张对男女生殖系统的影响[J].职业与健康,2016,32(16):2292-2294.

[8]刘旻,刘莉莉.镉的雌性生殖毒性研究进展[J].环境与职业医学,2019,36(01):57-62.

[9]岑语燕,李岩.锰的雄性生殖毒性研究进展[J].环境与职业医学,2017,34(10):933-
　　937.

[10]贺秀锦,徐杨,宋红艳.环境内分泌干扰物的女性生殖毒性及其在妇科肿瘤发生发展
　　中的作用分析[J].首都食品与医药,2020,27(06):43-44.

[11]王临虹.生殖健康[M].北京:中国协和医科大学出版社,2005.

[12]张金萍,张雷家.生殖健康与优生[M].杭州:浙江大学出版社,2007.

[13]张梓乐.生殖健康与保健[M].北京:人民军医出版社,2006.

[14]Balachandar R, Bagepally BS, Kalahasthi R, et al. Blood lead levels and male reproductive
　　hormones: A systematic review and meta-analysis[J]. Toxicology. 2020,443:152574.

[15]Bjørklund G, Chirumbolo S, Dadar M, et al. Mercury exposure and its effects on fertility
　　and pregnancy outcome[J]. Basic Clin Pharmacol Toxicol. 2019,125(4):317-327.

[16]Rowdhwal SSS, Chen J. Toxic Effects of Di-2-ethylhexyl Phthalate: An Overview[J].
　　Biomed Res Int. 2018,22:1750368.

中英文专业词汇索引

P

胚胎（embryo），041

配子（gamete），041

嫖娼行为（prostitution），221

剖宫产（cesarean section），054

Q

前列腺（prostate），019

前列腺癌（prostate cancer），294

前列腺特异抗原（prostate specific antigen，PSA），287，259

前列腺炎（prostatitis），285

强奸（rape），233

亲密（intimacy），181

青春期（adolescence），109

青春期（puberty），012

R

2型疱疹病毒（herpes simplex virus-2，HSV-2），281

人工流产（artificial abortion），055

人工授精（artificial insemination，AI），064

人类免疫缺陷病毒（human immunodeficiency virus，HIV），007，259

人绒毛膜促性腺激素（human chorionic gonadotophin，hCG），045

人乳头瘤病毒（human papilloma viruses，HPV），272，290，282

人生长激素（human growth hormone，HGH），116

妊娠剧吐（hyperemesis gravidarum，HG），059

妊娠期肝内胆汁淤积症（intrahepatic cholestasis of pregnancy，ICP），059

妊娠期高血压疾病（hypertensive disorders of pregnancy，HDP），059

乳房自检（breast self-examination，BSE），038

乳腺癌（breast cancer），295

S

沙眼衣原体（chlamydia trachomatis，CT），007

射精（ejaculation），032

神经管缺陷（neural tube defects，NTDs），314

生化妊娠（chemical pregnancy），055

生长激素缺乏症（growth hormone deficiency，GHD），116

生殖健康（reproductive health），003

生殖细胞（germ cell），041

世界卫生组织（World Health Organization，WHO），002

后　记

　　2007年兰州大学开设了《性与生殖健康》通识选修课。随着性与生殖健康教育教学的进行，我们教学团队开展了《大学生性素质教育模式的构建与实践》教学研究，2015年正式出版了《性与生殖健康教育》教材，并获得2019年兰州大学教学成果一等奖，在2020年得到了甘肃省"高等教育教学成果培育项目"立项；相关视频公开课《生殖保健》2015年入选教育部第七批"精品视频公开课"；《性与生殖健康》课程2020年获批为第一批国家级线下一流本科课程。

　　《性与生殖健康》教材，获得兰州大学2019—2021年度教材建设项目库立项，2022年兰州大学教材建设基金全额资助出版。在此，我们非常感谢学校和公共卫生学院对性与生殖健康教育教学的大力支持！

　　《性与生殖健康》是在《性与生殖健康教育》的基础上进行的修订编写，历时两年多，主要是对国家和职能部门在性与生殖健康方面出台的新政策进行了补充；增加了大学生恋爱与婚姻相关内容；加入了新的优生检查与检测手段及技术和新的避孕节育方法；添加了艾滋病病毒暴露前/后预防与阻断方法及策略等；并补充了生殖系统感染和肿瘤预防控制等的一些新技术、新进展（疫苗的选择和应用）等内容。书稿通过编者自审、互审和两个主编分别审稿后，又邀请校外专家进行了审核；同时学院和学校先后组织了校内专家再次对内容进行了严格把关、审核。根据校内外专家和同行的建议，编者又集中逐一对各章节讨论、审定、统稿；兼任秘书的党瑜慧副教授，对全部书稿做了汇总，统一体例。兰州大学硕士研究生李瑞芬、王爽、张蕊、王婷炜、刘海霞、王孝雪、陈雅、何杰、孙鸣坤、陈顺、辜慧林、曹爱童、杜悦、谢静茹，在资料收集、文献查阅及文稿校对等方面做了大量的工作。

　　本书的出版凝结了集体的智慧，在此，衷心地感谢大家！

　　由于编者水平有限，不足之处敬希读者批评指正。

李芝兰　薛红丽　党瑜慧

2023年6月